口腔颌面部相关综合征

王文梅　杨旭东　主编

东南大学出版社
SOUTHEAST UNIVERSITY PRESS
·南京·

内 容 简 介

该书共 20 章,约 250 余种口腔颌面部相关综合征,对每一种综合征的病因、发病机制、口腔颌面部及其他相关临床表现、诊断及治疗加以介绍,尤其对口腔颌面部表现进行了重点描述。同时,注意汲取现代医学的新进展,汇集综合征基础及临床研究的新观点及新发现,附有经典研究、部分研究方向及参考文献,以便查阅和获取资料。

本书适合口腔、耳鼻喉、皮肤科及其他专业临床医生、医学高等院校师生、相关科研单位研究人员以及不同层次读者学习参考。

图书在版编目(CIP)数据

口腔颌面部相关综合征 / 王文梅,杨旭东主编. —南京:
东南大学出版社,2022.6
ISBN 978-7-5641-9752-0

Ⅰ. ①口… Ⅱ. ①王…②杨… Ⅲ. ①口腔颌面部疾病-综合征-诊疗 Ⅳ. ①R78

中国版本图书馆 CIP 数据核字(2021)第 214818 号

责任编辑:张新建 封面设计:王 玥 责任印制:周荣虎

口腔颌面部相关综合征

Kouqiang Hemianbu Xiangguan Zonghezheng

主 编:	王文梅 杨旭东
出版发行:	东南大学出版社
社 址:	南京四牌楼 2 号 邮编:210096 电话:025-83793330
网 址:	http://www.seupress.com
电子邮件:	press@seupress.com
经 销:	全国各地新华书店
印 刷:	江苏凤凰数码印务有限公司
开 本:	787mm×1092mm 1/16
印 张:	37.25
字 数:	900 千字
版 次:	2022 年 6 月第 1 版
印 次:	2022 年 6 月第 1 次印刷
书 号:	ISBN 978-7-5641-9752-0
定 价:	150.00 元

本社图书若有印装质量问题,请直接与营销部调换。电话(传真):025-83791830

编 委 会

主 编

　　王文梅　　杨旭东

副主编（按拼音字母排序）

　　段　宁　李厚轩　王　翔　王志勇　邢向辉

　　杨卫东

编　委（按拼音字母排序）

蔡静静	程　远	崔　迪	段　宁	葛　昇
韩生伟	贺智凤	洪清淳	黄　帆	黄叶全
冀　堃	姜国涛	蒋红柳	柯晓菁	黎景景
李　姮	李厚轩	李　雯	李　阳	林　琳
刘　婷	罗　宁	邱德春	沈树平	宋月凤
唐　巍	陶　荣	王利军	王　涛	王文梅
王　翔	王志勇	魏　媛	吴　娟	邢向辉
晏子衡	杨卫东	杨旭东	臧睿觉	张　倩
张　鑫	赵　丹	郑晓姣	周宇翔	

序

口腔医学是一门建立在现代牙医学基础上,与临床医学、基础医学和现代工程技术等相结合,研究口腔颌面部软硬组织形态、结构及功能异常等疾患的一门学科。通过不同学科交叉融合发展,现已形成科学、技术和美学相结合,集预防、诊断和治疗为一体的医学中的一门一级学科。

随着口腔医学的不断发展,特别是在大健康的视野下,作为一名口腔临床医生,不仅要关注牙齿的健康,更要从口腔"出发",关注全身的健康。这就需要口腔医务工作者不断学习,勤于思考,善于总结,透过表征探索疾病的本质。目前,医学上常将病因不甚明确,临床表现多样且较为复杂的一组相互关联的病症,称之为综合征。其属于非独立的一种疾病。王文梅、杨旭东教授主编的《口腔颌面部相关综合征》一书的再版,进一步展示了全身健康与口腔健康关系密切。该书对各类具有特征性的综合征中涉及口腔颌面部的症状和体征进行了归纳提炼,介绍了相关综合征的诊断、鉴别诊断和治疗建议等新的进展,可以从中感悟到口腔医学临床医生应该将口腔作为观察全身疾病的"哨点"和"窗口",要善于"察言观色"、"管中窥豹"、由"点"到"面",提高临床辨识能力,并将临床与基础研究紧密结合,不断拓展知识面,从而不断提升口腔医生的临床诊疗水平,服务于患者群体。

感谢王文梅、杨旭东教授及本书编撰者们为本书的辛勤付出,感谢他们为推动口腔乃至全身健康工作所作出的不懈努力。

胡勤刚

2020 年 1 月于南京

再 版 前 言

综合征(syndrome)一词来自古希腊文,是指特定的相互关联的一组临床表现的症候群,病因及其发病机制比较复杂,至今我们对众多综合征的认识仍较局限。综合征复杂性不但受人类所处的复杂病因环境体系,包括外部因素和内部因素的影响,同时也与人们认识水平的局限性相关。综合征种类众多,大多散见于各类医学书海之中,不易查找,为了推动口腔相关综合征的基础及临床工作,由南京大学医学院附属口腔医院暨南京市口腔医院口腔黏膜病科团队2012年编写了《口腔相关综合征》第一版,该书的出版得到读者的普遍欢迎和肯定。随着社会、经济和现代科技的迅速发展及其影响背景的深刻变化,有关综合征的研究取得了长足的进步,出现了一些新理论、新思路、新成果,我们决定对此书进行再版。

本次编写团队由南京大学医学院附属口腔医院口腔黏膜病科和口腔颌面外科、牙体牙髓病科、牙周病科及儿童口腔科专家及其医师共同组成。本书编写内容主要汇集了250余种与口腔相关的综合征,包括了口腔医学各个学科,注意汲取现代医学的新进展,介绍学者对综合征的新观点及成就,附有参考文献及经典研究、部分研究方向等内容,以便查阅和获取资料,开阔思路,扩大视野,为大家学习、临床诊治和研究探索提供信息。

本书的分类以病因为主干,如感染类口腔相关综合征、变态反应性口腔相关综合征、遗传类口腔相关综合征;并兼顾临床特征(或症状)及发病部位,如溃疡类口腔相关综合征、大疱类口腔相关综合征及斑纹丘疹类口腔相关综合征、色素沉着异常类口腔相关综合征、伴颌骨异常的相关综合征、伴唇腭裂的相关综合征、伴牙体发育异常的相关综合征、伴牙周异常的相关综合征、唇舌部位的相关综合征,以便于读者检索参阅。对每一个综合征的病因、发病机制、口腔颌面部及其他相关临床表现、诊断及治疗加以介绍,其中对口腔颌面部表现进行了重点描述。一些综合征临床极其少见,本书仅作简述;一些综合征临床上罕见,因限于篇幅,未能一一收入。

总之,本书的范围力求广泛,包括与口腔颌面部相关的涉及各科的综合征,努力做到基础与临床相结合,注意反映基础研究成果,亦重视临床诊疗经验和发现,具有较强的实用价值。通过阅读本书,将有助于对口腔相关综合征的病因及发病机制、临床表现、诊断及治疗有较全面的认识。

全书编入的250余种综合征,由于许多病种涉及边缘学科及各临床学科,参阅了大量国内外文献,借鉴并引用了有关资料,在书中恕不一一注出,在此深深致谢! 在本书的编写和出版过程中得到了许多专家、学者、研究生的帮助,在编辑及整理工作中得到我院段宁副主任医师、刘婷主治医师、赵毛毛医师和图书馆孙琳馆员协助,在此表示感谢! 书稿完成之际,南京大学医学院副院长、口腔医学院院长、附属口腔医院(南京市口腔医院)院长及博士生导师胡勤刚教授在百忙中为本书作序,给予我们肯定和勉励,在此再次表示衷心感谢!

本书在编写过程中难免存在疏漏、谬误,恳请读者批评指正,使其渐臻完善,谨此先致谢意!

王文梅

2020 年 1 月

目　　录

第一章

概　　论

第一节　综合征概念

综合征(syndrome)一词来自古希腊文,是指特定的相互关联的一组临床表现的症候群。即在种种病理过程中,当出现一个症候时,同时或先后会伴有另外几个症候。这一群症候是很定型的,将其统一起来进行观察则称为综合征。一个综合征的各种症状目前认为是相同原因引起的。根据综合征的研究历史,人们发现综合征有些是独立的疾病,有些则为某些疾病的不完善阶段,由于人们认识的局限性,暂且被命名为一种综合征。

尽管医学随着其他科学技术已经取得的较大发展,有关疾病的研究越来越深入,但人们对疾病的认识仍然是有限的,综合征便是一个很好的佐证。迄今多数综合征的研究没有获得预期的成果。主要表现在以下几个方面:

1. 综合征病因未明,机理不清。有遗传学说、免疫学说、感染学说、微量元素缺乏及微循环系统障碍学说等。

2. 综合征命名不规范。综合征命名比较混乱,存在多种命名方法共存的现象。很多是以首先发现者的姓氏命名,在同一综合征中又有不少别名,新旧名,惯用名,形象称,地名称,患者姓氏名称,因而造成命名的重复和混乱。

3. 综合征大多累及多个组织、器官和系统,临床表现的症状和体征多样,错综复杂,涉及多个学科,缺乏特异性实验室检测指标,当症状不典型时易误诊。

4. 综合征治疗比较困难。迄今大多综合征缺乏有效的治疗方法,主要是对症治疗,经恰当及时治疗后,大多可以控制病情。若诊断治疗不及时,病情可能加重,甚至危及生命。

综合征复杂性不但与人们认识水平局限性相关,同时也受人类所处的复杂病因环境体系影响,后者包括外部因素和内部因素。因此,综合征病因、发病机理的揭示,有效治疗方法的研究任重而道远,有待于应用现代科技方法去不断探寻。

(王文梅)

第二节　综合征研究历史

医学是一门历史悠久的古老科学,目的是探索人类疾病的发生和发展规律,研究其预防和治疗对策。综合征作为疾病的组成部分，具有悠久研究历史。综合征的发现、认识和病因、诊断治疗的研究是医学的一个缩影。

一、综合征研究历史源流

1 700 年前我国古代医学专著《黄帝内经》总结了我国战国时代以前的医学大成，其包括了很多综合征的雏形。《黄帝内经》中《灵枢·脉经》记载："肝足厥阴之脉过阴器，连目系其支者，从目系下颊里，环唇内。"该症即为现代医学的白塞病。白塞病可以同时在口腔、眼、生殖器等多个部位发病，与肝经的走行相似。我国后来古医学书描述的"狐惑病"与本病有一定联系。考虑到本病可能与肝经有关联，所以在治疗上从肝经论治，采用清肝与泻火，利湿解毒的方法，取得良好效果。

《黄帝内经》称口腔糜烂为口糜。《素问·至真要大论》记载："少阳之复，大热降至，火气内发，上为口糜。"《素问·气厥论》云："膀胱移热于小肠，鬲肠不便，上为口糜。"以上论述口糜的原因，一是由于火气发于内，上炎为口腔糜烂，或是由于膀胱热邪闭塞，上发成为口糜。这些认识在口糜治疗上有一定指导作用，亦解释了克罗恩病、莱特尔综合征、斯波卢综合征患者具有口腔溃疡临床表现的原理。

古医学书不仅从口腔疾病的病因、症状进行了较全面的阐述，而且在全身疾病的观察中注意到与口腔局部的关系。《本草纲目》云：口腔是脏腑的门户，其生理和病理变化与全身的脏腑器官、经络等密切相关，因此采用内治法调整脏腑的功能，也是治疗口腔疾病的有效方法。

1840 年鸦片战争之后，中国由封建社会逐渐沦为半殖民地半封建社会。近代中医药事业的发展深受其影响，遇到严重的障碍。而西方现代科学技术发展速度明显加快，工业化革命进展迅猛，整个社会发生深刻变革，医学的发展也是方兴未艾。

从近代 150 年医学发展史看，综合征研究经过发现认识、总结完善、深入探索三个阶段。19 世纪至 20 世纪初，综合征陆续被临床医生发现报道。如口干症于 1892 年由 Micklicz 首先报道，曾被称作"Micklicz 综合征"；Ascher 综合征早在 1817 年 Beers 已有描述；1922 年 Weil 报道 Albright 综合征；色素失禁症，又名 Bloch-Sulzberger 综合征，由 Garrd 在 1906 年首先描述；Melkersson-Rosenthal 综合征由 Hubschmann 于 1894 年及 Rossolimo 于 1901 年曾报道过复发性面瘫及一过性面部肿胀的病例。1937 年，土耳其眼科医生 Hulushi Behcet 对白塞综合征进行了报道，首先将其看作一种综合征。世界各地均有报道系统、多器官的全身性疾患，目前临床上的综合征大部分可以追溯到 19 世纪初。

20 世纪，科学家发明了磺胺、胰岛素、青霉素等药物用于人类疾病治疗外，血压计、X 线用于人类疾病诊断，医学的发展加快了步伐，经过临床大量病例的观察和总结，综合征的概念、临床表现及其诊疗日臻完善。1930～1933 年 Sjögren 对干燥综合征（Sjögren 综合征）进行了较详细的报道，Sjögren 综合征被人们逐步深入了解，干燥综合征的临床表现复杂，典型症状为干燥性角、结膜炎，口腔干燥症，还可累及其他重要内脏器官如肺、肝、胰、腺、肾脏及血液系统、神经系统等。早在 1769 年 Morgagni 就对克罗恩病进行了描述，但直到 1932 年

Crohn 对克罗恩病作了比较全面的描述，其病变主要发生在回结肠、空肠和十二指肠，还可以发生在胃、食管，以至肛门和口腔。主要症状是腹痛和腹泻，以及顽固口腔溃疡。慢性长期发作者可导致慢性肠梗阻、穿孔及瘘管形成，肠瘘则为内瘘及外瘘，以致乏力、失眠、消瘦、吸收不良综合征、脂肪肝及营养不良性水肿及电解质紊乱等。我国 1951 年郭绍伦首先报道后，相关报道日益增多，1984 年安子元等收集国内 634 例克罗恩病进行总结分析。这些研究促进了医学的发展，为深入探讨克罗恩病奠定了基础。

二、综合征研究现状

近半个世纪，各种先进技术在医学上得到了最广泛的应用，30 年前免疫学的发展到达分子水平，现在已进入基因和分子生物学时代，基础医学与临床医学结合越来越紧密，人们正在从分子水平对疾病的病因、治疗进行探讨，其影响渗透到综合征的基础和临床研究。如通过基础研究提出白塞病纤维蛋白溶解系统缺陷等学说，本病患者的纤溶系统处于低下状态，白塞病活动期，血浆纤维蛋白原增加、优球蛋白溶解时间延长、纤维蛋白溶酶原减少、血小板功能亢进，呈明显低纤溶高凝状态，这是因循环免疫复合物激活 hageman 因子，激活纤溶系统引起凝血、出血、纤维蛋白降解产物增加，致使多器官发生血管炎、血管栓塞，产生一系列复杂临床表现。大量的免疫学研究提示干燥综合征是一种自身免疫性疾病，患者血液中可发现多种非特异性的器官特异性循环自身抗体，如类风湿因子、抗核抗体、特异性的抗 SSA、抗 SSB 抗体、抗唾液导管抗体、抗甲状腺抗体、抗胃壁细胞抗体、免疫复合物和 B 细胞增多等。在单纯性干燥综合征，其 HLA-B6 和 HLA-DW3 组织相容性抗原的出现率明显增高，提示由于基因易感机体，在获得性抗原（如病毒感染等）刺激下，如病毒（可能为 EB 病毒）、化学药物等诱发，使涎腺、泪腺及其他黏膜外分泌腺细胞表面抗原性改变，产生自身免疫反应，出现抗外分泌腺上皮的自身抗体、抗涎腺导管抗体等，使涎腺实质性组织及功能受破坏，导致一系列临床症状和体征产生。

现代科学的进步，有力推动了疾病的基础研究，疾病的临床研究得益于基础研究成果，就综合征病因发病机制，提出了若干学说，开拓了新的基础研究思路，并有重点地开展综合征基础、临床实验工作，为提高其诊断率及治愈率奠定基础。

三、综合征研究的思考

随着医学的发展及人们对疾病认识的不断提高，尤其近 30 年来，随着免疫学、免疫病理学、分子生物学理论与技术的发展，综合征研究有了长足进展。旧的病种被进一步认识，一些综合征病因、发病机制明确后，被赋予新的病名，如艾滋病曾命名为"慢性淋巴结综合征"，现已明确为人类免疫缺陷病毒感染所致的一种传染病范畴的独立性疾病，被新命名为"获得性免疫缺陷综合征"；同时由于人们对疾病认识的提高深化，以及人类生存环境的改变，新的病种不断发现，如库欣综合征在 20 世纪 50 年代仅有少数病例报道，现在报道逐渐增多，这和皮质类固醇激素在医学上越来越广泛的应用有很大关系。有学者认为"综合征"不全是独立的疾病，有的见于多种疾病之中，也就是说它是疾病的分支，有些是新发现的临床了解不多的征象。因其病因未定，可能是不同病因出现同样的多种临床症状，也可能是一种病因出现不同样的多种临床症状。当病因明确，综合征可能成为新的独立的疾病。

综合征种类繁多，尽管现代科学进步很快，人们对疾病的认识也有了很大的提高，但至今我们对众多疾病的认识仍很局限，综合征的研究有待于我们临床工作者在临床实践中运用现代科学技术，运用循证医学（evidence-based medicine，EBM），指导我们采用最适宜的诊断方法、最精确的预后估计和最安全有效的治疗方法对综合征进行治疗，使综合征的诊治建立在目前所能获得的证据基础上，不断发现，不断总结，不断修正、补充和发展。

（王文梅）

第二章

感染类口腔相关综合征

第一节　带状疱疹面瘫综合征

一、疾病简介

带状疱疹面瘫综合征又名 Ramsay-Hunt syndrome，膝状神经节综合征（geniculate ganglion syndrome），疱疹-耳痛-面瘫三联征，带状疱疹-膝状神经节综合征（zoster geniculate ganglion syndrome）等。Ramsay-Hunt 综合征由 Ramsey 和 Hunt 于 1907 年首先描述，因而被命名。我国自 1956 年以来陆续有病例报道。

二、病因及发病机制

本病为水痘-带状疱疹病毒（varicella-zoster virus，VZV）侵犯面神经膝状神经节所致，可波及听神经、前庭神经，因感染致神经节炎症、水肿、淋巴细胞增多浸润及出血，有时侵犯面神经主干。受凉、疲劳、病灶感染常为本病重要诱因。

三、临床表现

（一）头面部表现

主要表现为面瘫、耳部疼痛，外耳道及口腔疱疹三联症。起病前患者常感到全身不适，乏力，低热及头痛等。病程约 3～4 周，有自愈倾向。根据受累神经的不同，表现为疼痛或其他症状。

Ramsay—Hunt 将之分为四种类型：

Ⅰ型：耳郭皮肤疱疹和疼痛——面神经感觉支受累。

Ⅱ型：耳痛和面瘫——面神经感觉支及运动支同时受累。

Ⅲ型：合并听力损失——面神经感觉支及运动支受累。

Ⅳ型：听力损失和眩晕——面神经感觉和运动支受累。

1. 舌前 2/3 味觉消失

若累及面神经分支 - 鼓索神经、岩浅大神经及附近的几支颅神经，则出现。

2. 面瘫

累及膝状神经节则出现患侧面瘫。面瘫为末梢型，为一侧性核下型。患侧鼻唇沟变浅，唾液分泌增多,口唇闭合不全,致流涎,软腭及舌根疼痛,舌前2/3味觉异常或消失。

3. 耳部疱疹

耳部、面部、口腔水疱皮疹伴烧灼感,疼痛剧烈。部分患者有前庭神经受累症状,走路不稳、眩晕等。

(二)其他相关临床表现

1. 舌咽神经与迷走神经受累,可出现构音不清、饮水呛咳,高血压、声嘶及恶心呕吐等胃肠道反应,有时合并有心率及心律的变化。

2. 少数患者病毒感染的范围更大,可以波及脑干,产生脑干脑炎和多发性颅神经炎,如动眼神经受累可以发生眼球固定。

四、诊断

本征具有疱疹-耳痛-面瘫三联症,一般不难诊断。血清VZV抗体阳性可协助诊断。疱疹是主要的诊断依据,不典型Ramsay Hunt综合征时,常常首先出现其他颅神经症状:左喉返神经麻痹和咽缩肌麻痹出现声嘶和左梨状窝积液。

本征应与Bell麻痹、单纯疱疹性脑炎、听神经瘤、病毒性脑炎、脑血管疾病等相鉴别。

五、治疗

(一)一般治疗

1. 抗病毒治疗

2. 皮质类固醇激素

早期应用激素近期水肿,利于改善症状。

3. 神经营养药物

可以促进神经髓鞘恢复。

4. 中药治疗

(二)头面部治疗建议

尽早进行锻炼,患侧面肌活动恢复功能,并辅以面部肌肉按摩。提高病肌的肌力,防止肌肉萎缩。

参考文献

[1] Jeon Y, Lee H. Ramsay Hunt syndrome[J]. Journal of Dental Anesthesia and Pain Medicine, 2018, 18(6):333-337.

[2] Sweeney C J, Gilden D H. Ramsay Hunt syndrome[J]. Journal of Neurology, Neurosurgery & Psychiatry, 2001, 71(2):149-154.

[3] Monsanto R D C, Bittencourt A G, Bobato Neto N J, et al. Treatment and prognosis of facial palsy on Ramsay Hunt syndrome: Results based on a review of the literature[J]. International Archives of Otorhinolaryngology, 2016, 20(4):394-400.

[4] Martin-Sanz E, Rueda A, Esteban-Sanchez J, et al. Vestibular restoration and adaptation in vestibular

neuritis and Ramsay Hunt syndrome with vertigo[J]. Otology & Neurotology，2017，38(7)：e203-e208.

[5] Kim H J，Jung J，Kim S S，et al. Comparison of Acyclovir and Famciclovir for Ramsay Hunt Syndrome
[J]. Otology & Neurotology，2017，38(5)：754-758.

（段　宁　杨旭东）

第二节　先天性水痘综合征

一、疾病简介

先天性水痘综合征（congenital varicella syndrome，CVS）又名胎儿水痘综合征（fetal varicella syndrome）。1947年Foret和Lynch首先描述了水痘病毒与胎儿畸形之间的关系，1974年Srabstain等证实了这个观点。直至1987年，Alkalay开始将"胎儿水痘综合征"这一术语应用于临床。由于水痘疫苗普遍应用，水痘-带状疱疹发病率已显著降低，孕妇和婴儿感染水痘-带状疱疹病毒（VZV）的情况也非常罕见。然而，在妊娠晚期，孕妇如果感染VZV可能会罹患水痘病毒性肺炎等多种严重疾病。感染VZV的孕妇，轻者仅散在少量皮疹，重者皮疹分布广泛，全身密布，若累及内脏可致死。婴儿可能为早产儿，新生儿可患先天性水痘，轻者几天内发热，皮肤分批出现水痘病损。重者广泛发生皮疹伴内脏损害，伴有高热，可于4～6天内死亡。由于孕妇在妊娠期感染VZV，从而使新生儿出现一系列典型的临床症状，并合并多种畸形，称为先天性水痘综合征。

二、病因及发病机制

在妊娠20周以前，孕妇感染VZV可导致胎儿先天感染VZV，发生多种畸形，发病概率约为0.4%～2.0%。其发病机制与其他病毒性疾病的致畸机制相似。

三、临床表现

(一)头面部表现

1. 口腔黏膜疱疹　散布于腭部、牙龈等处，呈圆形或椭圆形透明水疱，与单纯疱疹相似。

2. 颌面部畸形　口鼻单孔畸形。

3. 眼部表现　有脉络膜视网膜炎、白内障、瞳孔大小不等、小眼球、眼球震颤等。

4. 小头畸形、面容偏位。

(二)其他相关临床表现

1. 皮肤表现　皮肤有水痘、瘢痕及色素沉着。典型皮损瘢痕常为"之"字形，通常与神经支配区域有关。

2. 神经系统表现　广泛的全脑发育不全，可有宫内脑炎、脑积水、脑皮质萎缩、肢体轻瘫等；严重可伴发癫痫、延髓性麻痹、视神经萎缩、智力发育迟缓等。

3. 多种畸形　肢体发育不全、肌肉萎缩、指（趾）畸形、马蹄足、肩胛骨及锁骨发育不全，通常其上覆盖有瘢痕;其他如小眼球、双侧瞳孔不对称、心血管缺损、胃肠道及泌尿系统多种畸形,可出现胃肠道反流,输尿管或肾盂积水等。

四、诊断

先天性水痘综合征可根据母亲妊娠期水痘-带状疱疹感染病史及典型症状,即可诊断。实验室病原学诊断,即病毒分离及血清学酶联免疫吸附试验检测有助于诊断。

有学者提出如下诊断标准:

1. 母亲妊娠期曾感染过水痘-带状疱疹病毒。

2. 婴儿具有先天性皮肤损害。

3. 婴儿出生后体内存在水痘-带状疱疹病毒抗体(IgM),或 7 个月后 IgG 水平仍不降低。

五、治疗

主要为及时有效地对症治疗,可应用阿糖腺苷、阿糖胞苷治疗。阿昔洛韦作为鸟嘌呤核苷的类似物可有效地抑制 VZV 的复制,是对抗 VZV 的特效药。对于感染 VZV 的孕妇而言,预防先天性水痘综合征关键是能够得到尽早治疗。在妊娠早期,孕妇一旦接触水痘或带状疱疹患者或接触患水痘的产妇生下的新生儿,都应给予注射带状疱疹免疫球蛋白以预防先天性水痘综合征。对于健康育龄期妇女,孕前检查有必要回溯水痘患病史和水痘疫苗接种记录,从而明确自身对 VZV 的免疫状况和能力。一般情况下,先天性水痘综合征患儿预后极差,死因多为食管反流、严重的吸入性肺炎以及最终出现的呼吸衰竭。

参考文献

[1] 崔长弘,董燕.先天性水痘综合征研究进展[J].首都公共卫生,2011,5(6):273-275.

[2] 王谢桐.美国妇产科医师协会"妊娠期水痘-带状疱疹病毒感染的临床实践指南"解读[J].中国实用妇科与产科杂志,2016,32(6):508-510.

[3] Ahn K H, Park Y J, Hong S C, et al. Congenital varicella syndrome: A systematic review[J]. Journal of Obstetrics and Gynaecology, 2016, 36(5):563-566.

[4] Sauerbrei A, Wutzler P. The congenital varicella syndrome[J]. Journal of Perinatology, 2000, 20(8):548-554.

(王　翔　王文梅)

第三节　疱疹性咽峡炎

一、疾病简介

疱疹性咽峡炎(herpangina)是一种急性上呼吸道感染性疾病,该病是由肠道病毒感染引起的。春夏季多发,可经粪-口途径、呼吸道飞沫、接触患儿鼻分泌物以及被污染的手和物品传播。6 岁以下学龄前儿童是该病的易感人群,疱疹性咽峡炎主要临床表现为发热、咽痛、咽峡部疱疹,由于口腔部位的病变引起疼痛而影响患儿进食,少数疱疹性咽峡炎患儿可并发高热惊厥、脑炎等较为严重的并发症。

二、病因及发病机制

柯萨奇病毒(coxsackie virus)是疱疹性咽峡炎的主要病原体,主要的类型有 CoxA6 型、CoxA16 型、CoxA5 型、CV-A10 型,各个类型都曾造成了不同地区的儿童疱疹性咽峡炎和手足口病的流行。

三、临床表现

(一) 头面部表现

1. 黏膜疹,多见于咽腭弓、软腭、悬雍垂及扁桃体,表现为散在的灰白色疱疹,周围有红晕,直径约 2~4 mm,可破溃形成小溃疡。

2. 咽部充血。

3. 可自愈,一般 1 周左右自愈,预后良好。

4. 极少患儿可出现脑炎、无菌性脑膜炎、急性迟缓性麻痹、肺水肿、心肌炎等严重并发症,甚至导致死亡。

(二) 其他相关临床表现

患儿可伴有咳嗽、流涕、呕吐、腹泻,还可能会出现头痛、腹痛或肌痛。发热可能会使患儿出现精神差或嗜睡、食欲差等症状。而年幼患儿可能因口腔疼痛出现流涎、哭闹、厌食等症状。对于部分症状较重的患儿可能还会出现持续发热且不易退,易惊,肢体抖动,呼吸、心率增快等类似重症手足口病临床表现。

四、诊断

该病的诊断要点:

1. 小儿多见,有流行性,夏季多见。

2. 咽峡部、口腔后部的广泛红斑及疱疹,疱疹很快破裂。病损有时可波及舌部,但一般不会累及牙龈、颊、口底和唇黏膜及皮肤。

3. 1 周左右自愈。

五、治疗

(一) 一般治疗

治疗原则:采用抗病毒治疗并对症支持治疗。

1. 护理方法　①一旦发病应注意隔离患儿,尽量避免患儿间的交叉感染,并且做好呼吸道隔离预防感染;②患病期间注意休息,保持室内清洁及空气流通;③清淡饮食;④发热患儿护理,衣被不宜过厚,鼓励患儿多饮水;⑤对于因口腔病部引起进食困难并且高热不退的患儿应当注意适当补液;⑥病情观察,注意预防并发症的发生。

口腔颌面部相关综合征

2. 对症治疗 疱疹性咽峡炎治疗以对症治疗为主,病程一般 1 周左右,预后良好。①对于持续发热患儿应注意控制高热,可通过物理降温,如退热贴、头部冷敷、枕冰袋、腹股沟处放置冰袋等来降低体温,也可以通过给予退热药物等药物来降温。②对于发生高热惊厥患儿应当及时进行止惊治疗,以预防严重并发症的发生。

(二)口腔颌面部异常相关的治疗建议

口腔护理,保持口腔卫生。

参考文献

[1] 中华医学会儿科学分会感染学组,国家感染性疾病医疗质量控制中心.疱疹性咽峡炎诊断及治疗专家共识(2019 年版)[J].中华儿科杂志,2019,57(3):177-180.

[2] Ruan F, Yang T, Ma H, et al. Risk factors for hand, foot, and mouth disease and herpangina and the preventive effect of hand-washing[J]. Pediatrics, 2011, 127(4):e898-e904.

[3] 陈纯.疱疹性咽峡炎的临床和流行病学特征[J].国际流行病学传染病学杂志,2016,43(4):270-273.

[4] Yamashita T, Ito M, Taniguchi A, et al. Prevalence of coxsackievirus A5, A6, and A10 in patients with herpangina in Aichi Prefecture, 2005[J]. Japanese Journal of Infectious Diseases, 2005, 58(6):390-391.

[5] Parrott R H, Ross S, Burke F G, et al. Herpangina: clinical studies of a specific infectious disease[J]. The New England Journal of Medicine, 1951, 245(8):275-280.

(邢向辉)

第四节 手足口病

一、疾病简介

手足口病(hand foot and mouth disease,HFMD)是一种多发于 5 岁以下儿童,由肠道病毒引起的一种传染病,主要临床表现有低热,手、足、口腔等部位出现小疱疹或小溃疡,这是其最典型的表现。该病有自愈性,约一周左右时间可自愈。心肌炎、肺水肿、无菌性脑膜脑炎等是该病较为严重的并发症,一般出现于病情严重的患儿。个别病情发展快的重症患儿,如病情得不到及时有效的控制,可能会导致死亡。对于该病目前尚无有效治疗药物,主要以对症治疗为主。

二、病因及发病机制

手足口病是由肠道病毒引起的一种传染病,其病原菌较为明确,但可以引发手足口病的肠道病毒有很多种,其中最为常见的两种肠道病毒的类型为 CV-A16 型和 EV-A71 型。

三、临床表现

(一)头面部表现

发热,手、足、口、臀等部位出疹是手足口病的最典型表现。可伴有咳嗽、流涕、食欲不振等。也有仅表现为皮疹或疱疹性咽峡炎的患者,但相对较少,极少患者可没有皮疹症状。典型皮疹周围有炎性红晕,疱疹内液体较少,无痛痒感觉,皮疹愈合后也不会形成结痂或留疤。不典型皮疹通常比较小,而且较为厚、硬,数量也较少,有时还可看到瘀点、瘀斑。对于皮损严重的患者,皮疹甚至可表现为大疱样改变,而此时会伴有明显的疼痛及痒感,并且不局限于手、足、口部位。

(二) 其他相关临床表现

中枢神经系统损害,在少数病例中出现,一般在患病1～5天内,主要的临床症状为精神差、嗜睡、烦躁、颈项强直、肢体抖动、肌无力等。

少数患者可能会累及神经系统,临床常见并发症有脑干脑炎、脑脊髓炎、脑脊髓膜炎等疾病,严重时出现循环衰竭、神经源性肺水肿等,甚至危及患者生命。因此应密切观察病情,一旦发生严重并发症应及时进行有效的治疗。

四、诊断

手足口病可以根据其典型的临床表现,结合其流行病学史和病原学检查作出诊断。确诊时须有病原学的检查依据。

(一) 临床诊断病例

1. 流行病学史根据手足口病的流行病学特征来做出初步的临床诊断。

2. 临床表现符合上述临床表现。

(二) 确诊病例

在临床诊断病例基础上,具有下列之一者即可确诊。

1. 肠道病毒(CV-A16、EV-A71 等)特异性核酸检查阳性。

2. 分离出肠道病毒,并鉴定为 CV-A16 型、EV-A71 型或其他可引起手足口病的肠道病毒。

3. 急性期血清相关病毒 IgM 抗体阳性。

4. 恢复期血清相关肠道病毒的中和抗体比急性期有 4 倍及以上升高。

此外,手足口病应注意与其他儿童出疹性疾病相鉴别。

五、治疗

(一) 一般治疗

治疗原则主要为对症治疗。

普通病例门诊治疗。注意隔离,避免交叉感染;清淡饮食;做好口腔和皮肤护理。积极控制高热。常用药物有:布洛芬口服,5～10 mg/(kg·次);对乙酰氨基酚口服,10～15 mg/(kg·次);两次用药的最短间隔时间为 6 小时。保持患儿安静。对于惊厥病例及时止惊治疗是非常重要的。与此同时应严密监测患者的各项生命体征,一旦发现有严重并发症产生,应即刻进行有效的治疗,同时做好呼吸支持准备;也可使用水合氯醛灌肠抗惊厥。

一般预防措施。注意个人卫生,保持良好卫生习惯,这对于有效的预防手足口病的发生有重要的作用。饮食方面也应特别注意不喝生水,不吃生冷食物。定期进行儿童玩具和常接触到的物品有效清洁消毒。另外，要尽量避免与患有手足口病儿童的密切接触，从而尽量避免被感染。

接种疫苗。

加强医院感染控制。

（二）口腔颌面部异常相关的治疗建议

保持口腔卫生清洁，预防其他继发感染，进食前后漱口是非常有必要的，食物应以流质或半流质等无刺激性食物为主，以免造成其他口腔黏膜的损伤。

参考文献

［1］国家卫生健康委员会.手足口病诊疗指南（2018 年版）［J］.传染病信息，2018(3)：193-198.

［2］蒋荣猛，邓慧玲，李兴旺，等.《手足口病诊疗指南（2018 版）》解读：手足口病的一般治疗与病因治疗［J］，传染病信息，2018，3(5)：421-424.

［3］潘家华.实用小儿手足口病诊疗指南［M］.合肥：安徽科学技术出版社，2010.

［4］Teo F M S, Chu J J H. Diagnosis of human enteroviruses that cause hand, foot and mouth disease［J］. Expert Review of Anti-Infective Therapy, 2016, 14(5)：443-445.

［5］Xing W J, Liao Q H, Viboud C, et al. Hand, foot, and mouth disease in China, 2008—12：An epidemiological study［J］. The Lancet Infectious Diseases, 2014, 14(4)：308-318.

（邢向辉）

第五节　获得性免疫缺陷综合征

一、疾病简介

获得性免疫缺陷综合征（acquired immune deficiency syndrome，AIDS，音译为艾滋病），又称为后天免疫缺乏综合征，是一种由人类免疫缺乏病毒（human immunodeficiency virus，HIV）的反转录病毒感染机体后，免疫系统被破坏，逐渐成为许多伺机性疾病的攻击目标，促成多种临床症状，统称为综合征，而非单纯的一种疾病。

二、病因及发病机制

HIV 感染者和艾滋病病人是本病的传染源，有资料显示，性接触方式和血液传播方式是我国艾滋病流行的两种主要传播方式，同时母婴垂直途径传播也在不断增加。HIV 的反转录病毒可通过直接接触带有病毒的血液、精液、阴道分泌液、唾液和乳汁而传染。

三、临床表现

（一）口腔颌面部表现

口腔表现是艾滋病的始发表现和重要表现，也是重要的 AIDS 诊断指征。HIV 感染者可能在早期出现各种口腔病损，口腔医生应具备 HIV 的知识，以便早发现、早诊断，以利于疾病的控制，减少疾病的传播。

1. 念珠菌病

口腔念珠菌病是早期最可能出现的症状，其临床特点为：①无明显诱因下，身体健康的青壮年人反复感染口腔念珠菌病；②病情较重的假膜型或红斑型白色念珠菌病，其中舌背或腭部大都出现红斑型念珠菌病，如果红斑型白色念珠菌病表现为累及颊部，或附着龈、软腭、悬雍垂、咽部的严重的假膜型念珠菌病，则高度提示 HIV 感染。具备上述特征者，应进行早期血清学检查以排除 HIV 感染的可能性。

2. 毛状白斑

毛状白斑（hairy leukoplakia, HL）是 HIV 感染者的一种特殊口腔损害，对艾滋病有高度提示性。舌缘呈垂直皱褶状外观，如过度增生则成毛茸状，不能被擦去，有的患者甚至可蔓延至舌背和舌腹，其组织学表现为上皮增生，上皮下缺乏淋巴细胞浸润，细胞空泡样变。

男性感染者、CD4$^+$ T 淋巴细胞计数明显下降（＜200/mm³）以及吸烟等因素与毛状白斑的发生密切相关，而女性感染者很少患毛状白斑。目前认为 EB 和 HIV 病毒协同作用，破坏局部郎格罕斯细胞，引起局部免疫缺陷，从而导致毛状白斑。

3. 疱疹性口炎

Ⅰ型单纯疱疹感染也是 HIV 感染者常见的症状，可伴有生殖器疱疹，另外也可发生带状疱疹病毒或巨细胞病毒感染，病情重，病程长，症状反复发作。若病损持续一个月以上，应做 AIDS 的相关检查。

4. Kaposi 肉瘤（Kaposi sarcoma，KS）

Moritz Kaposi 最早在 1872 年报道，多见于男性，发生率仅次于白色念珠菌病和毛状白斑，腭部和牙龈出现单个或多个红色、紫色的斑块或结节样改变，初期病变平伏，逐渐发展高出黏膜，可有溃烂、分叶或出血。组织病理学表现为交织在一起的梭形细胞，淋巴细胞、浆细胞浸润，血管增生。Kaposi 肉瘤在 AIDS 患者和接受免疫抑制治疗者中发生率明显增高。

5. 非霍奇金淋巴瘤

软腭、牙龈、舌根等部位出现固定而有弹性的红色或紫色肿块、伴有或不伴有溃疡。要通过病理学、免疫组化等技术进行确诊。为 AIDS 确诊的指征之一。

6. 牙周病

（1）牙龈线形红斑　又称 HIV 相关龈炎，表现为沿着游离龈出现 2～3 mm 宽的鲜红色充血带，临床检查无牙周袋及牙周附着丧失，对常规牙周治疗无效。临床发现牙龈线形红斑则高度提示 HIV 感染，需进行相关血清学筛查。

（2）HIV 相关性牙周炎　和 HIV 相关龈炎类似，临床检查牙周袋不深，但短期内牙周附着迅速丧失，牙松动甚至脱落，牙周进展快。

（3）急性坏死性（溃疡性）牙龈炎　单个或者多个上下前牙牙龈乳头坏死，牙龈红肿，表面可有灰黄色坏死组织覆盖，极易出血，可伴有口腔恶臭。

儿童艾滋病患者最多见的口腔损害:念珠菌病(红斑型、假膜型、口角炎)、单纯疱疹病毒感染、线状龈缘红斑、腮腺肿大、复发性口腔溃疡(轻型、重型、疱疹样)。

(二)其他相关临床表现

从感染 HIV 到发展为艾滋病,可大致分为急性 HIV 感染、无症状 HIV 感染和艾滋病三个阶段,这是一个渐进、连贯和复杂的过程,不同时期,患者可有不同的临床表现。

我国将 HIV 感染分为急性期、无症状期和艾滋病期。

1. 急性期

通常发生在初次感染 HIV 后 2~4 周左右。临床主要表现为症状轻微的发热、咽痛、呕吐、腹泻、皮疹、关节痛、淋巴结肿大等症状。多数患者 1~3 周后缓解。

此期在血液中可检出 HIV-RNA、P24 抗原,HIV 抗体(-),CD_4^+ T 淋巴细胞计数一过性减少,CD_4^+/CD_8^+ 比例可倒置。

2. 无症状期

从急性期进入此期,或无明显的急性期症状而直接进入此期。

此期持续时间一般为 6~8 年,此期的长短与感染病毒的数量、型别,感染途径,机体免疫状况等多种因素有关。无症状期的长短与机体的病毒载量相关。

3. 艾滋病期

为感染 HIV 后的最终阶段。此期患者的 CD_4^+ T 淋巴细胞计数<200/mm³,病毒大量复制,载量明显升高,临床出现 HIV 相关的各种临床症状、伴有或不伴有各种机会性感染及肿瘤。

(1)HIV 相关症状

主要表现为持续一个月以上的发热、腹泻、体重减轻。部分病人表现为神经精神症状,如头痛、淡漠等。另外还可出现两个以上部位持续时间 3 个月以上的全身性淋巴结肿大,淋巴结直径≥1 cm,无压痛,无粘连。

其他常见的症状如咳嗽咳痰咯血、呼吸困难、口腔白斑及溃疡、各种皮疹、失明、痴呆、癫痫、肢体瘫痪、消瘦、贫血、二便失禁、尿潴留、肠梗阻等。

(2)常见的机会性感染

呼吸系统　复发性细菌、真菌性肺炎、卡氏肺孢子虫肺炎(PCP)。

中枢神经系统　各种病毒性脑膜脑炎、隐球菌脑膜炎、结核性脑膜炎、弓形虫脑病。

消化系统　食道炎、肠炎。

口腔　舌毛状白斑、牙龈炎、复发性口腔溃疡等。

皮肤、淋巴结　带状疱疹、真菌性皮炎、甲癣、传染性软疣、尖锐湿疣。

眼部　弓形虫性视网膜炎及巨细胞病毒性视网膜炎。

常见肿瘤　恶性淋巴瘤、Kaposi 肉瘤、子宫颈癌等。

四、诊断

诊断需结合流行病学史、临床表现和实验室检查综合分析诊断。

高危易感人群中出现以下情况两项或以上者,应考虑本病的可能。

1. 体重下降 10% 以上。

2. 间歇性或持续性发热 1 月以上。

3. 慢性腹泻或咳嗽 1 月以上。

4. 全身淋巴结肿大。

5. 口咽部念珠菌感染。

6. 反复发作的单纯疱疹、带状疱疹。

实验室检查为确定本病的最终标准,高危人群应进行 HIV 抗体、抗原检测或 HIV 核酸检测。

诊断标准:(1)有流行病学史、实验室检查 HIV 抗体阳性,加上述各项中的任何一项,即可诊为艾滋病;(2)HIV 抗体阳性,而 CD_4^+ T 淋巴细胞数 $<200/mm^3$,也可诊断为艾滋病。

实验室检查是确定 HIV 感染和艾滋病的重要指标。患者是否伴有 HIV 感染可通过对 HIV 的抗体、抗原、核酸检测来确定。

1. 抗体检测是目前临床诊断 HIV 感染的金标准,需注意的是窗口期、艾滋病晚期免疫系统全面崩溃可造成假阴性的结果;而疫苗接种、自身免疫性疾病、恶性肿瘤血液共同抗体的交叉反应可能出现假阳性的结果。如出现不确定的结果,2～4 周应进行复检,在此期间应采取预防病毒传播的措施,如安全性行为,停止母乳喂养等。

2. HIV 核酸检测,可用于辅助诊断急性 HIV 感染、血清学检测结果不确定或感染 HIV 母亲所生的孩子的感染情况、监测治疗效果、预测慢性感染病人的进程。

3. CD_4^+ T 细胞计数是判断疾病分期、判断治疗反应和预后的重要参考指标。

五、治疗

(一) 一般治疗

对 HIV 感染者或获得性免疫缺陷综合征患者均无须隔离治疗。对无症状 HIV 感染者,仍可保持正常的工作和生活。应根据具体病情进行抗病毒治疗,并密切监测病情的变化,定期检测病毒载量。

(二) 口腔颌面部异常相关的治疗建议

对于合并口腔出现的症状,可对症采用相应的治疗措施。

口腔念珠菌病　局部或全身抗真菌治疗,局部可用碱性漱口液含漱,口角炎可用制霉菌素涂抹,严重者可同时口服抗真菌药物,如氟康唑 100 mg/d、伊曲康唑 200 mg/d 等,病情严重者为防止复发,常采用维持治疗。

毛状白斑　局部可用抗病毒和抗真菌治疗。严重者用阿昔洛韦 2～3 g/d,疗程 2～3 周,停药后易复发,可用小剂量无环鸟苷维持治疗,与阿昔洛韦同样有效的药物有更昔洛韦等。采用高效抗、逆转录病毒治疗后,毛状白斑也可消失。

Kaposi 肉瘤　首选采用手术切除,也可以采用冷冻治疗或烧灼刮除,同时注意预防继发感染,可同时配合长春新碱(vincristine,VCR)、长春花碱、依托泊苷局部化疗,此外还可以配合生物疗法(biological therapy)。

口腔疱疹　口服抗病毒药物如阿昔洛韦 200～800 mg/d,连用一周。伴生殖器疱疹者,疗程延长至 10 日;还可选用阿糖胞苷 0.2~2 mg/kg,静滴 5 日;泛昔洛韦 125 mg,2 次/d。一般不用皮质类固醇药物。

HIV 相关牙周炎 常规牙周刮治,注意动作轻柔,因 AIDS 患者有出血倾向。术前口服抗生素、术前、术后用 0.1%氯己定溶液含漱。

在治疗 HIV 相关口腔症状时,口腔医生还要有良好的职业习惯和高度的责任心,注意自我保护。病毒在口腔诊疗中的传播途径有血源性传播、飞沫传播、接触传播及气溶胶传播,要通过个人防护、橡皮障的使用,强吸唾、紫外线消毒的通风系统,以及治疗前预防性漱口等措施预防病毒传播。如发生意外职业性暴露,应立即用肥皂水和清水清洗皮肤,或用清水冲洗黏膜。即使临床证实污染源 HIV 阴性,发生职业性暴露者也应在当日、6 周、3 个月和 6 个月进行血清 HIV 抗体检测。

附 Kaposi 综合征

一、疾病简介

Kaposi 综合征(Kaposi syndrome, KS)又名 Kaposi 肉瘤(Kaposi sarcoma),特发性多发性出血性肉瘤(multiple idiopathic hemorrhagic sarcoma),多发性原发性出血性肉瘤等。Kaposi 综合征于 1872 年由奥地利皮肤病学家 Moritz Kaposi 首先报道,多见于非洲犹太人。获得性免疫缺陷综合征(艾滋病)伴发 Kaposi 肉瘤的情况显著增高,已引起医学界的关注。

二、病因及发病机制

病因不明。为恶性肿瘤之一,可与遗传、内分泌及巨胞病毒感染等有关。Kaposi 认为该肿瘤属于多中心性起源的淋巴网状细胞性疾病范围;继发于免疫抑制剂(immunosuppressiveagent)治疗的 Kaposi 肉瘤,是由于辅助性 T 细胞缺乏,免疫功能极度低下所引起。

三、临床表现

(一)口腔颌面部表现

早期结节为慢性炎症或肉芽肿性组织,毛细血管增多及扩张,患部水肿,出血及炎症浸润。以后为肿瘤性改变,由毛细血管及纤维血管瘤状组织所构成。晚期结缔组织增生而不易与肉瘤鉴别。

面部皮肤和口腔黏膜可出现紫色血管瘤样结节损害,一般无明显疼痛,可反复发作。结节损害有时可坏死、溃疡,伴有恶臭,消退后遗留色素沉着的萎缩性瘢痕。

(二)其他相关临床表现

患者 90%为 40 岁以上男性,儿童极少见。非洲患者较年轻,多为 20~40 岁。初起于四肢、前臂、小腿、手部及足部出现淡红色、青黑色斑块,逐渐形成境界不清,孤立或互相融合成浸润性斑块、结节,豌豆至鸡蛋大小。表面或其附近皮肤常有毛细血管扩张,可因纤维组织增生致皮下淋巴管阻塞而有肢体水肿,甚至发生水疱或大疱,少数损害可为囊肿性。结节也可陆续出现于面部、耳部、躯干,有时像化脓性肉芽肿、血管瘤或神经纤维瘤,陈旧结节可自行消退而出现新的结节,亦有形成溃疡而具有恶臭,结节消退后可遗留一个凹陷的色素增多的萎缩性瘢痕。结节多无痛感,可有触痛;亦可发生于内脏而引起肠出血、呕血、腹泻、甚至休克而死亡。少数病例并无皮肤改变,只有心、肺、肝、脾、胃、肠等内脏及淋巴结受累;骨骼受累的特征为骨质疏松,酷似痛风,多发生于下肢,尤其是足部。

本病可并发恶性网状组织细胞和淋巴网状系统疾病,如非霍奇金淋巴瘤病、蕈样肉芽肿、淋巴肉瘤、白血病、骨髓样病等。

四、诊断

组织病理检查,结合实验室检查、X线、超声波、同位素等检查可确诊。本病应与肥厚型扁平苔藓、淋巴肉瘤、组织细胞病、毛细血管扩张性肉芽肿等鉴别。

五、治疗

(一) 一般治疗

1. 首选手术切除,也可采用冷冻治疗或烧灼刮除。

2. 全身放射治疗可使口腔结节消退,但不能防止结节再次出现,瘤体内放射治疗亦有效。亚砷酸钾溶液内服或二甲基砷酸钠皮下注射,偶可使症状消失,免疫抑制剂治疗如氮芥、环磷酰胺、氨甲蝶呤、长春新碱等;⁹⁰Sc 敷贴治疗亦有效。若因使用免疫抑制剂所致的Kaposi 肉瘤,则应停止使用免疫抑制剂,而用胸腺肽或用白介素-2重建免疫功能。

(二) 口腔颌面部异常相关的治疗建议

首选手术切除,也可采用冷冻治疗或烧灼刮除。

参考文献

[1] Wood L F, Chahroudi A, Chen H L, et al. The oral mucosa immune environment and oral transmission of HIV/SIV[J]. Immunological Reviews, 2013, 254(1): 34-53.

[2] Yarchoan R, Uldrick T S. HIV-associated cancers and related diseases[J]. The New England Journal of Medicine, 2018, 378(11): 1029-1041.

[3] Mariggiò G, Koch S, Schulz T F. Kaposi sarcoma herpesvirus pathogenesis[J]. Philosophical Transactions of the Royal Society B: Biological Sciences, 2017, 372(1732): 20160275.

[4] Ethel Cesarman, Blossom Damania, et al. Kaposi Sarcoma[J]. Nat Rev Dis Primers, 2019, 31, 5(1): 9.

[5] Goncalves P H, Uldrick T S, Yarchoan R. HIV-associated kaposi sarcoma and related diseases[J]. AIDS, 2017, 31(14): 1903-1916.

[6] Schneider J W, Dittmer D P. Diagnosis and treatment of kaposi sarcoma[J]. American Journal of Clinical Dermatology, 2017, 18(4): 529-539.

[7] Giuseppe Mariggiò, Sandra Koch, Thomas F. Schulz.Kaposi sarcoma herpesvirus pathogenesis[J]. Philos

Trans R Soc Lond B Biol Sci, 2017, 10(19):372.

[8] Silva L, Azurara L, Monteiro A F, et al. Pediatric Kaposi's sarcoma associated with immune reconstitution inflammatory syndrome[J]. Pediatr Dermatol. 2020,37(1):239-240.

[9] Huang A Y, Lin C L, Chen G S, et al. Clinical features of Kaposi's sarcoma:experience from a Taiwanese medical center[J]. Int J Dermator. 2019,58(12):1388-1397.

[10] Komitova R, Chudomirova K, Abadjieva T. Pulmonary Kaposi's Sarcoma-Initial Presentation of HIV Infection[J]. Folia Med. 2019,61(4):643-649.

[11] 付茜,肖江,周新刚,等.获得性免疫缺陷综合征相关型卡波西肉瘤口腔病损的临床特点[J].中华实验和临床感染病杂志(电子版), 2017, 11(4): 359-363.

[12] 张剑锋,李张维,李多.获得性免疫缺陷综合征患者的口腔表征及防治的研究进展[J].口腔医学, 2010, 30(12): 753-754.

（蒋红柳　王文梅）

第六节　先天性梅毒综合征

一、疾病简介

先天性梅毒(congenital syphilis)又称胎传梅毒,病原体梅毒螺旋体在母体内通过胎盘途径感染胎儿而导致的,感染后可引起死产、早产。孕母早期感染并且没有经过有效的治疗,则胎儿受累的概率极高,约有75%～95%,而且其中胎儿发生流产、早产、死胎或在新生儿期死亡的概率约50%。对于存活下来的先天性梅毒患者会在不同的年龄出现临床症状,因此会对患者的身心健康产生严重的影响。

二、病因及发病机制

先天性梅毒的发病机制明确,同时也与绒毛膜郎罕氏细胞层的阻断作用有关,孕妇在妊娠前4个月时,由于其阻断作用,梅毒螺旋体较难进入胎儿体内,而之后随着绒毛膜郎罕氏细胞层阻断逐渐减弱,梅毒螺旋体进入胎儿体内而引起胎儿感染了梅毒。

三、临床表现

(一)口腔颌面部表现

先天性梅毒患者中有10%～30%伴有牙齿表征,主要表现于恒牙。先天性梅毒牙(congenital syphilitic teeth)的表现：

1. 半月形切牙。

2. 桑葚状磨牙。

3. 蕾状磨牙。

(二)其他相关临床表现

新生先天性梅毒在不同患儿上的临床表现非常多样,没有明显的特异性,其中主要的临床表现有：皮肤黏膜损害，肝脾肿大，早产，骨骼病变，贫血，黄疸等。

四、诊断

先天性梅毒综合征根据出生后即出现的皮肤黏膜损伤的临床表现，同时发现患者母亲为梅毒患者，即怀疑患儿为先天性梅毒综合征患者，最后通过梅毒血清学检查确诊。快速血浆反应试验(rapid plasma reagent，RPR)由于简便易行，敏感度高等特点，可作为新生儿先天性梅毒血清学检查的疗效观察指标，但是这种检查方法的特异性比较低。为确定是否有神经梅毒，对于所有先天性梅毒患儿都应该行腰穿脑脊液检查，这对于治疗方案的确定至关重要。

五、治疗

（一）一般治疗

先天性梅毒的治疗原则是早期、系统、药物足量，并且应该在专业医生的指导下进行治疗，以取得最佳的治疗愈合效果。通过青霉素静脉滴注治疗是最有效的治疗方法，只有及时有效地治疗才能尽可能减少疾病后遗症的发生。

另外通过及时而正规的治疗患有梅毒的孕妇，可有效预防先天性梅毒综合征的发生，也是减少先天性梅毒综合征的最为有效的措施。因此对于患梅毒孕妇应积极治疗，另外，还应积极做好产前检查。

（二）口腔颌面部异常相关的治疗建议

对于各种类型的梅毒牙，以对症治疗为主，恢复牙齿的正常的功能及形态美观，对于单纯形态异常、功能正常患牙可不做处理。

参考文献

［1］叶茹意，茅双根.先天性梅毒的早期诊断及治疗［J］.中华全科医学，2018，16(8)：1231-1232.

［2］陈超.先天性梅毒的早期诊断及防治［J］.中国实用儿科杂志，2004，19(4)：202-204.

［3］Finelli L，Berman S M，Koumans E H，et al. Congenital Syphilis(＊)［J］. Bulletin of the World Health Organization，1998，76(S2)：126.

［4］Bembry W，Anderson M，Nelson S. Congenital syphilis：The great pretender strikes back. A case report ［J］. Clinical Pediatrics，2018，57(8)：992-996.

［5］Rahman M M U，Hoover A，Johnson C，et al. Preventing congenital syphilis-opportunities identified by congenital syphilis case review boards［J］. Sexually Transmitted Diseases，2019，46(2)：139-142.

（邢向辉）

第七节　金黄色葡萄球菌皮肤烫伤样综合征

一、疾病简介

金黄色葡萄球菌皮肤烫伤样综合征(staphylococcal scalded skin syndrome，SSSS)又名

Ritter 病（Ritter disease），金黄色葡萄球菌型中毒性表皮松解症（staphylococcaltoxic epidermal necrolysis），细菌性中毒性表皮坏死松解症（bacterial toxic epidermal necrolysis），新生儿角质分离症（keratolysis neonatorum），新生儿剥脱性皮炎（dermatitis exfoliativa neonatorum），剥脱性皮炎样脓皮病，Von Rittershaim 病。早在 1878 年，德国医师 Von Rittershain 首次提出本病,命名为“丹毒样皮炎”,并于 1887 年重新命名为“新生儿剥脱性皮炎”,也称 Ritter 病。1954 年我国边天羽报道 2 例,并证实为金黄色葡萄球菌引起。1956 年,Lyell 以中毒性表皮坏死松解症(toxic epidermal necrolysis,简称 TEN)为名报道 4 例,其中 1 例为葡萄球菌引起。1966 年发现 Ritter 病与 TEN 均由葡萄球菌引起,且 Ritter 病与 TEN 的临床病理学特征完全相同。1967 年 Lyell 根据不同的病因把 TEN 分为金黄色葡萄球菌型、药物型、特发型和其他型,认为 Ritter 病是金黄色葡萄球菌型。以后关于本症与 Lyell 综合征是否为同一疾病,一直争论不休,直至 1970 年 Melish 和 Glasgow 从 SSSS 患者中分离出表皮离解毒素,并把分离出的表皮离解毒素注入新生小鼠体内,结果引起表皮剥脱,从而成功建立了 SSSS 的实验动物模型,才完整阐明本病的病因机制,并提出了“葡萄球菌性烫伤样皮肤综合征”的命名,为多数学者所接受。1983 年,SSSS 被确定为独立疾病。

二、病因及发病机制

凝固酶阳性的噬菌体Ⅱ组金黄色葡萄球菌（3A、3C、55 和 71 型为主,尤其以 71 型最为常见）感染是本病的主要病因。该菌产生的一种可溶性毒素——表皮离解毒素,即表皮剥脱毒素,可通过血液循环到达皮肤,特异性地识别上皮细胞间黏附分子桥粒芯蛋白1（Dsg 1）的膜外蛋白丝氨酸,并将其高效水解,从而引起表皮松解,造成皮肤红斑、大疱及表皮剥脱损害。表皮离解毒素作用于 Dsg 1 使其被水解后,皮肤、黏膜的基底层和基层以上的上皮细胞中有 Dsg 3 进行补偿,故 SSSS 患者临床表现多为表皮浅层水疱和黏膜充血,常无黏膜水疱损害。

三、临床表现

（一）头面部表现

1. 常见于新生患儿的头面部,初始症状为局限性、结痂性感染,类似于脓疱疮。1～6 岁儿童可从鼻或耳部皮肤部位开始发病。短时间内,结痂周围的皮肤黏膜出现猩红色的潮红区,伴有疼痛。最早损害常发生于口角、口周、颊部及颏部皮肤出现小红点,如猩红热样皮损,有细小脱屑。随着病情迅速发展,口腔黏膜可充血,发生口腔或口角糜烂或溃疡。口周皮肤常可见典型的放射状裂纹表现。

2. 眼睑水肿,鼻腔、眼黏膜均可充血,发生鼻炎、角膜溃疡等。

（二）其他相关临床表现

1. 皮肤表现

先于口角、眼周始发的红斑皮肤损害可迅速波及全身,大片皮肤潮红,在此基础上出现易破溃的水疱,有时可发生大疱损害。大疱内容物为浆液或脓液,其中可培养出葡萄球菌或溶血性链球菌。红斑区皮肤出现触痛症状,病情严重时可于红斑基础上出现松弛性大疱和表皮剥脱损害,呈烫伤样外观。尼氏征(Nikolsky sign)阳性,甚至轻轻触摸或压迫都会引起大面积表皮剥脱,露出覆盖红色渗液的真皮面,表面可结黄色痂皮。

2. 其他症状

患儿可出现发热、寒战等全身症状。皮肤屏障的破坏、炎症渗出和蒸发使体液大量丢失,引起水、电解质紊乱,患儿常有腹泻、贫血、消瘦或恶液质,可继发皮下脓肿、脓皮病、皮肤坏死等严重损害,亦可并发支气管肺炎和败血症,预后不佳。以往死亡率高达 30%～70%,目前由于抗生素的应用,病死率已下降至 3%～4%。

四、诊断

根据发病年龄,起病急骤,皮损为典型的"烫伤样"表现,广泛表皮脱离,尼氏征阳性,细菌培养阳性等特点,即可作出诊断。

本征需与下列疾病鉴别:

1. Lyell 综合征 即药物引起的中毒性表皮坏死松解症。

2. Leiner 剥脱性红皮病 常于胸部皮肤起病,后可波及全身,在弥漫性皮肤潮红的基础上出现秕糠状油腻性鳞屑,无水疱损害,无全身感染症状,慢性病程,预后良好。

3. 新生儿脓疱病(impetigo neonatorum)又名新生儿天疱疮(pemphigus neonatorum)全身症状轻,脓疱饱满,无剥脱性鳞屑,尼氏征阴性。

五、治疗

(一) 一般治疗

1. 本病发病急,进展快,故治疗原则为早期、及时、足量、规范的抗生素药物治疗。足量抗生素的早期使用可有效清除金黄色葡萄球菌组织感染灶,从而彻底终止细菌毒素的产生。药物敏感试验有助于确定有效抗生素,常用的抗生素包括青霉素类、头孢菌素类、大环内酯类抗生素。万古霉素类、氨基糖苷类、喹诺酮类、四环素类等药物不建议作为首选。针对部分疗效不佳的患儿,可根据药敏试验结果选用万古霉素等药物。

2. 加强护理、注意保暖。皮肤损害可用高锰酸钾溶液湿敷,新霉素乳剂外用。

3. 加强支持疗法,维护水、电解质平衡。可补充营养,必要时输血。

4. 加强婴儿卫生护理。勤换尿布。

(二) 口腔颌面部异常相关的治疗建议

局部治疗以保护清洁、防止或减轻感染和促进糜烂愈合为原则。局部应使用无刺激性的杀菌剂。口腔损害可用消炎防腐剂如复方氯己定漱口液漱口;抗生素糊剂局部涂抹;达克罗宁液局部涂擦可止痛;口疮药膜局部贴用可消炎止痛。

参考文献

[1]禹卉千,李振鲁,张守民.葡萄球菌性烫伤样皮肤综合征 20 例临床分析[J].中华皮肤科杂志,2007,40

（3）：188.

［2］ Kapoor V, Travadi J, Braye S. Staphylococcal scalded skin syndrome in an extremely premature neonate: A case report with a brief review of literature[J]. Journal of Paediatrics and Child Health, 2008, 44(6): 374-376.

［3］ Handler M Z, Schwartz R A. Staphylococcal scalded skin syndrome: Diagnosis and management in children and adults[J]. Journal of the European Academy of Dermatology and Venereology, 2014, 28 (11): 1418-1423.

［4］ Patel G K, Finlay A Y. Staphylococcal scalded skin syndrome[J]. American Journal of Clinical Dermatology, 2003, 4(3): 165-175.

［5］ Ken S D, Kawasaki K, Hirabayashi K, et al. Exfoliative toxin A staphylococcal scalded skin syndrome in preterm infants[J]. European Journal of Pediatrics, 2015, 174(4): 551-555.

（王　翔　杨旭东）

第八节　脓性颌下炎

一、疾病简介

脓性颌下炎又名 Ludwig 颈炎（脓性颌下腺炎），也称颌下间隙蜂窝织炎。临床上可有几个间隙受累，颌下间隙感染引起的化脓性炎症，通常叫脓性颌下炎，也叫颌下蜂窝织炎。如颏下、颌下淋巴结炎、扁桃体炎引起该处蜂窝织炎均为腺源性感染，临床上儿童患者为多见。牙龈炎、下颌磨牙感染等引起颌下脓肿多为牙源性感染，可见于成年人和儿童。炎症尚未形成脓肿时，以全身控制感染，保守治疗为主，一旦脓肿形成应及时切开引流。

二、病因及发病机制

目前肯定的感染源有腺源性、牙源性和血源性，以前二者为常见。

病原菌主要为溶血性链球菌和金黄色葡萄球菌。有报道，典型的牙源性感染是需氧—厌氧菌混合感染，两者的比例为 2:1，其中最主要的厌氧菌是类杆菌种，需氧菌是 α-溶血性链球菌，均是机遇性致病因子，当宿主发生某些变化时才致病。

三、临床表现

（一）口腔颌面部表现

颌面部间隙感染初时，由于动脉充血，代谢过程增强，产热增多，患侧常表现红肿，炎症灶皮温比健侧升高，而化脓灶皮温则由于静脉瘀血，代谢过程下降，产热减少，化脓灶皮温比健侧降低。炎症浸润中央部位皮温与周围部位比较下降 0.5 ℃以上。因此，皮温升高 0.5 ℃以上说明急性炎症没有化脓。皮温下降 0.5 ℃以上说明有化脓。提示可用局部温度的测量来判断炎症病灶化脓与否，这对临床脓性病灶的检查有实际意义。脓性颌下炎可表现为颌下、颌下或舌下迅速肿胀,有凹陷性水肿,皮肤发红发亮,脓肿区紧张、僵硬,有明显触痛,有时能扪及捻发音,偶尔可扪及波动感。舌被抬高时见舌下皁黏膜呈青紫色,言语、吞咽均感困难。如果肿胀继续往舌根方向发展,将压迫会厌及咽部或因喉头水肿而出现呼吸困难,甚至窒息。此时全身情况亦比较严重,体温可达 39～41 ℃,病情发展迅速,中毒症状严重,脉搏弱而快、不规则,呼吸短浅,血压下降,常有多种严重并发症,如喉头梗阻,颈深部感染,纵隔炎、败血症等。

(二)其他相关临床表现

由于口腔颌面部腔隙多,存在大量致病和非致病菌,并与鼻腔咽喉相通,温度、湿度适宜细菌生长繁殖,较容易发生感染,多见于牙源性引起的根尖周炎、牙周脓肿以及急性扁桃体炎,咽喉、颈部异物感染,喉部及上呼吸道感染也可引起。间隙内结缔组织较为疏松,口腔颌面部淋巴及血液循环丰富,静脉瓣较少或缺如,细菌容易扩散,上可通过翼颌间隙达颅内,下可经深筋膜与胸腔脏器如纵隔、心包等相通,容易引起颅内、纵隔及心包的并发症。局部及全身感染严重,可导致败血症、中毒性休克、纵隔感染及上呼吸道梗阻等重大并发症,发病急,预后差,病死率高,平均 20%～30%。特别是老年人免疫功能减退以及伴有全身和口腔解剖生理增龄性变化的患者,病情更容易发展,所以认识口底多间隙感染的严重性对于预防严重并发症尤为关键。

四、诊断

根据临床症状及影像学表现可以诊断。

五、治疗

(一)一般治疗

积极控制感染,全身应用头孢菌素类抗生素及甲硝唑(metronidazole)、替硝唑(tinidazole)或奥硝唑(ornidazole)抗厌氧菌治疗,直至细菌培养及药敏实验结果后再及时调整选择敏感的抗生素;同时密切观察生命体征,必要时给予升血压、强心、利尿、肾上腺皮质激素等治疗,防止感染性休克等并发症的发生。保持水和电解质平衡,予以少量多次补液、输血,保证营养等支持疗法,纠正电解质紊乱和酸碱失衡。

(二)口腔颌面部异常相关的治疗建议

对轻、中度病例原则上采取保守治疗方法。早期选择有效、足量的抗生素。可选用敏感抗生素治疗;肿胀明显、有高热者每日静滴地塞米松(dexamethasone)10～20 mg,以减轻症状和消肿,减轻呼吸道梗阻。对病情严重者给予多次小量的输血,以纠正贫血,中和毒素,补充蛋白,增强免疫力。局部外敷桐油石膏糊,也达到消炎消肿之功效。

经用上述方法无效的病例,采取手术治疗的方法。切口选在脓肿波动明显的最低位,沿着下颌骨下缘 2～3 cm 处作弧形或横切口与下颌边缘平行,深达皮下后,通过钝性剥离将脓液引出;颏下切口选在颏下部正中,沿下颌骨下缘 2 cm 处作与颌骨下缘平行的切口,切至皮下,钝性分离至脓腔;舌下间隙脓肿,在口内肿胀区沿下颌骨体内侧切开黏膜行钝性分离。手术时注意避免损伤血管、神经颌下腺导管,必要时医师应考虑使用超声作为辅助手段来定位解剖结构,切口内置橡皮条,保证引流通畅。有喉头水肿引起窒息的危险者要及时行气管切开。有报告颌面部化脓性炎症切开引流术后,激光联合伤口内注射 5% 维生素 C(Vitamin C)及 1% 亚甲蓝(methylene blue)溶液(1∶1),能促进病灶循环的改善,伤口净化加快,肉芽组织成熟期限缩短。氦氖激光和抗氧化疗法联合治疗颌面部蜂窝织炎有明显的优越性。

参考文献

[1] Patterson H C, Kelly J H, Strome M. Ludwig's angina: an update[J]. Laryngoscope, 1982, 92(4): 370-378.

[2] Bross-Soriano D, Arrieta-Gómez J R, Prado-Calleros H, et al. Management of Ludwig's angina with small neck incisions: 18 years experience[J]. Otolaryngology-Head and Neck Surgery, 2004, 130(6): 712-717.

[3] Moreland L W, Corey J, McKenzie R. Ludwig's angina. Report of a case and review of the literature[J]. Archives of Internal Medicine, 1988, 148(2): 461-466.

[4] Wasson J, Hopkins C, Bowdler D. Did Ludwig's angina kill Ludwig? [J]. Journal of Laryngology and Otology, 2006, 120(5): 363-365.

[5] Loughnan T E, Allen D E. Ludwig's angina. The anaesthetic management of nine cases[J]. Anaesthesia, 1985, 40(3): 295-297.

[6] Boamah M O, Saheeb B D, Parkins G E, et al. A comparative study of the efficacy of intravenous benzylpenicillin and intravenous augmentin in the empirical management of Ludwig's angina[J]. Annals of African Medicine, 2019, 18(2): 65-69.

[7] Shih C C, Wang J C, Chen S J, et al. Focused ultrasound assists in diagnosis and management of difficult airway in Ludwig's angina[J]. Journal of Medical Ultrasound, 2019, 27(2): 101-103.

[8] 张贤芬.脓性颌下炎喉内瘘治愈1例[J].山东医大基础医学院学报,2000,14(1):26.

[9] 陆兴权.脓性颌下炎46例治疗分析[J].广西医学,1997,19(1):133-135.

(黎景景　杨旭东)

第三章
变态反应性口腔相关综合征

第一节　莱氏综合征

一、疾病简介

莱氏综合征又名 Lyell 综合征（Lyell syndrome），Lyell 型中毒性表皮坏死松解症，大疱性表皮松解萎缩型药疹，中毒性表皮坏死松解型药疹，非金葡菌（感染）型烫伤样综合征，大疱性表皮离解型药疹，中毒性表皮坏死松解症（toxic epidermal necrolysis，TEN）。由 Lyell 于 1956 年首先报道，是发生在皮肤黏膜的严重的药物不良反应，病情发展迅速，临床表现主要为红斑、表皮剥脱、皮肤黏膜疼痛、水疱等，严重者也会出现多器官受累。该病临床罕见，可见于任何年龄段，而在 HIV 感染患者、女性、老年人中则更为常见，其发病率为全球 0.4/1 000 000～1.2/1 000 000，而平均病死率高达 25%～35%。

二、病因及发病机制

药物是导致莱氏综合征的最主要的因素，药物的过敏反应往往发生在用药的最初几周。莱氏综合征的发生与多种药物相关，包括抗生素（青霉素、四环素、光辉霉素、林可霉素、放线菌素等）、磺胺药（特别是长效磺胺）、抗组胺类（异丙嗪等）、巴比妥类、解热镇痛剂（水杨酸类、保泰松类、氨基比林等）以及呋喃妥英、酚酞、苯妥英钠、氨苯砜、氯普马嗪、别嘌呤醇、杜冷丁等。有文献指出抗生素中致莱氏综合征风险最高的药物是磺胺类。

莱氏综合征的具体发病机制尚不明确，药物代谢酶功能障碍以及肝肾功能障碍可能会增加药物不良反应风险，免疫功能受损也可能与莱氏综合征的发病相关。许多研究均发现，遗传、细胞凋亡、免疫异常和内皮细胞功能等这些因素与白塞综合征的发病有相关性。

（一）遗传因素

随着药物基因组学和人类基因组学的发展，目前已证实多个人类白细胞抗原基因与莱氏综合征发病明显相关。不同药物引起的莱氏综合征具有特异性遗传标志物，且具有明显的种族差异性。研究发现在中国人尤其是汉族人群中，卡马西平引起的莱氏综合征患者 HLA-B * 1502 等位基因密切相关，而且 HLA-B * 1502 等位基因同时还与其他抗癫痫药物引起的莱氏综合征相关，其中对奥卡西平过敏的患者均带有 HLAB * 1502 等位基因，而拉莫三嗪（lamotrigine）为 33%，苯妥英钠则为 30.8%。研究建议带有 HLA-B * 1502 等位基因的病患，不应该应用与卡马西平有类似结构的抗癫痫药物。别嘌呤醇作为抑制尿酸合成的药物,被广泛应用于痛风患者,而 HLA-B＊5801 等位基因也与别嘌呤醇引起的莱氏综合征密切相关。

(二) 细胞凋亡机制

莱氏综合征患者广泛的角质形成细胞死亡是由于细胞凋亡而并非细胞坏死。在莱氏综合征患者的皮损组织使用电镜检查也发现了 DNA 的裂解的特异性阶梯模式,这是细胞凋亡的生物化学标志。另外,在莱氏综合征患者水疱的疱液中,也检测到了大量的 NK 细胞及 $CD8^+T$ 细胞。因此认为莱氏综合征的发生似乎是针对角质形成细胞的细胞介导的细胞毒反应,进而导致了角质形成细胞的凋亡。也有研究则证实了药物可以直接整合到 T 细胞受体以及 MHC-1 上,这会直接导致特异性的细胞毒性 T 细胞的克隆增殖,增殖的细胞毒性 T 细胞便释放可溶性凋亡介质,这将会进一步使角质形成细胞发生凋亡。

(三) 角质形成细胞凋亡介质

在角质形成细胞凋亡的过程中,可能是其中所释放的大量凋亡介质,改变了机体抗凋亡的通路,使机体对药物特异性的免疫反应的监控发生改变或缺陷。TNF-α、穿孔素/颗粒酶 B、IL-15、颗粒溶素、Fas-FasL 等多种细胞因子已被证实参与了莱氏综合征患者角质形成细胞凋亡的过程。

有研究证实了颗粒溶素是莱氏综合征发展过程中最重要的凋亡介质。颗粒溶素是由 NK 细胞以及细胞毒性 T 细胞产生和分泌的一种溶解细胞的蛋白。莱氏综合征患者的水疱疱液中检测到高浓度的颗粒溶素。在角质形成细胞培养基中加入颗粒溶素,会导致角质形成细胞发生凋亡,这也证实了粒溶素的细胞凋亡作用。另外,莱氏综合征患者水疱中颗粒溶素的水平也与病情的严重程度呈正相关。

Fas/FasL 凋亡相关因子配体的相互作用也可能是莱氏综合征发生的一个重要机制。研究发现莱氏综合征患者大量的细胞凋亡是由于死亡受体的激活。对莱氏综合征患者的皮损组织活检发现,其角质形成细胞中可以发现高度表达的 FasL,同时血清内也有高浓度表达的可溶性 FasL。其他的死亡受体如 TNF-R1、DR4、DR5、TRAIL、TNF-α 可能在莱氏综合征的发展中也起着作用。

三、临床表现

(一) 口腔颌面部表现

口腔颌面部表现主要是口颊黏膜急性发炎,先是出现弥漫性红斑,触痛显著,然后便会起大小不等的松弛水疱,其尼氏征阳性,大片表皮剥裸,也可见溃疡或者糜烂。

(二) 其他相关临床表现

莱氏综合征病情大多比较危重,发病急骤,进展迅速,先为弥漫性红斑,触痛显著,旋即起大小不等的松弛水疱,尼氏征阳性,大片表皮剥裸。口颊黏膜和眼结膜可同时受累,胃肠以及呼吸道黏膜也会有糜烂、溃疡。全身中毒症状重,可有腹泻、高热、咽痛、疲惫以及呕吐等症状,有的甚至出现昏迷死亡。也有少数病例可出现明显的内脏损害,常见的是肾脏损伤,临床上表现为蛋白尿、氮质血症以及血尿,组织改变符合膜性或膜性增殖性、肾小球坏死肾小球肾炎。

四、诊断

莱氏综合征典型的临床表现包括红斑上的水疱、皮肤/黏膜出血性红斑、严重的表皮松解。依据临床表现及用药史,一般不难诊断,但应与天疱疮、剥脱性皮炎、斯-约综合征(Stevens-Johnson syndrome)相鉴别。世界变态反应组织(WAO)2014 年对严重皮肤不良反应的定义包括以下类型:Stevens-Johnson sydrome(累及皮肤面积＜10%)、Stevens-Johnson sydrome / Lyell syndrome(累及皮肤面积 10%～30%)、Lyell syndrome(累及皮肤面积＞30%)和药物引起的超敏反应综合征/嗜酸性粒细胞增多伴全身症状的药物反应。

五、治疗

(一) 一般治疗

1. 停用可疑致敏药物

早期诊断尤为重要,一旦确诊,需要立即停用可疑致敏药物。

2. 药物治疗

莱氏综合征患者的系统治疗包括静脉注射免疫球蛋白、糖皮质激素(glucocorticoids)以及环孢素(cyclosporine)。临床上需要早期静滴大剂量的皮质激素,临床上常常因为皮质激素用量不足,症状不能迅速控制。若表皮已经松解坏死,继续应用激素治疗则易致感染,预后反而不佳。甚至可发生感染休克而死亡。继发感染的病原菌多为杆菌和葡萄球菌,必要时加用抗生素治疗,但应慎重,药物应尽量简化,以免发生更加严重的过敏反应。抗肿瘤坏死因子抑制剂被用于莱氏综合征的系统治疗,但其治疗成功例数仍较少。

3. 支持治疗

大量输液以加速致敏药物的排泄,保持水电解质的平衡,增加营养。支持治疗需关注营养支持、呼吸道的护理、止痛、水电解质平衡、肝肾功能、皮肤黏膜护理、防止继发感染。

(二) 口腔颌面部异常相关的治疗建议

伴口腔糜烂的莱氏综合征患者给予生理盐水及 4%复方碳酸氢钠漱口液交替漱口以便清洁口腔,同时口唇也可敷以消毒凡士林纱条。

参考文献

[1] Roujeau J C, Chosidow O, Saiag P, et al. Toxic epidermal necrolysis (Lyell syndrome)[J]. Journal of the American Academy of Dermatology, 1990, 23(6 pt 1): 1039-1058.

[2] Monteiro D, Egipto P, Barbosa J, et al. Nine years of a single referral center management of Stevens-Johnson syndrome and toxic epidermal necrolysis (Lyell's syndrome)[J]. Cutaneous and Ocular Toxicology, 2017, 36(2): 163-168.

[3] Saiag P, Caumes E, Chosidow O, et al. Drug-induced toxic epidermal necrolysis (Lyell syndrome) in patients infected with the human immunodeficiency virus[J]. Journal of the American Academy of Dermatology, 1992, 26(4): 567-574.

［4］Paquet P，Piérard G E. New insights in toxic epidermal necrolysis（Lyell's syndrome）：Clinical considerations，pathobiology and targeted treatments revisited［J］. Drug Safety，2010，33（3）：189-212.

［5］杨运旗,王秋实,张磊,等.左氧氟沙星致 Lyell 综合征 1 例［J］.西南国防医药,2018,28（7）：689.

［6］张松,祁冬冬,倪静,等.Stevens-Johnson 综合征及中毒性表皮坏死松解症 48 例临床资料分析［J］.临床皮肤科杂志,2019,48（11）：665-667.

［7］陈伟,单葵.重症多形红斑及中毒性表皮坏死松解症研究进展［J］.皮肤性病诊疗学杂志,2019,26（2）：125-128.

［8］夏倩倩,孙勇虎.Stevens-Johnson 综合征/中毒性表皮坏死松解综合征的发病机制研究进展［J］.中国皮肤性病学杂志,2019,33（6）：713-716.

［9］佘秋云,董盈盈,邓云华.《2016 英国成人 Stevens-Johnson 综合征/中毒性表皮坏死松解症管理指南》解读［J］.中国医学文摘（皮肤科学）,2017,34（3）：273-278＋257.

（黎景景　段　宁）

第二节　斯-约综合征

一、疾病简介

斯-约综合征（Stevens-Johnson syndrome，SJS）又名多窍糜烂性外胚层综合征,是一类少见的以皮肤黏膜松解坏死为特征性表现的重型药物过敏反应,起病迅速,严重者可威胁生命。临床表现为皮肤黏膜的红斑、水疱、糜烂甚至表皮剥脱,可出现除口腔黏膜外的多器官受累,特别是眼部表现最为明显,处理不当可致视力减退或失明。

二、病因及发病机制

斯-约综合征临床少见,根据流行病学调查,每年的发病率在 1/10 000～1/100 000 之间,虽然发病率低,但死亡率高,成人总死亡率约 20%～50%。抗惊厥药（苯妥英钠（phenytoin sodium）、苯巴比妥（phenobarbital）、卡马西平（carbamazepine）和拉莫三嗪（lamotriqine））、磺胺类药（醋甲唑胺（methazolamide）和乙酰唑胺（acetazolamide））、抗抑郁药、非甾体类抗炎药、氧化抑制剂（别嘌呤醇（allopurinol））和抗逆转录病毒药（奈韦拉平（nevirapine））是诱发 SJS 的常见原因,且与使用剂量直接相关。

目前认为 SJS 主要是由 CD_8^+ T 细胞介导的 IV 型超敏反应,造成角质形成细胞的凋亡坏死,从而引起疾病发生。HLA 等位基因在其发病机制中发挥识别和抗原提呈的作用,大部分 HLA 风险因子具有种族特异性,同一 HLA 风险位点可以与不同药物反应相关联,且同一药物诱发的不同类型的药敏反应,其所关联的风险因子也可不同。

三、临床表现

（一）口腔颌面部表现

初期表现为"流感样症状",如头痛、乏力、发热、四肢肌肉酸痛、关节痛等,随之很快出现严重的口腔黏膜病损,多处黏膜充血水肿,可见红斑和水疱,疱很快破溃形成大面积糜烂面,融合成片,表面有大量渗出物形成的假膜,病损易出血,疼痛明显。口腔病损分布广泛,可发生于任何部位,患者唾液明显增多,口腔异味明显,可伴有下颌下淋巴结的肿大和压痛。

(二)其他相关临床表现

斯-约综合征患者急性期并发症多见,包括眼部损害,肝、肾、肺等多脏器受累,感染,体液丢失,电解质紊乱,低蛋白血症等。

1. 皮肤黏膜病损

皮肤病损一般范围广泛而严重,疼痛是明显的初发特征,起病急,在面部、躯干上部、四肢近端突发非典型靶形红斑或紫癜样斑点,随后出现大疱、水疱等,疱破后皮损迅速融合成片,形成大面积糜烂面,进展迅速,5～7天后出现广泛的表皮坏死剥脱。除全身表皮外,眼、鼻、外耳道、阴道、尿道、肛门及直肠等部位黏膜均可受累,发生严重糜烂。

由于 SJS 患者皮肤屏障功能严重下降,极易并发各种感染,其中皮肤感染最为常见,发生率为 31.8%～78%,最常见的致病菌为金黄色葡萄球菌,因此需要避免抗生素的预防性使用。

2. 眼部损害

眼部黏膜是斯-约综合征最常累及的部位,根据文献统计,50%～88% 的 SJS/TEN 患者会出现眼部并发症,通常累及角膜、结膜、眼睑。轻度受累表现为结膜充血、眼睑水肿及球结膜水肿;中度受累为角膜上皮脱失、结膜炎、炎性浸润或穿孔;重度受累会出现睑球粘连、角膜上皮脱失、结膜穹隆挛缩,并可能因角膜瘢痕导致永久性视力丧失。与 TEN 相比,SJS 发生眼部并发症的概率较低,但其严重程度并无明显差异。目前对于眼部病损急性期的治疗措施主要是在眼科医生的指导下使用润滑液和含抗生素(如喹诺酮类及激素)的滴眼液,值得注意的是即使急性期无眼部受累的患者,后期都可能遗留长期的眼部症状,因此应坚持随访一年以上。

3. 脏器损害

(1)肝损伤

肝脏是 SJS 患者最易受累的内脏器官,发生率约 50%,磺胺类药和抗癫痫药是肝损害的高风险药物,最常表现为转氨酶显著上升。一旦发生肝损伤,应尽快停用可疑药物并根据损伤类型和严重程度选择合适的保肝药治疗。

(2)肾脏损害

肾脏损伤的发生率低于肝损伤,据文献统计约为 20.8% 左右,最常表现为急性肾功能不全。非甾体类抗炎药、抗生素和别嘌呤醇是发生肾衰竭的危险因素,主要处理原则包括禁用肾毒性药物、控制感染、维持水电解质及酸碱平衡,必要时可行透析治疗。

(3)肺部损害

SJS 出现肺部并发症的概率约为 40%,包括肺部感染、肺水肿、肺不张等。若患者存在支气管上皮病变,例如支气管过度分泌、低氧血症、呼吸困难等,则有进展为急性呼吸衰竭的风险,需要密切监测,加强气道管理,给予呼吸支持,必要时可行纤维支气管镜检查以明确支气管的受累状况,甚至气管插管。

4. 其他

除上述常见表现外,其他诸如脑病、心肌炎、弥散性血管内凝血等少见并发症也偶有发生,长期并发症包括有慢性湿疹、色素异常、干眼症、慢性结膜炎、睑球黏连等。

四、诊断

根据重型药疹典型的临床表现及皮损特点,一般不难诊断,主要需与寻常性天疱疮、类天疱疮、系统性红斑狼疮、线性 IgA 病等相鉴别。

五、治疗

(一)一般治疗

治疗的原则是去除病因、对症处理、预防继发感染。

1. 立即停用可疑致敏药物

尽快停用所有可疑致敏药物,是防止疾病进一步进展的关键措施,需要详细询问患者在发病前的用药史,以及既往的不良反应史,尤其是曾有药物过敏史的患者再次接触同种或同类药物时其再次致病的可能性更大。若未发现明确致敏药物时,也需要考虑例如支原体感染等其他可能因素。

2. 支持治疗

支持治疗的目的是减少并发症发生,这也是 SJS/TEN 患者的主要死因,包括血容量不足、电解质紊乱、肾功能不全、脓毒血症等。全身症状重者需要及时通过静脉补液和支持治疗,在补液过程中应尽量选择未受累的皮肤进行插管,并每 48 小时更换一次,密切监测体液平衡,每日调整液体总量,实行个体化管理。

3. 药物治疗

目前,尚无针对 SJS 明确有效的系统治疗方案,因其发病与免疫紊乱有关,常用药物包括有静脉滴注用免疫球蛋白(intravenous immune globulin, IVIG)、糖皮质激素和环孢素。

在 SJS 中,Fas 通过与其配体相互作用而促进角质形成细胞的凋亡,高浓度的免疫球蛋白具有抗 Fas 活性的作用,能抑制 Fas-FasL 相互作用,从而抑制细胞凋亡。糖皮质激素用于 SJS 的治疗历史久远,因其可能增加败血症的风险,所以使用一直存在争议。对重症病例在应用抗生素控制感染的基础上应用皮质激素。可采用静脉给甲泼尼龙(甲基泼尼松龙)1~2 mg/(kg·d)或地塞米松 0.3~0.6 mg/(kg·d),必要时根据病情可加大剂量,病情控制后改为口服,逐渐停用,一般疗程不超过一周。抗生素的应用要慎重,以免加强过敏反应。如有继发细菌感染存在,或在应用激素过程中选用过敏反应少的抗生素,注意处理心肺并发症。

(二)口腔颌面部异常相关的治疗建议

对于口腔黏膜的局部治疗,每天用温盐水清洁口腔,使用抗炎口腔含漱液,每日 3~4 次,如果疼痛剧烈,可以选用局部麻醉剂,如盐酸利多卡因稀释后含漱。糖皮质激素制剂的外用治疗,可每日直接涂抹于急性期患者的唇与口腔黏膜皮损表面,每日三次,以促进病损愈合。

参考文献

[1] Diphoorn J，Cazzaniga S，Gamba C，et al. Incidence，causative factors and mortality rates of Stevens-Johnson syndrome（SJS）and toxic epidermal necrolysis（TEN）in northern Italy：Data from the REACT registry[J]. Pharmacoepidemiology and Drug Safety，2016，25(2)：196-203.

[2] 夏倩倩,孙勇虎.Stevens-Johnson 综合征/中毒性表皮坏死松解综合征的发病机制研究进展[J].中国皮肤性病学杂志,2019,33(6)：713-716.

[3] Zeng T，Long Y S，Min F L，et al. Association of HLA-B＊1502 allele with lamotrigine-induced Stevens-Johnson syndrome and toxic epidermal necrolysis in Han Chinese subjects：A meta-analysis[J]. International Journal of Dermatology，2015，54(4)：488-493.

[4] Bastuji-Garin S，Rzany B，Stern R S，et al. Clinical classification of cases of toxic epidermal necrolysis，Stevens-Johnson syndrome，and erythema multiforme[J]. Archives of Dermatology，1993，129(1)：92-96.

[5] Sotozono C，Ueta M，Nakatani E，et al. Predictive factors associated with acute ocular involvement in stevens-Johnson syndrome and toxic epidermal necrolysis[J]. American Journal of Ophthalmology，2015，160(2)：228-237.

[6] Okan G，Yaylaci S，Peker O，et al. Vanishing bile duct and Stevens-Johnson syndrome associated with ciprofloxacin treated with tacrolimus[J]. World Journal of Gastroenterology，2008，14(29)：4697-4700.

[7] Devarbhavi H，Raj S，Aradya V H，et al. Drug-induced liver injury associated with stevens-Johnson syndrome/toxic epidermal necrolysis：Patient characteristics，causes，and outcome in 36 cases[J]. Hepatology，2016，63(3)：993-999.

[8] Creamer D，Walsh S A，Dziewulski P，et al. UK guidelines for the management of Stevens-Johnson syndrome/toxic epidermal necrolysis in adults 2016[J]. Journal of Plastic，Reconstructive & Aesthetic Surgery，2016，69(6)：e119-e153.

（林　琳　段　宁）

第三节　Colcott-Fox 持久性圆形红斑

一、疾病简介

Colcott-Fox 持久性圆形红斑（Colcott Fox erythemia figuratum perpistans）又名持久性回状红斑、家族性环形红斑,是一种反复发作的红斑型皮肤病,多发于婴幼儿患者,系显性遗传性疾病。

二、病因及发病机制

病因不明,可能与感染、虫咬、肿瘤等引起的机体过敏反应有关。部分病例可伴有血清蛋白 α1、α2 球蛋白增高,IgA 降低。

三、临床表现

(一) 头面部表现

1. 颌面部皮肤可出现特征性持久性圆形红斑,皮损数日后消退,但不断出现新疹,可持续几个月,逐渐变为暗红色而消退,一年可复发几次。

2. 舌可被累及,呈地图舌,亦可出现溃疡性牙龈炎,伴有口腔黏膜及扁桃体充血。

3. 有些病例伴有先天性眼球震颤。

(二) 其他相关临床表现

1. 全身各处均可发生皮损,尤其是肩、臀及大腿,皮损特点为钱币大小的红斑或风团样红斑,逐渐扩大成环状,边缘隆起,较硬,环内缘有少许鳞屑,进行期可有小疱伴剧痒。

2. 智力发育迟钝。

3. 病理表现 有表皮水肿,小水疱形成,真皮浅层水肿,乳头血管特别是静脉扩张充血,乳头层有组织细胞及淋巴细胞周围浸润。

四、诊断

根据家族史、发病年龄及皮损特点诊断。应与多形红斑、环形红斑等鉴别诊断。

五、治疗

(一) 一般治疗
去除病因,对症处理,预防继发感染。

(二) 口腔颌面部异常相关的治疗建议
无特殊疗法。可予抗过敏、抗感染等治疗,皮疹持久不退可用肾上腺皮质类固醇治疗。

参考文献

[1] M Larrégue, M Beuve-Méry, Dupuy J M, et al. Centrifugal annular erythema of colcott fox type (erythema gyratum perstans)[J]. Annales de Dermatologie et de Vénéréologie, 1977, 104 (3): 217-223.

[2] Klaber R. Erythema gyratum perstans (colcott fox)[J]. Proceedings of the Royal Society of Medicine, 1942, 128(5): 392-393.

[3] Cribier B, Grosshans E. Bazin's erythema induratum: Obsolete concept and terminology[J]. Annales De Dermatologie et De Venereologie, 1990, 117(12): 937-943.

(杨旭东 宋月凤)

第四节 血管神经性水肿

一、疾病简介

血管神经性水肿(angioneurotic edema)又名巨型荨麻疹。血管性水肿的病变累及皮肤深层(包括皮下组织),多发生在皮肤组织疏松处,发生局限性水肿。血管神经性水肿与荨麻疹可同时发生,但二者又有区别,前者主要损害深层结缔组织内毛细血管,使毛细血管扩张、充血、渗出,形成肿胀,并伴有炎症细胞浸润,可累及皮肤深层,皮肤色泽变化不明显;荨麻疹仅损害皮肤表层,皮肤表现为红色葡行边缘。

血管神经性水肿因病期长短不同又有急性和慢性之分。国内口腔教科书及许多专业参考书很少提及慢性血管神经性水肿,一些文献及部分教科书在讲血管神经性水肿时仅提及有些患者呈现慢性表现、反复发作。二者在病因、临床表现及病程方面有着明显不同,急性血管神经性水肿为典型的Ⅰ型变态反应,经常可查到原因,并可预防之,而慢性血管神经性水肿也呈变态反应型临床表现,但常表现为病因不清,有些患者可能与C1酯酶抑制剂(C1 esterase inhibiter,C1-INH)缺陷有关,表现为常染色体显性遗传的家族史,有家族史的患者可表现为多器官的病变,如呼吸道、消化道。

急性血管神经性水肿起病急且多能自愈,慢性血管神经性水肿起病较慢治疗困难且自愈率极低。由于慢性血管神经性水肿发病率低、病期长、治疗效果不满意而常常被误诊。

二、病因及发病机制

血管性水肿的病因和荨麻疹相似,常见原因有:

1. 食物及食物添加剂。

2. 吸入物。

3. 感染。

4. 药物。

5. 物理因素如机械刺激、冷热、日光等。

6. 昆虫叮咬。

7. 精神因素和内分泌改变。

8. 遗传因素等。遗传性血管性水肿是由于血液和组织中的C1酯酶抑制物水平的减低和无活性所致。

三、临床表现

(一)头面部表现

急性局限性水肿,多发生于组织疏松处,如眼睑、口唇、包皮和肢端、头皮、耳郭,口腔黏膜、舌、喉亦可发生。单发或在同一部位反复发生,常合并有荨麻疹。当喉头黏膜发生血管性水肿时,有气闷、喉部不适,声音嘶哑、呼吸困难,甚至有窒息的可能。一般无全身症状。

(二)其他相关临床表现

1. 皮损皮肤处紧张发亮,境界不明显,呈淡红色或苍白色,质地柔软,为不可凹性水肿。

2. 患者自觉不痒或较轻,或有麻木胀感。肿胀经2~3天后消退,或持续更长时间,消退后不留痕迹。

四、诊断

根据皮损为疏松组织处发生的局限的不可凹性水肿,淡红色或苍白色,肿胀2~3天后消退,不留痕迹,考虑神经性水肿的诊断。诊断确立后应寻找有关致病因素。

五、治疗

(一)一般治疗

首先应找寻病因并加以去除。一旦发生血管神经性水肿应停用一切可疑药物,并查找引起血管神经性水肿的具体药物。一般患者在停用可疑药物后可自行恢复,其他较严重者可用肾上腺素、激素、抗组胺等药物治疗。咽喉发生血管神经性水肿而窒息者应立即停药,皮下注射肾上腺素,静脉注射地塞米松,有报道称奥马珠单抗治疗反应迅速,必要时采取吸氧、气管切开等措施。

(二)口腔颌面部异常相关的治疗建议

对症治疗常采用抗组胺受体 H1 拮抗剂,对顽固的、应用抗组胺受体拮抗剂无效的患者,可合并应用抗组胺受体 H2 拮抗剂如西咪替丁(甲氰咪呱)或兰替丁,有时可取得了满意效果。酮替芬亦可合并使用。拟交感神经药物主要用于急性荨麻疹和(或)神经性水肿,尤其是喉水肿患者,应用 0.1% 肾上腺素皮下注射,对严重急性过敏性反应可隔 20～30 分钟注射一次。同时给予糖皮质类固醇激素静脉滴注,氨茶碱口服或静脉注射。对呼吸道特别是喉部发作水肿,必要时应进行气管切开或插管,以保持呼吸道畅通。

活性减弱的雄性激素如达那唑、司坦唑(康力龙)、羟甲烯龙(康复龙)等治疗先天性 C1-INH 缺陷,可纠正其生化缺损并有预防发作的效用,但不能用于小儿和孕妇,后者只能用抗纤维蛋白溶酶药物如 6-氨基己酸,有时可控制自然发作。

参考文献

[1] 钟松阳,毛晓华,周美娟.药源性血管神经性水肿 122 例分析[J].海峡药学,2007,19(2):97-98.

[2] Greaves M, Lawlor F. Angioedema: manifestations and management[J]. Journal of the American Academy of Dermatology, 1991, 25(1pt2): 155-161.

[3] Poulos L M, Waters A M, Correll P K, et al. Trends in hospitalizations for anaphylaxis, angioedema, and urticaria in Australia, 1993 - 1994 to 2004 - 2005[J]. The Journal of Allergy and Clinical Immunology, 2007, 120(4): 878-884.

[4] Kaplan A P. Angioedema[J]. World Allergy Organization Journal, 2008, 1(6): 103-113.

[5] Bernstein J A, Cremonesi P, Hoffmann T K, et al. Angioedema in the emergency department: A practical guide to differential diagnosis and management[J]. International Journal of Emergency Medicine, 2017, 10(1): 15.

[6] Faisant C, Thanh A, Mansard C, et al. Idiopathic non-histaminergic angioedema: Successful treatment with omalizumab in five patients[J]. Journal of Clinical Immunology, 2017, 37(1): 80-84.

[7] Aygören-Pürsün E, Magerl M, Maetzel A, et al. Epidemiology of Bradykinin-mediated angioedema: a systematic investigation of epidemiological studies[J]. Orphanet Journal of Rare Diseases, 2018, 13(1): 73.

[8] 刘雄彪,汪晓红,刘璐苑,等.过敏性紫癜伴发血管神经性水肿 7 例[J].中国皮肤性病学杂志,2017,31(8):927.

(杨旭东　黎景景)

第四章

溃疡类口腔相关综合征

第一节　白塞综合征

一、疾病简介

白塞综合征又名白塞病(Behcet's disease,BD),贝赫切特综合征(Behcet's syndrome),于1937年由土耳其医生 Behcet 首先报告。1937年由土耳其皮肤科医师 Behcet 首先描述,白塞综合征在世界各地均有分布,以中东、东亚、地中海沿岸等国家发病率较高。白塞病是一种以血管炎为基本病理表现的慢性、复发性、全身性疾病,以反复发作的口腔和生殖器溃疡、眼部损害及皮肤损害为主要临床特征,并可累及关节、神经、消化道、血管等全身多个系统,其中以口腔、眼部、生殖器及皮肤受累最为常见。临床典型表现为口-眼-生殖器三联症,即反复发作性口腔溃疡、眼色素膜炎及生殖器溃疡。

二、病因及发病机制

目前的发病原因不完全清楚,可能与遗传(如 HLA-B51 基因)、感染(部分患者可能与结核感染相关)、生活环境有关。目前认为,该病的发病机制是患者在各种发病原因的作用下出现免疫系统功能紊乱,包括体液免疫以及细胞免疫失常,内皮细胞损伤与血栓形成、嗜中性粒细胞功能亢进、免疫系统针对自身器官组织产生反应,导致器官组织出现炎症,并产生破坏。许多研究表明,遗传、内皮细胞功能、细胞凋亡和免疫异常等因素与白塞综合征的发病相关。

(一) 遗传易感性与白塞综合征

白塞综合征地域分布的差异及家族聚集倾向,提示遗传易感性在白塞综合征的发病中起着重要的作用。目前,人白细胞抗原(HLA)-B＊51是与白塞综合征相关性最强的易感基因。HLA-B＊51 抗原由 HLAB＊5101 至 HLA-B＊5121 等 21 个等位基因编码,研究表明希腊正常人群 HLA-B＊51 频率为 22%,而白塞综合征患者则为 75.9%。

MHCI 类相关基因(MIC)-A 基因属于 MIC 家族,位于 HLA-B 基因附近,其功能可能是通过结合多肽,参与抗原提呈和 T 细胞识别,介导炎症反应。韩国白塞综合征患者 MICA-A6 和 HLA-B＊51 表型频率升高。

(二) 免疫异常与白塞综合征

先前的观点认为,白塞综合征以体液免疫为主,并在患者血清中可测到抗口腔黏膜抗体、抗淋巴细胞抗体、抗心磷脂抗体、抗热休克蛋白抗体和抗动脉壁抗体等抗体。而近年来的研究倾向于白塞综合征是由 Th1 细胞介导的免疫性疾病。白塞综合征患者 Th1 型细胞因子(IFN-γ、IL-12)和 Th2 型细胞因子(IL-4、6、10)均升高,而以 IFN-γ 升高尤为明显。

(三) 血管内皮细胞功能与白塞综合征

白塞综合征具有血栓形成倾向,血管内皮细胞功能不良是血栓形成的危险因素。组织因子途径凝血抑制因子由血管内皮细胞分泌,参与调节止血和凝血过程,测定白塞综合征患者组织因子途经凝血抑制因子基础量和低分子量肝素激活后分泌量,便于理解白塞综合征的血管内皮细胞功能状态。在未活化的状态下,白塞综合征患者和正常人血组织因子途径凝血抑制因子水平并无明显差异,但是经过低分子量肝素活化后,正常组织因子途径凝血抑制因子水平则明显升高,然而白塞综合征患者仅有轻微升高,说明白塞综合征患者血管内皮细胞组织因子途经凝血抑制因子减少,在白塞综合征患者血栓形成机制中起着非常重要的作用。

(四) 细胞凋亡与白塞综合征

自身反应性淋巴细胞参与炎症过程,该细胞凋亡受阻与疾病加剧和复发有关。白塞综合征患者单核细胞经植物血凝素扩增,继而被抗 Fas 抗体培育后表明,白塞综合征患者凋亡细胞明显降低。因此,白塞综合征患者淋巴细胞凋亡受阻可能与白塞综合征的慢性、易复发的临床过程有关。

三、临床表现

(一) 口腔颌面部表现

在急性期患者中,复发性口腔溃疡每年发作至少 3 次,此起彼伏。本症状见于 98% 以上的患者,是白塞综合征的首发症状,被认为是诊断本病的最基本而且必需的症状。

(二) 其他相关临床表现

大多数病例症状轻微或偶感乏力不适,有的可出现关节疼痛、体重减轻、纳差和头痛头晕,发病分为急性和慢性两型,其中急性少见,其症状较显著,有些可伴有发热,其中以低热多见。

1. 生殖器溃疡

男性溃疡多见于阴囊、阴茎和龟头,症状较轻;女性溃疡主要见于大、小阴唇,其次为阴道,也有出现在肛门周围或会阴,疼痛症状比较明显。

2. 皮肤损害

皮肤病变呈结节性红斑、浅表栓塞性静脉炎(superficial thrombophlebitis)、痤疮样毛囊炎(acneform folliculitis)、假性毛囊炎等不同的表现。其中以结节性红斑(erythema nodosum, EN)最为常见且具有特异性。另一种皮疹为带或者不带脓头的毛囊炎,多见于头面部,亦可发生于躯干、四肢。

3. 眼部损害

初发症状为发作性的结膜炎(conjunctivitis)、明显的眶周疼痛以及畏光及视网膜炎(retinitis)。反复发作的眼炎有的甚至造成严重的视力障碍或失明。

4. 关节痛

30%～50% 的患者可出现单个关节或少数关节的肿痛,有的引起活动受限,多以膝关节受累常见。大多数病患仅表现一过性的关节痛,少数患者也有反复发作并自限。

5.消化道症状

许多发作期患者可出现消化道的症状,其中最常见症状是腹痛,隐痛或阵发性绞痛,伴有局部压痛和反跳痛,其次为上腹饱胀、纳差、恶心、腹泻、呕吐、吞咽困难、便秘及中下腹胀满等。

6.神经系统症状

患者多发病急骤,根据其症状可分为良性颅内高压、脑膜脑炎、周围神经受损、脑干损害、脊髓损害、瘫痪等类型。

7.肺部病变

肺部病变并发患者较少见,主要由于肺的小动脉炎引起了小动脉瘤或局部血管的栓塞,进而出现咯血、胸痛、气短及肺栓塞等症状。

8.泌尿系统症状

主要表现为蛋白尿、血尿(镜下或肉眼),但并不严重,多为一过性,并没有影响到肾功能。

9.附睾炎

病变可以累及双侧或单侧,主要表现为附睾肿大、疼痛和压痛。

四、诊断

(一)国际诊断标准

1.反复口腔溃疡 由医师观察到或患者诉说有阿弗他溃疡,1 年内反复发作 3 次。

2.反复生殖器溃疡 医师观察到或患者诉说生殖器有阿弗他溃疡或瘢痕,尤其是男性。

3.眼病变 前和(或)后葡萄膜炎裂隙灯检查时见玻璃体内有细胞,视网膜血管炎。

4.皮肤病变 结节红斑病变、脓性丘疹、假性毛囊炎、痤疮样结节(在青春期后非服糖皮质激素而出现者)。

5.针刺试验阳性 以无菌 20 号或更小针头,斜行刺入皮内,经 24～48 h 后由医师看结果判定。

凡有反复口腔溃疡并伴有其余 4 项中 2 项以上者,可诊断为白塞综合征。

(二)病型诊断标准

1.完全型 病程中出现 4 个主要症状。

2.不全型 ①病程中出现 3 个主要症状,或出现 2 个主要症状和 2 个次要症状;②病程中出现典型的眼部症状和其他 1 个主要症状或 2 个次要症状。

其中主要症状:

①反复口腔溃疡;②皮肤病变:结节红斑、皮下栓塞性静脉炎、毛囊炎样皮疹、痤疮样皮疹;③眼病变:虹膜睫状体炎、视网膜炎;④外阴溃疡。

次要症状:

①无畸形关节炎;②附睾炎;③回盲肠溃疡为主的消化系统病变;④血管病变;⑤中度以

上的中枢神经病变。

3. 疑似患者　虽有部分主要症状出现与消失,但不能满足不全型的诊断条件,或典型的次要症状反复发作或加重。

4. 特殊型白塞综合征　①肠道型白塞综合征,应记载有无腹痛及大便隐血反应;②血管型白塞综合征,应分别记载大动脉、小动脉,大、小静脉的损害;③神经型白塞综合征,应记载有无头痛、麻痹、脑脊髓病及精神症状等。

五、治疗

(一) 一般治疗

2018 年 3 月,Annals of the Rheumatic Diseases 杂志发表了《2018 年最新白塞综合征临床管理 EULAR 指南》(以下简称"指南"),该指南是国际上关于白塞综合征诊治和管理的最新指导性意见。本指南共含有 5 条总体原则和 10 条推荐指南。

总体原则包括:

1. 白塞综合征呈现典型的复发和缓解的临床病程,治疗目的是及时抑制炎症加剧和复发,防止不可逆的器官损伤。

2. 多学科协作创造最佳治疗的必要条件。

3. 根据患者年龄、性别、疾病类型、器官严重程度和患者的意愿进行个体化治疗。

4. 眼、血管、神经和胃肠道受累者预后不佳。

5. 部分患者疾病表现可能随着时间的延长而缓解。

(二) 口腔颌面部异常相关的治疗建议

1. 口腔和生殖器溃疡应采用局部治疗方法,如糖皮质激素的应用。

2. 预防黏膜及皮肤病变复发应首选秋水仙碱,尤其是结节性红斑或生殖器溃疡。选择性应用硫唑嘌呤(azathioprine)、沙利度胺(thalidomide)、干扰素 α(interferon-α, INF-α)、肿瘤坏死因子阻断剂或阿普斯特(apremilast)。沙利度胺可用于严重口腔、生殖器溃疡及皮肤病变的治疗,但可导致胎儿畸形,故妊娠妇女禁用。沙利度胺有引起神经轴索变性的不良作用。Apremilast 是一种新型的口服磷酸二酯酶-4(PED-4)抑制剂,可有效改善口腔和外阴溃疡,且不良反应少。

参考文献

[1] 曹元华.日本新修订的白塞综合征诊断与分期及临床严重度标准[J].国际皮肤性病学杂志,2006,32(1):57-58.

[2] 邵壮,蔡青.微小 RNA 在白塞病免疫调控机制中的研究进展[J].中华风湿病学杂志,2017,21(9):644-646.

[3] Hamuryudan V, Özyazgan Y, Hizli N, et al. Azathioprine in Behçet's syndrome. Effects on long-term prognosis[J]. Arthritis & Rheumatism, 1997, 40(4): 769-774.

[4] Yurdakul S, Mat C, Tüzün Y, et al. A double-blind trial of colchicine in Behçet's syndrome[J]. Arthritis & Rheumatism, 2001, 44(11): 2686-2692.

［5］Hatemi G，Melikoglu M，Tunc R，et al. Apremilast for behçet's syndrome：A phase 2，placebo-controlled study［J］. New England Journal of Medicine，2015，372(16)：1510-1518.

［6］郑文洁,李璐.关于《2018年最新白塞综合征临床管理EULAR指南》解读［J］.中华临床免疫和变态反应杂志,2018,12(3)：259-262.

［7］张旋.Behcet病患者肠道微生物宏基因组学的研究［D］.重庆：重庆医科大学,2018.

［8］狄亚珍.儿童白塞病的诊治进展［J］.现代实用医学,2017,29(8)：986-987.

［9］扶晓兰,李军霞,陈茜茜,等.白塞病外周血辅助性T细胞17/调节性T细胞平衡的研究进展［J］.中华风湿病学杂志,2017,21(10)：713-716.

（黎景景　王文梅）

第二节　莱特尔综合征

一、疾病简介

莱特尔综合征(Reiter's syndrome，RS)又名反应性关节炎(reactive arthritis,ReA)，尿道-眼-关节综合征,结膜-尿道-滑膜综合征,尿道-眼-滑膜综合征,首先是由Reiter于1916年报告。其具有典型尿道炎、结膜炎和关节炎三联征,常常发生在尿道感染或腹泻之后。因为该病与人类白细胞抗原(HLA)-B27的相关性、关节受累的模式(非对称性,以下肢关节为主)以及可能累及脊柱,因此被归于脊柱关节病的范畴。

莱特尔综合征主要见于HLA-B27抗原阳性的青年男性,其他还可伴有口腔黏膜损害、银屑病样皮肤改变、环状龟头炎及虹膜炎。目前认为本病有两种形式:性传播型和痢疾型。前者主要见于20～40岁年轻男性,大多数情况下是泌尿生殖系统感染支原体或衣原体后发生。另一类型在肠道细菌感染后发生,患者通常在肠道细菌感染后获得痢疾型。感染的肠道细菌包括耶尔森菌属、弯曲杆菌属、志贺菌属及沙门菌属等。

二、病因及发病机制

莱特尔综合征多见于青年男性,国外的发病率在0.06%～1%等,国内尚无这方面的统计数据报道。莱特尔综合征的发病与遗传标记(HLA-B27)、感染和免疫失调有关。

(一) 遗传标记(HLA-B27)

患者亲属中强直性脊柱炎、银屑病和骶髂关节炎发病数均高于正常人群。反应性关节炎的发病还与HLA-B27有密切的相关性,泌尿生殖道及肠道感染引起的反应性关节炎多与易感基因HLA-B27有关,而螺旋体、病毒、链球菌导致的反应性关节炎一般无HLA-B27因素参与。HLA-B27在RS中的作用一直是人们关注的焦点,HLA-B27在50%～80%的反应性关节炎患者中呈阳性,其致病机制存在多种假说,包括HLA-B27折叠错误假说、致关节炎抗原学说、重链同二聚体假说等。

(二) 感染与免疫

引起反应性关节炎的常见病原微生物包括肠道、泌尿生殖道、呼吸道及咽部感染菌群,甚至原虫、病毒及衣原体等,如沙眼衣原体,空肠弯曲杆菌、难辨梭菌、大肠杆菌、沙门氏菌、志贺氏菌(尤其是 S. flexneri)、耶尔森菌(尤其是 Y 型小肠结肠炎和 Y 型假结核)等 6 种胃肠道病原体,呼吸道病原体如肺炎衣原体 7 或肺炎支原体 8 也被证明会引起该过程。这些微生物大多数为革兰染色阴性,具有粘附黏膜表面侵入宿主细胞的特性。研究表明,许多反应性关节炎患者的滑膜和滑膜白细胞内可检测到志贺杆菌的抗原成分以及沙眼衣原体的 DNA 和 RNA。而耶尔森菌热休克蛋白 - 60 及其多肽片段、衣原体热休克蛋白均可诱导反应性关节炎患者的 T 细胞增殖。这些表明提示,患者外周血中的 T 细胞可能受到上述细菌的抗原成分的诱导而导致发病。近期大量研究也证实了乙型溶血性链球菌感染与反应性关节炎的发病密切相关。

病原微生物感染引起 RS 的可能机制是:支原体、衣原体等细胞内病原体进入机体细胞繁殖,导致宿主细胞破裂死亡,并释放出更多的病原体,不断引发机体产生细胞免疫和体液免疫反应。

三、临床表现

本病主要发生于年轻男性,有自限性,但易复发。

(一)口腔颌面部表现

莱特尔综合征早期会出现一过性口腔浅表溃疡,开始表现为水疱,逐渐发展成小而浅表的溃疡,有时融合,多是无痛的。另一表现为非特异性黏膜充血,形似无水疱性多形红斑。受累部位为腭、悬雍垂、舌、颊黏膜。硬腭的溃疡为浅表性,呈剥脱性红斑状;颊、软腭、舌根的溃疡周界清晰,成片分布。

(二)其他相关临床表现

1. 全身症状

全身症状常突出表现,在感染后数周出现体重下降、严重的倦怠无力、发热和大汗。热型为中至高热,每日 1～2 个高峰,大多并不受退热药物影响,通常需持续 10～40 天后则会自发缓解。

2. 关节

全部患者有关节症状。首发症状以急性关节炎多见,典型的关节炎出现在尿道或肠道感染后 1～6 周,呈急性发病,多为单一或少关节炎,非对称性分布,呈现伴有关节周围炎症的腊肠样指(趾)。关节炎一般持续 1～3 个月,个别病例可长达半年以上,主要累及踝及膝等下肢大关节,肘、腕、肩、髋关节及足和手的小关节也可累及。受累关节呈触痛、热、肿胀和剧痛。膝关节常有大量积液及明显肿胀。背部不适常放射到大腿和臀部,在不活动和卧床休息时则加重。肌腱端病的典型表现是跟腱附着点炎。

初次发病症状通常在 3～4 个月内消退,并可恢复正常,但有复发倾向。某些患者可在反复发作过程中发生关节强直、畸型、脊柱炎和/或骶髂关节炎。

3. 泌尿生殖系统

典型患者是在痢疾或性接触后 7～14 天发生无菌性尿道炎。男性患者有尿道烧灼感和尿频,尿道口红肿,其可见清亮的黏液样分泌物,也可出现自发缓解的前列腺炎或出血性膀胱炎。

阴茎龟头和尿道口的浅小无痛性溃疡称为漩涡状龟头炎。龟头炎的发生与尿道炎的有无或轻重无关。龟头炎一般在几天或最多几周痊愈,只有极少数会持续几个月。女性患者则表现为无症状或症状轻微的宫颈炎和膀胱炎,伴有排尿困难或则少量阴道分泌物。

4. 皮肤黏膜

常有溢脓性皮肤角化症,主要为病变皮肤的过度角化,见于 10%～30% 的莱特尔综合征患者,其病变开始为红斑基底上清亮的小水疱,继而发展成丘疹、斑疹并形成角化小结节,病变常发生在足的一端,也可累及掌、跖和指甲周围、阴茎、头皮、阴囊和躯干。早期可出现一过性阴茎龟头炎,开始表现为水疱,逐渐发展成浅小,有时是融合的溃疡,多为无痛性。

5. 眼

大部分患者出现眼征,表现为角膜溃疡、虹膜炎和结膜炎。结膜炎多为轻度的无痛性发红,分泌物增加,单侧或双侧受累 2～7 天消退,少数炎症较重者可持续几周。5% 的患者出现虹膜炎,单侧多见,也可双侧交替发作,持续 1～2 个月。其他眼征有角膜溃疡、浅层点状角膜炎,表面巩膜炎、视神经和球后神经炎,以及因全眼炎所致的眼球完全破坏。

6. 其他

除上述症状外,还可以出现心脏受累(包括传导异常和瓣膜病变),少数患者由于主动脉根部扩张和主动脉中层病变最终发生主动脉瓣关闭不全。肾继发性淀粉样变性、血栓性静脉炎、颅神经和周围神经病等少见。

四、诊断

1. 典型的关节炎、结膜炎和非淋球菌性尿道炎三联征确诊并不困难,对于血清检查阴性,非对称性寡关节炎患者,尤其是青年患者,应高度怀疑本病;虽然存在前驱感染对诊断非常重要,但因其常隐匿,容易被医生及患者忽视;而足跟痛及其他肌腱端病的症状,指/趾炎,各种形式的黏膜病变都增加了本病的可能性。

2. 莱特尔综合征是一种特殊类型的反应性关节炎,具备典型的急性关节炎、结膜炎和非淋球菌性尿道炎三联征者确诊并不困难,但由于各种表现可在不同时期出现,所以诊断有时需要数月时间。发展为慢性莱特尔综合征患者,其关节炎和/或皮损的表现类似强直性脊柱炎、白塞病和银屑病性关节炎。

3. 对不具备典型三联征者目前多沿用 1996 年 Kingsley 与 Sieper 提出的反应性关节炎的分类标准:

(1) 典型外周关节炎　下肢为主的非对称性寡关节炎。

(2) 前驱感染的证据　①如果 4 周前有临床典型的腹泻或尿道炎,则实验室证据可有可无;②如果缺乏感染的临床证据,必须有感染的实验室证据;③排除引起单或寡关节炎的其他原因,如其他脊柱关节病、莱姆病、链球菌反应性关节炎及感染性关节炎;④HLA-B27

阳性、莱特尔综合征的关节外表现(如皮肤、结膜炎、神经系统病变、心脏与虹膜炎等),或典型脊柱关节病的临床表现(如交替性臀区疼痛、虹膜炎、肌腱端炎或炎性下腰痛)不是反应性关节炎确诊必须具备的条件。

五、治疗

(一)一般治疗

因发病机制不清,缺乏特异性根治方法,故以对症治疗为主。选用抗生素控制病原体感染,非甾体抗炎药和免疫抑制剂联用缓解关节炎症状。

(二)口腔颌面部异常相关的治疗建议

口腔、眼、生殖器及皮肤损害可用局部抗感染药物防止继发感染。

参考文献

[1]陆星宇,张莲,任雁威.Reiter 综合征 1 例[J].临床皮肤科杂志,2015,44(3):168-169.

[2]Morgan S H, Asherson R A, Hughes G R. Distal aortitis complicating Reiter's syndrome[J]. British Heart Journal, 1984, 52(1):115-116.

[3]Horowitz S, Horowitz J, Taylor-Robinson D, et al. Ureaplasma urealyticum in Reiter's syndrome[J]. The Journal of Rheumatology, 1994, 21(5):877-882.

[4]黄烽.赖特综合征诊治指南(草案)[J].中华风湿病学杂志,2004,8(2):111-113.

[5]Nakagawa T, Shigehara K, Naito R, et al. Reiter's syndrome following intravesical Bacillus Calmette-Guerin therapy for bladder carcinoma:A report of five cases[J]. International Cancer Conference Journal, 2018, 7(4):148-151.

[6]Kuchewar V. A case study on successful ayurvedic management of a rare case of Reiter's syndrome[J]. Ancient Science of Life, 2017, 36(4):225-228.

[7]郑力强,韩向春,张威,等.Reiter 综合征 1 例[J].中国皮肤性病学杂志,2010,24(7):648-649.

[8]王亚丽,贾义红,薛芙渠.Reiter 综合征 16 例误诊分析[J].临床误诊误治,2000,13(1):33.

[9]邵长庚,靳培英.Reiter 综合征[J].中华皮肤科杂志,2003,36(1):56-58.

[10]García-Kutzbach A, Chacón-Súchite J, García-Ferrer H, et al. Reactive arthritis:Update 2018[J]. Clinical Rheumatology, 2018, 37(4):869-874.

[11]Schmitt S K. Reactive arthritis[J]. Infectious Disease Clinics of North America, 2017, 31(2):265-277.

[12]Morris D, Inman R D. Reactive arthritis:developments and challenges in diagnosis and treatment[J]. Current Rheumatology Reports, 2012, 14(5):390-394.

[13]Hannu T M. Reactive arthritis[J]. Best Practice & Research Clinical Rheumatology, 2011, 25(3):347-357.

[14]Wu I B, Schwartz R A. Reiter's syndrome:the classic triad and more[J]. Journal of the American Academy of Dermatology, 2008, 59(1):113-121.

[15]Abdulaziz S, Almoallim H, Ibrahim A, et al. Poncet's disease (reactive arthritis associated with tuberculosis):retrospective case series and review of literature[J]. Clinical Rheumatology, 2012, 31(10):1521-1528.

［16］Wanat K A, Kim B, Rosenbach M. Multisystem diseases affecting the skin and eye［J］. Clinics in Dermatology, 2016, 34(2)：214-241.

（林　琳　黎景景　段　宁）

第三节　克罗恩综合征

一、疾病简介

克罗恩综合征又名克罗恩病(Crohn's disease, CD)，是一种原因不明的胃肠道慢性炎性肉芽肿性疾病，与慢性非特异性溃疡性结肠炎(ulcerative colitis, UC)统称为炎症性肠病(inflammatory bowel disease, IBD)。CD病变可累及全消化道，好发于回肠末端及其邻近结肠，呈节段性分布。腹泻、腹痛、体重减轻是CD的常见症状，其他症状取决于病变累及部位与严重程度，病程多迁延，常有反复，不易根治。CD的发病率正在逐年上升，临床治疗主要是免疫治疗，且治疗可能带来肿瘤风险。

二、病因及发病机制

CD的病因及发病机制迄今仍未被完全阐明，呈多因素的倾向，遗传、免疫、肠道菌群及其相互作用通常被认为是CD的主要发病因素，近年来有学者提出饮食也是CD的一个重要因素。

CD发病呈现明显的家族聚集性，英国的一项队列研究显示同卵双生子CD患者有相似的发病部位、发病年龄、疾病行为。Satsangi等发现单卵双生子CD共患率明显高于双卵双生子。环境因素在CD的发病中起着关键作用，Meta分析发现吸烟可使CD的发病风险增高2倍，吸烟也可以影响CD的表型。有症状的流行性腮腺炎病史、高脂肪饮食摄入、口服避孕药等均可增加CD发病风险，但是高纤维及水果的摄入是CD的保护因素。CD患者肠道菌群紊乱，菌种减少，拟杆菌和变形杆菌增多而厚壁菌门减少。机体对肠道微生物抗原增强的免疫反应也与CD的发生密切相关，CD患者体内存在针对微生物抗原的循环抗体，例如抗酿酒酵母抗体、抗大肠杆菌外膜蛋白C抗体、抗荧光假单胞菌抗体等等，但目前很少有研究报道细胞免疫在CD发病中的作用。

三、临床表现

(一)口腔颌面部表现

CD患者的口腔病变有时可先于胃肠道症状出现，可表现为口腔溃疡、唇炎、口角炎、黏膜鹅卵石样斑块、息肉样病损、卡他性牙龈炎、颌面部肉芽肿病、增殖性化脓性口腔炎等。

口腔溃疡是CD常见的肠外表现之一，可发生在口腔的任何部位，单个或多个，溃疡中央呈线状或刃状凹陷，两侧组织水肿，边缘微突起，呈肉芽样外观及薄假膜，四周充血，多数溃疡伴有疼痛,少数可无症状。炎症浸润导致唇颊部黏膜弥漫性肿胀,黏膜呈卵石样,部分患者下唇出现裂纹及硬结。营养不良、免疫功能受损或药物副作用可导致舌炎、巨舌和口腔念珠菌病。口腔黏膜病理活检可发现非特异性炎症、涎腺炎、涎腺周围组织纤维化及腺泡管病变等。

有研究表明,口腔症状在 CD 的诊断过程中可传递非常重要的信息,尤其对于常见的复发性口腔黏膜损害、经口腔科治疗效果不佳甚至呈进行性发展的患者,口腔科医师应当提高警惕,发现可疑病变后及时建议患者到消化科进一步检查,在一定程度上可使 CD 的漏诊率、误诊率减少。

(二)其他相关临床表现

1. 临床表现

CD 最常发生于青年期,我国统计资料表明发病高峰年龄为 18～35 岁,男性患者略多于女性(男∶女比例约 1.5∶1)。CD 临床表现多样化,包括消化道表现、全身性表现、肠外表现和并发症。消化道表现主要有腹泻、腹痛、血便。全身性表现主要包括食欲不振、体重减轻、贫血、发热、疲劳;青少年患者生长发育迟缓。肠外表现包括皮肤黏膜表现(如口腔溃疡、结节性红斑和坏疽性脓皮病)、关节损伤(如外周关节炎、脊柱关节炎等)、眼部病变(如虹膜炎、葡萄膜炎、巩膜炎等)、肝胆疾病(脂肪肝、原发性硬化性胆管炎、胆石症等)、血栓栓塞性疾病等。常见的并发症有腹腔脓肿、肠腔狭窄和肠梗阻、肛周病变(肛周脓肿、肛周瘘管、皮赘、肛裂等),少见的有消化道大出血、肠穿孔,病程长者可发生癌变。

2. 内镜检查

结肠镜检查和黏膜组织活检应列为 CD 诊断的常规首选检查,其中结肠镜检查应达到末端回肠。早期 CD 内镜下表现为阿弗他溃疡,溃疡可随着疾病进展逐渐增大加深,彼此融合形成纵行溃疡。CD 病变在内镜下多为非连续改变,病变间黏膜可完全正常。其他表现包括卵石征、肠壁增厚伴不同程度狭窄、团簇样息肉增生等。直肠受累和(或)瘘管开口、环周及连续的病变少见。无论结肠镜检查结果如何(确诊 CD 或疑诊 CD),均需选择有关检查明确小肠和上消化道的累及情况,以便为诊断提供更多证据及进行疾病评估。

3. 病理表现

大体病理特点:(1)节段性或者局灶性病变;(2)融合的纵行线性溃疡;(3)卵石样外观,瘘管形成;(4)肠系膜脂肪包绕病灶;(5)肠壁增厚和肠腔狭窄等特征。

四、诊断

CD 的诊断需结合临床表现、内镜检查、影像学检查、组织病理学检查、实验室检查进行综合分析。在排除其他疾病的基础上,可按以下要点诊断:

1. 具备前述临床表现的患者可临床疑诊,安排进一步检查。

2. 同时具备结肠镜或小肠镜(病变局限在小肠者)特征及影像学(CTE 或 MRE,无条件者可采用小肠钡剂造影)特征者,可临床拟诊。

3. 若活检提示 CD 的特征性改变,同时排除肠结核者,可做出临床诊断。

4. 若有手术切除标本(包括切除肠段及病变附近淋巴结),可根据标准做出病理确诊。

5. 对于缺少病理确诊的初诊病例,进行 6～12 个月以上随访,根据治疗反应和病情变化作出判断,符合 CD 自然病程者,可做出临床确诊;如与肠结核混淆不清但倾向于肠结核者,应当按照肠结核进行诊断性治疗 8～12 周,再进行鉴别。

WHO 曾提出 6 个诊断要点的 CD 诊断标准,包括:①非连续性或节段性改变;②卵石样外观或纵行溃疡;③全壁性炎症反应改变(肿块或狭窄);④非干酪性肉芽肿;⑤沟裂或瘘管;⑥肛门部病变(难治性溃疡)、非定型的痔瘘或肛裂。凡符合①、②、③条者为可疑,如再加上④、⑤、⑥条之中一条者可确诊。然而有④条者只要①、②、③条中有二条即可诊断,但须除外肠结核、溃疡性结肠炎等其他疾病(见表 4-1)。

表 4-1 世界卫生组织推荐的克罗恩病诊断标准

项目	临床	放射影像学检查	内镜检查	活组织检查	手术标本
① 非连续性或节段性改变		+	+		+
② 卵石样外观或纵行溃疡		+	+		+
③ 全壁性炎症反应改变	+	+		+	+
④ 非干酪性肉芽肿				+	+
⑤ 沟裂或瘘管	+	+			+
⑥ 肛周病变	+				

五、治疗

(一) 一般治疗

本病可自行缓解,但易复发。目前无特效疗法,药物治疗可缓解病情。无并发症时处理原则是全身支持治疗和缓解有关症状。活动期宜卧床休息给高营养低渣饮食。严重病例暂禁食,纠正水与电解质平衡紊乱,采用肠内或肠外高营养支持。贫血宜补充维生素 B_{12}、叶酸或输血。低蛋白血症可输清蛋白或血浆。为控制肠道继发感染,可选用广谱抗生素和甲硝唑。药物治疗可选用水杨酸偶氮磺胺吡啶、肾上腺皮质激素或 6-巯基嘌呤,对控制活动期症状有效。

1. 抗感染治疗　常用柳氮磺胺吡啶(SASP)治疗,此药在肠道内分解为 5-氯基柳酸盐和磺胺吡啶,前者具有非特异性抗炎作用,后者则有抗菌作用。

2. 免疫机制药物　病情严重者多用皮质类固醇药物及硫唑嘌呤等免疫抑制剂,有较好的效果。

3. 支持治疗注意补充营养及电解质。

4. 外科治疗　若有手术指征,必要时可考虑外科治疗,但是复发率极高,尽可能以内科保守治疗为主。

5. 中药治疗 以清热解毒、活血化瘀、健脾利湿、补肾益气等治疗。可用白芍与延胡索治疗。

（二）口腔颌面部异常相关的治疗建议

当 CD 伴发口腔病损,局部皮质激素的应用在病损发作急性期疗效显著,但需强调长期使用易导致口腔黏膜萎缩。除外激素治疗,杀菌消毒类药物、抗组胺类药物、抗真菌类药物亦可用于 CD 口腔病损的治疗,可酌情单独或联合使用。当然,依据治疗指南进行全身治疗可大大提高治疗效果,缩短局部药物疗程,且使口腔颌面部症状稳定,减少复发。

此外,文献表明,CD 患者对龋病易感性增加,唾液中可检测到致龋菌的增加,包括变形链球菌、乳酸菌等。因此,对 CD 患者进行有效的口腔卫生宣教和定期口腔检查是有必要的。

参考文献

[1] Yang H, Li Y M, Wu W, et al. The incidence of inflammatory bowel disease in Northern China: A prospective population-based study[J]. PLoS One, 2014, 9(7): e101296.

[2] Schiavone C, Romano M. Diagnosis and management of Crohn's disease[J]. Journal of Ultrasound, 2015, 18(1): 1-2.

[3] Harbord M, Eliakim R, Bettenworth D, et al. Corrigendum: third European evidence-based consensus on diagnosis and management of ulcerative colitis. Part 2: Current management[J]. Journal of Crohn's and Colitis, 2017, 11(12): 1512.

[4] Gomollón F, Dignass A, Annese V, et al. 3rd European evidence-based consensus on the diagnosis and management of Crohn's disease 2016: Part 1: Diagnosis and medical management[J]. Journal of Crohns & Colitis, 2017, 11(1): 3-25.

[5] 中华医学会消化病学分会炎症性肠病学组.炎症性肠病诊断与治疗的共识意见(2012 年·广州)[J].胃肠病学,2012,17(12): 763-781.

[6] Wei S C, Chang T A, Chao T H, et al. Management of Crohn's disease in Taiwan: Consensus guideline of the Taiwan society of inflammatory bowel disease[J]. Intestinal Research, 2017, 15(3): 285-310.

[7] Baumgart D C, Sandborn W J. Crohn's disease[J]. Lancet, 2012, 380(9853): 1590-1605.

[8] Laube R, Liu K, Schifter M, et al. Oral and upper gastrointestinal Crohn's disease[J]. Journal of Gastroenterology and Hepatology, 2018, 33(2): 355-364.

[9] Skrzat A, Olczak-Kowalczyk D, Turska-Szybka A. Crohn's disease should be considered in children with inflammatory oral lesions[J]. Acta Paediatrica, 2017, 106(2): 199-203.

[10] Troiano G, Dioguardi M, Limongelli L, et al. Can inspection of the mouth help clinicians diagnose Crohn's disease? A review[J]. Oral Health & Preventive Dentistry, 2017, 15(3): 223-227.

（王文梅　宋月凤）

第四节　斯泼卢综合征

一、疾病简介

斯泼卢综合征(sprue syndrome，SS)又名口炎性腹泻(celiac sprue)，肠吸收不良综合征(intestinal malabsorption syndrome)，Gee-Heubner-Herter 综合征，Herter-Houbner disease等。本征由 Gee(1888 年)及 Herter(1908 年)最早进行详细描述。"sprue"是源自荷兰语的"aphthous ulcer"。本征在高加索人种发病率最高，而其他种族发病率较低。

二、病因及发病机制

(一) 食物因素

对含麦胶(俗称面筋)的食物异常敏感，肠黏膜发生毒性损害，引起黏膜上皮细胞脱落，继而绒毛变短、减少或消失，影响吸收功能。研究发现，本病患者缺乏分解麦胶的转肽酶，以致不能分解麦胶，不能处理麦胶蛋白消化过程中有毒的中间产物。患者禁食麦制品后可获临床和组织病理上的改善。

(二) 免疫因素

研究发现患者小肠黏膜固有层有大量淋巴细胞和浆细胞，患者血清中可检出抗麦胶蛋白和抗转谷氨酰胺酶的抗体。有学者认为谷胶敏感性 T 细胞借助 HLA-DQ2 可识别麦胶来源的抗原表位，并引发 Th0/Th1 型免疫应答，介导炎症，导致黏膜损伤。

(三) 遗传因素

据研究表明，HLA-DQ2 是主要的易感基因。也有一定数量的报告指出，同卵双生或异卵双生个体可同时或相继发病。

(四) 感染因素

疱疹样皮炎与乳糜泻有密切关系。热带性斯泼卢的发病与麦胶无关，一般在热带地区散发存在，具季节性，抗生素治疗有明显效果。因此推测肠道微生物可能是本病的诱发因素。

三、临床表现

(一) 口腔颌面部表现

主要是由于营养物质、维生素及电解质等吸收障碍，引起一系列的改变。

为肠外表现之一，主要表现为口疮、舌炎和唇炎。口疮的特点是溃疡面为肉芽性隆起，边缘不如 RAU 整齐。黏膜可出现明显充血发红，同时伴有舌乳头明显增生充血，淋巴结肿大。

(二) 其他相关临床表现

1. 消化道黏膜炎，并发周期性腹泻、腹痛，由于脂肪吸收障碍，可导致脂肪痢，排泄腐臭及泡沫状脂滴粪便。

2. 病人体重减轻,乏力、易疲劳,可伴腹胀、恶心、呕吐等。这是由于脂肪、蛋白质和碳水化合物吸收障碍致使热量吸收减少所致,严重患者可呈现恶病质,体重减轻 10～20 kg 以上。

3. 皮肤可出现疱疹样皮炎损害。

4. 维生素及电解质缺乏的表现:贫血。钙和维生素 D 缺乏可有手足搐搦,加上蛋白质不足可致骨质疏松、骨软化、发育迟缓、身材矮小或佝偻病。钾缺乏可引起倦怠、肌无力、腹胀和肠麻痹。维生素 K 缺乏可致皮肤出血。维生素 A 缺乏致夜盲、角膜干燥等。维生素 B 族缺乏可出现口角炎、脚气病、糙皮病等。

四、诊断

根据患者出现泡沫状脂滴粪便等肠道症状,口疮、舌炎、消化道黏膜炎,不难诊断。辅助检查法如下:粪脂检查;吸收试验;胰腺外分泌检查;小肠活检(为确诊的金标准);血清学检查等。

本病主要应与下列两大类疾病鉴别:①肠道器质性疾患:肠结核、慢性肠炎、淋巴肿瘤、局限性肠炎等;②胰原性脂肪泻:胰腺癌、慢性胰腺炎、胰腺囊肿等。

五、治疗

(一) 一般治疗

1. 饮食控制

应予高热量高蛋白低脂肪食物,不吃小麦、大麦等含麦胶食物,脂肪痢患者,更应严格限制脂肪摄入。

2. 补充控制

补充多种维生素、叶酸,肌肉注射维生素 B_{12},补充钾、钙、维生素、电解质,严重低蛋白者输白蛋白。

3. 对症处理

对于某些症状特别明显的患者,可作酌情的对症处理,以缓解症状。口疮局部可贴敷溃疡药膜。有腹泻者宜服胰酶。

4. 抗感染

对伴有继发性感染者可酌情使用抗生素。抗生素治疗仅对热带性斯波卢有效,反复感染者肌注丙种球蛋白。皮质激素能缓解临床症状,但一般只用于顽固病例。

(二) 口腔颌面部异常相关的治疗建议

口疮局部可贴敷溃疡药膜。

参考文献

[1] 黎介寿.肠功能障碍[J].肠外与肠内营养,1998,5(2):63-65.

[2] Balaban D V, Dima A, Jurcut C, et al. Celiac crisis, a rare occurrence in adult celiac disease: A systematic review[J]. World Journal of Clinical Cases, 2019, 7(3): 311-319.

［3］曹慧杰.腹腔斯泼卢病 1 例误诊分析［J］.新消化病学杂志,1994,2(2)：124.

［4］Boonpheng B, Cheungpasitporn W, Wijarnpreecha K. Renal disease in patients with celiac disease［J］. Minerva Medica，2018，109(2)：126-140.

［5］Nadhem O N, Azeez G, Smalligan R D, et al. Review and practice guidelines for celiac disease in 2014 ［J］. Postgraduate Medicine，2015，127(3)：259-265.

［6］Ruch Y, Labidi A, Martin A, et al. Mesenteric lymph node cavitation in celiac disease：Report of four cases and literature review［J］.Rev Med Interne. 2019，40(8)：536-544.

［7］张伟民.口炎性腹泻综合征 1 例［J］.疑难病杂志,2004,3(1)：42.

［8］苏青.强力六株菌剂治疗肠吸收不良综合征疗效观察［J］.中国微生态学杂志,1997,9(4)：49.

［9］李延青.吸收不良综合征［J］.山东医药,2001,41(14)：50-51.

［10］周殿元,潘令嘉.顽固性腹泻的诊治［J］.山东医药,1993,33(5)：42-43.

（段　宁　杨旭东）

第五节　Sutton 综合征

一、疾病简介

Sutton 综合征(Sutton syndrome)又名复发性坏死性黏膜腺周围炎 Ⅱ 型综合征,其特点是复发性、痛性、炎症性的口腔溃疡。患者以儿童或年轻人多见。

二、病因及发病机制

Sutton 综合征病因不明,一般认为是多因素导致的,其中包括遗传因素、局部感染、食物或化学性物质超敏反应及激素水平失衡等。

三、临床表现

(一) 口腔颌面部表现
总结不同来源的文献资料,Sutton 综合征口腔颌面部表现包括：

1. 口腔黏膜痛性结节性病变。

2. 口腔黏膜痛性溃疡。

3. 口腔瘢痕形成。

4. 溃疡形成前烧灼感。

5. 溃疡形成前刺痛感。

6. 反复发作的口腔炎症。

7. 反复发作的口腔痛性溃疡。

(二) 其他相关临床表现
阴道亦可受累。

四、诊断

根据病史及临床表现即可诊断。

五、治疗

（一）一般治疗

Sutton 综合征通常是有自限性的,无需特殊治疗即可最终自行消退。部分严重病例需以皮质激素类药物或抗病毒类药物治疗。该综合征预后较好,不会危及生命。

（二）口腔颌面部异常相关的治疗建议

良好的口腔卫生状况可减少复发。

参考文献

[1] 洪剑霞.与耳鼻咽喉科有关的综合征[J].国外医学参考资料.耳鼻咽喉科学分册,1978(2):15-26.

（段　宁　宋月凤）

第六节　先天性白细胞颗粒异常综合征

一、疾病简介

先天性白细胞颗粒异常综合征(congenital abnormal plasmasome syndrome)又名契-东综合征,Chediak-Higashi 综合征(Chediak-Higashi syndrome,CHS)。本病是 Chediak、Higashi 分别于 1952 年和 1954 年发现。CHS 是一种罕见的常染色体隐性溶酶体疾病,其特征是频繁感染、眼皮肤白化病、轻度凝血缺陷和进行性神经功能恶化。

二、病因及发病机制

本病为常染色体隐性遗传,家族有近亲婚配史,为一种原因不明的全身性疾病。属白细胞识别和吞噬功能异常性疾病。发病机制不清,可能存在 LYST 基因突变。近来,本综合征的基因已被鉴定,位于染色体 1q42-43 区域。患者中性粒细胞数目低下和功能异常,化学趋化性和胞内杀菌力低下,导致反复出现严重的化脓性感染。

三、临床表现

（一）口腔颌面部表现

可出现反复口腔念珠菌感染,口腔黏膜糜烂伴有细菌感染,以及贫血引起的舌乳头萎缩、充血、糜烂、口角皲裂等口腔表现。

（二）其他相关临床表现

1. 局部白化病

幼儿期出现眼睑及四肢皮肤白化，畏光，眼球震颤。皮肤颜色呈石板样，有小而软的结节。

2. 反复感染

患者自出生后易发生呼吸道、皮肤的化脓性感染，也可能会病毒及真菌感染而致死。

3. 中枢神经系统症状

感觉丧失、轻瘫、手足运动障碍、发作性行为异常及智力迟钝。

四、辅助检查

（一）外周血

中性粒细胞减少，血小板减少，进行性贫血、血清溶菌酶活性增高。中性粒细胞的细胞质中含有嗜天青 Dohle 小体样颗粒和过氧化物酶阳性颗粒，大小不一，直径 $2\sim5\mu m$。淋巴及单核细胞中也有此颗粒。

（二）中性粒细胞功能检查

杀菌力低下，吞噬功能正常。游走性和趋化性功能不全，中性粒细胞环核苷酸测定：cGMP 含量降低而 cAMP 含量显著升高（7～8 倍于正常人）。血清溶菌酶含量升高。

（三）骨髓象

细胞中有空泡，偶见被吞噬异物，有的核固缩。

（四）免疫功能

细胞免疫、免疫球蛋白和补体均正常。

五、诊断

根据家族史、临床表现以及特征性的实验室检查结果等作出诊断。

六、治疗

（一）一般治疗

CHS 的主要治疗方法是骨髓移植，它在治疗血液学和免疫缺陷方面是有效的，但对神经系统治疗效果不佳。

主要应积极控制感染，早期发现及治疗是关键，预防性用药有害而无益。

全身治疗脾功能亢进时脾切除术，严格掌握手术指征，4 岁以下幼儿脾切除术后应给长效青霉素或其他抗生素，每月 1 次，以预防肺炎双球菌脑膜炎。维生素 C 和环核苷酸可改进患者粒细胞功能。必要时输中性粒细胞或全血。异基因骨髓移植可考虑施行。

（二）口腔颌面部异常相关的治疗建议

局部治疗主要用于口腔溃疡和念珠菌感染损害，各种涂擦剂、含漱剂、喷剂等局部使用，促进损害愈合，阻止或减轻局部感染。

参考文献

［1］陈杰华,李长钢,石红松,等.Chediak-Higashi 综合征的诊治探讨:一例报道并文献复习［J］.罕少疾病杂志,2015,22(2):32-36.

［2］唐发娟,李熙鸿,潘玲丽.Chediak-Higashi 综合征 1 例报告［J］.临床儿科杂志,2018,36(10):784-786.

［3］姜俊,麻宏伟.Chediak-Higashi 综合征的分子遗传学研究进展［J］.国外医学.遗传学分册,2004,27(1):51-53.

［4］刘沉涛,王铭杰,黄榕,等.Chediak-Higashi 综合征诊断和加速期治疗分析［J］.中国现代医学杂志,2013,23(27):86-89.

［5］谷学英,刘玲,刘志强,等.Chediak-Higashi 综合征诊断与治疗新进展［J］.临床儿科杂志,2009,27(2):193-195.

［6］王振明,薛桂兰,皮镇江,等.一家三代人中的 Chediak-Higashi 综合征［J］.中华血液学杂志,1996,17(1):45.

［7］刘征.Chediak-Higashi 综合征的临床特征和基因诊断［D］.重庆:重庆医科大学,2011.

［8］Lehky T J, Groden C, Lear B, et al. Peripheral nervous system manifestations of Chediak-Higashi disease［J］. Muscle & Nerve, 2017, 55(3):359-365.

［9］Umeda K, Adachi S, Horikoshi Y, et al. Allogeneic hematopoietic stem cell transplantation for Chediak-Higashi syndrome［J］. Pediatric Transplantation, 2016, 20(2):271-275.

（段　宁　蒋红柳　王文梅）

第七节　三叉神经营养性综合征

一、疾病简介

三叉神经营养不良综合征(trigeminal trophic syndrome,TTS)又名鼻翼部营养性溃疡、三叉神经营养性溃疡、三叉神经营养性损害,是因中枢或外周性的损害累及三叉神经系统,进而引起三叉神经支配部位感觉障碍和营养性溃疡的一组临床综合征。主要表现为面部感觉异常、特征性的单侧鼻翼溃疡和三叉神经知觉减退。1895 年 Wallenberg 在描述首例延髓背外侧综合征时就提到 TTS,此病影响了三叉神经核,表现为单侧面部感觉缺失。1933 年 Loveman 首先报道了 TTS,此例继发于三叉神经感觉根部切断术。典型的临床表现包括特征性单侧鼻翼溃疡、面部局部感觉麻木、感觉异常及疼痛,其症状可以持续数十年而且没有明显的缓解。到目前为止,TTS 多为散发病例报道,发病率并不高,国内鲜有报道。

二、病因及发病机制

TTS 可发生于任何年龄段,平均年龄约 60 岁,主要分布于中年女性,平均年龄 45 岁,从三叉神经受损至溃疡出现的时间介于数天到数十年不等,合并有神经系统变性疾病(如阿尔兹海默病等)的患者的潜伏期较长。

由于多种原因致使三叉神经受损,破坏神经纤维的痛觉和温觉传导,引起三叉神经支配部位发生营养性溃疡,本病截至目前国内外有研究表明100余例。TTS多发生于医源性三叉神经外周感觉纤维或三叉神经节受损后,如三叉神经根外科切除术或三叉神经节酒精注射术后。Sadeghi等介绍33%TTS患者有卒中病史,其他病因包括延髓空洞症、头部创伤、带状疱疹病毒感染、声神经瘤、椎基底动脉供血不足、麻风病等,不足1%的患者找不到明显病因。

该区的肿瘤、手术、血管损伤、感染及外伤等均可诱发本病。

1. 医源性的三叉神经损伤后较多见。治疗三叉神经痛所采用的神经外科方法,如三叉神经感觉根或周围支切断术、加塞式神经节凝固术(甘油、酒精或其他液体注射)、三叉神经射频热凝术等都可引起。

2. 外伤及骨折也可产生神经营养性溃疡。

3. 水痘-带状疱疹病毒感染后引起皮疹、感觉麻木、顽固性瘙痒等。

4. 延髓空洞症可引起面部皮肤营养性溃疡。

5. 小脑后下动脉闭塞引起面部急性感觉缺失或溃疡形成。

6. 患者对三叉神经辖区感觉异常或对溃疡区域不自主地抓挠诱发或加重三叉神经营养性损害。

7. 麻风性三叉神经炎可产生鼻翼部溃疡。

三、临床表现

(一)口腔颌面部表现

1. 其典型临床表现为单侧鼻翼的单个新月形溃疡,初始为覆有结痂的炎性损害,以后形成Y形、三角形或新月形溃疡,溃疡底部覆有结痂、肉芽组织和干涸的血液,鼻尖部由于为筛前神经鼻内侧支支配而不受累。

2. 严重者溃疡可扩展至上唇和面颊,导致组织缺损和瘢痕,溃疡通常为单侧性,无疼痛,愈合难。

3. 患者局部感觉异常,有摩擦感、刺痒感、烧灼感。溃疡发生的原因被认为是由于患者受损的三叉神经辖区感觉异常而无意识搔抓所致,也有学者认为溃疡形成与三叉神经受损后血管舒缩功能失调、静脉回流减慢有关。

(二)其他相关临床表现

TTS临床表现为进行性发展,Garza曾报道1例典型的TTS患者,该患者在行加塞式神经节凝固术后出现了单侧面部的感觉麻木,数天后出现了患侧面部的疼痛以及瘙痒。数年后,进展为患侧面部营养性溃疡及眼部的损害。

1. 感觉障碍

感觉障碍一般为TTS首发的临床表现,患者因难以忍受感觉障碍所致的不适感而就诊。通常表现为单侧面部麻木及感觉异常,具体为皮肤烧灼感、发痒、痛温觉减退、刺痛感,甚至有皲裂脱皮;有的患者还表现为眼睛有压迫感、异物感。患者承认有不自主地抓挠和擦拭感觉障碍区域的病史,这可能为进一步形成和加重皮肤营养性溃疡的重要因素。

2. 皮肤营养性溃疡

随着病情的发展,TTS 的患侧面部会出现皮肤营养性溃疡。起初表现为一个小的硬结或硬皮,继而发展为星月形溃疡,或称为三角形、Y 形溃疡。溃疡主要分布在三叉神经第二分支(上颌神经)所支配的区域,特别是鼻翼及其附近。溃疡常为单侧,愈合很难。由于鼻翼区缺少软骨,该区的皮肤溃疡损害会穿破皮肤表面,形成鼻翼部分缺损,进而导致鼻气流受损、通气损害。鼻尖由于为筛前神经鼻内侧支支配常不受累。然而,皮肤溃疡也可发生在三叉神经感觉纤维中的任何一支,例如溃疡可发生于面颊及上唇形成软组织瘢痕,进而会牵拉上嘴唇产生一种"嘲笑式"的表情。

四、诊断

对于面部溃疡患者需要做广泛的检查以排除常见的病因,如感染(三期梅毒、结核、真菌)、坏疽性脓皮病、基底细胞癌、鳞癌、人工皮炎、面部中线肉芽肿等。若患者有特征性单侧鼻翼溃疡,感觉异常(刺痒感、烧灼感、摩擦感)、伴局部知觉缺失,除外了其他原因,则可临床诊断为三叉神经营养性综合征。

五、治疗

(一) 一般治疗

TTS 的治疗涉及多个领域,包括神经病学、整形外科学、眼科学、皮肤病学等。除少部分患者未经特殊处理而自愈外,绝大多数患者需要手术或药物等进行干预。由于 TTS 报道病例有限,目前还并未达成一致的诊疗方案。

(二) 口腔颌面部异常相关的治疗建议

1. 自我抓挠行为是溃疡形成的关键因素,TTS 的患者会不自主地去抓挠。

医护人员对患者进行健康教育显得非常关键。首先,使患者信服溃疡的形成很大程度上是自我诱导的,进而对患者进行教育,尽量控制其不自主地抓挠行为。建议患者使用保护性的措施去遮盖伤口以及手或手指,例如可以在溃疡区域覆盖夜间保护装置或佩戴手指套,这些可以帮助患者在睡眠期间控制不自主地抓挠。

2. 药物治疗并未取得了良好的疗效,只是对部分患者的症状有缓解作用。

药物治疗的目的主要包括:控制强迫行为、减少感觉异常和缓解疼痛。有研究表明立痛定具有一定的治疗效果,其机制是控制了抓挠的行为,并减少了感觉异常的症状,有助于溃疡愈合,类似的低频药物有阿米替林、安定、氯丙嗪、维生素 B、哌咪清等。TTS 患者的疼痛症状难以得到有效控制,目前报道皮质类固醇、三环类抗抑郁剂、利多卡因制剂、抗痉挛药以及鸦片制剂等对 TTS 疼痛无明显疗效。然而,多篇研究表明,高剂量的加巴喷丁也能部分缓解疼痛症状。对有明确病因或合并其他疾病的患者,可以针对病因进行药物治疗,例如确定有疱疹感染的可以采用抗病毒疗法。

3. 物理疗法是一种简单易行的治疗方法,相对于外科手术治疗,它能避免对机体造成进一步的创伤,已报道的物理疗法有经皮电刺激、手指套保护、热塑板局部遮盖法、负压吸引疗法等。负压吸引疗法采用负压吸引敷料,不仅可以去除溃疡区的渗出性液体进而改善溃疡区组织灌注,还可以保护该区域免受患者抓挠。热塑板遇热可以塑形成一个网眼状的结构,遇冷可以保持原状,并能很好地贴服与面部任何部位,热塑板可作为一个保护屏障避免了患者抓挠皮肤。Westerhof 等学者提出,使用经皮电刺激疗法也可以改善局部感觉和促进血液供应,进而改善溃疡区的血流动力学状态。但是,由于经皮电刺激疗法会使患者感到不舒适进而限制了此方法的使用。

4. 有研究表明的绝大多数的 TTS 患者采用的是保守治疗,然而,少部分伴有组织缺损的患者使用手术治疗也取得了良好效果。手术治疗主要依赖于整形外科专家的努力,常采用皮瓣移植、结构重建术等。鼻翼缺损重建术不仅可以恢复患者的鼻部功能,也让患者达到美观要求。

TTS 的治疗方法应该是多样化的,并没有一种独立的被指定的治疗方案,患者的预后也难以估计。但是随着技术的进步,新的治疗方法也在被完善中,现阶段最新的治疗重点是减少自我诱导行为。

参考文献

［1］王艳,肖哲曼,陈康,等.三叉神经营养不良综合征研究进展［J］.实用医学杂志,2015,31(3):488-491.

［2］Sawada T, Jun A, Nomiyama T, et al. Trigeminal trophic syndrome:Report of a case and review of the published work［J］. The Journal of Dermatology, 2014, 41(6):525-528.

［3］Bhushan, Parry, Telfer. Trigeminal trophic syndrome:Successful treatment with carbamazepine［J］. British Journal of Dermatology, 1999, 141(4):758-759.

［4］Slater R. Trigeminal trophic syndrome［J］. International Journal of Dermatology, 2006, 45(7):865-866.

［5］Garza I. The trigeminal trophic syndrome:An unusual cause of face pain, dysaesthesias, anaesthesia and skin/soft tissue lesions［J］. Cephalalgia, 2008, 28(9):980-985.

［6］Morales-Raya C, García-González E, Maroñas-Jiménez L. Trigeminal trophic syndrome:An unusual cause of nasal ulceration［J］. Acta Otorrinolaringologica (English Edition), 2017, 68(3):188-189.

［7］赵玉磊,许惠娟.三叉神经营养性综合征 1 例［J］.实用皮肤病学杂志,2008,1(3):147-148.

［8］李守宏,庞光明,刘苗,等.三叉神经营养综合征 1 例［J］.现代口腔医学杂志,2007,21(6):591.

(黎景景　王文梅)

第八节　恶 性 溃 疡

一、疾病简介

恶性溃疡又名 Marjolin ulcer,Marjolin 型上皮瘤,灼伤瘢痕癌。1825 年 Hawkin 首先报道 2 例灼伤瘢痕癌,1828 年 Marjolin 系统地描述恶性溃疡,而后被命名为 Marjolin 溃疡。其中灼伤瘢痕是其前驱病变之一。1930 年 Treves 及 Pack 报道 28 例灼伤瘢痕引起的鳞状细胞癌及基底细胞癌。

二、病因及发病机制

1. 大面积灼伤瘢痕经常受到慢性局部刺激而形成本病。

2. 瘢痕表面不光滑,外界物质沉着及污染,使菲薄的表皮及瘢痕下致密的结缔组织经常受到刺激而诱发。

3. 灼伤瘢痕中经常发现异物,并可有烧焦性致密物质,如有机物(石油等)的烫伤,具有致癌特性。Kennaway 曾由实验证实皮肤经烧焦破坏后可获得致癌物质。

4. 灼伤瘢痕癌多发生于深度灼伤而未植皮者,长期残留溃疡可以诱发本病,Ribbter 认为本病与灼伤后上皮细胞群之移位有关;Saffiotti 用动物实验证明,灼伤后局部用巴豆油涂抹,慢性刺激可诱发癌瘤。Bird 提出创伤性癌瘤的发生可能系通过下述两重机制:第一步包括促进阶段和引导阶段:即开始时为促进阶段(promoting phase),此期正常上皮细胞转化为静止或潜伏型细胞。随即进入引导阶段(initiating phase),此时潜伏型细胞被激活,变成纯粹肿瘤细胞。第二步系真皮结缔组织因损伤而发生真皮损伤,并逐渐加重,以致最后结构完全紊乱,癌肿形成。促使癌肿发生的因素可能为一种或多种,这些因素有感染、再度损伤、日光、染料或各种化学物质,加上瘢痕本身表皮菲薄、组织弹性差及血运不良,尤易受伤而产生不愈合的溃疡,此种组织的修复能力甚差,损伤及修复周而复始,也可能是诱发恶变的因素之一。

三、临床表现

(一) 头面部表现

灼伤癌发生在头面部的概率为 30%,口腔颌面部皮肤及腭黏膜均可以出现灼伤癌。临床类型为溃疡性癌或外生性(或菜花状)癌。

(二) 其他相关临床表现

迁延不愈合或局部增生硬化瘢痕较易发展为恶性溃疡,恶性溃疡发生率 0.3%~2%,男女之比为 3∶1。发病部位可发生在全身任何部位,下肢为 35%,上肢为 22%,躯干为 10%。平均潜伏期为 32 年。年幼者潜伏期长,年老者潜伏期短,此可能与老年人皮肤萎缩及角化增生等变化有关。创口的反复感染是初期的主要症状,随着疾病的发展,表现为溃疡坏死、恶臭、生长迅速、外生肉芽组织、出血和局部淋巴结肿大,溃疡型的恶性溃疡较外生型更为常见且侵袭性强。

Horton 认为病理类型与灼伤深度有关。深度灼伤者,皮肤附件均破坏,多发生鳞状细胞癌(squamous cell carcinoma);否则多为基底细胞癌,多数鳞状细胞癌分化良好,区域淋巴结转移少见。仅偶见局部淋巴结转移或肺转移。其他肿瘤罕见如灼伤瘢痕肉瘤,纤维肉瘤,癌肉瘤和脂肪瘤等。

四、诊断

根据烧伤后溃疡,经久不愈,病理活检即可诊断。

五、治疗

（一）一般治疗

局部广泛手术切除，术后行植皮或皮瓣修复术。

（二）口腔颌面部异常相关的治疗建议

发生在颌面部恶性溃疡治疗主要依靠手术切除，放射治疗较手术效果差。原因是：①瘢痕区血运不良，疗效差；②癌瘤多分化良好，对放射敏感性差。癌瘤已侵犯深部组织及重要组织，可考虑彻底切除后同期行皮瓣移植修复。为了防止恶性溃疡的发生，灼伤后应迅速给予适当处理。如局部治疗、控制感染、早期行植皮术以及保护瘢痕等。

参考文献

[1] Bazaliński D, Przybek-Mita J, Barańska B, et al. Marjolin's ulcer in chronic wounds-review of available literature[J]. Współczesna Onkologia, 2017, 21(3): 197-202.

[2] Pekarek B, Buck S, Osher L. A comprehensive review on marjolin's ulcers: Diagnosis and treatment[J]. The Journal of the American College of Certified Wound Specialists, 2011, 3(3): 60-64.

[3] Sadegh Fazeli M, Lebaschi A H, Hajirostam M, et al. Marjolin's ulcer: Clinical and pathologic features of 83 cases and review of literature[J]. Medical Journal of the Islamic Republic of Iran, 2013, 27(4): 215-224.

[4] Giesey R, Delost G R, Honaker J, et al. Metastatic squamous cell carcinoma in a patient treated with adalimumab for hidradenitis suppurativa[J]. JAAD Case Reports, 2017, 3(6): 489-491.

[5] Metwally I H, Roshdy A, Saleh S S, et al. Epidemiology and predictors of recurrence of Marjolin's ulcer: Experience from Mansoura Universityxs[J]. The Annals of the Royal College of Surgeons of England, 2017, 99(3): 245-249.

[6] 沈锐,张金明,张凤刚,等.51 例 Marjolin's 溃疡临床特点与治疗分析[J].中华损伤与修复杂志(电子版),2015, 10(5): 32-37.

[7] Elkins-Williams S T, Marston W A, Hultman C S. Management of the chronic burn wound[J]. Clinics in Plastic Surgery, 2017, 44(3): 679-687.

（郑晓姣　王志勇）

第九节　小儿舌系带肉芽肿

一、疾病简介

小儿舌系带肉芽肿又名李-弗氏病（Riga-Fede disease），该病属于婴幼儿创伤性溃疡。小儿舌系带肉芽肿发生部位多位于舌系带中央的两侧，并且呈对称性分布，其典型的临床表现为：口腔黏膜的充血、糜烂，进而发展成为溃疡，溃疡的边缘清晰，较长时间的病程则发展成为肉芽肿，可覆盖灰白色假膜。由于口腔黏膜病变使得患儿出现进食疼痛，而引起婴幼儿进食哭闹、拒绝进食。

二、病因及发病机制

小儿舌系带肉芽肿多由患儿舌系带过短,并且患儿边缘锐利的下颌乳中切牙刚萌出时与舌部摩擦而产生口腔黏膜溃疡。若患儿存在诞生牙或者下颌乳切牙过早萌出时,患儿在正常的吮吸动作时也会引发小儿舌系带肉芽肿。

三、口腔颌面部表现

多见于舌系带短的婴儿。主要表现为口腔黏膜的充血红肿、溃疡形成,较长时间病变可见局部口腔黏膜增殖性炎症病变,时间越长,病变范围越大。患儿舌活动受限,哭闹不安。

四、诊断

根据患儿的临床表现:口腔黏膜充血红肿,溃疡形成,进而发展成的增殖性炎症病变,并且伴有舌系带过短,或下颌乳前牙早萌等临床症状,可诊断为小儿舌系带肉芽肿。

儿舌系带肉芽肿应注意与复发性口疮、贝氏溃疡、腺周口疮、结核性溃疡等口腔黏膜病的鉴别。

五、口腔颌面部异常相关的治疗建议

小儿舌系带肉芽肿的治疗:首先通过调磨下颌乳前牙锐利的牙尖或拔除早萌乳牙,或行舌系带手术解除局部病因。对于局部黏膜病变可用美蓝涂敷,但禁用腐蚀性药物。另外改变喂养习惯,改用勺匙喂养,以此减少患儿吸吮动作,使得局部口腔黏膜溃疡能够尽快恢复。

参考文献

[1] Jariwala D,Graham R M,Lewis T. Riga-Fede disease[J]. British Dental Journal,2008,204(4):171-172.

[2] Kariya P B,Shah S,Singh S,et al. Riga-fede disease associated with syndactyly and oligodactyly:A rare occurrence[J]. The Journal of Clinical Pediatric Dentistry,2019,43(5):356-359.

[3] Volpato L E R,Simões C A D,Simões F,et al. Riga-fede disease associated with natal teeth:Two different approaches in the same case[J]. Case Reports in Dentistry,2015,2015:234961.

[4] Abramson M,Dowrie J O. Sublingual granuloma in infancy (Riga-Fede's disease):Report of two cases[J]. The Journal of Pediatrics,1944,24(2):195-198.

[5] Yurekli A,Dincer D. Successfully treated Riga-fede disease[J]. Dermatology Practical & Conceptual,2019,9(3):218-219.

(邢向辉)

第五章

大疱类口腔相关综合征

第一节　天　疱　疮

一、疾病简介

天疱疮(pemphigus)是一种严重的累及皮肤和(或)黏膜的大疱性自身免疫性疾病,是一种慢性和潜在致死性疾病,发病率1～16/1 000 000左右。根据靶抗原和临床表现的不同可分为四型,即寻常型天疱疮(pemphigus vulgaris,PV)、增殖型天疱疮(pemphigus vegetans,PVe)、落叶型天疱疮(pemphigus foliaceus foliaceus,PF)和红斑型天疱疮(pemphigus erythematous,PE)。其中红斑型天疱疮又名Senear-Usher综合征。无论从病因、临床表现以及治疗等方面,四种类型天疱疮类似,所以我们把天疱疮整体作为一个章节在本章节中叙述。

二、病因及发病机制

天疱疮确切发病机制尚不完全清楚,由于细胞间黏附物质的自身抗体的产生,现多趋向于自身免疫学说。已明确为天疱疮抗原的桥粒芯蛋白的主要成分为desmoglein 1(Dsg1)和desmoglein 3(Dsg3),具有紧密连接上皮细胞的功能,其基因位于18q12.1上,属于黏附分子中钙黏素超家族成员。Dsg3主要表达在口腔上皮,皮肤中Dsg1和Dsg3均可见。目前认为Dsg抗体(主要是Dsg1和Dsg3)抑制了桥粒芯蛋白的黏附功能,从而导致棘层松解、上皮内水疱形成。

寻常型天疱疮抗原主要为Dsg3,血清中已存在致病性的抗Dsg3自身抗体(主要为IgG4)为特征,但在某些病例可同时检测出抗Dsg1的自身抗体。研究显示天疱疮的临床表型与Dsg自身抗体表型间有明显的相关性:仅限于黏膜病变的寻常型天疱疮患者血清中抗体表型为抗Dsg3＋/抗Dsg1－;而抗Dsg3＋/抗Dsg1＋的患者除黏膜损害外,还可见皮肤损害。严重的黏膜-皮肤损害仅见于抗Dsg3＋/抗Dsg1＋的患者,提示抗Dsg1抗体的存在可能与天疱疮疾病的严重程度相关。落叶型天疱疮抗原为Dsg1,分布于颗粒层至基底层上的大部分表皮,患者血清抗体表型为抗Dsg1＋/Dsg3－。

天疱疮发病中棘细胞的松解与蛋白酶(如纤溶酶原激活剂,plasminogen activator,PA)有关,患者血清及水疱疱液中蛋白酶总的分解活性明显上升。研究表明,PA在抗体诱导大疱的产生中并不是必需的,其作用可能是在天疱疮抗体与自身抗原结合后表达增高,参与并促进角质形成细胞周围的蛋白溶解过程,加重棘层松解。

近年来研究发现细胞免疫与天疱疮的发病也有相关性。免疫组化研究发现天疱疮皮损处表皮和真皮中 T 细胞、单核-巨噬细胞浸润显著多于周围皮肤,且活化 T 细胞增多,表皮以单核-巨噬细胞浸润为主,真皮以 T 细胞浸润为主,寻常型天疱疮浸润细胞集中于基底层上方,落叶型天疱疮则散布于整个表皮,与其抗原分布基本一致。

由于天疱疮更常见于某些种族,如犹太人和地中海血统后裔人群,该病的发生可能具有遗传基础。研究发现寻常型天疱疮与某些 II 型 HLA 基因表达频率增加相关。具有遗传倾向的个体,在外界环境因素作用下可致天疱疮发生或使得原有天疱疮病情加重,这些外界因素包括药物、病毒感染、物理因素、接触过敏原、营养因素、情绪压力等。

三、临床表现

(一)口腔颌面部表现

寻常型天疱疮中有 70%～90% 的病例以口腔黏膜为始发或独发部位,常发生于易受摩擦部位,如软腭、翼下颌韧带、双颊、舌部,其典型的病损表现为反复发作的黏膜糜烂。口腔黏膜病损初始通常为小水疱,疱壁薄,易破溃形成不规则糜烂面。糜烂面边缘可有残留疱壁,若撕去疱壁,常连同邻近外观正常的黏膜一并无痛性撕去,并遗留新的鲜红色创面,这种现象被称为揭皮试验阳性。若在糜烂面的边缘处将探针轻轻平行置入黏膜下方,探针可无痛性深入。用舌舔及黏膜,可使外观正常的黏膜表层脱落或撕去;口腔黏膜检查时用口镜柄或棉签按压外观正常的牙龈,牙龈表面出现水疱或表层黏膜剥脱,这种现象成为尼氏征(Nikolsky sign)。

寻常型天疱疮的主要病理特点为棘层松解、上皮内疱形成。松解的棘细胞,无细胞间桥,细胞肿胀呈圆形,又称为天疱疮细胞(pemphigus cell)(Tzanck 细胞)。直接或间接免疫荧光一般可见病变部位及其相邻部位的上皮棘细胞层翠绿色的网状荧光图形,主要为组织抗体或血清中循环抗体 IgG、C3 的沉积。松解的棘细胞膜周围可见翠绿色的荧光环。

除寻常型天疱疮外,其他三型较少出现口腔损害。增殖型天疱疮在口腔黏膜的表现通常为唇红线处显著的增殖。落叶型和红斑型天疱疮的口腔黏膜表现与寻常型类似。红斑型天疱疮皮损见于鼻、颊、耳郭即红斑狼疮通常所累及的部位,但无红斑狼疮那样的皮肤萎缩;头皮有脂溢性皮炎样表现,可伴有厚痂、大疱或角化过度,尼氏征阳性;面部的红斑及鳞屑痂往往对称。

(二)其他相关临床表现

1. 寻常型天疱疮

除了口腔黏膜外,寻常型天疱疮还可累及咽喉、食管、睑结膜、阴道等部位的复层鳞状上皮。相对于黏膜,皮肤易见完整而松软的水疱,疱破后可见亮红色糜烂,全身皮肤均可波及。天疱疮皮肤病损愈合较慢,一般不留瘢痕。皮肤病损也有尼氏征表现,用手指侧向退压外观正常的皮肤或黏膜,可迅速形成水疱,推赶水疱能使其在皮肤上移动。

2. 增殖型天疱疮

初起时于身体皱褶部位或肢体屈侧出现脓疱,擦破后发生糜烂,逐渐发生疣状增殖且向周围蔓延。肛门、生殖器等部位均可发生同样损害。

3. 落叶型天疱疮

多累及中老年人,好发于头皮、面部和躯干,病程持续数月或数年,也可泛发全身。水疱易破裂,在浅表糜烂面上覆有黄褐色、油腻性、疏松的剥脱表皮、结痂和鳞屑,如落叶状,痂下分泌物被细菌分解可产生臭味。有时不发生水疱,患处皮肤潮红肿胀及叶状结痂,类似剥脱性皮炎。与寻常型天疱疮可相互转化,可能与抗原转化有关。

4. 红斑型天疱疮

皮疹常开始于面部,渐向头皮、上胸、四肢扩展。早期损害为局限性红斑和结痂,可见松弛性大疱、糜烂、结痂和脓疱,大疱浅表,尼氏征阳性。可转变为落叶型或寻常型天疱疮。

四、诊断

天疱疮的诊断需结合临床症状和体征、组织病理学、免疫病理学检查。临床表现包括:①皮肤和(或)黏膜多发的易破解的水疱;②继发于疱性病损的进展性的糜烂,可覆鳞屑或痂壳;③尼氏征阳性。组织病理学检查即为上皮内疱,棘层松解。免疫病理学检查包括直接免疫荧光(DIF)和间接免疫荧光(IIF),DIF 表现为 IgG 和 C3 在棘细胞间的翠绿色网状荧光。IIF 用于检测患者血清中的天疱疮抗体,但不能区分 Dsg1 和 Dsg3 抗体。目前国内外学者多采用 ELISA 法检测抗体类别及滴度水平,相比于 IIF 则敏感度高,可以辅助判断天疱疮的临床分型。符合临床表现至少一项、组织病理学、免疫病理中的至少一项,或者符合临床表现至少两项且免疫病理的 DIF、IIF 均符合,即可诊断为天疱疮。

五、治疗

(一)一般治疗

对于确诊为天疱疮的患者,需根据天疱疮疾病面积指数评分(pemphigus disease areaindex,PDAI)评估病情严重程度。

目前,系统应用糖皮质激素(glucocorticoid,GC)仍是治疗天疱疮的首选药物,严重病例可辅以其他免疫抑制剂。

1. 系统治疗

(1) 激素治疗。GC 是最常用的免疫抑制剂,伴随着系统性 GC 的应用,天疱疮的死亡率已从 75% 减少到 30%。根据 2014 年制订的日本天疱疮管理指南,泼尼松龙口服或注射,分为初始阶段和维持阶段。以 PDAI 为依据,病情轻者泼尼松初始剂量为 0.5 mg/(kg·d);中度者为 1.0 mg/(kg·d);重度者为 1.5 mg/(kg·d)。病情重、口服泼尼松不能获得满意控制者,可用甲泼尼龙 500/1 000 mg 静脉冲击疗法,连续 3 天;如疗效不佳,可再次冲击,病情控制后过渡到维持剂量。维持阶段是指病情控制后开始减量并最终低剂量维持治疗,减量速度须先快后慢,泼尼松初始剂量为60～90 mg/d时,建议每1～2周减少20%;初始剂量为40～60 mg/d时,每1～2周减少10 mg;初始为20～40 mg/d者,每月减少5 mg;达20 mg/d后,每3个月减5 mg,直至减至0.2 mg/d或10 mg/d长期维持。减量过程中若有新发水疱,首先外用强效激素,如1周内不能控制,将剂量返回至减量前剂量。

(2)激素联合免疫抑制剂。长期大剂量使用激素,易导致许多药物反应。故一般联合使用免疫抑制剂,可以更快控制病情,减少激素用量。慢性病程中联合免疫抑制剂可减少激素的累积剂量从而减少不良反应的发生。包括霉酚酸酯(mycophenolate mofetile)、甲氨蝶呤(methotrexate)、硫唑嘌呤(azathioprine)、环磷酰胺(cyclophosphamide)、氨苯砜(dapsone)、他克莫司(tacrolimus)。

2. 其他治疗

对于足够剂量的激素或激素联合疗法治疗失败的天疱疮患者,生物靶向治疗、静脉注射免疫球蛋白、血浆置换、免疫吸附治疗、造血干细胞移植可为患者带来新的希望。

(二)口腔颌面部异常相关的治疗建议

局部治疗可应用于病情轻且稳定的局限性天疱疮,或系统治疗的辅助手段,包括外用糖皮质激素、外用吡美莫司(pimecrolimus)、局部注射曲安奈德(triamcinolone)等。

参考文献

[1] 华红,闫志敏.寻常型天疱疮诊断和治疗的研究进展[J].现代口腔医学杂志,2010,24(2):81-85.

[2] 徐辉欢,周曾同.国外有关天疱疮流行病学研究现状[J].临床口腔医学杂志,2007,23(8):502-504.

[3] 李志量,冯素英.天疱疮发病机制的研究进展[J].国际皮肤性病学杂志,2012,38(4):241-244.

[4] 王莲,卿勇,李薇.病毒感染与天疱疮关系的研究进展[J].华西医学,2016(9):1623-1626.

[5] 张振东,杨森.天疱疮临床治疗进展[J].中国皮肤性病学杂志,2010,24(6):576-578.

[6] 许秀宽,赖秋璇.天疱疮治疗方法的研究进展[J].医学综述,2010(20):3131-3133.

[7] Schmidt E, Kasperkiewicz M, Joly P. Pemphigus[J]. Lancet, 2019,394(10201):882-894.

[8] Amagai M, Tanikawa A, Shimizu T, et al. Japanese guidelines for the management of pemphigus[J]. The Journal of Dermatology,2014,41(6):471-486.

[9] Labib R, Zakka, Shawn S Shetty, A Razzaque Ahmed. Rituximab in the Treatment of Pemphigus Vulgaris[J]. Dermatologic Therapy, 2012,2(1):17.

[10] Kridin K. Pemphigus group: overview, epidemiology, mortality, and comorbidities[J]. Immunol Res, 2018,66(2):255-270.

[11] Harman K. Guidelines for the management of pemphigus vulgaris[J]. British Journal of Dermatology, 2015,149(5):926-937.

[12] Fernando S, Li J, Schifter M. Pemphigus vulgaris and pemphigus foliaceus[M]. Skin biopsy-Diagnosis and Treatment,2013.

[13] Melchionda V, Harman KE. Pemphigus vulgaris and pemphigus foliaceus: an overview of the clinical presentation, investigations and management[J]. Clin Exp Dermatol,2019,44(7):740-746.

(王文梅 宋月凤)

第二节 良性黏膜类天疱疮

一、疾病简介

良性黏膜类天疱疮（benign mucosal pemphigoid）又名 Lortat-Jacob-Degos 综合征（Lortat-Jacob-Degos syndrome），瘢痕性类天疱疮（cicatricial pemphigoid），眼天疱疮（ocular cicatrical pemphigoid），是一组慢性、自身免疫性、大疱性疾病，多累及口腔、眼等部位的黏膜，能导致结膜和黏膜瘢痕形成的一种疾病。皮肤病损少见。该病中年或中年以上多见，女性是男性的两倍，年龄段一般为 60～70 岁，病程缓慢，平均 3～5 年。该病无种族差异性。

二、病因及发病机制

本病病因不明，可能由于抗基底膜抗体的结合导致炎症，是一种自身免疫性表皮下大疱性疾病，也是一种慢性黏膜皮肤大疱性疾患。应与大疱性类天疱疮鉴别。

有研究表明免疫机制有重要作用，抗原和抗体较为复杂，对抗原和抗体的进一步的研究将有助于揭示其确切的发病机制。

病理：上皮完整，上皮下疱，无棘层松解，基底细胞变性，上皮全层剥脱。结缔组织表面平滑，其中有大量淋巴细胞、浆细胞及嗜酸性粒细胞浸润。晚期黏膜固有层纤维组织增生亦较多见，并见扩张的血管。

三、临床表现

（一）头面部表现

主要侵犯口腔黏膜，眼，鼻腔、咽喉和食道等黏膜也可波及。该病呈慢性病程，活动期与缓解期交替发作。

1. 85%患者有口腔损害

最常见也是最早的表现是剥脱性龈炎，牙龈弥漫性红斑、糜烂，牙游离龈、附着龈均可累及。颊黏膜及腭部出现水疱或厚壁大疱，疱易破裂形成糜烂面，糜烂面愈合可形成瘢痕，引起颊黏膜、腭部及牙龈处黏膜粘连。一般不侵犯唇红缘。偶有口腔溃疡癌变报告。

2. 50%～85%患者最终有眼部损害

常与口腔病损同时发生。开始时结膜充血、水肿，类似卡他性炎症，时有黏液脓性分泌物，结膜上有薄壁水疱，破溃后被覆灰白色膜状物，脱落后形成瘢痕。眼睑与结膜间形成瘢痕组织，倒睫，眼睑内翻。睑结膜与球结膜发生睑球粘连，角膜损害，溃疡、穿孔，虹膜脱出，眼球萎缩，视力受损，1/4 患者可失明。只有眼部损害又被称为眼天疱疮。

（二）其他相关临床表现

1. 全身其他黏膜形成瘢痕，可引起食道狭窄，女性阴道口狭窄，男性包皮龟头粘连。

2. 近一半病人有皮肤损害，有两型皮损。

（1）泛发皮损 好发于四肢等处，愈后可无瘢痕或留下瘢痕；

（2）Brunsting-Perry 型　皮损好发于皮肤，一般不侵犯黏膜。红斑上反复起水疱，形成萎缩性瘢痕，色素沉着，头皮受累可引起永久性脱发。

四、诊断

根据临床表现及检查。直接免疫荧光检查，IgG 和 C3 在表皮基底膜带呈线状沉积，但间接法不能查出血清抗体。

鉴别诊断：

1. 天疱疮　病理学检查为上皮内疱，尼氏征阳性。

2. 大疱性类天疱疮　张力性大疱，尼氏征阴性。口腔黏膜病损少见，常累及皮肤，预后良好。

五、治疗

（一）一般治疗

1. 皮质激素及其他免疫抑制剂治疗。

2. 预防感染。

（二）口腔颌面部异常相关的治疗建议

1. 保持口腔清洁，预防继发性感染。

2. 滴眼液，防止睑球纤维性粘连。

3. 对症治疗。

参考文献

［1］Santi C G, Gripp A C, Roselino A M, et al. Consensus on the treatment of autoimmune bullous dermatoses: Bullous pemphigoid, mucous membrane pemphigoid and epidermolysis bullosa acquisita-Brazilian Society of Dermatology[J]. Anais Brasileiros De Dermatologia, 2019, 94(2 Suppl 1): 33-47.

［2］Buonavoglia A, Leone P, Dammacco R, et al. Pemphigus and mucous membrane pemphigoid: An update from diagnosis to therapy[J]. Autoimmunity Reviews, 2019, 18(4): 349-358.

［3］Shi Y W, Xie C, He Y, et al. Efficacy and adverse reactions of methotrexate in the treatment of ocular cicatricial pemphigoid: A case series study[J]. Medicine, 2018, 97(38): e12338.

［4］Xu H H, Werth V P, Parisi E, et al. Mucous membrane pemphigoid[J]. Dental Clinics of North America, 2013, 57(4): 611-630.

［5］申俊,孟文霞,姜啸,等.剥脱性龈炎患者的临床牙周状况及相关因素分析[J].口腔疾病防治,2018, 26(3): 171-174.

［6］刘玮,曾志良,马玲,等.自身免疫性大疱性皮肤病患者免疫学检测结果分析[J].实验与检验医学,2019, 37(1): 136-138.

［7］王文氢,胡彩霞,吴学工,等.大疱性类天疱疮 122 例临床分析[J].中国皮肤性病学杂志,2018, 32(10): 1153-1157.

［8］毕兆华,冯博惠,李久宏,等.大疱性类天疱疮患者发生感染的分析[J].中国皮肤性病学杂志,2019, 33(4): 400-404.

［9］陈君,滕勇,钟春燕.大疱性类天疱疮患者嗜酸性粒细胞水平的检测及与 BP180 数值的相关性分析[J].中国卫生检验杂志,2018, 28(5): 571-572.

[10] 滕子越.抗 BP180 抗体滴度与大疱性类天疱疮病情活动度的关系及治疗回顾[D].昆明:昆明医科大学,2018.

[11] 朱才红.两种自身免疫性大疱病—寻常型天疱疮和大疱性类天疱疮易感基因鉴定[D].合肥:安徽医科大学,2018.

[12] 李锁.三种血清学诊断方法在大疱性类天疱疮中的应用[D].北京:北京协和医学院,2018.

（段　宁　杨旭东）

第三节　副肿瘤自身免疫性多器官综合征

一、疾病简介

副肿瘤自身免疫性多器官综合征(paraneoplastic autoimmune multiple organ syndrome, PAMS)又名副肿瘤综合征(paraneoplastic syndrome),副肿瘤性天疱疮(paraneoplastic pemphigus,PNP)。1889 年,Oppenheim 报道了 1 例淋巴肉瘤伴有延髓性麻痹的病例,被认为是首次报道的中枢神经系统的远隔效应。1890 年,Auche 报道了胃、胰腺、子宫等各脏器恶性肿瘤合并周围神经病的病例。1956 年,Guichara 提出了副肿瘤综合征这一名词。1990 年,Anhalt 等首先描述了一种与肿瘤伴发的罕见的自身免疫性皮肤黏膜疾病,命名为 PNP。之后,该疾病名称被广泛使用,但实际上 PNP 只是异源性自身免疫综合征的各种表现之一。这些患者可表现同一病谱中至少 5 种临床和免疫病理学特征的皮肤黏膜异型。而 PAMS 能更加全面地概括该疾病的临床表现及免疫病理特征的异质性。少于 1% 的癌瘤患者可发生 PAMS。其中,大多数原发性肿瘤是肺癌(lung cancer)(通常为燕麦细胞型肺癌(oat cell carcinoma)),乳腺癌(breast cancer)或卵巢癌(ovarian cancer)。还有报道 Castleman 病(castleman disease, CD)、非霍奇金淋巴瘤(non-Hodgkin's lymphoma, NHL)、慢性淋巴细胞性白血病(chronic lymphocytic leukemia, CLL)和胸腺瘤(thymoma)可发生 PAMS。

二、病因及发病机制

肿瘤产物的异常免疫应答(包括自身免疫、交叉免疫和免疫复合物等)或其他不明原因所引起皮肤、消化、神经、内分泌、泌尿、造血及骨关节等系统器官发生病理改变,出现相应的临床表现,这些表现不是由原发性或转移性肿瘤本身直接引起的而是通过上述途径间接引起的,故称为副肿瘤自身免疫性多器官综合征。

三、临床表现

(一) 头面部表现

1. PAMS 以持续性、弥漫性和严重的口腔黏膜水疱、糜烂和溃疡损害为特征,引起明显疼痛,影响饮食、吞咽等。口腔黏膜病损范围广泛、疼痛明显的顽固性糜烂或溃疡为 PAMS 的突出表现和首发症状。

2. 在 PAMS 患者中,瘢痕性结膜炎较常见。扁桃体和咽喉部黏膜也可受累。

（二）其他相关临床表现

1. 神经肌肉系统

该征可累及神经肌肉系统的各个部位,如中枢神经系统、周围神经、神经-肌肉接头和肌肉组织等。在原发性肿瘤发现前数年,症状已出现。常呈亚急性起病,数日至数周内症状逐渐发展至高峰,此后症状和体征可稳定不变,患者就诊时多存在严重的功能障碍或劳动能力丧失,如神经肌肉痛、重症肌无力(myasthenia gravis)。

2. 皮肤和黏膜

该征皮肤黏膜损害呈多形性,表现为天疱疮样、类天疱疮样、多形红斑样、移植物抗宿主样和扁平苔藓样损害。皮肤损害一般在口腔黏膜损害之后发生,初较为局限,后可泛发至全身,以头颈部、胸背部和肢体近端皮肤为主。最常见的皮肤损害部位为手掌。本病可在躯干和四肢皮肤炎症基础上出现丘疹、斑疹、斑块和水疱,尼氏征呈阴性。另外,PAMS还经常累及生殖器黏膜和胃肠道黏膜。

3. 呼吸系统

小气道闭塞和闭塞性细支气管炎是由脱落的支气管上皮细胞所致。30%的PAMS患者出现肺损伤。

4. 消化系统

PAMS可同时累及食管和结肠。

5. 其他表现

肿瘤热,恶液质,免疫抑制,肥大性骨关节病、男性乳房发育症、库欣综合征(Cushing syndrome)、高血压、低血糖症、高钙血症、贫血、血小板减少性紫癜、弥漫性血管内凝血、皮肌炎、肾炎等。

四、诊断

根据患者的临床表现及相关的抗体检查,必要时结合影像学和组织病理学等辅助检查结果予以诊断。未发现原发性肿瘤前易误诊,临床遇到难以解释的持续存在神经系统症状的患者时,应排除本病。

五、治疗

（一）一般治疗

目前PAMS尚无特效治疗方法,主要包括治疗伴发肿瘤、治疗皮肤黏膜损害及治疗受累器官并发症。在肿瘤切除术后,皮肤黏膜损害可得到改善。对于无法切除的肿瘤,PAMS治疗效果通常不佳。大剂量激素与硫唑嘌呤、环孢素、环磷酰胺等免疫调节细胞毒药物联用可能改善皮肤黏膜损害症状。亦可采用利妥昔单抗(rituximab)或阿伦单抗(alemtuzumab)治疗皮肤黏膜损伤。围手术期给予免疫球蛋白阻断循环中自身抗体可显著降低严重闭塞性细支气管炎的发病风险。但肺损伤一旦发生则病情不可逆,唯一可能有效的治疗是肺移植。PAMS病死率高,主要死因包括呼吸衰竭、败血症或恶性肿瘤。可试用血浆置换、抗生素、维生素类药物、皮质类固醇、免疫抑制剂及丙种球蛋白等,均有耐药性。该征早期诊治非常重要,及早发现潜在的肿瘤并及时治疗,可提高患者生命质量,并延长寿命。

（二）口腔颌面部异常相关的治疗建议

对症处理,预防继发感染。

参考文献

［1］陈丹,林澄昱,韩潇,等.滤泡淋巴瘤合并副肿瘤性自身免疫多器官综合征一例报告并文献复习［J］.中华血液学杂志,2016,37(12):1049-1053.

［2］Billet S E, Grando S A, Pittelkow M R. Paraneoplastic autoimmune multiorgan syndrome: Review of the literature and support for a cytotoxic role in pathogenesis［J］. Autoimmunity, 2006, 39(7): 617-630.

［3］Frew J W, Murrell D F. Current management strategies in paraneoplastic pemphigus (paraneoplastic autoimmune multiorgan syndrome)［J］. Dermatologic Clinics, 2011, 29(4): 607-612.

［4］Sehgal V N, Srivastava G. Paraneoplastic pemphigus/paraneoplastic autoimmune multiorgan syndrome ［J］. International Journal of Dermatology, 2009, 48(2): 162-169.

［5］Bogdanov I, Kazandjieva J, Darlenski R, et al. Dermatomyositis: Current concepts［J］. Clinics in Dermatology, 2018, 36(4): 450-458.

（王　翔　王文梅）

第四节　多种发育异常性大疱性表皮松解

一、疾病简介

多种发育异常性大疱性表皮松解（Hallopeau-Siemens syndrome）又名隐性发育异常大疱性表皮松解症（epidermolysis bullosa dystrophic recessive）,真皮松解性大疱性皮肤病-隐性型（dermolytic bullous dermatosis-recessive）,多种发育障碍性表皮松解性疱疹综合征,Hallopeau 型无菌性脓疱性皮病,Hallopeau 连续肢端皮炎等。

二、病因及发病机制

营养不良性大疱性表皮松解症是一种遗传性、水疱形成的皮肤病。Hallopeau-Siemens综合征是最严重的一种。即使对皮肤的创伤很小,也会导致过度的水泡形成,而水泡的形成总是伴随着疤痕愈合,因为缺损位于真皮与真皮的交界处。胶原纤维的遗传缺陷导致胶原纤维不足或缺失。患者有蛋白质丢失、贫血、继发感染、食道狭窄、恶性转化和手畸形。多种发育异常性大疱性表皮松解症（polydysplastic epidermolysis bullosa）为少见病,病因不明,属常染色体隐性遗传。手脚外伤与本病有关。先限于肢端后发展为全身性的连续性肢端病,属于全身性无菌性脓疱病Ⅲ型。有研究发现本病患者的Ⅶ型胶原基因（COL7A1）突变。

病理镜下可见表皮变薄,基底细胞层无显著改变,在 PAS 染色阳性的表皮基底膜正下方发生分离,真皮乳头层毛细血管扩张,胶原减少,弹力纤维增多,真皮乳头层黏多糖增多。

三、临床表现

(一) 口腔颌面部表现

口腔黏膜可出现大疱性损害,融合呈糜烂面,反复发作,形成唇、颊、龈的瘢痕挛缩。口咽部黏膜反复溃破,瘢痕形成,可出现张口受限、吞咽困难,言语不清。牙齿畸形亦可出现。

(二) 其他相关临床表现

患儿出生后发病,病程较长(2～21年),起病后7～18年发展为全身性。

皮损严重,可出现在体表的任何部位,以肢端最为严重。病变先限于手足,以后累及40%～70%的体表皮肤。每一发疹期4～7天。脓疱为绿豆大或更大些,亦可融合成片,黏膜也可受累。可有全身症状,轻重与疱疹程度平行,脓疱暴发前体温38～40 ℃,脓疱干涸时退烧,伴有淋巴结肿大。疱疹消退后局部遗留明显瘢痕和粟粒性囊肿。肢端反复发生的水疱及疤痕可使指(趾)间的皮肤粘连,形成手指和足趾间的假蹼;指骨萎缩形成爪形手。指(趾)甲亦可畸形,秃发。食管黏膜受累形成狭窄,吞咽困难。本病最严重的合并症是在慢性糜烂区域发展为鳞状细胞癌,高于50%的患者在30岁左右时可恶变,许多死于癌转移。

四、诊断

根据临床表现、脓疱特征性改变、病理组织学检查予以诊断。必要时 X 线、血液学、内分泌等检查协助诊断。应与妊娠疱疹(herpes gestationis)、脓疱性银屑病(pustulosar psoriasis)及增殖性天疱疮等鉴别。

五、治疗

(一) 一般治疗

全身应用肾上腺皮质类固醇、抗生素可用于预防或控制继发感染。

(二) 口腔颌面部异常相关的治疗建议

口腔颌面部以防止继发感染,避免外伤、摩擦和受热为治疗原则。对于皮肤和口腔黏膜的水疱、糜烂损害,可选用各种湿敷剂、含漱剂、消炎止痛糊剂、贴膜或喷剂以止痛和促进糜烂愈合。但有些病例虽已截指,亦难幸免皮肤和黏膜瘢痕癌变。

参考文献

[1] Medenica L, Lens M. Recessive dystrophic epidermolysis bullosa:Presentation of two forms[J]. Dermatology Online Journal, 2008, 14(3):2.

[2] Diedrichson J, Talanow D, Safi A. Epidermolysis bullosa dystrophica (Hallopeau-Siemens syndrome) of the hand:Surgical strategy and results[J]. Handchirurgie, Mikrochirurgie, Plastische Chirurgie, 2005, 37(5):316-322.

[3] 林丽蓉.医学综合征大全[M].北京:中国科学技术出版社,1994.

[4] 李晓强,闫小宁,李宇鑫,等. Hallopeau 连续性肢端皮炎 1 例[J].临床皮肤科杂志,2016, 45(9):662.

[5] 刘玉峰,刘斌.连续性肢端皮炎并发疱疹样脓疱病、地图舌、沟状舌 1 例[J].陕西医学杂志,1987, 16(12):53.

(蒋红柳　王文梅)

第六章

斑纹及丘疹类口腔相关综合征

第一节　白色海绵状斑痣

一、疾病简介

白色海绵状斑痣（white sponge nevus，WSN）是一种良性的罕见的常染色体显性遗传病，患病率低于 1/200 000，典型表现为双颊对称、褶曲的白色斑块。

二、病因及发病机制

白色海绵状斑痣的病因，目前研究认为与上皮角蛋白的功能紊乱相关，由于角蛋白基因 K4、K13 表达的异常，导致了上皮的错角化，表现为棘层增厚、细胞层次增多、表层过度不全角化。除此之外，病理还发现在 WSN 处的非角化上皮发生了异常角化，出现角化上皮特有的超微结构改变，胶原蛋白形成异常，表层增厚，最终导致脱落障碍。

三、临床表现

（一）口腔颌面部表现

白色海绵状斑痣最常发病的部位是颊黏膜，其次为双唇黏膜和口底黏膜，较少累及腭部或牙龈黏膜。损害多为对称性发生，表现为质地柔软的白色或乳白色水波样皱褶，亦可呈草丛状或皱纸状，损害薄者仅为一层灰白色膜，过度增生肥厚者可呈滤泡状。损害部位具有正常口腔黏膜的柔软度与弹性，皱褶有时可以无痛性刮去或揭去，下方创面光滑，类似正常黏膜上皮表现。

（二）其他相关临床表现

口腔以外的部位，如鼻腔、食道、外阴、肛门等处的黏膜也可发生类似病损，多在出生时已存在，至青春期到达高峰，之后无明显变化，成年后病损逐渐趋于静止状态。

四、诊断

根据病史、家族遗传特性及典型临床表现即可诊断，需要与其他口腔白色病变，如口腔白斑病、口腔扁平苔藓、念珠菌感染、咬颊症等进行鉴别诊断。

五、治疗

（一）一般治疗

虽然白色海绵状斑痣不会出现明显的疼痛不适，但是许多患者仍然希望能够改变病损的外观，使其恢复为正常的黏膜上皮。迄今为止，并无系统性的治疗方案，文献回顾显示，制霉菌素、抗组胺药、维生素、抗生素等，可能有一定疗效。阿维 A 酸具有显著抗角化作用，手术切除也是可行的治疗措施，但是仍存在复发可能。除非改变疾病的遗传特性，否则目前任何治疗方案都无法一劳永逸。

（二）口腔颌面部异常相关的治疗建议

去除病因，对症处理，预防继发感染。

参考文献

［1］Liu X，Li Q，Gao Y，et al. Mutational analysis in familial and sporadic patients with white sponge naevus ［J］. British Journal of Dermatology，2011，165(2)：448-451.

［2］Cai W P，Jiang B Z，Yu F，et al. Current approaches to the diagnosis and treatment of white sponge nevus ［J］. Expert Reviews in Molecular Medicine，2015，17(9)：411-419.

［3］Cai W P，Jiang B Z，Feng T N，et al. Expression profiling of white sponge nevus by RNA sequencing revealed pathological pathways［J］. Orphanet Journal of Rare Diseases，2015，10(1)：1-10.

［4］Satriano R A，Errichetti E，Baroni A. White sponge nevus treated with chlorhexidine［J］. The Journal of Dermatology，2012，39(8)：742-743.

［5］Westin M，Rekabdar E，Blomstrand L，et al. Mutations in the genes for keratin-4 and keratin-13 in Swedish patients with white sponge nevus［J］. Journal of Oral Pathology & Medicine，2018，47(2)：152-157.

［6］Zhang J M，Quan J J，Ren Y Y，et al. Keratin 4 regulates the development of human white sponge nevus ［J］. Journal of Oral Pathology & Medicine，2018，47(6)：598-605.

［7］Kürklü E，Öztürk Ş，Cassidy AJ，et al. Clinical features and molecular genetic analysis in a Turkish family with oral white sponge nevus［J］. Med Oral Patol Oral Cir Bucal，2018，23(2)：e144-e150.

［8］秦家佳，唐国瑶.白色海绵状斑痣患者角蛋白 k4、k13 基因突变［J］.临床口腔医学杂志，2015，31(4)：250-252.

［9］孙开华，吴奇光，王晶，等.口腔粘膜白色海绵状斑痣的超微结构观察［J］.中华口腔医学杂志，1995，30(3)：148-150＋192.

（林　琳　王文梅）

第二节　汗孔角化病

一、疾病简介

汗孔角化病(porokeratosis)是一种特殊的角化异常，基本损害为界限清楚的角化不全，呈中心萎缩的环形、线形或斑点样。临床有 5 种类型：Mibelli 型又名 Mibelli syndrome，为最经典的类型，此外还有播散型浅表型和播散型光化性浅表型、线型斑点型以及掌跖播散型，有时与其他综合征伴发。

二、病因及发病机制

病因不明，可能存在共同的遗传背景。常染色体显性遗传见于掌跖播散型、播散型浅表型和播散型光化性浅表型。线型见于单精合子双胞胎。

三、临床表现

（一）口腔颌面部表现

播散型浅表型和播散型光化性浅表型相对常见，常于中年时期发病，病情进展相对缓慢。家族发病时男女比例各半。在黑人中少见。

1. Mibelli 型

本型特征表现为单侧局限性较大损害，界清，具有诊断性的沟纹，男性居多。初期口腔及面部可出现为小的角化性丘疹样损害、颜色为棕色，逐渐扩大形成规则和环形斑块，伴有界清、隆起的角化性边界。损害表现为角化过度和疣状。中心常萎缩，通常无毛发所以无汗，伴有色素沉着或脱失。直径从数毫米到数厘米。可累及嘴唇、口腔黏膜，角化边缘浸渍发白。

2. 线型

始于婴儿或儿童期。遗传特征尚未明确。可见于单侧颌面部、线状且广泛累及，类似线性疣状表皮痣。损害类似于 Mibelli 型。可与其他临床类型伴发。有恶化的报道。

（二）其他相关临床表现

1. Mibelli 型

皮肤凹陷类似于口腔颌面部表现，以四肢肢端、臀部和外生殖器常见。可累及至掌跖。

2. 播散型浅表型和播散型光化性浅表型

主要累及四肢、腋窝、腹股沟、会阴、掌跖处，双侧对称性泛发。大部分损害见于曝光部位，夏季加重。损害较小、浅表性、较为单一、成簇状。损害一开始为直径 1～3 mm 的角化性丘疹，中心小凹。可有红斑、色素沉着或正常肤色，随病程推移，损害逐渐增大为浅表性环形损害，典型表现是轻度中心萎缩，周缘为堤状隆起。

3. 掌跖播散型

青年期和成年期开始发病。男性发病是女性的两倍。损害范围较小，相对单一的损害，边界清楚，周围隆起。损害首先发生于掌跖部，然后向四肢、躯干等部位扩散，有时有瘙痒和刺痛感。黏膜病损相对较小，数目较多，一般为环形，色白，无特殊症状。

4. 线型

损害大多局限于单侧，特点类似于口腔颌面部表现，成群分布，沿四肢线状排列，远端易受累。在躯干部可呈带状分布。最常累及到单侧四肢，也可累及同侧的躯干。

5. 斑点型

常与 Mibelli 型或线型相关。病损数量多而且不连续，角化过度，边缘细高。损害大部分呈线状排列,也可聚集成斑块样。临床上容易混淆的疾病为斑点型掌跖角化症。

四、诊断

根据典型的临床表现做出诊断不难,必要时可做病理检查证实。本病组织病理有诊断价值。鉴别诊断有时需与以下疾病鉴别:①环状扁平苔藓;②疣状痣:病理检查易于鉴别;③其他:需与光线角化症、皮肤原位等病区别。

五、治疗

(一) 一般治疗

无特效疗法。

避免日晒,可口服氯喹(chloroquine)或羟基氯喹(hydroxychloroquine)。氯喹片 0.25 g,2 次/d;羟氯喹片 0.1 g,2 次/d。也可试用维生素 A(Vitamin A)或异维 A 酸(isotretinoin)。维生素 A 5 万~10 万 U,3 次/d;异维 A 酸 0.5~1 mg/kg,2 次/d。

养血润肤,可用润肤丸或温经汤、苍术膏。

5-FU,皮质类固醇亦有助于治疗,但对这一慢性无症状的疾病不宜轻易使用。本病虽难定为癌前病变,但有报道该临床表现为癌症前期表皮增生或癌症患者,故对某些病例,应考虑手术切除。

(二) 口腔颌面部异常相关的治疗建议

小范围的皮损可采用冷冻或激光治疗。局部用药有:10%水杨酸软膏(salicylic acid ointment)或 0.1%维 A 酸软膏(tretinoin ointment)等。

参考文献

[1] 张浩,冉玉平.15 例汗孔角化症回顾分析[J].川北医学院学报,2006,21(5):423-425.

[2] Takemiya M, Shiraishi S, Teramoto T, et al. Bloom's syndrome with porokeratosis of Mibeili and multiple cancers of the skin, lung and colon[J]. ClinicalGenetics, 1987, 31(1):35-44.

[3] 叶珊珊,李莹洁,王东霞,等.斑块型汗孔角化症一家系 MVK 基因突变检测[J].中国麻风皮肤病杂志,2018,34(8):478-480.

[4] Ali S, Ramanamurty C, Hussain S, et al. Coexistence of porokeratosis of Mibelli with Gardner's syndrome:A rare case report[J]. Indian Dermatology Online Journal, 2011, 2(2):94-96.

[5] 姚红娜,蒙秉新,张燕.汗孔角化症[J].临床皮肤科杂志,2005,34(2):68-67.

[6] 张勇枚,刘跃华,甘戈.汗孔角化症合并假性阿洪病 1 例[J].临床皮肤科杂志,2004,33(9):550-551.

[7] 杨胜烨.汗孔角化症合并角层下脓疱病 1 例[J].皮肤科学通报,2019,36(1):175-178.

[8] 薛竞,王勤,宋林红,等.合并 Mibelli 型和单侧线状型汗孔角化症 1 例并文献复习[J].岭南皮肤性病科杂志,2009(4):251-252.

[9] McDonald S G, Peterka E S. Porokeratosis (Mibelli):Treatment with topical 5-fluorouracil[J]. Journal of the American Academy of Dermatology, 1983, 8(1):107-110.

(段 宁 王文梅)

第三节　淋巴瘤样丘疹病

一、疾病简介

淋巴瘤样丘疹病（lymphomatoid papulosis）又名 Macaulay 综合征（Macaulay syndrome），淋巴瘤样苔藓样糠疹。自 1956 年以后，即有此病之报道，1966 年 Veralklo 等首次对此病进行了详细的描述，1968 年 Macaulay 称之为淋巴瘤样丘疹病而得名。我国 1978 靳增英报道 3 例，之后有少数报道。本病发病男女之比为 2∶1，发病年龄在 7～69 岁之间，平均为 38 岁。

二、病因及发病机制

本病病因及发病机制尚有争论。Muller 及 Verallo 等认为本病是急性痘疮样苔藓样糠疹的变异，而 Thornsew 认为本病是恶性肿瘤，可能由于免疫监视机制不正常，而使临床表现为良性。Fenerman 等对本病进行了电子显微镜的观察，发现早期损害中有一种极似副黏病毒的颗粒，而有报道此副黏病毒颗粒存在于一些自身免疫性疾患中，但未培养出病毒。Macaulay 指出本病的异型细胞显然是 T 细胞，1975 年 Lutyner 等把本病归入皮肤 T 细胞淋巴瘤。Brehmer-Andersson 等认为本病是急性或慢性苔藓样糠疹的变异。在 1975 年美国皮肤病学会上，把 Macaulay 病与未分化型淋巴瘤（diffuse undifferentiated lymphoma，DUL）、组织细胞淋巴瘤（stiocytic lymphoma）、蕈样肉芽肿（mycosis fungoides）、Hodgkin 病以及慢性苔藓样糠疹（pityriasis lichenoides chronica）归为同一类疾病，而它们之间没有明确的区别。

三、临床表现

（一）口腔颌面部表现

口腔损害少见。唇颊黏膜可出现红色斑块或丘疹，并伴有轻度糜烂。

（二）其他相关临床表现

分批性发疹，发疹前常有微痒感，皮疹出现后则无自觉症状，皮疹好发于躯干和四肢的近端，面部与头部很少，偶发于手、足以及口腔黏膜；皮疹常呈对称性分布，开始为红棕色的丘疹，很快在皮损中心部出现紫癜样丘疹，此出血疹可扩展到整个损害的表面。大部损害此后开始恢复，形成中心附着，周边游离云母状鳞屑的斑疹或附着薄痂的损害；另一些损害则发生中心坏死，呈现黑色，并形成溃疡。单个损害存在时间为 2～4 周，溃疡大多较小，最大者可达 10～12 mm，除丘疹坏死样损害处，亦可发生斑块，可以辨清的丘疹，数目约 20 个左右，并可见到同样多的损害愈合后遗留的色素沉着及浅表的小瘢痕。病程长达数年之久，甚至可长达 30 年，并不影响全身健康，也不侵犯其他系统器官，因而全身体格检查与实验室检查都在正常范围之内，预后良好。据 Brehmer-Andersson 对本病性质的描述，有的可能是良性过程,另一些可能为恶性疾患,因此对本病都需要长期观察。

主要分为两型。A 型:类似何杰金病,细胞致密浸润至真皮上、中部或下部,呈楔形分布,大多非向表皮性,常见 R-S 细胞样细胞,核分裂相多,有多种炎性细胞浸润,包括中性粒细胞、嗜酸性细胞、浆细胞,大淋巴细胞和小淋巴细胞。B 型:损害类似蕈样肉芽肿,浸润细胞呈带状或结节状,成分较单一,常有向表皮性,主要有脑回状胞核的大淋巴细胞,核分裂相少见。

具有急性或慢性苔藓样糠疹的典型变化,并在浸润的细胞中杂有异型细胞,这种细胞的大小从 $12\sim20~\mu m$,至少比小淋巴细胞大二倍,一个大而深染的细胞核常占据此细胞的大部分,胞浆的量不等,有的很少,只在核的周围有一个窄的边缘,胞浆透明,边缘清晰,高倍镜下胞浆中有细颗粒,有些细胞中有不等量的微泡,淡染的片中,可见到边缘不规则的胞核,由于折叠,核膜呈锯齿状凹痕,核仁不明显,常见有丝分裂,有时细胞核呈叶状、肾形或多形的多核。早期浸润细胞主要见于真皮上、中部血管及附属器周围,充分发展时累及真皮下部和皮下组织,这些浸润细胞包围真皮血管,见于真皮各层,使表皮与真皮境界模糊,并可延及表皮。表皮内和表皮下水肿以及表皮坏死均为常见。红细胞外渗,斑疹和早期丘疹可能只有表浅带状单核细胞浸润,表皮很少或无变化。而坏死和溃疡损害则有密集浸润到真皮深处。在恢复期呈云母样鳞屑损害中则见不到异型细胞;本病大多数不演变为恶性淋巴瘤。免疫组化研究发现,小淋巴样细胞为活化 Th 细胞表型 CD_3^+,CD_4^+,CD_8^-,大淋巴样细胞则为 CD_{30}^+,CD_7^-,10%不典型淋巴样细胞有 TCR 重排。

四、诊断

在临床上须作皮肤活检,与 Mucha-Habermann 病无法区别,亦不易与急性痘疮样苔藓样糠疹、慢性苔藓样糠疹相鉴别。

五、治疗

(一)一般治疗

一般不需治疗。多数作者认为可按急性或慢性苔藓样糠疹来治疗。

有报道,四环素,高效皮质类固醇激素,光化学疗法(photochemotherapy,PUVA)或氨甲蝶呤(methotrexate,MTX)可用于全身治疗而有一定疗效。有人采用免疫增强剂如左旋咪唑(levamisole)治疗,是否可增强免疫功能以达到疗效,值得进一步探讨。有文献报道,可局部应用卡莫司汀(卡氮芥)(carmustine)治疗本病。

(二)口腔颌面部异常相关的治疗建议

对症处理,预防继发感染。

参考文献

[1] Kempf W, Kazakov D V, Scharer L, et al. Angioinvasive lymphomatoid papulosis: A new variant simulating aggressive lymphomas[J]. The American Journal of Surgical Pathology, 2013,37(1):1-13.

［2］Allabert C，Estève E，Joly P，et al. Mucosal involvement in lymphomatoid papulosis：four cases[J]. Ann Dermatol Venereol，2008，135(4)：273-278.

［3］Bruijn M S，Horváth B，van Voorst Vader P C，et al. Recommendations for treatment of lymphomatoid papulosis with methotrexate：A report from the Dutch Cutaneous Lymphoma Group[J]. British Journal of Dermatology，2015，173(5)：1319-1322.

［4］Mori M，Manuelli C，Pimpinelli N，et al. CD30-CD30 ligand interaction in primary cutaneous CD30 (+) T-cell lymphomas：A clue to the pathophysiology of clinical regression[J]. Blood，1999，94(9)：3077-3083.

［5］Wieser I，Oh C W，Talpur R，et al. Lymphomatoid papulosis：Treatment response and associated lymphomas in a study of 180 patients[J]. Journal of the American Academy of Dermatology，2016，74(1)：59-67.

（郑晓姣　王志勇）

第四节　多中心性网状细胞增多症

一、疾病简介

多中心性网状细胞增多症(multicentric reticulohistocytosis)又名 Nicolau-Balus 综合征(Nicolau-Balus syndrome)，全身性巨细胞-组织细胞瘤，网状组织细胞肉芽肿(reticulohistiocytic granuloma)，假肉瘤性网状组织细胞瘤(pseudosareomatous reticulohitocytome)，类脂性风湿病(lipoid rheumatism)，非糖尿病性黄瘤病，网状组织细胞增生症(reticulohistiocytosis)，泛发性巨大细胞组织细胞增生症(generalized mastocytosis)，皮肤网状组织细胞瘤(reticulohistiocytoma)，类脂质皮肤关节炎(1ipoid dermotoarthritis)，多中心性皮肤和滑膜网状组织细胞增生症(multicentric reticulohistocytosis of skin and synovial membranes)，巨细胞组织细胞病(giant cell histocytoma)。本征自 1879 年 Targott 以皮肤巨大细胞瘤报道以来，文献有不同名称报道，但不多见。

二、病因及发病机制

病因未明。国内外学者的看法不一，主要有以下几种说法。

1. 脂质代谢紊乱

Barrow 发现患者不论是血清还是组织内总类脂，如亚酸甘油脂、磷脂、总胆固醇、游离胆固醇、胆固醇脂、总脂酸脂等等均明显高于正常；文献中大部分病例组织病理学检查发现 PAS 阳性多糖为糖脂，而不是糖蛋白；用组织化学可以证明在巨细胞内有磷脂与中性脂肪存在，因此认为本病的发生与脂肪代谢紊乱密切相关，国内的资料亦支持这种看法。

2. 来源于网状内皮系统的肿瘤

按照组织病理学所显示的巨细胞内有少量脂肪、类脂质的存在，证明其本质与组织细胞同属一类,所以提出本病应属于良性的网状组织细胞增生病,Demis 将本病归在来源于网状内皮系统的肿瘤之中。

3. 某种刺激引起的组织细胞性肉芽肿

组织细胞继发地吞噬各种脂质,Rook 等认为本病不是真性肿瘤,而是皮肤、黏膜与滑膜的肉芽肿浸润。临床上伴有睑黄瘤,血中甘油三酯增加,但胆固醇、β 脂蛋白等均正常,而巨噬细胞电泳增高,也不支持脂质代谢疾病;根据细胞生化染色和电镜检查,增生的细胞主要为组织细胞,并显示其吞噬和合成功能活跃,因而支持这一观点。

4. 类似在风湿病过程中所见之肉芽肿性变应性反应,为一种自身免疫性疾病。

本病的病程长,病情可反复加重,而且经一定时间后可自然缓懈。姚际唐等报道的病例发现血清白蛋白下降,球蛋白增高,血清总补体增高。认为本病的发病因素有必要从免疫方面进一步探索。

5. 脂质沉积性肉芽肿病

Farber 综合征(Farber syndrome),本病为常染色体隐形遗传病,由于神经酰胺酶的缺乏,神经酰胺不能分解为鞘氨醇和脂肪酸,因而蓄积于脑、内脏、皮下组织中。

三、临床表现

(一) 口腔颌面部表现

多口腔黏膜可出现粟粒大小的半球形乳白色丘疹至条状斑片或淡黄至黄色乳头样瘤样损害。见于舌、唇和颊部,食管下端也可发生乳头瘤样损害。

(二) 其他相关临床表现

女性多见,无种族差异,11~60 岁发病,国内以 40 岁以上多见。可表现发热、体重减轻和浅表淋巴结肿大。

1. 关节炎　由于滑膜、骨膜及骨增生逐渐发生小结,引起畸形性多关节炎,早期局部肿胀,有阵发性游走性疼痛,晚期活动受限或畸形。X 线检查:关节面破坏,关节腔狭窄,约 25% 病例小结与关节炎同时发生,60% 关节炎先于小结数月至数年出现,少数病例小结先于关节炎出现。

2. 皮肤损害　可累及体表的多数部位,常对称地发生于指间关节和指掌关节的背侧,唇及鼻孔周围。为少数至多数的坚实丘疹、结节或肿块,呈红棕色、黄色或肉红色,皮损的演变为红斑、丘疹、结节、萎缩斑及纤维化。

3. 甲损害　可引起甲萎缩、纵嵴、脆弱或色素沉着。

4. 合并症　10% 的病例有睑黄瘤(xanthelasma palpebrarum),27% 有高血压,16% 淋巴结肿大,大多数病例在发病 10 年后自发缓解,但由于关节炎而遗留残疾及狮容。15% 可伴癌肿(癌的部位依次为肠、乳腺、支气管和宫颈等),亦可伴白血病性网状细胞增生症(leukemic reticuloendotheliosis)。

病理表现呈结节性损害,具有微小空泡的组织紧靠着小血管壁,小结中散布着淋巴细胞和浆细胞。多核巨细胞有小空泡,核仁较大,1~2 个,偏心分布,部分空泡可被伊红染色。

多有破坏性关节炎。

实验室检查　表现为贫血(55%),血沉增快(68%),高脂血症(52%),类风湿因子阳性,γ球蛋白减少或增高,总补体和C3增高,β球蛋白增高,结核菌素试验阳性(50%)。

四、诊断

根据临床表现,实验室检查,组织活检(表现为大量组织细胞及巨细胞浸润的肉芽肿性改变)可以诊断。须与组织细胞增生症 X、类风湿性关节炎(rheumatoid arthritis,RA)、脂质代谢异常及恶性淋巴瘤等疾病相鉴别。

五、一般治疗

(一)治疗原则
目前尚无满意的疗法。
(二)治疗建议
可用皮质类固醇、氮芥(chlormethine)、环磷酰胺、长春新碱、氯喹、阿司匹林(aspirn)等治疗。亦可用 ACTH、氮芥、盐酸氯化喹啉三联疗法。还可试用雷公藤(tripterygium)等。

参考文献

[1] Lesher J L Jr, Allen B S. Multicentric reticulohistiocytosis[J]. Journal of the American Academy of Dermatology,1984,11(4):713-723.

[2] Blanco J J R, Hernández F J B, Cerezo J G, et al. Multicentric reticulohistiocytosis. The long course of a rare disease[J]. Scandinavian Journal of Rheumatology,2002,31(2):107-109.

[3] Gorman J D, Danning C, Schumacher H R, et al. Multicentric reticulohistiocytosis:Case report with immunohistochemical analysis and literature review[J]. Arthritis & Rheumatism,2000,43(4):930-938.

[4] Islam A D, Naguwa S M, Cheema G S, et al. Multicentric reticulohistiocytosis:A rare yet challenging disease[J]. Clinical Reviews in Allergy & Immunology,2013,45(2):281-289.

[5] Satoh M, Oyama N, Yamada H, et al. Treatment trial of multicentric reticulohistiocytosis with a combination of predonisolone, methotrexate and alendronate[J]. The Journal of Dermatology,2008,35(3):168-171.

（郑晓姣　王志勇）

第五节　光线性类网织细胞增生症

一、疾病简介

光线性类网织细胞增生症(actinic reticuloid)又名慢性光敏性皮炎(chronoc actinic dermatitis),是一种慢性光敏性皮肤病,对紫外线甚至可见光均异常敏感。皮损的形态学和组织学特征与淋巴瘤相似,可反复发作,多为良性,具有一定可逆性,但较少累及内脏系统。1969年被 Ive 首先报道,认为该病是一病因不明的独立性疾病,可由光敏性湿疹发展而来,也与接触光敏物或光敏性药物有关。

二、病因及发病机制

通常先出现外源性光敏性皮炎的病变,之后脱离了这些光敏物,但皮损反复发作成持久性光敏性反应继而进展成本病。从光敏性湿疹或光敏性皮炎到持久性光反应,进而到光化性类网织细胞增生症这一发展过程中有时无明确界限,并且可以逆转,因而又将本组疾病命名为光敏性皮炎或光线性类网织细胞增生症。

三、临床表现

(一) 头面部表现

本病典型的皮损为散在多发的暗红色丘疹或斑丘疹,边缘清晰,大小不等,增厚浸润可形成丘疹、结节,扩大融合形成斑块,经刺激后可呈湿疹样改变。但多数皮损呈现为肥厚性的丘疹或苔藓样的斑块,偶有紫癜损害。皮损集中于曝光部位,以面、颈部为主,常累及颈部发际到衣领间的暴露部位和耳后乳突区,而较少累及眼周、颔下和耳后皱襞区是其特征。

(二) 其他相关临床表现

好发于50岁以上的男性。躯干等非暴露部位也可出现湿疹样皮炎或呈不规则网状色素沉着斑。严重病例皮肤增厚,呈狮面状,类似 Sézary 综合征(Sézary syndrome)并可波及全身大部分皮肤,最终发展成红皮病。

皮损组织的病理学检查为多形性浸润,主要表现为单一核细胞并可见大而深染的锯齿状或脑回形状的异形细胞核。浸润细胞有向表皮性,可聚集似 Pautrer 微脓肿,类似于蕈样肉芽肿表现。表皮多为反应性棘层肥厚,无角化不全。

光试验检查可证实患者对长波紫外线和可见光敏感,阈红斑值降低。光斑贴试验多为阴性。但在不少患者中已明确与某种光敏物有关,也表现为光斑贴试验阴性。

四、诊断

根据好发于中老年男性,慢性顽固性特点,皮损的分布与形态学特征,以及光试验和病理特征可辅助诊断,可以与一般的光敏性皮炎、接触性皮炎及蕈样肉芽肿等鉴别。

五、治疗

(一) 一般治疗

患者应避免接触或脱离可疑的光敏物环境,严重病例对一般照明用日光灯也异常敏感,不得不在暗室或仅有白炽灯的室内生活才能控制病情。

(二) 口腔颌面部异常相关的治疗建议

口服维生素 B 族和烟酰胺(nicotinamide)。对氨基苯甲酸(aminobenzoic acid)口服有时也有效,沙利度胺(thalidomide)(反应停)对大部分病例能控制。严重患者可应用中等剂量波尼松或硫唑嘌呤,控制病情后可逐渐减量。PUVA疗法常是一种有效的防治措施。

参考文献

[1] 王丽英,陈昆,朱登平,等.慢性光化性皮炎86例临床分析[J].中华皮肤科杂志,2002,35(6):435-438.

[2] 廖康煌,王漪,互毓清,等.91例慢性光化性皮炎的研究[J].中华皮肤科杂志,1993,26(4):213-215.

[3] Menagé H P, Hawk J L. Chronic actinic dermatitis is not a viable concept[J]. Archives of Dermatology, 1999, 135(4):469-471.

[4] Dawe R S, Crombie I K, Ferguson J. The natural history of chronic actinic dermatitis[J]. Archives of Dermatology, 2000, 136(10):1215-1220.

[5] Frain-Bell W, Lakshmipathi T, Rogers J, et al. The syndrome of chronic photo sensitivity dermatitis and actinic reticuloid[J]. British Journal of Dermatology, 1974, 91(6):617-634.

[6] 徐参,宋玉茹.光线性类网织细胞增生症1例报告[J].临床皮肤科杂志,1987,16(4):190.

(郑晓姣 王志勇)

第六节 表皮原位癌

一、疾病简介

表皮原位癌是一种特殊的表皮内鳞状细胞癌,又名Bowen病(Bowen disease),原位癌,上皮内上皮瘤变,上皮内上皮癌。于1912年由Bowen首先报道2例慢性皮肤病的"癌前期"。原位癌是一种角化不良病(dyskeratotic disease),是发展到浸润癌的过渡期。

二、病因及发病机制

病因不明。可能的病因有:大量日光照射,病毒感染,遗传或外伤等。

三、临床表现

(一)口腔颌面部表现

口腔内多见于颊、前庭沟、舌缘、舌腹、口底及软腭等黏膜。临床上分为三种类型:均质性红斑(homogenous erythroplakia)、间杂型红斑(interspersed erythroplakia)、颗粒型红斑(granular erythroplakia)。最常见的类型为均质性红斑,损害特征为持续性的鲜红色、天鹅绒样圆形或椭圆形损害,边缘清楚,表面萎缩微凹。间杂型红斑表现为萎缩性红斑基础上散在分布乳白色斑点,红白相间。颗粒型红斑表现为在萎缩性红斑基础上出现红色或白色的颗粒样肉芽状增生,微突出于黏膜表面,此型往往为原位癌或早期鳞癌。

(二)其他相关临床表现

男性多发,发病年龄在40~70岁之间,平均60岁左右。好发于颜面、躯干及四肢远端,亦可累及口腔、鼻、咽、外阴部、龟头和包皮、眼睑皮肤、结膜、角膜、巩膜与角膜交界处等,故又称之为增殖性红斑、奎莱特红斑(erythroplakia of queyrat)。

早期损害是一个或多个淡红色丘疹,表面有增厚的角质层,去痂后红色创面为颗粒状,略似乳头瘤。病损可逐渐扩展,形成圆形、环形或不规则形的暗红色斑片或斑块,病损呈孤立性,边界清楚,大小不等,表面常有结痂,除去表面覆盖的结痂后,可露出暗红色颗粒状或肉芽状创面,较少出血,少数呈多发性。损害一般无明显自觉症状,偶有瘙痒或疼痛感。约5%患者具有侵袭性生长,可演变为鳞状细胞癌(squamons cell carcinoma)。

上皮细胞呈现出不规则,表现为明显的上皮异常增生,伴角化不全、角化不良、棘层肥厚,表皮突增宽,呈现高度排列非典型性,大小各异,形态不一,核大而染色深,出现异常核分裂。真皮乳头被压缩成细带状,真皮上部炎症细胞浸润。

四、诊断

根据临床表现,明确诊断需依靠病理活检。

五、治疗

(一) 一般治疗

局部治疗容易复发,最有效的治疗为手术切除。可局部用药,咪喹莫特霜(imiquimodcream)或5-氟尿嘧啶软膏(5-fluorouracil ointment)。可采用激光或液氮冷冻(liquid nitrogen frozen)等治疗。

(二) 口腔颌面部异常相关的治疗建议

较小病损可采用手术(operation)、电烧灼(electrocautery)、冷冻或激光(laser)等治疗。

参考文献

[1] Bowen J T. Precancerous dermatoses:A study of two cases of chronic atypical epithelial proliferation[J]. J Cut Dis. 1983, 119(3):243-260.

[2] 苏云伟,吴信峰.Bowen病的治疗现状及进展[J].国际皮肤性病学杂志,2014,40(6):366-369.

[3] Sardesai V R. Bowen's disease:An uncommon presentation[J]. International Journal of Dermatology, 2002, 41(10):691.

[4] Bell, Rhodes. Bowen's disease:A retrospective review of clinical management [J]. Clinicaland Experimental Dermatology, 1999, 24(4):338-339.

(郑晓姣　杨旭东)

第七节　皮 脂 腺 瘤

一、疾病简介

皮脂腺瘤又名 Pringle 综合征(Pringle syndrome),对称性颜面红斑,皮脂腺性母斑,多发性母斑,颜面对称性纤维性血管扩张性母斑,皮脂腺纤维性母斑,毛囊性皮脂畸形瘤,颜面对称性脂腺性纤维性母斑,Pringle 病。本病首先由 Balzer Menetrier 发现,次年 Balzer 及 Grandhomme 又有报道,但均不详细,直到 1890 年 Pringle 才对本病作了详细叙述,故又称 Pringle 病。

二、病因及发病机制

病因不明。一般认为是先天性疾患,且与遗传有关,多表现为常染色体显性遗传,且有较高的、不完全的外显率。

三、临床表现

(一)口腔颌面部表现

皮脂腺瘤是多发的柔软小瘤,为针头大至绿豆大的结节或丘疹,病损表现为淡黄色、红褐色或棕色(Pringle 型之皮疹多为红色,Balzer 型为褐黄色,Hallopeau-Lereddle 型为棕色),也可与正常皮肤的颜色相同,皮损多为孤立存在,有时可两三个互相融合。通常发生于面部的中央部位,尤以颊部、鼻部及前额多见,多在鼻两侧密集成群,数量不定,一般不引起自觉症状。

(二)其他相关临床表现

男女均可得病,年龄可自出生后几星期至 61 岁,但以 10 岁以下儿童为多见。皮损可逐渐增多,到青春期才停止发展,但不能消失。可同时发生毛细血管扩张及其他先天性异常,如痣、纤维瘤、神经纤维瘤、血管瘤、内脏的囊肿及肿瘤,指甲的营养性变化。很多病人有皮脂腺瘤、智力发育不全及癫痫发作,Sherlock 称此三联症为"Epiloia"(结节性硬化病),但是这三种表现未必同时存在,有时病人死于癫痫并发感染、心脏病或肠胃障碍及内脏肿瘤。

可见皮肤腺增殖肥大及血管扩张与新生,结缔组织也增殖,有时则以结缔组织增生为主,汗腺及毛囊也增生,而皮脂腺则发育正常或萎缩,无皮肤腺肿瘤结构可见。

本病之分类繁多,意见不一,其中冠以外文名称者有:①Pringle 型:皮脂腺及血管增殖;②Balzer 型:白色囊肿及上皮瘤;③Caspary 型:皮脂腺性母斑;④Darier 型:纤维性血管性母斑;⑤Hallopeau-Lereddle 型:主要为结缔组织显著增殖,纤维性母斑,伴有角化过度;⑥Darier-Pringle 型:血管扩张性母斑;⑦バソー型:汗腺性母斑。朱德生认为 Balzer 型已被称为囊性腺样上皮瘤(多发性良性囊样上皮瘤)而归为另一种疾病。Pringle 型及 Hallopeau-Lereddle 型的差别很小,只是血管数量及纤维性变的程度稍有差异而已,因此 Hallopeau-Lereddle 型可不单列为一种类型。

四、诊断

根据症状特点和组织学检查诊断。应与颜面播散性粟粒状狼疮、鼻红粒症、酒渣鼻(rosacea)、青年扁平疣(verruca plana juvenilis)、胶样粟粒疹(colloid milium)、汗腺囊肿(sweat gland cyst)、多发性丘疹毛囊上皮肿等鉴别。

五、治疗

（一）一般治疗

无特殊疗法。有人主张在儿童期不必治疗，到青春期再开始治疗，一般采用手术切除、烧灼法、电解术、电干燥法、电凝固法、二氧化碳疗法等。X线放射治疗有时显效。若合并癫痫，内脏病变和肿瘤则应据情采取相应的措施。

（二）口腔颌面部异常相关的治疗建议

口腔颌面部病损可采用手术切除。

参考文献

［1］Ansai S I, Kimura T. Rippled-pattern sebaceoma：A clinicopathological study[J]. The American Journal of Dermatopathology, 2009, 31(4)：364-366.

［2］Biswas A, Setia N, Bhawan J. Cutaneous neoplasms with prominent verocay body-like structures：The so-called "rippled pattern"[J]. The American Journal of Dermatopathology, 2011, 33(6)：539-550.

［3］Fan Y S, Carr R A, Sanders D S A, et al. Characteristic Ber-EP4 and EMA expression in sebaceoma is immunohistochemically distinct from basal cell carcinoma[J]. Histopathology, 2007, 51(1)：80-86.

［4］Rizvi M, de Jesus R, Girotto J, et al. Sebaceous gland carcinoma of the scalp：Case report and review of the literature[J]. The Journal of Otolaryngology, 2003, 32(1)：64-68.

［5］Crowson A N, Magro C M, Mihm M C. Malignant adnexal neoplasms[J]. Modern Pathology, 2006, 19 (S2)：S93-S126.

（郑晓姣　王志勇）

第八节　表皮痣综合征

一、疾病简介

表皮痣综合征又名 Solmon 综合征（Solmon syndrome），单侧性痣，表皮痣（epidermal nevus），线形痣，高起鱼鳞病（ichthyosis hystrix gravior），神经原性线形鱼鳞病，角样鱼鳞病，单侧神经原性乳头瘤，先天性良性黑棘皮病，皮肤-眼-脑综合征，线状皮肤腺痣综合征，Jadassohon 皮脂腺痣。最早在 1863 年 Don Baerensprung 报道本病并命名为单侧性痣（nevus unius lateris），1895 年 Jadassohon 首先发现皮脂腺痣，1932 年 Robnson 命名为 Jadassohon 皮脂腺痣。1962 年 Feuerstein 和 Mins 命名为神经皮肤综合征，1968 年 Solomon 系统描述本征并命名为表皮痣综合征（epidermal nevus syndrome）。

二、病因及发病机制

目前病因不明。在妊娠数周或数月，即胚胎形成早期，由于接触放射线、药物或长期病毒感染等因素均可造成胎儿外胚叶的发育异常，从而导致表皮局限性发育异常。无家族遗传倾向。通常在出生时或幼儿期发病,但偶尔也有在10～20岁才出现,男女均可发生。

三、临床表现

(一)头面部表现

1. 口腔症状

表皮痣可波及上唇,唇黏膜可见有乳头状隆起,舌、颊黏膜、软腭、牙龈也可发病。发生于这些部位的损害,往往易误诊为尖锐湿疣。少数患者可并发基底细胞瘤(basal cell tumor),或鳞状细胞癌。还可见牙齿发育异常,悬雍垂分叉致发音不全等。

2. 眼部症状

睑裂呈反Down综合征样倾斜、虹膜和脉络膜缺损、眼球震颤、角膜混浊、视网膜变性等。

3. 耳部症状

常见耳屏倾斜、耳聋等。

(二)其他相关临床表现

1. 皮肤损害

包括单侧痣、高起鱼鳞病、线状表皮痣、鱼鳞癣样红皮病、先天性良性黑棘皮病、咖啡色斑、血管瘤、单侧或多发性黑色素细胞痣。根据其皮损形态可分为三型:局限型损害常排列为单侧连续或断续性束状、带状或斑片状。头部皮损常呈斑片状。四肢病损往往沿肢体分布,到达肢端,在躯干则横行排列,常只有一条,如线状,故称之为线状痣。如只位于身体一侧,也称为单侧痣。皮损也可为双侧性,呈多发或泛发性,甚至广泛分布于全身,呈涡纹状或弧线形条纹,其严重者称之为高起鱼鳞病,此型属于泛发型或系统型。

2. 骨骼畸形

最多为脊柱侧凸、前凸和后凸,足内(外)翻,髋关节外翻及不全脱位,下肢缩短,高腭弓,鼻梁凹陷和骨囊肿等。尚有并指(趾),拇指分叉,隐性脊柱裂,骨骺钙化,佝偻病,多指、跖骨和手指缺如等,有些患者可有几种畸形同时存在。

3. 中枢神经系统症状

如癫痫、精神迟钝、去大脑综合征、偏侧麻痹和颅神经损害等。

4. 本征通常在初生时或幼儿期发病,但偶有在10～20岁才出现发病,男女均可。按发病年龄分为三期:①婴儿期:毛囊与皮脂腺发育不良,甚至原始毛囊滤泡缺如,仅出现较多发育不良的细小皮脂腺;②青春期:皮脂腺过度增生,表皮呈乳头状肥厚或过度角化,出现明显的大汗腺异位;③成人期:可继发或合并各种良性或恶性肿瘤。表现为中度至高度的角化过度,伴不规则的全角化,棘层增厚和乳头状瘤样增生,棘层肥厚,基底细胞色素增加,无痣细胞。

四、诊断

上述皮肤损害是必备的诊断条件,若合并有骨骼畸形或中枢神经系统症状之一即可诊断。若有眼部症状亦可诊断皮肤-眼-脑综合征。

病理表现为中度至高度的角化过度,伴不规则的全角化,棘层增厚和乳头状瘤样增生,棘层肥厚,基底细胞色素增加,无痣细胞。高起鱼鳞病的损害,表皮有颗粒样变性,或称表皮松解性角化过度(epidermolytic hyperkeratosis)。

五、治疗

(一) 一般治疗

目前尚无理想治疗方法,主要以对症治疗为主,同时应观察和处理中枢神经系统、心脏和肾脏的改变。

(二) 口腔颌面部异常相关的治疗建议

对于口腔颌面部出现的皮肤痣或皮脂腺,可以使用液氮冷冻或二氧化碳激光(carbon dioxide laser,CO_2 laser)分次进行治疗,可使痣色变浅。

参考文献

[1] 唐莉,刘凯,乔树芳,等.表皮痣综合征 1 例[J].临床皮肤科杂志,2003,32(10):602-603.

[2] 林霖霖,蔡剑峰.表皮痣综合征并发多发性基底细胞癌一例[J].中华皮肤科杂志,2002,35(4):315-316.

[3] Happle R. The group of epidermal nevus syndromes[J]. Journal of the American Academy of Dermatology, 2010, 63(1):1-22.

[4] Vidaurri-de la Cruz H, Tamayo-Sanchez L, Duran-MckinsterC, et al. Epidermal nevus syndromes: Clinical findings in 35 patients[J]. Pediatric Dermatology, 2004, 21(4):432-439.

[5] Sugarman J L. Epidermal nevus syndromes[J]. Seminars in Cutaneous Medicine and Surgery, 2007, 26(4):221-230.

[6] Rogers M. Epidermal nevi and the epidermal nevus syndromes: A review of 233 cases[J]. Pediatric Dermatology, 1992, 9(4):342-344.

[7] Solomon L M, Fretzin D F, Dewald RL. The epidermal nevus syndrome[J]. Arch Dermatol, 1968, 97(3):273-285.

[8] Pavlidis E, Cantalupo G, Boria S, et al. Hemimegalencephalic variant of epidermal nevus syndrome: Case report and literature review[J]. European Journal of Paediatric Neurology, 2012, 16(4):332-342.

[9] Moreira A I, Ferreira G, Santos M, et al. Epidermal nevus syndrome associated with hypophosphatemic rickets[J]. Dermatology Online Journal, 2010, 16(9):54-68.

[10] Park J H, Hwang E S, Kim S N, et al. Er:YAG laser treatment of verrucous epidermal nevi[J]. Dermatologic Surgery, 2004, 30(3):378-381.

(郑晓姣　杨旭东)

第九节　干性粟粒疹综合征

一、疾病简介

干性粟粒疹综合征(Fox-Fordyce disease)又名汗腺毛囊角化症,于 1902 年由 Fox-

Fordyce首先报道,是一种罕见的慢性疾病,多见于女性青春期后,是一种发生顶泌汗腺的慢性瘙痒性丘疹,皮损表现为毛囊性丘疹,有剧烈的瘙痒感。

二、病因及发病机制

病因尚不清楚,有观点认为激光脱毛或激素因素引起的创伤史可能是诱因,情志因素亦可诱发该病。顶泌汗腺在激素的影响下,功能失调,汗腺口由形成的角栓所闭塞,汗管内潴留汗液,随后腺体结构破裂和真皮继发炎症。

三、临床表现

(一) 口腔颌面部表现

多见于青年及中年女性。90%见于13～35岁女性,少数可发生在男性,女性进入更年期后,由于性腺活动降低而自愈。损害在颌面部多发生于唇。

(二) 其他相关临床表现

损害发生在有大汗腺部位的皮肤,主要为腋窝,也可累及肛门、生殖器和乳晕周围区域、胸骨、会阴和大腿上内侧。基本损害为大小不等的滤泡中心丘疹,呈圆形,可孤立或散在存在,互不融合,质地均匀坚实,表面光滑,颜色从正常肤色到微褐色不等。患部毛发稀疏或缺失。剧烈瘙痒感,月经期更甚。妊娠期间,因体内性激素发生改变,大汗腺分泌变少,可使症状暂时减轻甚至消退。

毛囊口充填角栓,毛囊漏斗状扩张伴角化过度,棘层细胞增厚,大汗腺出现海绵水肿性水疱,淋巴细胞及泡沫细胞浸润毛囊周围。

四、诊断

该病的诊断以临床特征和组织病理学特征为基础。瘙痒症状出现于女性青春期后,月经期加重,顶泌汗腺分布区有典型的滤泡中心丘疹,与正常肤色相同,活检标本见毛囊漏斗状扩张伴角化过度、漏斗状上皮增生、海绵样变、淋巴细胞及泡沫细胞浸润毛囊周围,导致脱发。本病应与限局性神经性皮炎、扁平苔藓、汗管瘤等相鉴别,本病患者不会出现瘢痕性脱发,也不会在身体其他部位或黏膜出现病变。

五、治疗

(一) 一般治疗

可口服己烯雌酚(diethylstilbestrol)、女性避孕药或口服异维A酸。对严重瘙痒而上述治疗效果不满意者,可用浅部X线放射治疗或冷冻、电凝、激光等破坏性治疗。若以上保守治疗效果不佳,可手术切除。

(二) 口腔颌面部异常相关的治疗建议

口腔颌面部病损可局部应用皮质类固醇药物(corticosteroids)或0.05%～0.1%维A酸霜涂抹。

参考文献

［1］ Kao P H, Hsu C K, Lee J Y Y. Clinicopathological study of Fox-Fordyce disease[J]. The Journal of Dermatology, 2009, 36(9): 485-490.

［2］ George A, Bhatia A, Thomas E. Fox-Fordyce disease: A report of 2 cases responding to topical clindamycin[J]. Indian Journal of Dermatology, Venereology and Leprology, 2015, 81(1): 87-88.

［3］ Yost J, Robinson M, Meehan S A. Fox-Fordyce disease[J]. Dermatol Online J, 2012, 18(12): 28.

［4］ Helfman R J. A new treatment of fox-fordyce disease[J]. Southern Medical Journal, 1962, 55(7): 681-684.

［5］ Uzuncakmak T K, Karadag A S, Ozlu E, et al. Effective treatment of Fox-Fordyce disease with pulsed dye laser[J]. Photodermatology, Photoimmunology & Photomedicine, 2016, 32(5/6): 311-313.

（郑晓姣　王志勇）

第十节　Darier-White 综合征

一、疾病简介

Darier-White 综合征（Darier-White syndrome）又名毛囊角化病（Darier disease，DD），是一种罕见的常染色体显性遗传性角化异常性疾病。最早于 1889 年被达里耶·怀特（Darier White）报道。

本病慢性病程，可起病于任何年龄，但一般以 8～16 岁为多，5 岁以前则少见，并无性别差异。

病变早期仅基底层上裂隙，以后裂隙延伸穿过表皮生发层。在陷窝周围的细胞表现为：核深染，胞浆清澈，外圈闪亮（部分角化）。病损呈不同程度的过角化、错角化和棘层松解。

二、病因及发病机制

致病基因位于染色体 12q23-24.1，因编码 2 型内质网钙 ATP 酶泵（ATP2A2）的基因变异导致本病的发生。尽管 DD 属于遗传性皮肤病，但其中 47% 的患者并没有家族史。这可能与轻微的症状被忽视有关。

疾病主要表现为瘙痒等不适，本病在夏季皮损加重，现认为高温、阳光、出汗等因素均可加重本病的发生与发展。已经发现过度出汗、手术、外界机械物理刺激高温、高湿度、接触紫外线和怀孕及分娩是毛囊角化病的加重因素。

三、临床表现

（一）口腔颌面部表现

1. 颌面部表现型的毛囊角化病皮损为油腻性、棕褐色密集的毛囊性小丘疹，表面覆盖痂皮。痂皮去除后可见丘疹顶端暴露漏斗状小凹,丘疹增大后便趋向融合,进而会形成不规则疣状斑块。

2. 黏膜可见白色小丘疹、结节,形成乳头状皮损和颗粒性咽炎,有的可进一步累及外阴黏膜、肛管黏膜和直肠。

(二)其他相关临床表现

1. DD 多数晚于婴儿期发病,通常发病于儿童期并贯穿于整个青春期。其特征性皮损表现为:好发于皮脂腺丰富区域(面部、背部、胸部)以及容易受到摩擦的褶皱区(腹股沟、腘窝)的针尖至粟粒大小的棕色角化性丘疹。位于诸如腹股沟区等易于摩擦的褶皱部位的丘疹,倾向于互相融合而形成疣状或乳头状斑块。患者常感皮疹处瘙痒,甚至出现刺痛感。

2. 96% 的患者有掌跖部点状角化,甚至相互融合形成掌跖弥漫性角化。指/趾甲损害具有重要诊断意义,表现为白色或红色纵形线性裂隙和甲板远端特征性 V 形切迹。

3. 严重的毛囊角化病患者可伴有精神障碍、学习障碍等表现。DD 患者还可伴发精神神经症状:如癫痫(epilepsy)、双向情感障碍(bipolar disorder,BD)、精神发育迟缓(mental retardation)以及精神分裂症(schizophrenia)。2015 年,瑞典科学家研究结果表明,相比正常人群 DD 患者伴发双向情感障碍的风险高 4.3 倍,伴发精神分裂症的风险高 2.3 倍。认为 DD 致病基因可能和精神性疾病易感基因存在着连锁反应。

四、诊断

(一)指/趾甲损害具有重要诊断意义

可表现为红色或白色纵形线性裂隙和甲板远端特征性 V 形切迹,还可见疼痛性缺口和甲下角化过度。临床特征以及组织病理检查一般可明确诊断。

(二)毛囊角化病组织学检查具有特征性

表皮角化不全、角化过度,基底层上局灶性表皮内裂隙形成,其内有角化不良细胞(谷粒和圆体)和棘层松解。裂隙上方角质层增厚,可出现角化不全。有乳头瘤样增生的棘层肥厚。DD 的特征性病理改变为角化不良和棘层松解。

其特征性的组织病理改变为:①特殊形态的角化不良细胞,形成"谷粒"和"圆体";②棘层松解,形成基底层上隐窝和裂隙;③被覆有单层基底细胞的乳头,即"绒毛"向上不规则增生,进入隐窝和裂隙内;④可有乳头瘤样增生,角化过度,棘层肥厚和角化过度,真皮呈慢性炎症性浸润。

五、治疗

(一)一般治疗

目前,DD 的治疗主要以缓解症状为主,尚无满意的疗法,其预防主要以防止出汗过多、避免暴晒、滋润皮肤为原则。

(二)口腔颌面部异常相关的治疗建议

1. 轻度皮损患者主要以外用药物为主 局部使用润滑剂,若病情加重、皮损严重者则酌情外用异维 A 酸凝胶、钙调磷酸酶抑制剂(calcineurin inhibitor)、维生素 D3 软膏、糖皮质激素(glucocorticoides)。合并感染者使用外用抗菌药物,必要时需要系统的使用抗生素。

2. 重度皮损患者目前主要以口服阿维 A 类药物治疗。尽管研究报道口服阿维 A 可有效缓解 90%患者的过度角化,但是其严重的副作用及停药后皮损易于反复发作,这些都限制了此类药物的长期应用。但对于阿维 A 疗效不佳的患者,环孢素(cyclosporine)也可具有一定的疗效。对于增生性且有恶臭脓痂的皮损,应同时予抗生素治疗;对于疣状增生较明显的皮损则可使用激光治疗或外科切除的方法。

参考文献

［1］ Burge S M, Wilkinson J D. Darier-White disease：A review of the clinical features in 163 patients［J］. Journal of the American Academy of Dermatology, 1992, 27(1)：40-50.

［2］ González S, Rubinstein G, Mordovtseva V, et al. In vivo abnormal keratinazation in Darier-White's disease as viewed by real-time confocal imaging［J］. Journal of Cutaneous Pathology, 1999, 26(10)：504-508.

［3］ 郑礼宝,陈俊,翁立强.毛囊角化病 1 例及家系调查［J］.临床皮肤科杂志,2011,40(12)：764-765.

［4］ 陈红.毛囊角化病一家系 7 例报告［J］.临床皮肤科杂志,2004,33(2)：117.

［5］ Kanakpur S H, Caculo D U. Rare ocular manifestations in keratosis follicularis (Darier-White disease)［J］. Indian Journal of Ophthalmology, 2017, 65(9)：874.

［6］ Christman M, Reider E, Kim R, et al. Darier-White disease.［J］. Dermatology Online Journal, 2016, 22(12)：45-47.

［7］ Oostenhrink J H, Coiien E B, Steijlen P M, et al. Oral contraceptives in the treatment of Darier-White disease- a case report and review of the literature［J］. Clinical and Experimental Dermatology, 1996, 21(6)：442-444.

［8］ Bale S J, Toro J R. Genetic basis of Darier-White disease：Bad pumps cause bumps［J］. Journal of Cutaneous Medicine and Surgery, 2000, 4(2)：103-106.

［9］ 臧晓慧,郑占才,姚志远.毛囊角化病伴掌跖角化及甲损害一例［J］.实用皮肤病学杂志,2018,11(5)：314-316.

［10］ 肖伟菊,饶朗,陆茂,等.毛囊角化病 14 例临床分析［J］.临床皮肤科杂志,2018,47(1)：19-21.

（黎景景　宋月凤　段　宁）

第七章

肉芽肿性口腔相关综合征

第一节　中线致死性肉芽肿综合征

一、疾病简介

中线致死性肉芽肿综合征(lethal midline granuloma syndrome，LMGS)又名致死性中线肉芽肿，坏疽性肉芽肿，多形性网状细胞增多症，恶性中线网状细胞增多症，恶性组织细胞增生症，不愈性中线肉芽肿及特发性中线破坏性疾病等。目前尚没有一个公认的命名。LMGS 是指发生于鼻腔、鼻窦、咽部等上呼吸道和口腔、面部等中线部位的感染性、肿瘤性、血管炎性及非特异性坏死性、破坏性疾病的统称，常呈毁坏性和致死性特点，但又有各自的具体特征。LMGS 包含多种疾病，如韦格纳肉芽肿(wegener granulomatosis，WG)、中线恶性淋巴瘤和多形性恶性网状细胞增多症等。

二、病因及发病机制

本征包含多种病症，且每种病症病因均不明确。病毒等病原微生物的感染、自身免疫反应是可能的发病因素。

三、临床表现

(一) 头面部表现

病程呈进行性为该病的特点。

1. 早期

除鼻中隔外，硬腭中线为第二好发部位，发生坏死性深层溃疡，无痛，不出血，下前牙龈也可发生类似病损。此期约 4~6 周。

2. 进展期

口鼻腔相通。如在牙龈区，则溃疡深达牙槽骨，导致广泛坏死。此期约数周至数月。

3. 晚期

口腔、颌骨及面部严重破坏，多种治疗无效，发病后 12~18 个月内死亡。

(二) 其他相关临床表现

本病早期全身情况尚可，初始为鼻炎或鼻窦炎，伴鼻塞，水样鼻涕或鼻衄，检查时可见鼻黏膜干燥覆黄褐色痂或在鼻前庭和中隔处出现浅溃疡。病程呈进行性发展,鼻中隔无痛性肉芽肿性溃疡蔓延,软骨和骨受到破坏,鼻中隔穿孔,硬腭中线深溃疡,口鼻腔相通,并向咽喉部扩展。颅底也可发生破坏并向鼻咽部、鼻旁窦、内眦及眼眶等处发展形成大片组织缺损,随后会出现颜面部畸形。患者眼眶破坏导致复视,颅底破坏引起的颅神经麻痹症状。病情严重,但少有疼痛感,亦不累及颈淋巴结。在晚期,病人出现衰竭、恶病质、出血或并发严重内脏病变或感染而死亡。

早期表现为非特异性炎症,引起血管内皮肿胀,血栓形成,管腔闭塞。血管周围有炎性细胞浸润,以淋巴细胞为主,还可出现少数异形单一核细胞浸润,胞核大,染色深,形态不规则。

四、诊断

出现上呼吸道、口腔、面中部无痛性进行性的深部坏死性溃疡的典型症状,应考虑本病。组织病理学检查、免疫组化和分子生物学等方法有助于确定疾病本质和鉴别诊断。

诊断要点:

1. 坏死性溃疡出现于口腔、面中部。

2. 病理表现为慢性非特异性肉芽肿性炎症。

3. 早期局部破坏较重,但全身情况良好,两者表现不一致。

4. 局部淋巴结无明显肿大。

五、治疗

(一) 一般治疗

本病尚无特殊疗法,主要是应当早期发现和及时治疗。以局部放射治疗和系统性皮质激素治疗两者联合应用为主,并辅以积极的支持疗法。早期病损放疗效果较好,中晚期采用放、化疗结合治疗;WG 首选环磷酰胺细胞毒疗法。

(二) 口腔颌面部异常相关的治疗建议

保持口腔、鼻腔卫生,可用局部抗感染促进愈合药物。

参考文献

［1］Mendenhall W M, Olivier K R, Lynch J W, et al. Lethal midline granuloma-nasal natural killer/T-cell lymphoma[J]. American Journal of Clinical Oncology, 2006, 29(2): 202-206.

［2］Batra P, Shah N, Mathur S. Midline lethal granuloma: A clinical enigma[J]. Indian Journal of Dental Research, 2003, 14(3): 174-183.

［3］Mehta V, Balachandran C, Bhat S, et al. Nasal NK/T cell lymphoma presenting as a lethal midline granuloma[J]. Indian Journal of Dermatology, Venereology and Leprology, 2008, 74(2): 145-147.

［4］Metgud R S, Doshi J J, Gaurkhede S, et al. Extranodal NK/T-cell lymphoma, nasal type (angiocentric T-cell lymphoma): A review about the terminology[J]. Journal of Oral and Maxillofacial Pathology, 2011, 15(1): 96-100.

［5］Chim C S，Ooi G C，Shek T W，et al. Lethal midline granuloma revisited：Nasal T/Natural-killer cell lymphoma［J］. Journal of Clinical Oncology，1999，17(4)：1322-1325.

［6］Wang B Y，Lu J J，Ma X J，et al. Combined chemotherapy and external beam radiation for stage IE and IIE natural killer T-cell lymphoma of nasal cavity［J］. Leukemia & Lymphoma，2007，48(2)：396-402.

（郑晓姣　杨旭东）

第二节　肉芽肿性血管炎

一、疾病简介

肉芽肿性血管炎(granulomatosis with polyangitis，GPA)又名 Wegner 综合征(Wegner syndrome)，Wegner 肉芽肿病，非感染性坏死性肉芽肿病，韦格纳肉芽肿性脉管炎 (granulomatous vasculi of Wegner)，变应性脉管炎肉芽肿病，致死性肉芽肿病，恶性肉芽肿等。1936 年该病症由 Wegner 最先发现，该病特征为坏死性肉芽肿、血管炎及肾脏病变的综合征，并迅速发展为肾功能衰竭。

二、病因及发病机制

本病病因尚不明了。由于多数患者首发上呼吸道感染，有学者认为上呼吸道感染后的组织蛋白被分解成为可能的致敏原，导致机体产生变态反应。而有些学者认为该病可能与链球菌感染伴过敏性紫癜有关。相关研究报导使用抗生素治疗后，患者可长期存活，提示本病与微生物感染有关。

该病的发病机制可能与免疫复合物或细胞免疫有关。在经免疫抑制剂治疗后，血清中的抗嗜中性粒细胞胞浆抗体(anti-neutrophil cytoplasmic antibodies，ANCA)减少或消失。当该病症复发时，会造成 ANCA 再次升高，此现象表明，ANCA 是本病的特异性抗体。据相关研究报道，活动期的肉芽肿性血管炎患者的抗白细胞自身抗体、抗 SSA 抗体及抗 SSB 抗体增高。

三、临床表现

（一）头面部表现

1. 口腔损害

好发于腭部，表现为肉芽肿与大小、深浅不一的溃疡，损害持久不愈且扩展较快，少量溢血，无明显疼痛与特异性口臭。溃疡坏死组织脱落后骨面暴露，损害继续向鼻腔发展，甚至达到颜面。

2. 鼻及副鼻窦损害

鼻及鼻窦被坏死性肉芽肿破坏，出现鼻炎、鼻窦炎、鼻溢等症状。早期典型表现为持久性少量鼻衄、鼻道结痂形成、鼻道阻塞,也可发生于鼻中隔、咽喉与气管,造成嗅觉障碍,鼻臭及呼吸困难。

3. 眼部损害

约20%～60%病例出现眼部损害,表现为结膜炎、角膜炎、角膜溃疡、肉芽肿性巩膜色素层炎、视神经血管炎及视网膜小动脉炎等。

4. 耳部损害

约30%的病例出现耳部损害,表现为中耳、鼓窦破坏。鼻咽溃疡、咽鼓管闭塞可引起化脓性中耳炎,从而导致听力减退、眩晕等症状。

5. 偶有腮腺炎。

(二)其他相关临床表现

本病男性略多于女性,无性别、年龄限制。发展呈进行性,预后不佳。早期出现上呼吸道感染症状,逐渐累及全身各脏器,以肾脏最为常见,严重者发展为肾衰,是GPA的重要死因之一。因此,早期的积极治疗,是延缓病程的关键。少数患者表现为局限型韦格纳肉芽肿,仅累及肺、皮肤及胃肠道。

1. 呼吸道损害

急性咽喉炎、喉部溃疡、声门下肉芽肿形成,可造成呼吸道梗阻、呼吸困难、甚至呼吸衰竭。常继发细菌感染。

2. 肾脏损害

几乎见于所有病例,实验室检查可出现蛋白尿、血尿及管型尿,病情恶化时可出现肾功能衰竭、尿毒症。

3. 皮肤黏膜损害

约60%的病例皮肤黏膜可出现紫癜、毛细血管扩张、溃疡或浸润性斑块等症状。

4. 神经系统损害

约占20%。由血管炎引起神经系统损害,表现为多发性神经炎、运动感觉神经障碍,若累及垂体后叶可引起尿崩症。

5. 心血管系统损害

约占15%左右,出现心血管系统疾病,如心包炎、心肌炎、心律失常等,晚期可出现高血压,心衰等。

6. 消化系统损害

胃肠道受累时可出现腹痛、腹泻以及出血。

7. 其他

患者体重下降、疲乏、发热、盗汗、恶病质。病程可迁延数月甚至数年。

病理表现:主要表现为非特异性血管炎和肉芽肿性炎,全身组织和器官均可受累。①坏死性肉芽肿性病变,以鼻、副鼻窦、鼻咽部、鼻中隔为主,也见于上颌骨、筛骨、眼眶等处。严重时可侵犯破坏颌面骨。脉管炎引起的梗死及溃疡造成眼球突出,鞍鼻畸形等。累及下呼吸道,气管,支气管及肺,肺部病变可形成空洞。②坏死性肾小球肾炎的改变:肾小球周围呈现肉芽肿性反应,肾小球毛细血管灶性或节段性坏死,纤维蛋白样变性,嗜中性粒细胞及嗜酸性粒细胞浸润,免疫荧光检查肾小球毛细血管壁有 IgG、IgM 和补体 C3、C4 沉积。③灶性坏死性血管炎:病变主要侵犯小动静脉、毛细血管。血管壁纤维蛋白样变性,弹力纤维破坏,血管内血栓形成,管壁坏死,形成小动脉瘤,可并发出血症状。

实验室表现:①嗜酸性粒细胞和白细胞的增高。慢性肾功能不全者可伴有小细胞性贫血。血沉增高。尿液检查出现蛋白尿、红白细胞及肾功能异常提示肾脏受累。部分病例表现出类风湿因子阳性,γ球蛋白增高,循环免疫复合物增高,抗平滑肌抗体及抗 SSA、SSB 抗体阳性;②X 线检查:开始为中线面部骨质疏松。肿瘤样软组织侵犯鼻道和副鼻窦,鼻窦黏膜增厚,或鼻及鼻窦骨质破坏,断层摄影可见反应性骨质改变(骨硬化)。进展期为骨质溶解破坏。

胸片提示两肺多发性病变,早期为非特异性间质浸润,继而出现不规则结节状影,固定浸润灶或空洞。胸部 CT 表现为支气管血管束增粗,肺门附近有袖口征,可有轻度支气管扩张。两肺弥漫分布结节状、斑片状的肺泡炎,病灶边缘较模糊,典型者表现为肺内单发性或多发性实性肿块,其边缘较清楚或不清楚,由于病灶周围出血或感染常出现厚壁空洞,肺段或肺叶实性影像少见。有些患者则表现气管或支气管狭窄,胸膜增厚或积液,时有自发性气胸或支气管胸膜瘘。

四、诊断

诊断可根据临床检查及组织病理学检查。

需与之鉴别的疾病有:结节性多动脉炎主要表现节段性地累及中小动脉,呈坏死或炎性改变;无肉芽肿性损害,组织器官侵犯较多,早期出现肾脏损害,可伴有腹部症状,但肺部常不受累。淋巴瘤样肉芽肿病主要累及肺、皮肤、神经及肾间质,上呼吸道通常不受累,以淋巴细胞、浆细胞、异形淋巴细胞浸润为典型表现。中线恶性网状细胞增多症表现为鼻和面部破坏性病变,通常不累及呼吸系统,病理上以凝固性坏死为主,不伴有血管炎及肉芽肿变。

五、治疗

(一) 一般治疗

早期诊断、早期治疗,肾功能损害之前积极治疗,控制病情。全身治疗可应用免疫抑制剂,如环磷酰胺、硫唑嘌呤(azathioprine)、苯丁酸氮芥(chlorambucil)等。使用上述免疫抑制剂同时可适当配合皮质类固醇激素,促进病情缓解。

(二) 口腔颌面部异常相关的治疗建议

口腔局部治疗可予消炎防腐的漱口水或喷剂、散剂。如复方氯己定含漱液、硼砂含漱液等。

参考文献

［1］Lamprecht P，Gross W L. Wegener's granulomatosis[J]. Herz，2004，29(1)：47-56.

［2］Gross W L，Trabandt A，Csernok E. Pathogenesis of Wegener's granulomatosis[J]. Annales De Medecine Interne，1998，149(5)：280-286.

［3］Nogueira E L，Ind P W，Friedland J S，et al. Mucormycosis may mimic disease relapse in Wegener's granulomatosis[J]. The Journal of Rheumatology，2010，37(6)：1364-1365.

［4］Shayanfar N，Zamanian A，Behrangi E，et al. Mucoromycosis and Wegner's Granulomatosis：A Case Report[J]. Iran J Public Health，2018，47(11)：1763-1766.

［5］Wung P K，Stone J H. Therapeutics of Wegener's granulomatosis[J]. Nature Clinical Practice. Rheumatology，2006，2(4)：192-200.

（郑晓姣　王志勇）

第三节　恶性组织细胞病

一、疾病简介

恶性组织细胞病(malignant histiocytosis)简称恶组,是单核巨噬细胞系统中异常的组织细胞高度恶性增生性疾病,病变常见于脾及淋巴结等造血组织,可呈系统性、进行性浸润各组织器官。临床表现为发热、全血细胞减少、肝脾淋巴结肿大以及进行性器官衰竭。按病程划分,本病可分为急性型和慢性型。我国以急性型为多见。起病急骤,病势凶险,病程均较短。

二、病因及发病机制

本病病因尚不明了,认为可能是淋巴瘤的其中一种亚型。

三、临床表现

(一) 头面部表现

口腔黏膜发生血疱,牙龈出血。患者贫血可导致面色苍白,头晕,头痛、失眠、神经麻痹等。

(二) 其他相关临床表现

该病任何年龄(7月～80岁)均可犯病,多见于青壮年(20～40岁),男女发病约为3∶1。

1. 发热　94%以上病人以不规则发热为首发症状。发热与疾病本身有关,抗生素治疗无反应。皮质类固醇具有一定的降温作用,化疗显效时体温才能恢复正常。

2. 贫血　急性型在发病早期即可出现贫血,进展较快,呈现进行性加重。

3.出血 皮肤下出现瘀斑,也可发生尿血、便血或呕血。

4.乏力、食纳差、消瘦、恶病质也随病情进展而显著。

5.脾、肝、淋巴结肿大 不一定同时发生。脾肿大最为常见,晚期病例脾肿大可达下腹。肝大一般为轻度到中度。淋巴结肿大多见与颈、腋下和腹股沟。

6.特殊类型的恶组表现为特定的组织或器官特殊的症状或体征。

(1)皮肤型:早期主要表现为皮肤结节或肿块。

(2)多浆膜型:胸腔积液、腹水。

(3)胃肠型:便血、黄疸、肠梗阻或肠穿孔。

(4)神经型:出现神经系统症状,如瘫痪、癫痫等。

诊断本病的主要依据是异常的恶性细胞散布或集结在肝、脾、淋巴结、骨髓及非造血器官或组织中,但极少形成瘤样的肿块。

实验室表现:

1.血象

(1)血红蛋白下降,严重者可降至 20～30 g/L。可较早出现进行性贫血。

(2)白细胞早期可正常或增高。晚期均出现白细胞减少,有时可出现少数中、晚幼粒细胞。

(3)晚期均出现血小板减少。

(4)外周血涂片中可见体积较大恶组细胞,有吞噬血细胞现象。

2.骨髓象

大部分呈正常骨髓象,因此可进行多次、多部位穿刺。病变部位可见到大小、形态均不规则的恶组细胞,骨髓增生高低不一,晚期三系细胞均减少。骨髓中出现异常组织细胞,根据异常组织细胞形态特点,可将其归纳为下列 5 种,前 2 种有诊断意义:

(1)异常组织细胞(恶性组织细胞):胞体大,圆形或畸形。胞浆丰富,呈蓝色,有细小颗粒或空泡。细胞核不规则,可呈分枝状,偶见双核。核染色质可呈网状。

(2)多核巨组织细胞:细胞大小与巨核细胞相似,直径可达 50 μm 以上,外形不规则,胞浆呈浅蓝色,有较少的细胞通常有 3～6 个胞核,并分叶状。核仁或隐或显。

(3)淋巴样组织细胞:细胞大小及外形与淋巴细胞相似,外形可呈圆形,椭圆形或不规则状。胞浆呈蓝色,含细小颗粒,细胞核常偏于一侧,偶见核仁。

(4)单核样组织细胞:细胞外形似单核细胞,但较单核细胞的染色质较深,颗粒明显。

(5)吞噬性组织细胞:细胞大小及外形似巨核细胞,胞体较大,可单核或双核,胞核偏位,核染色质疏松,可有核仁。可见胞浆内吞噬大量血细胞。

3.细胞化学与免疫细胞化学

(1)恶性组织细胞

① 过氧化酶和碱性磷酸酶呈阴性;② 酸性磷酸酶呈阳性,可被酒石酸所抑制;③ 苏丹黑及糖原反应呈阴性或弱阳性;④ α萘醋酸脂酶阳性;⑤ ASD 氯醋酸脂酶阴性;⑥ 萘酚-AS-醋

酸脂酶呈阳性,不可被氟化钠抑制;⑦ 非特异性脂酶染色阳性,可被氟化钠抑制;⑧ S-100 蛋白阳性;⑨ 溶菌酶染色阳性。

(2) 中性粒细胞中碱性磷酸酶呈阴性或低积分。

(3) 抗胰蛋白酶和血管紧张素转换酶阳性。

(4) 免疫表型:CD_{45}^{+}、CD_{30}^{-}、CD_{68}^{+}

4. 染色体改变

5q35 有关的染色体易位。

四、诊断

本病临床表现无特异性,易误诊,故诊断困难,如果能排除相应的疾病即可考虑恶性组织细胞病。现在认为:可根据临床表现、细胞形态学为依据,淋巴结、骨髓穿刺或活检找到恶组细胞即可明确诊断。

主要与反应性组织细胞增多症相鉴别。其次还需与结缔组织病、急性白血病、粒细胞缺乏症、再生障碍性贫血、淋巴瘤、骨髓转移癌鉴别。骨髓穿刺及染色体可帮助鉴别。

五、治疗

(一) 一般治疗

本病治愈率极低,发病年龄越小,预后越差。本病如不予治疗,进展迅速,100%死亡。目前治疗只具有一定效果,其他治疗尚在探索中。

1. 一般对症、支持治疗

(1) 严重贫血或出血,给予输入成分血。

(2) 出现感染时,可应用抗生素控制感染。

(3) 体温升高,神志改变时,应用糖皮质激素控制体温。

2. 联合化疗

(1) COPP:环磷酰胺(CTX) + 长春新碱(VCR) + 甲基苄肼(procarbazine) + 泼尼松(prednisone)。

(2) COP:环磷酰胺(CTX) + 长春新碱(VCR) + 泼尼松。

(3) MOPP:氮芥 + 长春新碱(VCR) + 甲基苄肼 + 泼尼松,有效率60%。

(4) CHOP:环磷酰胺(CTX) + 阿霉素(adriamycin) + 长春新碱(VCR) + 泼尼松,有效率60%~90%。

3. 骨髓移植(bone marrow transplant)

有成功病例报导。

(二) 口腔颌面部异常相关的治疗建议

口腔颌面部出现相关症状时,可对症治疗。如黏膜血疱,牙龈渗血时止血。

参考文献

［1］ Stone M S，Tschen J A. Malignant histiocytosis［J］. Cutis，1985，36(1)：42-44.

［2］ Akiyama M，Inamoto N，Nakamura K，et al. Malignant Histiocytosis presenting as multiple erythematous plaques and cutaneous depigmentation［J］. The American Journal of Dermatopathology，1997，19(3)：299-302.

［3］ Harper J I，Henry K，Mobayen M，et al. Malignant Histiocytosis presenting with skin ulceration［J］. Journal of the Royal Society of Medicine，1982，75(12)：982-984.

［4］ Çaksen H，Kendirci M，Kandemir O，et al. A case of malignant Histiocytosis associated with skin involvement mimicking kWashiorkor［J］. Pediatric Dermatology，2001，18(6)：545-546.

［5］ Mongkonsritragoon W，Li C Y，Phyliky R L. True malignant Histiocytosis［J］. Mayo Clinic Proceedings，1998，73(6)：520-528.

［6］ Hsu S M，Ho Y S，Hsu P L. Lymphomas of true histiocytic origin. Expression of different phenotypes in so-called true histiocytic lymphoma and malignant Histiocytosis［J］. The American Journal of Pathology，1991，138(6)：1389-1404.

（郑晓姣　王志勇）

第八章

唇舌部相关综合征

第一节 梅罗综合征

一、疾病简介

梅罗综合征(Melkersson-Rosenthal syndrome，MRS)又名肉芽肿性唇炎综合征或唇肿、面瘫、舌裂三联征等。1928 年,瑞典神经科医师 Melkersson 首次报道 1 例女性患者存在面部肿胀伴面神经麻痹的病例。1931 年,德国医师 Rosenthal 增加另一种表现——裂纹舌,将口面部肿胀、面神经麻痹和裂纹舌三联征命名为 Melkersson-Rosenthal Syndrome,其典型特征为：①面部反复发作的肿胀,最终形成永久性的肉芽肿性病变；②反复发作的面神经麻痹；③出现沟纹舌。

二、病因及发病机制

MRS 病因不明。Rosenthal 开始报告的 3 例发生在两个家庭,还有人报告一家族内有四代人发病,因此有人推测本病与遗传因素有关。但大多数患者并无家族史。有报告指出,部分肿胀的发作与进食某种食物及食物添加剂有关,认为是病原因素。有些作者则认为本病是对某种非特异性抗原或细菌产物的过敏反应,尤其是 I 型变态反应及细胞介导的 IV 型变态反应,这一理论可以解释水肿、肉芽肿和巨细胞的形成。口腔内的病灶,如龋病、牙周病、根尖病变等,颌面部的感染,如慢性腮腺炎、单纯疱疹、扁桃腺炎等,可导致变态反应或中毒性刺激,目前这些因素被认为是 MRS 发病的主要原因。

三、口腔颌面部表现

本病好发于儿童和青年人,多见于欧洲和北美,无性别和种族差异,呈家族散在性分布。颌面部肉芽肿性病变、面瘫和沟纹舌三大主要症状可同时发生,也可在数月或数年内先后发生。完全的三联征患者罕见,仅发生于 8%～25% 的 MRS 患者中。多为二联或以肉芽肿性唇炎为主的单一症状,占 75%。

(一) 肉芽肿性唇炎

复发性面部肿胀,以唇部为主,也可见于眼睑或鼻部。其他口腔黏膜尤其颊黏膜可呈软垫状水肿或牙龈肿胀。多在青壮年发病。起病隐匿,进程缓慢,一般无唇部感染或创伤史。

病变多出现在上唇,但下唇也可发病,甚至出现上下唇同时发病的现象。肿胀区唇红黏膜颜色正常,局部无痛,柔软,有垫褥感,无瘙痒,压之无凹陷性水肿。肿胀一般先从唇的一侧开始,逐步向唇的另一侧扩散蔓延。病程开始时唇部肿胀可能完全消退,但经过多次复发后则难以完全消退甚至不消退。随病程发展唇肿可至正常大小的 2～3 倍,形成巨唇,出现左右对称的瓦楞状纵行裂沟,有渗出液,唇红区呈紫红色,肿胀并可波及口唇周围邻近皮肤区,初发时皮肤呈淡红色,随病程发展则可转为暗红色。该病除口唇肿胀外,面部的其他部位如颊、鼻、颌、眶周组织等,亦可以出现肿胀。

(二)面神经麻痹

颅神经受累,以面神经麻痹最常见,为反复发作的周围性面瘫(单侧或双侧)。复发性周围性面瘫以突然发病为特征,面瘫通常为单侧的,也可双侧受累,可自发地消失,开始有间歇性,继而成永久性,部分或全部面神经支配区域有麻痹症状。面神经麻痹多在面唇肿胀前出现,麻痹可分为一过性、复发性或持久性。若单侧性唇肿时,面瘫可以与唇肿不在同侧。与贝尔面瘫不易区分。少数病例还出现嗅神经、舌咽神经或舌下神经麻痹的症状。

(三)沟纹舌

舌的病损包括沟纹舌、地图舌,舌乳头亦可全部萎缩,或舌体肿胀呈阴囊舌。可出现味觉异常或减退。沟纹舌被认为有遗传倾向,为不全显性遗传,舌背面出现深沟,沿主线向周围任何方向放射状排列。若深沟中的细菌、真菌引起慢性感染,可导致舌体肿大。

肉芽肿性唇炎是本综合征基本的、必有的表征,而沟纹舌只见于一部分病例,面神经麻痹的出现率较低,不构成本综合征诊断的必需表现,故单独的肉芽肿性唇炎可看作是本综合征的不全型。

除三联征外,MRS 还可能出现反复发作的颅面自主神经系的症状,包括偏头痛、唾液分泌异常、听觉过敏、面部感觉迟钝等。MRS 还可能出现口腔感觉异常、黏膜肿胀等口内表现。

四、诊断

根据本病在临床出现的复发性肿胀的特点,可能同时出现面神经麻痹和沟纹舌,结合组织病理出现的非干酪化肉芽肿结节,可作出诊断。出现两项症状可诊断为不完全型梅罗综合征。

MRS 可与结节病、克罗恩病相鉴别。

(1)结节病(sarcoidosis):口、面部出现结节样肿大、肺门淋巴结改变,实验室检查异常和非结核结节的病理表现是本病的特点。

(2)克罗恩病:本病出现口腔黏膜线状溃疡,病理改变为非干酪化上皮样细胞肉芽肿,但回肠末端节段性肠炎,X 线检查肠管狭窄可作为鉴别诊断的依据。

五、口腔颌面部异常相关的治疗建议

1. 去除病灶

治疗龋齿、根尖周病、牙周病,拔除残根,修复残冠;控制感冒、疱疹、扁桃体炎等感染。

2. 唇部肿胀可局部注射泼尼松龙注射液

可配合局部针灸、理疗、放射或激光治疗。

3. 对反复发作的面神经麻痹者可行面神经减压术

4. 手术、激光治疗

对长期唇肿形成巨舌者,可考虑激光、手术等治疗措施,以改善外形和恢复功能。

5. 对症治疗

如裂纹舌可用2%碳酸氢钠液、氯己定液(chlorhexidine)等进食后含漱。

参考文献

[1] 刘红刚,郑麟蕃,于世凤.梅罗综合征病理分型的免疫组织化学和电镜研究[J].华西口腔医学杂志, 2000,18(2):103-105.

[2] Pei Y, Beaman G M, Mansfield D, et al. Clinical and genetic heterogeneity in Melkersson-Rosenthal Syndrome[J]. European Journal of Medical Genetics, 2019, 62(6):103536.

[3] 刘红刚,郑麟蕃,刘宏伟,等.肉芽肿性唇炎和梅罗综合征病变内的神经[J].北京医科大学学报,1993,25 (5):327-328.

[4] Chatzistefanou I, Zikos P, Venetis G, et al. Melkersson-Rosenthal syndrome[J]. World Journal of Stomatology, 2015, 4(1):8-11.

[5] Irving R M, Dutt S N. Facial nerve decompression in melkersson-rosenthal syndrome[J]. Otology & Neurotology, 2002, 23(S1):S64.

(王文梅　段　宁)

第二节　灼口综合征

一、疾病简介

灼口综合征(burning mouth syndrome,BMS)又名舌灼痛,舌痛症,口腔感觉异常症等, 是口腔黏膜(舌部多见)的非器质性的灼痛。其中"舌痛症"这一命名易与舌及舌咽神经痛混 淆,有学者提出"舌异常感觉症"或"舌灼感"(glossopyrosis)更符合本综合征的特征。有学者 认为舌灼痛属于"慢性体感幻觉症"范畴。

二、病因及发病机制

文献统计BMS病例,40岁以上的女性患者约占半数以上,60岁以上的老年期发病可达 68.5%。

BMS病因与发病机制十分复杂,属于非器质性的灼痛,多数研究均证实了它的发病大 都与神经精神因素密切相关,但机制尚不明确。其中精神因素占主要地位,包括人格因素和患者的恐癌心理；另外更年期综合征等系统性因素以及残根残冠等局部因素在本病的发生发展中也起到重要作用。BMS 与性别、年龄和绝经的明显相关可能是由于性激素的变化干扰口腔健康并参与症状的发生。目前认为的主要病因如下：

（一）精神因素

包括人格因素和恐癌因素。BMS 患者多为焦虑型、抑郁型性格，情绪不稳定，易激动，研究表明患者的焦虑及抑郁症状评分及检出率显著高于性别及年龄匹配的对照组；另有报告称高于 75% 的 BMS 患者担心罹患癌症，而辗转就医，部分患者偶尔发现舌根部叶状乳头和轮廓乳头而频繁对镜自检，陷入了"自检-恐慌-再自检-更恐慌-舌痛加剧"的恶性循环。

（二）局部因素

牙石、锐利的牙尖、残根残冠、银汞合金充填体、不良修复体对口腔黏膜的刺激，对义齿材料或口腔充填材料、药物过敏，口腔内术后瘢痕刺激，大量吸烟，过度饮酒，长期嚼用含大量薄荷油的口香糖等理化刺激因素；唾液成分改变，有金属修复体的口腔内微电流形成等局部因素；频繁伸舌自检，过度伸舌造成的舌肌筋膜牵拉或拉伤引起的疼痛等，这些因素均可引起本病。

接触性过敏可能是发病因素之一。有学者对 142 位 BMS 患者进行了回顾性研究，其中最常见的过敏原包括硫酸镍（nickel sulfate）、混合香料、过氧化苯甲酰（benzoyl peroxide）和肉桂醇（cinnamyl alcohol）等。有学者认为吸烟是 BMS 的危险因素之一。

近期的研究认为本病与局部真菌与细菌感染、颞下颌关节综合征及某些脑神经功能障碍有较密切的关系。

（三）系统因素

1. 更年期综合征。

2. 糖尿病（diabetes）　部分 BMS 患者有异常的糖耐量曲线。

3. 维生素或矿物质的缺乏　如锌、铁缺乏。

4. 医源性　长期滥用抗生素引起菌群失调、口腔白色念珠菌（oral candida albicans）感染，长期使用抗焦虑药、利尿剂、氯己定漱口液等。

5. 周围神经病变。

6. 中枢神经系统改变，疼痛控制的缺乏。

7. 有研究表明，睡眠呼吸暂停综合征（obstructive sleep apnea hypopnea syndrome）会增加 BMS 的发生风险。

三、临床表现

（一）口腔颌面部表现

1. 舌/口腔黏膜灼痛症状

自感舌尖、舌缘、舌根有烧灼痛、刺痛、辣痛，还有患者有麻感，瘙痒感。也有味觉迟钝、钝痛不适等症状。这些异常感觉多呈间断性，表浅性，轻、中度的自发性痛。出现频率较高的部位为舌根、舌尖、舌缘。此外，唇部、颊部、腭部、牙龈、前庭沟亦可发生等部位也可出现灼痛症状。灼痛程度有半数以上为轻度,晨起轻,午后逐渐明显,傍晚疼痛加重,但不影响言语进食,在工作、吃饭等注意力分散的情况下疼痛可减轻甚至消失,当休息及安静下来时灼痛又出现。

2. 舌及口腔黏膜的色形质及功能正常

临床检查无明显阳性症状,舌运动自如,触诊舌体柔软,症状与体征明显不协调。口干,可能有舌乳头萎缩、黏膜上皮充血发红、局部水肿等。

(二) 其他相关临床表现

1. 更年期综合征

表现在女性更年期及老年性性激素生理性改变时出现。

2. 神经官能症(neurosis)

多见于青壮年。失眠、疲乏、神经衰弱;精神、心理障碍;常多疑及恐癌症;癔病等。

3. 自主神经功能紊乱

血管运动神经障碍可引起舌部感觉异常,表现针刺感和麻木感。

四、诊断

BMS 的诊断尚无统一标准,BMS 的诊断参考标准如下:

1. 舌表浅性疼痛,或具有异常感觉。

2. 舌及口腔黏膜无器质性病变。

3. 无全身性器质性病变。

4. 未长期服用药物,如心血管药等。

5. 不符合内因性精神障碍的诊断,而且异常感的主诉,不具备所谓官能、感觉障碍等症状。

6. BMS 的症状与"慢性疼痛"的疾病性质完全不同。

BMS 应与舌及舌咽神经痛相鉴别。在鉴别诊断时应排除器质性疾病。

五、治疗

(一) 一般治疗

BMS 的病因不清,发病机制不明,治疗困难,无特效治疗方法。

停用可疑药物,并纠正患者对镜自检的不良习惯。

对疼痛明显的患者应对症处理。采用中医辨证施治和心理治疗,对更年期患者可采用激素替代疗法,应在妇科医生指导下使用,并应当避免长期使用。维生素缺乏或营养状况不佳可补充复合维生素 B 族,叶酸及维生素 E 等,试验证实,维生素相关神经封闭治疗效果优于口服维生素治疗。

还可试用翘荷汤合化肝煎加减、甘草泻心汤、硫辛酸(lipoic acid)、胍乙啶(granethidine)、溴苄胺(benzyl bromide)、α/β 钙通道阻滞剂、多虑平(doxepin)、氯硝安定(clonazepam)、佳蓉片等,也有学者使用芦荟(aloe vera)与舌保护器联合应用治疗 BMS。

必要时还应当建议患者进行心理治疗。

（二）口腔颌面部异常相关的治疗建议

去除局部刺激因素，也有文献报道可以用 Nd：YAG 激光治疗 BMS。

参考文献

［1］ Klasser G D, Grushka M, Su N. Burning mouth syndrome[J]. Oral and Maxillofacial Surgery Clinics of North America, 2016, 28(3)：381-396.

［2］ Teruel A, Patel S. Burning mouth syndrome：A review of etiology, diagnosis, and management[J]. General Dentistry, 2019, 67(2)：24-29.

［3］ 毛凯平.佳蓉片治疗更年期妇女灼口综合征的临床研究[D].武汉：湖北中医学院,2009.

［4］ 魏平杰,王小禾.硫辛酸治疗灼口综合征的临床效果[J].口腔疾病防治,2017,25(11)：737-739.

［5］ 谷庆,吴国英,徐诗语,等.女性灼口综合征患者焦虑、抑郁程度与免疫水平的相关性研究[J].口腔医学,2018,38(9)：814-818.

［6］ 董鹏挥.药物治疗与药物联合心理疏导治疗灼口综合症的疗效对比观察[D].大连：大连医科大学,2012.

［7］ 高建明.有关灼口综合征发病因素的探讨[D].长沙：中南大学,2003.

［8］ 于习习,王彩霞,王万春.原发性灼口综合征相关研究进展[J].口腔疾病防治,2018,26(12)：810-816.

［9］ 尹茜,孙正.灼口综合征的研究进展[J].国际口腔医学杂志,2018,45(2)：150-154.

［10］ 顾远平.灼口综合征患者的心理健康状况的调查分析[D].南宁：广西医科大学,2006.

［11］ 陈昱,王宇峰.灼口综合征神经与精神发病因素的研究进展[J].临床口腔医学杂志,2016,32(3)：189-191.

［12］ Spanemberg J C, Cherubini K, de Figueiredo M A Z, et al. Aetiology and therapeutics of burning mouth syndrome：An update[J]. Gerodontology, 2012, 29(2)：84-89.

［13］ 郑际烈.灼口综合征[J].口腔医学纵横,2000,16(1)：63-64.

（段　宁　王文梅）

第三节　川　崎　病

一、疾病简介

小儿皮肤黏膜淋巴结综合征(mucocutaneous lymph node syndrome, MCLS)又名川崎病(Kawasaki Disease)，日本川崎富作在 1967 年首先报道该综合征，并且以他的名字命名该综合征。川崎病主要是由全身血管炎为主要病变引起。该病 5 岁以下婴幼儿较为多发，男性多于女性，成人及 3 个月以下小儿很少发生此病。20%～25%川崎病患者可能发生严重心血管并发症。

二、病因及发病机制

本病的发病原因至今未明。根据流行病学研究提示川崎病似有病原体存在，但至今还未确认其具体的病原体,有学者怀疑禽兽间致病的耶尔森(Yersinia)菌中的假结核型株感染似与小儿皮肤黏膜淋巴结综合征相关,但也无法找到确实的证据。

三、临床表现

(一)口腔颌面部表现

唇面红肿、干燥和皲裂,甚至有出血;舌部表现为杨梅舌,口腔黏膜充血,但没有溃疡产生。

(二)其他相关临床表现

全身表现为反复高温(39℃以上)。掌跖面出现红肿、疼痛,躯干部及面部四肢出现大小不一的斑丘疹,形态无特殊,无疱疹或结痂。两侧眼结膜充血,尤以球结膜为重,并且少数患者可并发化脓性结膜炎,部分患者可伴发前虹膜睫状体炎。

另外,部分患者可伴有一侧或双侧非化脓性淋巴结肿大,肿胀可波及颌下。患儿也可伴有手、足部脱皮、肛周脱屑。

四、诊断

1. 发热5天以上,如有其他征象,5天之内可确诊。

2. 具有下列中的四条:

(1) 双侧眼结膜充血,无渗出物。

(2) 上下唇干燥皲裂,舌部表现为杨梅舌,黏膜充血:口腔、咽部。

(3) 在急性期出现手足红肿,亚急性期表现为甲周脱皮。

(4) 躯干部出现多形红斑样或猩红样斑丘疹。

(5) 颈部淋巴结肿大,直径超过1.5 cm。

3. 无其他疾病可解释上列表现。当伴冠状动脉瘤及发热表现者伴有第2项中的三条,亦可确诊。

五、治疗

(一)一般治疗

急性期治疗包括静脉输注丙种球蛋白、阿司匹林(aspirin)口服、激素等。

川崎病的患儿可自行恢复,因此该综合征的预后较好。但川崎病患儿可发生一种较为严重的并发症:冠状动脉瘤,发生率为5%～9%。患儿可能由于冠状动脉瘤破裂、血栓闭塞、心肌梗死或心肌炎而死亡,因此,治疗中要特别注意该并发症的发生。

(二)口腔颌面部异常相关的治疗建议

口腔颌面部治疗主要以对症治疗为主,缓解症状,促进皮肤、黏膜愈合。

参考文献

[1] 赵晓东,杜忠东.川崎病专题讨论会纪要[J].中华儿科杂志,2007,45(11):826-830.

[2] Dietz S M, Stijn D, Burgner D, et al. Dissecting Kawasaki disease: A state-of-the-art review[J]. European Journal of Pediatrics, 2017, 176(8): 995-1009.

［3］罗秋红,周开宇,华益民.川崎病休克综合征的临床研究进展[J].中华妇幼临床医学杂志(电子版), 2016,12(4)：471-474.

［4］张晓立,杨作成.川崎病病因及发病机制研究进展[J].医学临床研究,2009,26(9)：1748-1750.

［5］Agarwal S, Agrawal D K. Kawasaki disease：Etiopathogenesis and novel treatment strategies[J]. Expert Review of Clinical Immunology，2017，13(3)：247-258.

（邢向辉）

第四节　舍格伦综合征

一、疾病简介

舍格伦综合征（Sjögren syndrome，SS）又名口眼干燥综合征,泪腺涎腺萎缩症 (dacryosialoadenopathy atrophicans),原发性干燥综合征（primary sjögren syndrome）, Gougerot-Houwers syndrome, Gougerot-Houwers -Sjögren syndrome, Micklicz-Sjögren syndrome。1892 年 Micklicz 首先报道本症,1930—1933 年 Sjögrean 进行了较详细的研究,故也称 Micklicz-Sjögren 综合征。以往认为本征少见,近年来国外认为舍格伦综合征的发病率在风湿性疾病中占第二位,国内有关舍格伦综合征的报道亦日渐增多。本病发生于任何种族及地区人群中,90%为女性,多见于 50 岁年龄。

二、病因及发病机制

确切的病因不明,但大量实验证明病毒感染、免疫异常以及遗传作用在本病的发生发展中扮演主要角色。

（一）免疫异常

目前研究已经证实舍格伦综合征是一种自身免疫性疾病,分两种类型,一种是 T 细胞激活为主的单核细胞浸润。另一种是多源性的 B 细胞激活,产生自身抗体。在原发性舍格伦综合征中,HLA-B_6 和 HLA-DW_3 组织相容性抗原的出现率显著增高,提示为基因易感个体,在获得性抗原刺激下,涎腺、泪腺等外分泌腺细胞表面抗原发生改变,发生自身免疫反应,出现抗外分泌腺上皮细胞的抗体,使腺体组织及功能受破坏。

（二）感染因素

病毒性感染可以使细胞表面的抗原性发生改变,刺激 B 细胞活化,产生抗体,引起炎性反应。在舍格伦综合征患者中,约 50%的病人的唾液中可检测出 EB 病毒,且 EB 病毒 DNA 增加,提示病毒被活化,而约 20%正常人的唾液中可检测出 EB 病毒,但此现象并非舍格伦综合征特异性表现,亦可见于其他免疫紊乱症。因此,EB 病毒不是舍格伦综合征直接病因,而是延续或加重舍格伦综合征症状的重要因素。

（三）遗传背景

HLA 与舍格伦综合征有明显相关性,HLA－B_8、DQA1－0501、DRB03/13、DRw52 在原

发性舍格伦综合征患者明显增加。

三、临床表现

（一）头面部表现

本病多发于女性，临床上，舍格伦综合征可分为两大类型：原发型与继发型。原发型舍格伦综合征是指症状仅局限于外分泌腺。当自身免疫反应扩展到系统性结缔组织，则称为继发型舍格伦综合征。

原发型舍格伦综合征分两型：1a 型：无系统症状，主要表现为口干和眼干；1b 型：除干燥症状外，伴发热。

继发型舍格伦综合征表现为：口干，眼干，结缔组织病。其中最常见的结缔组织病是类风湿关节炎、胶原性疾病等。继发型舍格伦综合征分三型：2a 型：伴有类风湿性关节炎；2b 型：伴有胶原性疾病，如 SLE 和硬皮病；3a 型：伴有自身抗体性疾病，如慢性甲状腺炎、原发性胆汁性肝硬化。

1. 口干

口干为舍格伦综合征早期症状，因涎腺遭不同程度破坏，唾液减少程度不同，口干程度不一，初为间断性，以后逐渐加重。口腔黏膜干燥，口唇干裂脱屑，口底唾液池消失，舌表面干燥并出现裂纹，丝状乳头萎缩，舌表面光滑呈"镜面舌"。唾液呈泡沫状或呈黏性分泌物，或几乎见不到唾液，重者言语、咀嚼困难、舌运动不灵活。如病人戴有全口义齿，常影响其固位。口干合并咽部干燥，致病人进食及吞咽障碍，进食时需同时饮水。由于唾液减少，改变口腔内菌群环境，口腔黏膜易继发感染，如念珠菌感染，同时由于失去唾液的清洁、稀释及缓冲作用，常发生猛性龋。约 50% 的 SS 患者临床出现双侧或单侧腮腺、颌下腺、舌下腺同时或单一肿胀，并可反复感染化脓，涎腺肿大可间歇性发生。

2. 唾液腺肿大

最常见的为腮腺弥漫性肿大，也可伴下颌下腺、舌下腺及小腺体肿大。多为双侧，也可见单侧腺体肿大。无继发感染时，与周围组织无粘连，触诊质韧无压痛；继发感染时，腮腺反复胀痛，与周围组织粘连，挤压腺体有浑浊雪花样唾液或脓液流出。少数病例腺体内可出现肿块。

3. 眼干

由于泪腺受到破坏，泪液极少甚至缺失，角膜及球结膜上皮破坏，结膜充血，分泌物增多，下穹隆部结膜常存在稠厚的黏液状胶样分泌物。眼有异物感、沙粒感、灼热感、畏光、视物模糊、视力下降等。出现干燥性角膜结膜炎。泪腺可出现肿大，致睁眼困难。

（二）其他相关临床表现

1. 呼吸道、阴道、皮肤等处可因腺体分泌减少而干燥。鼻干，咽干，重者声音嘶哑，甚至出现鼻中隔穿孔。

2. 继发型舍格伦综合征除以上临床表现外，可出现多器官免疫性破坏。

第八章　唇舌部相关综合征

皮肤、黏膜有结节性红斑、紫癜、外阴溃疡、雷诺征、骨关节痛、肌炎和肌无力等。呼吸系统表现为支气管黏膜腺体萎缩及分泌物减少,继发性感染,肺间质纤维化。肾脏表现多为肾小管酸中毒所致低钾性肌肉麻痹。消化系统表现为慢性萎缩性胃炎,胰腺炎及小肠吸收不良,慢性活动性肝炎等。神经系统表现为多发性神经炎,三叉神经痛等。淋巴造血系统表现为淋巴增殖及血管性原始免疫细胞性淋巴结病等。骨骼肌病变表现为多发性肌炎或重症肌无力。肾间质淋巴细胞浸润可致肾小管功能不全,发生肾小管酸中毒,但极少出现慢性肾衰竭。血管病变可出现小动脉炎、手足发绀、雷诺现象等。甲状腺也可出现桥本甲状(Hashimoto's thyroiditis)腺炎。

组织病理学表现有三个特点:腺体萎缩,淋巴细胞浸润,形成肌上皮岛。病变主要部位为唾液腺和泪腺,呼吸道、口腔、食管等处黏膜亦常受累。病理特征为腺体内出现淋巴细胞浸润,腺泡破坏消失。晚期腺体萎缩,腺管上皮细胞增生,管腔狭窄,发生阻塞,有特征性改变的上皮-肌上皮岛,其周围往往被淋巴细胞所围绕。

根据炎症程度,可将病变分为三期:①早期,导管壁周围淋巴细胞浸润,腺泡萎缩;②中期,导管出现上皮化生和肌上皮细胞增殖;③末期,上皮肌上皮岛形成,残留的导管腔消失,上皮岛玻璃样变,基底膜破坏。

四、诊断

以下检查可以帮助诊断。

(一)唇腺活检是诊断舍格伦综合征的金标准

病理学表现为腺小叶内浆细胞、淋巴细胞浸润,腺体实质萎缩,导管扩张、导管细胞化生。但是需注意,唇腺并非是舍格伦综合征的特异靶组织,故诊断时应结合临床。

(二)四碘四氯荧光素染色

又称玫瑰红染色。将一滴 1% 四碘四氯荧光素(tetraiodotetrachlorofluorescein)滴入眼结膜囊内,立刻以生理盐水冲洗,可见角膜部位红染,说明角膜上皮干燥。

(三)施墨试验

用于检测泪腺分泌功能。将 5 mm×35 mm 的滤纸两条,置于睑裂内 1/3 和中 1/3 交界处,闭眼夹持 5 min 后检查滤纸湿润长度,若低于 5 mm 则表明泪液分泌减少。

(四)唾液腺造影或磁共振唾液腺造影片(MRS)

主要表现为唾液腺导管末梢扩张,排空功能减退。

(五)唾液流量测定唾液分泌

最简单的方法为,取 5 g 白蜡请病人咀嚼 3 min,全唾液量低于 3 ml 为分泌减少。

(六)放射性核素功能测定

病变较轻时,只反映分泌功能迟缓。病变较重时,摄取和分泌功能均低下。

(七)实验室检查

血沉加快、球蛋白增高、血清 IgG 增高、IgM 和 IgA 增高。类风湿因子、抗 SSB 抗体、抗

SSA 抗体等可能阳性。

本病主要应与角膜炎、结膜炎等眼科疾病，维生素 A 缺乏所致口腔干燥，神经性口干，腮腺疾病等相鉴别。其他器官受损的表现应与相关的疾病鉴别。

五、治疗

(一) 一般治疗

关节疼痛可用非甾体抗炎镇痛药。继发性合格伦综合征中有类风湿性关节炎或类肿瘤型舍格伦综合征的病人可考虑应用皮质激素和免疫抑制剂，如氯喹、羟氯喹、泼尼松等，但病情时有反复，且长期应用会有严重副作用，应慎用。另有报道称针灸治疗可以明显缓解口干症状。

舍格伦综合征极少数病人发生恶变。一般来说，其淋巴样成分多恶变为非霍奇金淋巴瘤，而上皮成分多恶变为未分化癌或淋巴上皮癌。原发性舍格伦综合征、高丙种球蛋白血症、抗唾液腺导管抗体阴性，腮腺肿大及 IgM 进行性下降，各种血清抗体逐渐消失者，应密切观察，警惕恶性淋巴瘤的发生。

目前尚无特殊疗法，主要为对症治疗。

(二) 口腔颌面部异常相关的治疗建议

口腔干燥可采用含漱液、凝胶或唾液替代品保持口腔湿润，抑制念珠菌感染和预防龋病。还可用 M 受体激动剂促使唾液分泌。干燥性角膜炎亦无特殊疗法，可对症处理及用人工泪液（artificial tears）。结节型干燥综合征或腺体破坏严重或继发感染可考虑手术切除病变腺体。可试用胸腺肽，具有调节机体免疫平衡作用，副作用小。

参考文献

[1] Singh A G，Singh S，Matteson E L. Rate，risk factors and causes of mortality in patients with Sjögren's syndrome：A systematic review and meta-analysis of cohort studies［J］. Rheumatology（Oxford，England），2016，55（3）：450-460.

[2] Patel R，Shahane A. T The epidemiology of Sjögren's syndrome［J］. Clinical Epidemiology，2014，6（6）：247-255.

[3] 俞创奇.舍格伦综合征的病因和治疗进展［J］.中国口腔颌面外科杂志，2014，12（5）：385-389.

[4] Brito-Zerón P，Izmirly P M，Ramos-Casals M，et al. The clinical spectrum of autoimmune congenital heart block［J］. Nature Reviews. Rheumatology，2015，11（5）：301-312.

[5] 王松灵，朱宣智，邹兆菊，等.舍格伦综合征的诊断标准及分型的评价［J］.中华口腔医学杂志，1994，29（6）：377-379.

[6] Saraux A，Pers J O，Devauchelle-Pensec V. Treatment of primary Sjögren syndrome［J］. Nature Reviews Rheumatology，2016，12（8）：456-471.

（郑晓姣　王志勇）

第五节　普文综合征

一、疾病简介

普文综合征(Plummer-Vinson syndrome，PVS)又名缺铁性吞咽困难(Patterson-Kelly syndrome)。本综合征主要表现吞咽困难、缺铁性贫血和环状软骨后区的食管蹼(oesophageal web)。主要症状为间歇性吞咽困难。多数是在吃硬食时出现,吃流食一般无症状,病人感到有食物停留在上胸部。它是一个多世纪前第一次被描述的。然而,关于这种情况的文献仍然很少,而且它在全世界的流行率似乎在下降,可能与物质丰富、人们营养状况改善有关。据报道,这种情况最常见于身材苗条的中年白人妇女。男性少见,中国人罕见。

二、病因及发病机制

有关本病的病因,目前尚不清楚。多数人认为,缺铁是本病最基本的因素,由于铁的不足导致含铁酶系统缺乏影响黏膜代谢,黏膜萎缩,鳞状上皮细胞变大及空泡形成,其下的肌肉萎缩变性,引起上皮层的改变,形成食管蹼,导致咽下困难。但在流行病调查中,只有少数缺铁性贫血患者患有此症。这说明缺铁与吞咽困难关系不完全一致。PVS还与B族维生素缺乏、遗传易感性、种族、家族及免疫等因素有关。

三、临床表现

(一)口腔颌面部表现

因为缺铁性贫血引起的口腔舌炎、口角炎。舌干燥充血、光滑、舌乳头萎缩、灼痛,呈典型的萎缩性舌炎(atrophic glossitis)或"镜面舌"表现,可合并产生白斑。口角干燥皲裂,发红。萎缩性舌炎合并白斑时易患口腔癌。

(二)其他相关临床表现

1.间歇性吞咽困难、咽部异物感。多数是在吃硬食时出现。吃流食一般无症状。病人感到有食物停留在上胸部,多见缺铁性贫血表现,吞咽困难呈间歇性,不伴疼痛,常发展为持续性,为功能性上段食管痉挛所致。还可表现体重减轻、苍白乏力、心悸、匙状指(趾)、脱发。

2.食管腔内形成一层薄的隔膜,根据其在食管的部位不同分为:上食管蹼、中食管蹼、下食管蹼。PVS中的食管网是很薄的黏膜皱褶,在吞钡或食管镜下可见。它们通常是半月形或新月形的,通常位于食管前壁,但可以是同心的。

3.普文综合征患者可脾大甚至巨脾,易患口腔、下咽和食管鳞状细胞癌。

四、诊断

根据典型的缺铁性贫血、吞咽困难、舌炎的临床表现可诊断。

五、治疗

(一)一般治疗

多数 PVS 经补铁治疗可逆转吞咽困难症状,同时脾大及食管上皮变化亦迅速改善。若无效则通过内镜确定食管狭窄,然后用球囊扩张器扩张,或内镜下高频电灼切开。预后大多良好,补铁、生血加营养三效合一,能更好地预防和改善贫血,增强人体免疫力。

(二)口腔颌面部异常相关的治疗建议

本病患者的舌炎、口角炎症状的缓解首先应治疗贫血。

本病经以上处理大多预后良好,一旦症状复发须注意并发口腔、咽或食管癌。纠正缺铁可阻止和逆转黏膜变化,并可能降低这种风险。

参考文献

[1] Goel A, Bakshi S, Soni N, et al. Iron deficiency anemia and Plummer-Vinson syndrome: Current insights[J]. Journal of Blood Medicine, 2017, 19(8), 175-184.

[2] Lo K B, Albano J, Sandhu N, et al. Plummer-Vinson syndrome: Improving outcomes with a multidisciplinary approach[J]. Journal of Multidisciplinary Healthcare, 2019, 19(12), 471-477.

[3] Sharara A.I, Masri O. Plummer-vinson syndrome[J]. orphanet journal of rare diseases, 2013, 1(1): 1-4.

[4] Kajy M, Monday L, Tannous P. Plummer-Vinson syndrome with concomitant factor VII deficiency[J]. Ochsner Journal, 2019, 19(3): 286-289.

(蒋红柳 王文梅)

第六节 腺性唇炎

一、疾病简介

腺性唇炎(cheilitis glandularis, CG)是一种少见的唇部疾病,以小涎腺硬化性炎症为主要特征,多累及下唇,或上下唇同时受累。

二、病因及发病机制

腺性唇炎目前病因不明,一般分为先天性和后天性,先天性患者常有染色体显性遗传可能,后天性患者多种因素均可导致,包括细菌性感染、吸烟、口腔卫生欠佳、口呼吸或长时间日光直射等。

三、临床表现

(一)口腔颌面部表现

腺性唇炎根据临床表现分类,一共可分为三型:单纯型、浅表化脓型、深部化脓型。

1. 单纯型腺性唇炎

单纯型腺性唇炎是最常见的类型，即 Puente 型，特征性病损为唇部出现数个至数十个黄色小结节，直径约 2～4 mm，中央凹陷，管口扩张，挤压唇部时可见导管口黏液样物质排出，唇部潮湿、结痂、浸润肥厚，唇部肥厚者可达正常人唇部的 2～3 倍，患者主观症状多不明显，或仅有局部不适感。

2. 浅表化脓型腺性唇炎

浅表化脓型腺性唇炎即 Balz Unna 型，又称 Balz 病，特点为唇部无痛性肿胀，明显外翻并伴有硬结形成，唇红黏膜及移行沟处可见糜烂面，表面覆盖痂壳，下方脓性分泌物积聚，除去表面痂壳后可见基底黏膜鲜红色糜烂面，挤压时可从导管开口处排出微浑浊或脓性液体。当病程进入慢性后，黏膜表面有时可呈类似白斑病损样改变。

3. 深部化脓型腺性唇炎

深部化脓型腺性唇炎即 Volkmann 型，为唇部深在感染伴有脓肿和瘘管形成，反复发作，与瘢痕交互存在，挤压可自导管口排出脓性分泌物。黏膜表面溃烂、结痂，唇部肿胀增大，患者有不同程度的疼痛和不适，可形成疤痕，40 岁以上者若病情经久不愈则存在恶变可能。

绝大多数学者认为腺性唇炎的三种不同类型实质上代表了疾病发展的不同阶段，最初可表现为单纯型，若感染进一步加剧可发展为浅表化脓型，最终发展为深部化脓型。

（二）其他相关临床表现

CG 的组织病理表现主要是累及唇红部黏膜的异位小唾液腺的慢性增生性或化脓性炎症。镜下可见增大的唾液腺，其导管扩张，内含嗜酸性唾液黏蛋白物质，表皮不规则增生伴有棘层肥厚。腺组织周围、小叶间和小叶内导管中有巨噬细胞、淋巴细胞和浆细胞浸润，呈肉芽肿性改变。化脓性腺性唇可见大量中性粒细胞浸润，上皮下结缔组织小脓肿形成。

四、诊断

根据临床表现及病理学特点可以作出诊断，应与慢性非特异性唇炎又名慢性唇炎（chronic cheilitis）、浆细胞性唇炎（cheilitis plasmacellularis）、肉芽肿性唇炎（granulomatosa cheilitis）、盘状红斑狼疮（discoid lupus erythematosus，DLE）相鉴别。

五、口腔颌面部异常相关的治疗建议

腺性唇炎的治疗首先应避免刺激，积极寻找并去除可疑致病因素。对于轻中型病例，局部使用皮质类固醇激素如曲安奈德注射液进行局部封闭治疗可能取得满意效果，若效果不佳还可以考虑口服米诺环素（minocycline）联合局部使用他克莫司软膏。严重病例也可口服皮质类固醇激素，对于怀疑恶变可能者，酌情手术治疗。

参考文献

［1］Bovenschen H J. Novel treatment for cheilitis glandularis［J］. Acta Dermato-Venereologica，2009，89（1）：

99-100.

[2] Kumar P, Mandal R. Cheilitis glandularis [J]. Indian Journal of Dermatology, Venereology, and Leprology, 2015, 81(4)：430.

[3] Nico M M S, Nakano de Melo J, Lourenço S V. Cheilitis glandularis：A clinicopathological study in 22 patients[J]. Journal of the American Academy of Dermatology, 2010, 62(2)：233-238.

[4] Rogers R S III, Bekic M. Diseases of the lips[J]. Seminars in Cutaneous Medicine and Surgery, 1997, 16 (4)：328-336.

[5] Miest R Y, Bruce A J, Comfere N I, et al. A diagnostic approach to recurrent orofacial swelling：A retrospective study of 104 patients[J]. Mayo Clinic Proceedings, 2017, 92(7)：1053-1060.

[6] Nico M M S, Melo J N, Lourenço S V. Cheilitis glandularis：Immunohistochemical expression of protein water channels（aquaporins）in minor labial salivary glands[J]. Journalo f the European Academy of Dermatology and Venereology, 2014, 28(3)：382-387.

[7] Reiter S, Vered M, Yarom N, et al. Cheilitis glandularis：Clinico-histopathological diagnostic criteria[J]. Oral Diseases, 2011, 17(3)：335-339.

[8] 曹代娣,柳志文.急性深部化脓型腺性唇炎 1 例[J].现代口腔医学杂志,2014,28(1)：59＋45.

[9] 王和璧.对老年口腔黏膜病变的病理分析[J].当代医药论丛,2014,12(19)：279-280.

[10] 宋绍华.曲安奈德治疗腺性唇炎 27 例疗效分析[J].中国煤炭工业医学杂志,2007,10(8)：875.

（林　琳　段　宁）

第七节　地　图　舌

一、疾病简介

　　地图舌（geographic glossitis）又名游走性舌炎（migratory glossitis），是一种发生在舌黏膜浅层的慢性边缘剥脱性舌炎。地图舌病损具有游走性的特点，表现在舌面部位多变，并可变换形状和大小。

二、病因及发病机制

　　原因不十分明确，可能与肠道寄生虫或胃肠功能紊乱有关，儿童对蛋清/蛋黄、牛奶的不耐受，可能是诱发儿童地图舌的重要原因之一。也有部分学者认为地图舌与儿童神经系统发育不健全、情绪波动有关；还有部分患儿表现出一定的遗传倾向，父母也曾有地图舌病史。一般来说地图舌好发于儿童时期。地图舌可伴发其他疾病如沟纹舌、银屑病、灼口综合征等。

三、口腔颌面部表现

　　1. 好发部位是舌尖、舌中份和舌缘。

　　2. 表现为单发或多发性，圆或椭圆形红色斑片，位置形状不固定，常类似"地图边界"，周边表现为黄白色弧形边缘,稍微隆起,中央丝状乳头剥脱,但菌状乳头不受累。

3．病损具有游走性,可扩大或改变形状,在一昼夜间改变其原来的形态和位置。

4．有的病人病变区可有轻度不适感。

四、治疗

(一) 一般治疗

1．休息和饮食方面

保证休息,避免过度疲劳。饮食均衡,防止挑食,不偏食,防止营养不良或胃肠功能紊乱。

(二) 口腔颌面部异常相关的治疗建议

1．消除感染病灶

仔细检查牙齿、牙龈、颊部、扁桃体黏膜有无感染灶,及时治疗。

2．清洁口腔

应保持口腔的清洁卫生,合并真菌感染者可用2%～4%碳酸氢钠溶液漱口。

应详细了解其发病史,口腔专科检查及体格检查,可服用复合维生素 B 或锌剂。缺铁性的患者应补铁。对症治疗。

3．调节情绪

因为情绪因素都可能诱发地图舌。要避免疲劳,调整睡眠。

参考文献

[1] 原丹,李婵,叶薇,等.54 例儿童地图舌与部分食物不耐受性检测分析[J].海峡预防医学杂志,2018,24 (6)：93-95.

[2] Čankovi Ć M, Bokor-Brati Ć M, Marinoski J, et al. The effect of zinc gluconate supplementation on symptoms and tongue epithelium regeneration in non-psoriatic patients with migratory glossitis[J]. Acta Dermatovenerologica Croatica，2018，26(2)：125-132.

[3] 李宝昌,黄芳,邓坚真,等.地图舌的调查研究[J].中华口腔医学杂志,1997,32(3)：59.

[4] 施琳俊,周曾同.地图舌的研究现况[J].临床口腔医学杂志,2008,24(4)：247-250.

[5] 杨华梅,周瑜,曾昕,等.地图舌危险因素的研究进展[J].华西口腔医学杂志,2015,33(1)：93-97.

[6] 裴蓉.地图舌与儿童血锌含量相关性分析[J].现代医药卫生,2008,24(12)：1814.

[7] Campos W G, Esteves C V, Fernandes L G, et al. Treatment of symptomatic benign migratory glossitis：A systematic review[J]. Clinical Oral Investigations，2018，22(7)：2487-2493.

[8] 刘芳.小儿地图舌研究进展[J].现代口腔医学杂志,2001,15(4)：312-313.

[9] 邓洁莹.小儿地图舌中医辨证分型及其与微量元素的相关研究[D].广州：广州中医药大学,2015.

(段　宁　王文梅)

第八节 沟 纹 舌

一、疾病简介

沟纹舌(fissured tongue)又名裂纹舌或皱褶舌(rugae tongue)。

二、病因及发病机制

确切病因不明,患病率约为8.8%,被认为有遗传倾向,为不全显性遗传。亦有认为环境因素起一定作用。

三、临床表现

(一)口腔颌面部表现

临床特征为舌背呈形态各异的裂隙或沟纹,其病损面积、形态和沟纹数目、深浅不一。舌背中央呈前后向深纵形沟纹,支脉沟纹对称排列,伸向两旁舌缘,如叶脉状。脑回舌沟纹则呈大脑沟回,舌沟纹内上皮完整。有些沟纹舌患者舌体增大,形成巨舌。若深沟中的细菌、真菌慢性感染,可致舌体肿大。舌体肿胀呈阴囊舌。该病患者多无明显不适,有时可出现味觉异常或减退。

(二)其他相关临床表现

有患者伴有唇部肿胀和面神经麻痹(面瘫)时称为梅罗综合征。

四、诊断

出现相关舌背特征性沟纹裂隙损害,不难诊断。

五、口腔颌面部异常相关的治疗建议

保持口腔卫生,消除恐癌疑虑。避免裂沟内存在微生物滋生感染。进食后可用碳酸氢钠液、氯己定液等含漱。

参考文献

[1] 刘宏伟.常见舌疾病[J].中华全科医师杂志,2011,10(4):230-231.

[2] Bakshi S S. Fissured tongue[J]. Cleveland Clinic Journal of Medicine, 2019, 86(11):714.

[3] Pinna R, Cocco F, Campus G, et al. Genetic and developmental disorders of the oral mucosa: Epidemiology; molecular mechanisms; diagnostic criteria; management[J]. Periodontology 2000, 2019, 80(1):12-27.

[4] Mangold A R, Torgerson R R, Rogers RS III. Diseases of the tongue[J]. Clinicsin Dermatology, 2016, 34(4):458-469.

(王 翔 王文梅)

第九节　巨舌脐膨出巨大内脏综合征

一、疾病简介

巨舌脐膨出巨大内脏综合征是一种罕见的先天性遗传性疾病。1963 年首先由 Beckwith 首先报道其主要特征是巨舌、脐突出或膨疝，出生后巨人症，耳郭浅状凹陷，内脏巨大。Weidemann 于 1964 年又报告了一家三兄妹均发生该病，因此又称 Beckwith-Weidemann syndrome（BWS）。该综合征出生发病，常发生于近亲结婚的子代，60% 为女性。

二、病因及发病机制

BWS 病因及发病机制未明，可能是常染色体单基因遗传性疾病，也有可能系多基因遗传。

三、临床表现

（一）头面部表现

1.巨舌舌体较正常舌头明显变大，充满整个口腔并突出口外，呈开口貌，继而影响吮吸动作，导致喂养困难；亦会致言语障碍、吐字不清等。舌活检示肌细胞大小、数量正常。

2.面中 1/3 发育不良，前牙Ⅲ类错𬌗，下颌前牙舌倾。

3.小头畸形、耳郭畸形、巨眼球、面部火焰状母斑、面部红斑痣等，额眉部血管痣尤其多见。部分患儿可有轻度智能低下。

（二）其他相关临床表现

1.脐部膨出　BWS 最突出的症状，一般表现为巨型脐部膨出，其基底部宽度超过 6 cm，内容物包括肝脏和/或小肠。脐膨出（acromphalus）是先天性腹壁发育畸形的常见类型，多由于先天性腹壁发育不全，在脐带周围形成腹壁缺损，从而导致腹腔内脏脱出。由于该病与染色体异常有关，患儿除患脐膨出外，可能伴有其他器官的畸形。处理不当死亡率很高。

2.巨体　患儿出生时即为巨大婴儿，体重和身长明显超过正常值，骨龄超前，长骨骨皮质增厚，骨骺增宽。其巨体随年龄有继续增长之势。有的表现为生长发育亢进、半身肥大。

3.低血糖　新生儿在出生后几小时至 1～2 天内即可出现低血糖症状，发生率约为 33%～50%。第 1 个月内频繁发作，低血糖常伴有如下症状：面色苍白、肢冷、手颤、腿软、全身乏力、心悸、头晕、眼花、焦虑与恐慌等，以上症状可在进食后得到缓解。严重者可能出现抽搐、意识丧失。一般出生后 3～4 个月发作逐渐减少甚至停止。手术治疗者在术后随访中血糖已恢复正常。

4.其他畸形　肝、肾、胰腺、输尿管巨大，心脏畸形、特发性心脏肥大，膈肌缺损，隐睾或阴蒂肥大。

5. 与肿瘤的关系 该综合征有易罹患某些肿瘤的倾向,约占患者中的 7.5%,常见者如肾母细胞瘤(wilms tumor)、肝母细胞瘤(hepatoblastoma)、肾上腺皮质瘤,其他肿瘤,如淋巴瘤(lymphoma)、神经母细胞瘤(neuroblastoma)、横纹肌肉瘤(Rhabdomyosarcoma),故凡因巨舌症就诊的患儿均应详查有否伴发恶性肿瘤。另有报告表面,有半身肥大表现的患者合并肿瘤的可能性更大,约 25%～30%。

四、诊断

具有脐膨出、巨舌、巨体三大特征即可诊断。低血糖已被列为本病第四大症状。除低血糖的临床表现外,临床医生应注意做血糖测定助诊。Wiedemann 认为,若以上三大症状中有一项缺如但伴有其他畸形或异常,仍然可以诊断为巨舌脐膨出巨大内脏综合征。

五、治疗

(一) 一般治疗

1. 纠正低血糖 低血糖是危及新生儿生命的主要病症,是治疗中应予首先重视的问题,密切观察低血糖的发生,并尽快地予以治疗。可及时补给 10% 葡萄糖液,必要时加用肾上腺皮质激素,并配合糖、牛奶等多次喂养,减少低血糖的发作。一般须治疗和观察 3 个月左右。

2. 定期随访 详细检查,定期随访复查。对于伴发腹部恶性肿瘤者,可根据机体全身情况争取手术摘除,并加强术后长期随访。

(二) 口腔颌面部异常相关的治疗建议

舌部分切除术 出生 6 个月左右即可施行舌前部楔形切除术,从而预防或减轻语言障碍的发生。

整形术 脐膨出是危及患儿生命的第二大病症,需及时通过整形术,对中等大小脐膨出、缺损小于 6 cm、腹腔容量较大的患者进行一期修补术,术中应注意切口感染、伤口裂开等。对于就诊较晚、已没有手术条件者可以采用保守治疗,加强抗生素的应用及全身支持,局部禁用红汞。

参考文献

[1] Weksberg R, Shuman C, Beckwith J B. Beckwith-Wiedemann syndrome[J]. European Journal of Human Genetics, 2010, 18(1): 8-14.

[2] Zammit M, Caruana E, Cassar D, et al. Beckwith-wiedemann syndrome review: A guide for the neonatal nurse[J]. Neonatal Network, 2017, 36(3): 129-133.

[3] Cammarata-Scalisi F, Avendaño A, Stock F, et al. Beckwith -Wiedemann syndrome: clinical and etiopathogenic aspects of a model genomic imprinting entity. Síndrome de Beckwith-Wiedemann: aspectos clínicos y etiopatogénicos de una entidad ejemplo de impronta genómica[J]. Arch Argent Pediatr, 2018, 116(5): 368-373.

[4] Barisic I, Boban L, Akhmedzhanova D, et al. Beckwith Wiedemann syndrome: A population-based study on prevalence, prenatal diagnosis, associated anomalies and survival in Europe[J]. European Journal of

Medical Genetics，2018，61（9）：499-507.

［5］MacFarland S P，Duffy K A，Bhatti T R，et al. Diagnosis of Beckwith-Wiedemann syndrome in children presenting with Wilms tumor［J］. Pediatric Blood & Cancer，2018，65（10）：e27296.

（段　宁　宋月凤）

第十节　阿舍尔综合征

一、疾病简介

阿舍尔综合征（Ascher syndrome）又名 Laffer-Ascher syndrome，眼睑松弛综合征，眼睑松弛-上唇肥厚综合征，眼-口-甲状腺综合征，甲状腺肿-双唇肥厚综合征，双唇综合征。本征早在 1817 年由 Beers 所描述，1909 年 Laffer 首次报道 1 例双唇和眼睑松垂患者，1920 年眼科医生 Ascher 报道本征患者除眼睑松弛之外，亦可有上唇肥厚突出及甲状腺功能异常。

二、病因及发病机制

本征病因不明。可能与外伤、遗传因素、内分泌紊乱有关，也有认为与自主神经系统不稳定和激素失调有关。有的患者有家族史。阿舍尔综合征为罕见综合征，多见于青少年，1/3 患者在 10 岁前发病，1/2 患者在 10～20 岁之间发病。男女均可得病，婴儿期则开始，发病缓慢。

三、临床表现

（一）头面部表现

1. 唇部和口腔其他黏膜改变

最明显的症状为上唇显著肥厚肿大，这是由于唇黏膜腺体纤维囊性改变，或炎症所致。肿大的唇部较柔软，有不规则小叶感，先为复发性，后成持续性地巨唇。由于膨出的唇黏膜形成双弓形，称为双唇。深部有多数小囊肿性感觉，唾液腺增多。间断肿胀发作可转为持续性肿胀。因上唇黏膜移行部肿大并下垂，状似双唇故称之双唇综合征。口腔咽部黏膜水肿，牙龈肿胀。

2. 眼睑改变

为本征早期症状，一般分为两个阶段。第一阶段为眼睑浮肿，颇似血管神经性水肿，反复发作。第二阶段为眼睑皮肤暗红，明显萎缩，多皱纹，松弛下垂，遮盖睑缘或睫毛。进一步发展可出现痉挛性睑内翻或泪腺及眶脂脱出，呈进行性加重的眼睑皮肤松弛。眼睑病损可能为 Ascher 综合征的唯一症状出现。

3. 面部表现

可表现为面部皮肤色素沉着、半侧颜面轻度萎缩等。

(二)其他相关临床表现

不同程度的甲状腺肿大,多在唇部、眼睑改变出现后数年,20~30岁时才出现。一般为轻度肿大,不合并中毒症状,多为双侧甲状腺肿大。但无甲亢症状,多发生于青春期。

四、诊断

本征诊断主要根据典型的临床表现。根据眼睑松弛及上唇肥大表现,有时伴甲状腺肿大(甲状腺功能正常)可确诊。但如某一症状先出现则诊断较困难,需与相似的疾病,如眼睑下垂征、肉芽肿性唇炎、唇的淋巴水肿、血管神经性水肿、梅罗综合征等相鉴别。

五、口腔颌面部异常相关的治疗建议

无特殊疗法。可做整形术,唇及睑皮松弛影响美观及功能时,可做成形术。双唇口横行切除多余的黏膜或作"W"形切除成形术。也可采用以唇系带为中心,以唇红缘为基底的等腰三角形切口,切除肥大组织后,做直线缝合。

参考文献

[1] 车延梅,吕少亮.Ascher氏综合征5例报告[J].黑龙江医学,2008,32(7):559-560.

[2] Ali K. Ascher syndrome:A case report and review of the literature[J]. Oral Surgery, Oral Medicine, Oral Pathology, Oral Radiology, and Endodontics, 2007, 103(2):e26-e28.

[3] Ramesh B A. Ascher syndrome:Review of literature and case report[J]. Indian Journal of Plastic Surgery, 2011, 44(1):147-149.

[4] Kara I G, Kara C O. Ascher syndrome[J]. Otolaryngology-Head and Neck Surgery, 2001, 124(2):236-237.

[5] Donato C M G, Melo D F, deNoronha Santos Netto J. Do You know this syndrome? Ascher's syndrome:Clinical findings of little known triad[J]. Anais Brasileiros De Dermatologia, 2017, 92(5):729-730.

(王 翔 王文梅)

第九章

伴神经异常相关综合征

第一节　三叉神经旁综合征

一、疾病简介

三叉神经旁综合征又名 Raeder's paratrigeminal syndrome，Raeder syndrome，三叉神经交感神经麻痹综合征，三叉神经旁交感综合征（paratrigeminal sympathetic syndrome），副三叉神经综合征，周期性偏头痛的眼交感性麻痹，类三叉神经痛综合征。1918 年 Raeder 描述一组周期性面部疼痛伴有 Horner 综合征病例，其中 4 例三叉神经受侵犯，命名为副三叉神经综合征。1958 年 Ford 和 Walshc 同意 Raeder 的意见而命名为 Raeder 副三叉神经综合征，1961 年 Nieman 等认为不应用此命名，而称之为"周期性偏头痛的眼交感性麻痹"。多见于40 岁以上男性，左侧多见。

二、病因及发病机制

Raeder 首先认为病变位于中颅凹的底部，损害位于颈内动脉壁的眼交感纤维。有人认为由许多局部原因引起。

（一）肿瘤

鞍旁脑膜瘤、内皮细胞瘤、颈内动脉瘤、鞍旁转移瘤，其中以脑膜瘤与颈内动脉瘤为多见。

（二）血管性病变

颈内动脉周围炎、偏头痛。Wolff 1948 年提出：偏头痛发作时动脉扩张过久，动脉壁水肿、增厚，从而压迫位于颈内动脉鞘内的眼交感神经纤维，因而认为颈动脉的扩张最初引起疼痛和暂时的累及交感神经通路，而后可产生永久的交感性损害。Nieman 认为周期性偏头痛为比较良性的病变，认识其临床特点可使病人免除不必要的检查和手术。

（三）感染

梅毒性眶骨炎、慢性上颌窦炎、齿槽脓肿、慢性中耳炎、带状疱疹，上呼吸道感染、肺炎。

（四）外伤

头部及眼部外伤。

三、头面部表现

早期为发作性三叉神经痛,呈跳痛或剧痛,持续时间不等,数小时到数周,以后逐渐发生三叉神经麻痹或刺激。

合并部分的或完全的 Horner 综合征。颞额部、眼睑部和角膜感觉迟钝,有头痛及三叉神经分布区疼痛。下颌肌疲劳。单侧突眼、瞳孔缩小、眼球陷凹、眼压降低、眼睑下垂、溢泪、眼痛。面部同时无汗,可有累及 Ⅱ、Ⅲ、Ⅳ、颅神经的症状及体征。

根据病因不同,1962 年 Bonink 和 Sunlezigore 将本征分为两类:

1. 真性　包括同侧三叉神经痛,眼交感神经麻痹以及鞍旁颅神经(Ⅱ、Ⅲ、Ⅳ、Ⅵ 对颅神经)损害,它常为中颅凹半月神经节肿瘤等颅内病变所引起。

2. 良性　包括同侧三叉神经痛,眼交感神经麻痹,但无蝶鞍旁颅内神经病变。常因颅内动脉扩张或血管周围炎、外伤等引起。

四、诊断

根据①病灶侧三叉神经痛,以后逐渐发生三叉神经麻痹的症状;②可同时伴有同侧动眼神经和颈交感神经丛麻痹等症状体征。病因诊断可做颅骨 X 线片,显示颞骨岩尖部损害,颈内动脉造影见颈内动脉伸长或动脉瘤,亦可做脑 CT 检查协助诊断。

五、口腔颌面部异常相关的治疗建议

主要为病因治疗及对症处理。一般应用抗癫痛药物,如痛痉宁、苯妥英钠、维生素 B_1、B_{12},剧烈头痛者可给 ACTH 或肾上腺皮质激素,以缓解症状。

参考文献

[1] Santos M, Burton K, McGillen B. Raeder's paratrigeminal syndrome: Headache and Horner's lacking anhidrosis[J]. Journal of General Internal Medicine, 2016, 31(9): 1102-1103.

[2] Selky A K, Pascuzzi R. Raeder's paratrigeminal syndrome due to spontaneous dissection of the cervical and petrous internal carotid artery[J]. Headache: the Journal of Head and Face Pain, 1995, 35(7): 432-434.

[3] Molina F J, Tarongí S. Raeder's paratrigeminal syndrome as manifestation of the Chiari malformation[J]. Neurologia (Barcelona, Spain), 2002, 17(1): 62-63.

[4] Goadsby P J. Raeder's syndrome [corrected]: Paratrigeminal paralysis of the oculopupillary sympathetic system[J]. Journal of Neurology, Neurosurgery, and Psychiatry, 2002, 72(3): 297-299.

[5] Salvesen R. Raeder's syndrome[J]. Cephalalgia, 1999, 19(S25): 42-45.

(贺智凤　王志勇)

第二节　蝶腭神经痛综合征

一、疾病简介

蝶腭神经痛综合征又名 Sluder syndrome,面下部头痛,一侧性非典型性面神经痛,蝶腭神经节刺激综合征等。1908 年 Sluder 首先报道本征,1942 年 Eagle 报道 145 例,并称为蝶腭神经痛(sphenopalatine neuralgia)。

二、病因及发病机制

该病病因不明。推测与炎症、血管运动障碍有关。Woff 认为本病是颈外动脉及其分支扩张所致。而 Laporte 等则认为是蝶腭神经的疾病由内腭动脉和其分支血管周围神经丛受累所致。

三、头面部表现

一般表现为头痛,多发作在夜间,一般局限于一侧眼及眼眶周围,可扩散至鼻根至腭部、耳后乳突及顶枕部。疼痛剧烈,常为剧烈胀痛或电击、刀割、钻痛,难以忍受。伴有舌前 2/3 味觉异常。

四、其他相关临床表现

常伴有鼻塞、涕泪、唾液分泌过多,咳嗽等,偶有耳鸣等症状。

五、诊断

具有上述特征性临床表现即可诊断。应与翼管神经痛、颈动脉炎、植物神经面头痛及副鼻窦炎等相鉴别。

六、口腔颌面部异常相关的治疗建议

可用 Bonain 溶液(盐酸可卡因、碳酸薄荷脑等量混合液)涂于鼻腔黏膜,也可用 10%可卡因涂于鼻中隔后缘黏膜。近来有用口服酰胺咪嗪(carbamazepine)治疗,可减少症状,减少发作。神经节切除术疗效并不优于前述方法。

参考文献

[1] Lima M H, Campos M J, Valentim A, et al. Intranasal self-administration of local anesthetic (ropivacaine) for sphenopalatine ganglion block, for treatment of second trigeminal branch neuralgia secondary to maxillary sinus curettage: A case report [J]. Revista Española de Anestesiología y Reanimación (English Edition), 2019, 66(8): 447-450.

［2］Crespi J，Bratbak D，Dodick D W，et al. Pilot study of injection of OnabotulinumtoxinA toward the sphenopalatine ganglion for the treatment of classical trigeminal neuralgia［J］. Headache：the Journal of Head and Face Pain，2019，59(8)：1229-1239.

［3］王琦，倪家骧，杨立强.CT引导下蝶腭神经节低温等离子消融术治疗蝶腭神经痛［J］.中国介入影像与治疗学,2019,16(7)：391-394.

［4］He W，Zhang Y X，Long T，et al. Sphenopalatine neuralgia：An independent neuralgia entity. Pooled analysis of a case series and literature review［J］. Headache：the Journal of Head and Face Pain，2019，59(3)：358-370.

［5］Coven I，Dayısoylu E H. Evaluation of sphenopalatine ganglion blockade via intra oral route for the management of atypical trigeminal neuralgia［J］. SpringerPlus，2016，5：906.

［6］李娜，郭玉娜，秦红军，等.CT引导下蝶腭神经节射频热凝术治疗蝶腭神经痛的长期疗效及安全性分析［J］.中国全科医学,2016,19(12)：1375-1378.

［7］Isherwood G，Ansell M. Sphenopalatine block in the management of trigeminal neuralgia［J］. The British Journal of Oral & Maxillofacial Surgery，2016，54(2)：226-227.

（贺智凤　杨旭东）

第三节　Rollet 综合征

一、疾病简介

Rollet 综合征（Rollet syndrome）又名眶尖综合征（orbit apex syndrome）。1865 年由 Rollet 首先报道。常见于炎症、肿瘤和出血，眼眶外伤也可引起，主要累及动眼神经、视神经、外展神经及三叉神经第一支，并引起相应症状及体征。

二、病因及发病机制

该病主要由于肿瘤、血管瘤、结核瘤、炎症、外伤等因素引起眶尖部的损害，进而影响通过该处的解剖结构，包括：神经（视神经、动眼神经及三叉神经，分别是第Ⅱ、第Ⅲ及第Ⅵ颅神经）、血管和肌肉而引起。

三、临床表现

（一）口腔颌面部表现
三叉神经分布区域疼痛，麻木或感觉过敏。

（二）其他相关临床表现
主要引起眼部相关表现：视力剧降，眼肌麻痹，上睑下垂，眼球固定突出。结膜、角膜感觉减退；瞳孔散大，对光反射消失；视乳头水肿、视神经萎缩。

可能伴有头痛不适。

四、诊断

1. 依据特征性表现诊断

外伤史、手术史等病史,以及典型临床症状和体征。

2. CT扫描

CT扫描可发现原发病因,如肿瘤,损伤等病变波及眶尖部。

五、口腔颌面部异常相关的治疗建议

治疗原则:对症处理,病因治疗。具体治疗方法如下:

1. 抗生素预防感染。

2. 甘露醇静脉降低眶内压。

3. 营养、支持治疗。

4. 中药活血化瘀等。

参考文献

[1] Aryasit O, Preechawai P, Aui-Aree N. Clinical presentation, aetiology and prognosis of orbital apex syndrome[J]. Orbit, 2013, 32(2): 91-94.

[2] Borchard N. A, Nayak J. V. Orbital Apex Syndrome[J]. N Engl J Med, 2018, 378 (17): e23.

[3] Goyal P, Lee S, Gupta N, et al. Orbital apex disorders: Imaging findings and management[J]. The Neuroradiology Journal, 2018, 31(2): 104-125.

[4] Gupta R, Khan Y A. Traumatic orbital apex syndrome[J]. Canadian Journal of Ophthalmology, 2015, 50 (1): e8-e11.

[5] Lambrecht C, Wouters C, van Esch H, et al. Conradi-hünermann-happle syndrome: A novel heterozygous missense mutation, c.204G[J]. Pediatric Dermatology, 2014, 31(4): 493-496.

[6] Warburton R E, Brookes C C D, Golden B A, et al. Orbital apex disorders: A case series[J]. International Journal of Oral and Maxillofacial Surgery, 2016, 45(4): 497-506.

[7] Yeh S, Foroozan R. Orbital apex syndrome[J]. Current Opinion in Ophthalmology, 2004, 15(6): 490-498.

(贺智凤　王志勇)

第四节　太阳镜综合征

一、疾病简介

太阳镜综合征(sun-glasses syndrome)的是指滥用太阳镜而致的视力下降,视物模糊,严重时会产生头痛、头晕、眼花、烦躁和不能久视等一系列症状的综合征。该病的命名是取自病人临床表现的部位正好在戴眼镜的范围内,或者由于戴上太阳镜后,局部受压迫而发病。

二、病因及发病机制

该病病因尚不清楚。三叉神经的眶下支,在眼眶下缘约 2 cm 处穿出眼下孔到达皮下软组织,所戴的太阳镜如镜框或镜架过厚,眼镜过重时,可以压迫该支神经而发病,但经常戴镜时则不发病,因为神经已经顺应这种压迫而不发病。

三、口腔颌面部表现

在戴眼镜后不久出现下眼眶和额部上方皮肤麻木、感觉迟钝、深沉发胀。症状近似感冒而又非感冒,有些病人可出现上前牙感觉异常,在不戴眼镜数日后自觉症状可自行缓解或消失,若再戴镜又可复现,反复多次发生而后缓解。

四、其他相关临床表现

无特殊症状。

五、诊断

依靠临床表现即可诊断,与感冒亦不难鉴别。

六、口腔颌面部异常相关的治疗建议

治疗原则:除去病因,避免局部受压。局部按摩理疗以促使早日恢复。
一般治疗:可局部按摩理疗以促使早日恢复。

参考文献

[1] 张炜.太阳镜综合征[J].国外医学.皮肤病学分册,1984,10(4):246.

(贺智凤　王志勇)

第五节　葱皮样感觉消失综合征

一、疾病简介

葱皮样感觉消失综合征又名 Dejerine onion peel sensory loss syndrome。该病是由于延髓病变影响三叉神经中枢,导致的感觉麻痹。三叉神经感觉核是颅神经核最长的,从中颈直至颈椎第二节,本病侵犯三叉神经延髓部分,导致分离性感觉障碍。本征于 1914 年由法国 Dejerine 首先报道,因呈洋葱皮样分布而得名。

二、病因及发病机制

该病病因是延髓病变影响三叉神经中枢而引起,常见于脊髓空洞症、背外侧髓质综合征和脑干肿瘤。

三、临床表现

(一)头面部表现

感觉丧失从口、鼻开始,以此为中心向外层层扩展,犹如洋葱皮样分布,当三叉神经脊束核受损时,出现分离性感觉障碍;当该核不完全性损伤时,出现节段性痛、温觉障碍。

(二)其他相关临床表现

三叉神经分布区域的中心向外层层扩展的分离性感觉障碍。

四、诊断

根据典型的洋葱皮样感觉障碍等临床表现,即可确定诊断。

五、口腔颌面部异常相关的治疗建议

治疗原则:治疗原发病,局部对症治疗。

参考文献

[1] Cha M J, Kim S W, Kim E H, et al. Teaching NeuroImages:Isolated sensory loss of the arm sparing the hand in cortical infarction[J]. Neurology, 2011, 76(1):e3.

[2] Kuraishi K, Mizuno M, Furukawa K, et al. Onion-skin hemifacial dysesthesia successfully treated with C2-4 anterior cervical decompression and fusion:A case report[J]. NMC Case ReportJournal, 2016, 3 (2):45-47.

[3] Das A, Shinde P D, Kesavadas C, et al. Teaching neuroimages:Onion-skin pattern facial sensory loss[J]. Neurology, 2011, 77(8):e45-e46.

[4] Gotoh S, Iwasaki M, Kawabori M, et al. A case of onion-skin hemifacial dysesthesia caused by ossification of the cervical posterior longitudinal ligament[J]. No Shinkei Geka. Neurological Surgery, 2018, 46(9):783-787.

(贺智凤 王志勇)

第六节 翼钩综合征

一、疾病简介

翼钩综合征(pterygoid hamulus syndrome)系指由翼钩退变引起的一组症状群,包括腭咽部疼痛不适、异物感、吞咽梗阻,或有耳鸣、闭气和重听等。男女均可发病,中老年多见。

二、病因及发病机制

翼钩为蝶骨的组成部分,由翼内板下端向外弯曲形成一小钩。起于翼内板基部及咽鼓管软骨附近的腭帆张肌,约呈直角绕过此钩并转向中线,腭部的感觉神经来自三叉神经第二支,软腭为舌咽神经分布。软腭的运动主要由迷走神经支配,在正常情况下,腭帆张肌和咽缩肌收缩使鼻咽腔闭合。

樊立仁等对本病切除的翼钩及肌肉组织进行了组织病理学检查,发现翼钩骨质有退变,骨膜纤维组织增生和肌纤维增生,推断附着于翼钩上之腭帆张肌过度收缩,使之长期处于紧张状态,在两者互相作用下,翼钩和肌肉都发生无菌性炎症反应,进而产生退行性改变。当腭帆张肌收缩时,三叉神经和舌咽神经末梢感受器受到异常刺激而出现了各种临床症状。

三、临床表现

1. 咽部有疼痛或牵拉感,常在空咽时加重;咽部异物感或有刺钩挂在咽部的不适感以及吞咽梗阻感,有的像羽毛贴于腭咽部或咽部有物吐不出,咽不下的感受。也有咽部像蚂蚁爬行而用手指按压腭部者。

2. 耳鸣、闭气和重听,常在疲劳后加重。

3. 约 40% 病人伴有慢性咽炎。

4. 腭部有酸胀瘙痒或异物感。

四、诊断

具有上述症状,久治不愈。检查有翼钩反应敏感。排除慢性咽喉炎,方可诊断。翼钩检查方法:令患者张口,检查者戴手套,用食指放在病人左右侧上颌第二磨牙后内方,可触及一小骨性突起,即翼钩。正常触及出观反射痛。如果重压翼钩放松后,可暂时感到咽部舒适,亦有反而症状加重者。

五、口腔颌面部异常相关的治疗建议

治疗原则:治疗退变的翼钩。

一般治疗:可行翼钩折断术、翼钩切除术和封闭治疗。

治疗方法如下:

1. 翼钩折断术

患者取仰卧或仰坐位,常规消毒和局麻后,沿翼钩顶部切开黏膜,切口长约 1.5～2 cm,然后分离附着在翼钩的三块肌肉,外露翼钩,用骨凿或止血钳将翼钩折断,加压止血后缝合。

2. 翼钩切除术

手术步骤同上,只是在外露翼钩后,用剪刀把附着于翼钩周围的肌肉剪断,将翼钩切除。

3. 翼钩周围封闭术

用 0.5%～1%普鲁卡因(procaine)1 ml 加醋酸可的松 2.5 mg 注射到翼钩周围,每月一次,3～4 次为一疗程。

参考文献

[1] Thukral H, Nagori S, Rawat A, et al. Pterygoid Hamulus Bursitis: A Rare Intra-Oral Pain Syndrome[J]. J Craniofac Surg, 2019, 30(7): e643-e645.

[2] Shankland W E II. Pterygoid hamulus bursitis: One cause of craniofacial pain[J]. The Journal of Prosthetic Dentistry, 1996, 75(2): 205-210.

[3] Bandini M, Corre P, Huet P, et al. A rare cause of oral pain: The pterygoid hamulus syndrome[J]. Revue De Stomatologie, De Chirurgie Maxillo-Faciale et De Chirurgie Orale, 2015, 116(6): 380-383.

[4] Cho J Y, Cheon K Y, Shin D W, et al. Pterygoid hamulus bursitis as a cause of craniofacial pain: A case report[J]. Journal of the Korean Association of Oral and Maxillofacial Surgeons, 2013, 39(3): 134-138.

[5] Dias G. Pterygoid hamulus bursitis: One cause of craniofacial pain[J]. The Journal of Prosthetic Dentistry, 1997, 78(1): 111-112.

(贺智凤 杨旭东)

第七节 茎突过长综合征

一、疾病简介

茎突过长综合征又名 Eichen 综合征,Eagle syndrome,是一种发育异常疾病。1926 年由柏林大学教授 C.N.Eichen 首先提出,对所谓原因不明的咽痛、咽下痛患者应经局部触诊,以期发观过长的茎突。至 1937 年,Eagle 对本病症状作了比较详细的报道。

二、病因及发病机制

茎突乃颞骨的一部分,位于颞骨鼓板与岩部后下方,呈细长锥状突起,并向前下方弯曲;由胚胎第二腮弓软骨的上部基点发出,该骨下部为茎突部,其一部分将成为茎骨舌骨韧带。如经骨化,则必使茎突过长,较重者可与舌骨小角呈骨性融合,此种发育畸形,可发生于一侧或双侧。

三、头面部表现

过长的茎突不仅较正常增长,亦可向内、外偏斜,压迫神经、血管而发生各种症状。常见症状为咽部疼痛和异物感,唾液增多。有些有咽下困难、颈侧疼痛、耳疼、耳鸣等症状。也有的并无症状,仅在扁桃体摘除术发现。

Eagle 认为过长茎突产生咽部症状原因有:

1. 发生于扁桃体摘除术后

扁桃体窝瘢痕收缩,使茎突表面黏膜紧张,压迫神经(第Ⅸ颅神经),以致咽痛。

2. 过长之茎突压迫邻近动静脉产生症状

如压迫颈内动脉。有眼动脉分布区的疼痛;如压迫颈外动脉,其疼痛限于眼部以下。

四、诊断

依据临床表现有咽痛、咽下困难,并未发现其他原因者应考虑本病。X 线检查显示茎突过长(超过 2.5 cm)可辅助诊断。

五、口腔颌面部异常相关的治疗建议

无症状者可不必治疗。若发生疼痛者则可行茎突截短术,不可从根部切除茎突,以免伤及面神经及舌咽神经。一般术后可消除症状,效果甚佳。Evans 于 1976 年提出一种非手术疗法,即以曲安奈德(triamcinolone acetonide)混悬液 40 mg 加 1%利多卡因 1 ml,经咽部注射,取得较好疗效。

参考文献

［1］ Simões J, Paiva S, Miguéis J, et al. A long styloid process and Collet-Sicard syndrome［J］. Acta Otorrinolaringológica Española, 2019, 70(5): 310-311.

［2］ Caylakli F. Important factor for pain relief in patients with eagle syndrome: Excision technique of styloid process［J］. American Journal of Otolaryngology, 2019, 40(2): 337.

［3］ Ayyildiz V, Senel F A, Dursun A, et al. Morphometric examination of the styloid process by 3D-CT in patients with Eagle syndrome［J］. European Archives of Oto-rhino-laryngology, 2019, 276(12): 3453-3459.

［4］ Chen R H, Liang F Y, Han P, et al. Endoscope-assisted resection of elongated styloid process through a retroauricular incision: A novel surgical approach to eagle syndrome［J］. Journal of Oral and Maxillofacial Surgery, 2017, 75(7): 1442-1448.

［5］ Papadiochos I, Papadiochou S, Sarivalasis ES, Goutzanis L, Petsinis V. Treatment of Eagle syndrome with transcervical approach secondary to a failed intraoral attempt: Surgical technique and literature review［J］. J Stomatol Oral Maxillofac Surg. 2017, 118(6), 353-358.

［6］ Caylakli F. Important factor for pain relief in patients with eagle syndrome: Excision technique of styloid process［J］. American Journal of Otolaryngology, 2019, 40(2): 337.

［7］ Kabak S, Savrasova N, Melnichenko Y, Vysotski A, Mashchanka I. Stylohyoid complex syndrome: A report of two cases and review of the literature［J］. Heliyon. 2020, 6(5), e03937.

［8］ 易新林,邓可斌,林友平,等.茎突综合征 37 例诊治体会［J］.中国中医骨伤科杂志,2018,26(4):67-68＋71.

［9］ 魏建初,何云生,郑建文.茎突综合征 34 例临床诊治分析［J］.现代实用医学,2018,30(9):1138-1139.

(贺智凤　王志勇)

第八节　先天性无痛综合征

一、疾病简介

先天性无痛症(congenital insensitivity to pain, CIP)(OMIM 243000)是一种极为罕见的常染色体隐性遗传病,又称为遗传性感觉与自主神经病变 IID 型(HSAN IID)。先天性无痛症是一种先天性感觉神经病综合征,表现为痛觉丧失或迟钝,可伴有无发及智力障碍。其最先由 Dearborn(1931 年)报告,是一种罕见的常染色体隐性遗传性疾病,国内自 1994 年至今文献报告 26 例,美国 30 多个案例,日本超过 30 个家族(约 60 个病人),瑞典则有将近 40 个案例。2006 年,Cox JJ 等人在巴基斯坦北部发现一位男孩街头卖艺,表演刀割、火烧,但他感觉不到疼痛,对类似病例家系进行研究发现他们共有 SCN9A 基因突变。由此开始 SCN9A 基因与先天性无痛症研究。

二、病因及发病机制

目前认为 CIP 主要是 SCN9A 基因突变导致其编码的 Nav1.7 蛋白结构异常和功能缺失。电压门控钠通道 Nav1.7 主要表达在外周伤害性感觉神经元、三叉神经节神经元、交感神经节神经元、嗅觉神经元。之前的研究表明,Nav1.7 在疼痛信号的产生、传导和嗅觉信号的传中发挥重要作用。与 CIP 患者相关的 SCN9A 基因突变主要是移码突变、无义突变、剪接突变,这些突变均产生截断型无功能 Nav1.7 通道蛋白。此外,有研究表示 Nav1.7 敲除小鼠和 CIP 患者内源性阿片肽(前脑啡肽 penk mRNA)表达上调,注射纳洛酮(naloxone)后短时间出现痛觉。可能内源性阿片系统异常是 CIP 发病机制之一。另外,2015 年剑桥大学 Chen YC 等人在 11 个 CIP 家系中发现 10 个 PRDM12 基因纯合突变,Prdm 蛋白通常在痛觉神经细胞的发育过程中被激活,是神经形成过程的一个关键因素。

三、临床表现

(一)口腔颌面部表现

患者由于痛觉缺失,出牙期往往出现咬舌头、嘴唇和手指等自残行为,这时才引起父母的注意,发现患儿缺乏痛觉。

(二)其他相关临床表现

患者对伤害性刺激失去防御和保护反应。出生后免疫接种注射时没有反应是痛觉缺失的第一个表现,但此时很少引起患者父母及医护人员的注意。痛觉缺失也导致患者缺乏自我保护意识,身体经常受到外伤,发生反复多发无痛性骨折,严重危害患者健康。除无痛症状外,有些患者还表现为嗅觉缺失或嗅觉减退,其余感觉和运动功能正常。

四、诊断

可对患者进行定量感觉测试(quantitative sensory testing, QST)和嗅觉测试。临床病史结合定量感觉测试和遗传学筛查是本病的诊断依据。本病需要与遗传性感觉与自主神经病变的其他亚型相鉴别,如先天性无痛无汗症(congenital insensitivity to pain and anhidrosis)、Nav1.9 突变导致的无痛症等,主要是通过基因筛查寻找致病基因以明确。

五、口腔颌面部异常相关的治疗建议

目前先天性无痛症患者尚无根治方法,只能采取保护性措施,防止自残及外伤。阿片药物拮抗剂纳络酮让一位 CIP 患者短时间出现痛觉,同样的“痛觉恢复”效应在 Nav1.7 基因敲除小鼠中出现。因此,可能阿片药物拮抗剂如纳洛酮可以有效治疗无痛症状。

参考文献

[1] Mifsud M, Spiteri M, Camilleri K, et al. The orthopedic manifestations of congenital insensitivity to pain: A population-based study[J]. Indian Journal of Orthopaedics, 2019, 53(5): 665-673.

[2] Lawoyin J, Lawoyin D. Congential insensitivity to pain: Report of two cases[J]. Journal of Clinical Pediatric Dentistry, 2002, 25(2): 171-174.

[3] Schalka M M S, Corrêa M S N P, Ciamponi A L. Congenital insensitivity-to-pain with anhidrosis (CIPA): A case report with 4-year follow-up[J]. Oral Surgery, Oral Medicine, Oral Pathology, Oral Radiology, and Endodontology, 2006, 101(6): 769-773.

[4] Soussou R, Cheung W S, Campbell K M. Congenital insensitivity to pain with anhidrosis: A case with self-inflicted oral ulcerations[J]. Journal of Dentistry for Children (Chicago, Ill.), 2019, 86(2): 109-112.

[5] Svec A, Feldinszka J, Kokavec M. Congenital insensitivity to pain in one family[J]. Journal of Pediatric Orthopaedics B, 2018, 27(4): 369-374.

(王　涛　邢向辉)

第九节　家族性自主神经功能不全

一、疾病简介

家族性自主神经功能不全(familial dysautonomia,FD)属于常染色体隐性遗传病,又称家族性自主神经功能不全症、中枢性自主神经不全综合征等,是以神经功能障碍、特别是自主神经失调为特征的一种先天性疾病。本征于 1949 年首先由 Riley 和 Day 首次报道,也称为 Riley-Day 综合征。主要发病在犹太家族或其他种族的小儿的一种少见的常染色体隐性遗传病。

二、病因及发病机制

家族性自主神经功能不全被归类为一种遗传性感觉和自主神经病变(hsan Ⅲ型),是一

种发育性和进行性神经退行性疾病,由 ikbkap 基因(也称为 elp1)的常染色体隐性突变引起。

三、临床表现

(一)口腔颌面部表现

舌菌状乳头缺失,异常流涎,吞咽困难,皮肤红斑,味觉缺乏,口腔溃疡等。

(二)其他相关临床表现

表现为自主神经、运动及躯体感觉功能缺陷,多在婴幼儿期发病,常有家族史。出生时患儿低体重,肌张力低,吸吮吞咽功能差,易患吸入性肺炎。患儿有特征性面容,如先天愚型样斜杏形眼、耳大及下巴尖突,哭闹时不流泪、多汗、流涎,反复发作的肺疾病,轻敲头部可出现头皮特征性无法控制的瘙痒。

患儿进食或情绪激动时常出现面部及肩、颈、胸部对称性红色斑点,稍后消退。可见体温调节异常,常有不明原因发热;出现周期性恶心、呕吐、腹胀、腹痛等。

出生后生长发育迟缓,经常出现呕吐、出汗。3 岁后出现自主神经危象,表现为易激惹,自闭,行为减少,心率快,血压高,体温不正常。突出的症状是周期性呕吐。学龄前期儿童身材矮小,行走不稳。青春期周期性呕吐减轻,但共济运动欠佳。直立性低血压,排尿性或吞咽性晕厥常见,情感不稳,40% 的患儿有抽搐发作,伴发热及缺氧,不到 10% 的患者终生抽搐。

四、诊断

根据典型的临床表现,辅助基因检测即可确诊。

五、治疗

(一)一般治疗

无特殊疗法,主要是对症治疗。吞咽困难患儿可给予鼻饲,异常流涎可服用阿托品类药。

(二)口腔颌面部异常相关的治疗建议

对症治疗,口腔溃疡局部使用消炎消肿促愈合药。

参考文献

[1] Axelrod F B. Familial dysautonomia:A review of the current pharmacological treatments[J]. Expert Opinionon Pharmacotherapy, 2005, 6(4):561-567.

[2] Kazachkov M, Palma J A, Norcliffe-Kaufmann L, et al. Respiratory care in familial dysautonomia: Systematic review and expert consensus recommendations[J]. Respiratory Medicine, 2018, 141:37-46.

[3] Palma J A, Norcliffe-Kaufmann L, Fuente-Mora C, et al. Current treatments in familial dysautonomia [J]. Expert Opinionon Pharmacotherapy, 2014, 15(18):2653-2671.

[4] Portnoy S, Maayan C, Tsenter J, et al. Characteristics of ataxic gait in familial dysautonomia patients[J]. PLoS One, 2018, 13(4):e0196599.

［5］Frances Lefcort，Marc Mergy，et al. Animal and cellular models of familial dysautonomia[J]. Clin Auton Res，2017，27(4)：235-243.

（蒋红柳　杨旭东）

第十节　遗传性周围神经系统疾病

一、疾病简介

周围神经系统(peripheral nervous system)是相对于脑与脊髓而言的神经系统周围部分，其一端连接于中枢神经系统的脑或脊髓，而另一端借各种末梢装置连接于身体各系统与器官。主要包括脑神经(共12对)及其外周神经节(ganglion)；脊神经(共31对)及其前根、后根、后根神经节；自主神经(交感、副交感)及其神经节以及它们的神经末梢等。

遗传性周围神经系统疾病常见的有以下几种：遗传性运动感觉神经病(hereditary motor and sensory neuropathy，HMSN)，遗传性共济失调性多发性神经炎病(heredopathia atactica polynuritiformis)，遗传性压迫易感性神经病(hereditary neuropathy with liability to pressure palsies，HNPP)，家族性淀粉样变性周围神经病(familial amyloid polyneuropathy，FAP)，血卟啉病性周围神经病(neuropaphy associated with porphyria)，遗传性感觉和自主神经病(hereditary sensory and autonomic neuropathy，HSAN)等。

二、病因及发病机制

周围神经系统疾病又可分为遗传性和后天获得性，家族性淀粉样变性周围神经病与急、慢性感染，炎症、肿瘤、病毒、基因突变及长期血液透析等有关。血卟啉病性周围神经病为常染色体显性遗传疾病，主要由于PBG脱氨酶(尿卟啉原合成酶)(uroporphyrinogen synthase)缺乏所致。这种缺陷使肝内PBG转变成尿卟啉原Ⅲ减少，由此而发生的血红素合成障碍引起ALA合成酶的作用加强，使ALA及PBG的合成增多而自尿中排出增多。

三、临床表现

（一）头面部表现

遗传性感觉和自主神经病患儿经常咬伤口腔黏膜、口唇或舌头而不感到疼痛；血卟啉病性周围神经病患者常常出现皮肤症状，表现为光感性皮肤症状，在皮肤暴露区表现出红斑、湿疹等。

（二）其他相关临床表现

遗传性周围神经疾病有许多特有的症状和临床体征，患者的感觉障碍主要表现为感觉缺失、感觉异常、疼痛、感觉性共济失调等；而运动障碍主要包括运动神经刺激和麻痹症状。患者的刺激症状主要表现为肌束震颤、肌纤维颤搐、痛性痉挛等，而肌力减低或丧失、肌萎缩则属于运动神经麻痹症状。另外周围神经疾病患者常伴有腱反射减低或消失,自主神经受损常表现为无汗、竖毛障碍及直立性低血压,严重者可出现无泪、无涎、阳痿及膀胱直肠功能障碍等。

四、诊断

病史描述、临床体格检查和必要的辅助检查是诊断周围神经疾病的主要依据。神经电生理检查、神经活检、阳性家族史等可明确诊断。

五、治疗

(一) 一般治疗

首先是病因治疗;其次应当给予对症支持处理。比如给予患者止痛药物及 B 族维生素等。而针灸、理疗、按摩是患者恢复期中的重要措施,这有助于预防患者肌肉挛缩。目前认为周围神经病引发的肢体运动障碍(肌肉萎缩,肌束震颤,痉挛等)的患者经过正规的康复训练可以明显减少或减轻发生后遗症的概率。

(二) 口腔颌面部异常相关的治疗建议

口腔颌面部的治疗与全身治疗统一结合,针灸(acupuncture)、理疗(physiotherapy)、按摩等均可改善临床症状,必要时可辅助药物治疗。

参考文献

[1] 唐北沙. 遗传性周围神经系统疾病[C].全国神经肌肉病高级讲授班及学术研讨会. 2009.

[2] 郭玉璞.神经病学[M].北京：人民军医出版社,2009.

[3] Berghe G，Schoonheydt K，Becx P，et al. Insulin therapy protects the central and peripheral nervous system of intensive care patients[J]. Neurology, 2005，64(8)：1348-1353.

[4] Murakami T，Ohsawa Y，Watabe K，et al. Reevaluation of transthyretin gene expression in the peripheral nervous system[J]. Neuroscience Research，2011，71：e107.

[5] Navarro X，Krueger T B，Lago N，et al. A critical review of interfaces with the peripheral nervous system for the control of neuroprostheses and hybrid bionic systems[J]. Journal of the Peripheral Nervous System，2005，10(3)：229-258.

(韩生伟　王志勇)

第十一节　其他类型神经系统遗传性疾病

一、疾病简介

神经系统遗传性疾病系指由遗传物质的数量、结构和功能改变所致的以神经系统功能异常为主要临床表现的疾病。依据引起的遗传物质改变的起源组织可将神经系统遗传性疾病分为两种：Ⅰ型系由神经元外胚层来源的基因表达异常，临床主要表现为神经系统功能障碍；Ⅱ型主要指非神经元外胚层来源的异常，如神经系统遗传性代谢病等。

二、病因及发病机制

目前发病原因不明。

三、临床表现

（一）口腔颌面部表现

神经系统遗传性疾病多种多样，常见的口腔颌面部表现如语言障碍、颌面部表情肌的不自主运动、抽搐、共济失调等。

（二）其他相关临床表现

神经系统遗传性疾病有许多特有的症状和体征，感觉障碍主要表现为感觉缺失、感觉异常、疼痛、感觉性共济失调；运动障碍包括运动神经刺激和麻痹症状。刺激症状主要表现为肌束震颤、肌纤维颤搐、痛性痉挛等，而肌力减低或丧失、肌萎缩则属于运动神经麻痹症状。

四、诊断

病史描述、临床体格检查和必要的辅助检查是诊断周围神经疾病的主要依据。神经电生理检查、神经活检、阳性家族史等可明确诊断。

五、治疗

（一）一般治疗

首先是病因治疗；其次给予对症支持处理。

（二）口腔颌面部异常相关的治疗建议

临床如果出现颌面部表情肌的不自主运动、抽搐、共济失调等症状，可给予止痛药物及B族维生素等。针灸、理疗、按摩是恢复期中的重要措施，有助于预防肌肉挛缩。

参考文献

［1］高空，刘焯霖.常见神经系统遗传性疾病研究进展［J］.中华神经科杂志，2008，41(7)：491-493.

［2］唐北沙.神经系统遗传性疾病分子遗传学和分子诊断历史回顾与展望［J］.中国现代神经疾病杂志，2012，12(3)：231-232.

［3］陈生弟，王刚.分子生物学技术在神经系统遗传性疾病诊断中的应用［J］.诊断学理论与实践，2004，3(2)：72-73.

［4］Paulson H L，Fischbeck K H. Trinucleotide repeats in neurogenetic disorders［J］. Annual Review of Neuroscience，1996，19(1)：79-107.

［5］Ulrich Müller，Manuel B. Graeber，Gerd Haberhausen，et al. Molecular basis and diagnosis of neurogenetic disorders［J］. Journal of the Neurological Sciences，1994，124(2)：119-140.

（韩生伟　杨旭东）

第十章
伴牙体发育异常的相关综合征

第一节　视锥-视杆细胞营养不良伴釉质发育不全

一、疾病简介

视锥－视杆细胞营养不良伴釉质发育不全（cone-rod dystrophy and amelogenesis imperfecta）又名 Jalili 综合征（Jalili syndrome），曾在一个较大的阿拉伯近亲家庭和科索沃两代家庭中有所报道。特征性表现为牙釉质发育不全和锥体细胞营养不良。

二、病因及发病机制

该疾病为常染色体隐性遗传，但至少有一例病例表现出了类显性遗传特征。现有文献显示，基因突变可能与氟化物摄入量过高相关，但不排除基因突变导致氟化物敏感性提高。

三、临床表现

（一）口腔颌面部表现
牙齿在萌出时即出现形态和色泽上的异常，具体表现为釉质发育不全以及牙齿呈黄棕色，最终呈现出广泛的龋坏。

（二）其他相关临床表现
所有的感染患者均在两岁内表现出了畏光、眼球震颤以及色盲，但并不存在夜盲症。黄斑萎缩斑有色素斑，外周身白点沉积，主要存在于鼻下视网膜中，静态视野下的暗点，由于萎缩和严重的下丘脑周边视网膜色素上皮变性，导致黄斑自体荧光明显减少。主要为视锥细胞功能异常，伴有不同程度的视杆细胞功能异常。通常在青春期和成年初期开始出现视力下降，可伴畏光、色觉异常，部分有眼球震颤。在患病后 10 年左右可出现亮光下无法看清（昼盲症）。

四、诊断

结合临床症状，同时具有眼部症状和釉质症状是此类疾病的标志。

患者主要表现为进行性视力减退、畏光和获得性色觉异常，当伴有不同程度的视杆细胞损害时发生夜盲。全视野视网膜电图可辅助诊断。

相关文献提示该病有多个候选基因，如 CNNM4，CRX，ABCA4，PRGR 等。

五、治疗

（一）一般治疗
对于该病的治疗目前尚无特殊手段，可口服维生素类药物，配戴眼镜以减轻畏光感。

（二）口腔颌面部异常相关的治疗建议
对于釉质发育不全的患者，需加强口腔卫生护理，及时治疗龋坏的牙齿，重度磨耗的进行相应的修复治疗，无保留价值的患牙及时拔除后行相应治疗。

多为对症治疗及口腔卫生保健，定期随访复查以预防口腔疾病的出现和进展。

参考文献

［1］段小红.口腔遗传病学［M］.北京：人民卫生出版社，2012.

［2］David A Parry，Alan J Mighell，Walid El-Sayed，et al. Mutations in CNNM4 Cause Jalili Syndrome，Consisting of Autosomal-Recessive Cone-Rod Dystrophy and Amelogenesis Imperfecta. American Journal of Human Genetics，2009，84（2）：266-273.

［3］Hirji N，Bradley P D，Li S N，et al. Jalili syndrome：Cross-sectional and longitudinal features of seven patients with cone-rod dystrophy and amelogenesis imperfecta［J］. American Journal of Ophthalmology，2018，188：123-130.

［4］Jalili I K. Cone-rod dystrophy and amelogenesis imperfecta （Jalili syndrome）：Phenotypes and environs［J］. Eye （London，England），2010，24（11）：1659-1668.

［5］Gerth-Kahlert C，Seebauer B，Dold S，et al. Intra-familial phenotype variability in patients with Jalili syndrome［J］. Eye，2015，29（5）：712-716.

［6］Jalili I K，Smith N J. A progressive cone-rod dystrophy and amelogenesis imperfecta：A new syndrome［J］. Journal of Medical Genetics，1988，25（11）：738-740.

［7］Parry D A，Mighell A J，El-Sayed W，et al. Mutations in CNNM4 cause jalili syndrome，consisting of autosomal-recessive cone-rod dystrophy and amelogenesis imperfecta［J］. The American Journal of Human Genetics，2009，84（2）：266-273.

［8］Luder H U，Gerth-Kahlert C，Ostertag-Benzinger S，et al. Dental phenotype in Jalili syndrome due to a c.1312 dupC homozygous mutation in the CNNM4 gene［J］. PLoS One，2013，8（10）：e78529.

［9］Doucette L，Green J，Black C，et al. Molecular genetics of Achromatopsia in Newfoundland reveal genetic heterogeneity，founder effects and the first cases of jalili syndrome in north America［J］. Ophthalmic Genetics，2013，34（3）：119-129.

（冀　堃　姜国涛　邢向辉）

第二节　眼-牙-骨发育不良

一、疾病简介

眼-牙-骨发育不良（oculo-dento-osseous dysplasia）又名眼-牙-指综合征（oculodentodigital syndrome），最早由 Lohmann 于 1920 年首次报道，但直到 1955 年 Meyer 等才提出"眼-牙-指发育不良"以概括该病，现正式命名为眼-牙-骨发育异常综合征。

二、病因及发病机制

眼-牙-骨发育不良是发生率极低的先天性遗传疾病，具有较高的显性概率和可变的表达率。可能的致病基因有 GJA1 和 CX43。

三、临床表现

（一）口腔颌面部表现

眼-牙-骨发育不良的患者往往因眼部的疾病就诊，并在检查过程中发现全身其他方面的并发症。大部分病人伴随着口腔方面的异常表现：

1. 牙釉质发育不良的表现有釉质发育不全和釉质矿化不全两种。釉质发育不全是因为基质形成障碍，症状是经常伴有实质缺损。釉质矿化不全是基质形成正常却矿化不良所致，一般不伴有实质缺损。两者可单独发病，也可同时存在。本病以釉质发育不全多见。牙萌出时即为黄色。

2. 可出现小牙畸形，乳、恒牙列均受累。

3. 牙髓钙化（pulp calcification）属于牙髓变性（pulp degeneration）的一种类型。牙髓钙化一般分为两种类型。一种是钙化呈弥散样，多存在于牙根管内。一种是牙髓髓石产生，多见于牙髓腔内。现今学者认为髓石是由于刺激因素导致牙髓细胞变性或坏死，形成钙化中心点，周围钙盐易于堆积。

4. 下颌角偏小，牙槽嵴较正常宽。

5. 有的患者伴有唇裂、腭裂。

（二）其他相关临床表现

1. 头围减小，颅骨厚。

2. 30%的患者毛发干燥，无光泽，不能生长到正常长度。

3. 鼻长而薄，鼻梁突出，鼻孔瘦削前倾，鼻翼发育不良。

4. 耳郭畸形，部分有传导性听力丧失，小耳膜。有些继发于慢性中耳炎。

5. 眼部表现为眼距宽，眼裂小，睑下垂，小角膜，内眦赘皮，眼小而下陷，有时伴先天性白内障。瞳孔偏心，瞳孔边缘间有隐窝和腔隙。虹膜内含有多孔海绵状组织，虹膜皱褶或萎缩。多数病例有斜视和继发性青光眼,睑板血管数目增多,40%的患者出现眶距增宽。

6. 指(趾)表现:多数患者第 5 指屈曲、短小,双侧第 4、5 指并指畸形伴尺侧弯曲,第 3、4 趾并趾也较为常见。X 线片显示第 5 指的中节指骨呈骰子状或三角状,偶有缺失。放射学检查可见一个或多个趾的中趾骨发育不全。

7. 尿道下裂,上颌窦发育不良,缺乏额窦发育,阴囊囊肿等。

四、诊断

本病种多为家族遗传,血亲之中常常可以见到类似症状。结合家族病史,同时发生在眼、牙齿、骨骼的典型临床表现,以及相应的临床检查可以鉴别。本病尚无明确的诊断标准。

五、治疗

本病的治疗主要以早期预防为主:防止这种综合征被忽视,临床医生有必要注意发现早期症状。早期识别可以防止失明、牙齿问题和学习障碍。

(一)一般治疗

对于该病的治疗目前尚无特殊手段,可口服维生素类药物,配戴眼镜以减轻畏光感。

(二)口腔颌面部异常相关的治疗建议

1. 由于釉质发育不全,易发生龋坏,需加强口腔卫生护理,预防龋病发生,对已发生龋坏或牙髓根尖周疾病的患牙及时治疗。重度磨损的牙齿进行相应的修复治疗,以恢复正常咬合。无法保留的患牙拔除后行修复治疗或间隙保持。

2. 伴有唇腭裂表现的进行手术治疗。

参考文献

[1] 段小红.口腔遗传病学[M].北京:人民卫生出版社,2012.

[2] Baran N K, Gulgonen A, Basli A. Oculo-dento-digital dysplasia syndrome. (Turkish)[J]. Plastic and Reconstructive Surgery, 1977, 60(2):316.

[3] Sugar H S, Thompson J P, Davis J D. The oculo-dento-digital dysplasia syndrome[J]. American Journal of Ophthalmology, 1966, 61(6):1448-1451.

[4] Delmar M, Laird D W, Naus C C, et al. Connexins and disease[J]. Cold Spring Harbor Perspectivesin Biology, 2018, 10(9):a029348.

[5] Merrifield P A, Laird D W. Connexins in skeletal muscle development and disease[J]. Seminars in Cell & Developmental Biology, 2016, 50:67-73.

[6] Gorlin R J. Oculo-dento-osseous dysplasia[J]. Seminars in Roentgenology, 1973, 8(2):180-181.

[7] 李富康.眼牙:骨发育异常综合症[J].国外医学参考资料.口腔医学分册,1977,4(3):127.

[8] Meyer-Schwickerath R, Radtke J. Paralytisches ektropium:Unterlidsuspension am oberlid[J]. Klinische Monatsblätter Für Augenheilkunde, 1994, 205(8):93-97.

[9] Fazeli S R, Giglou K R, Soliman M L, et al. Calcifying epithelial odontogenic (pindborg) tumor in a child:A case report and literature review[J]. Head and Neck Pathology, 2019, 13(4):580-586.

［10］Gülşen U，Dereci Ö，Gülşen E A. Treatment of a calcifying epithelial odontogenic tumour with tube decompression：A case report［J］. British Journal of Oral and Maxillofacial Surgery，2018，56（10）：979-981.

（杨卫东　葛　昇）

第三节　釉质发育不全伴肾脏疾病

一、疾病简介

釉质发育不全伴肾脏疾病又名釉质-肾脏综合征（enamel-renal syndrome，ERS），是一种罕见的遗传性疾病，其特征为釉质发育不全伴随肾钙质沉着（amelogenisis imperfacta，hypoplastic，and nephrocalcinosis）。新生儿的患病率从 1/700 到 1/14 000 不等。

二、病因及发病机制

目前致病基因尚不明确，可能与 MSX2 或 FAM20A 基因有关，为常染色体隐性遗传。目前认为，FAM20B 通过控制蛋白多糖的合成在软骨基质形成和骨骼发育中具有重要作用。基于 FAM20 家族成员的高序列同源性，可以推测 FAM20A 是一个额外的激酶，具有与矿化和/或钙转运和蛋白多糖合成相关的特定靶点。这种疾病的发病机理可能和维生素 K 依赖性钙结合蛋白异常有关，牙齿的结构缺陷和牙周异常可能和磷酸钙代谢异常相关。

三、临床表现

（一）口腔颌面部表现

1. 发育不全型的薄釉质或釉质缺如，易磨耗，有时伴有颜色改变。

2. 髓腔内钙化、髓石，乳恒牙均可受累。

3. 牙萌出延迟，可导致牙囊增厚。

4. 牙龈纤维增生。组织学检查可见牙龈上皮层结构良好，乳头细长，牙龈结缔组织随深度增加呈纤维状，牙槽骨附近出现局灶性、圆形异位钙化。

5. 牙齿形态异常。有报道上颌中切牙呈半月形切缘，也有报道切牙呈针样细长，而磨牙呈棒状。

（二）其他相关临床表现

肾脏特征为双层肾钙质沉着，但通常血钙正常，肾功能损害程度不等，延迟至成年期，儿童期肾脏出现典型的高回声区域。肾皮质活检显示局灶性硬化肾小球，肾小球周围纤维化明显，肾间质有淋巴细胞和浆细胞浸润。部分患者可有双侧髂内血管钙化，腹部平片上可观察到肾区小的双侧钙化灶和髓质。广泛的研究结果显示钙代谢和排泄是正常的。

四、诊断

1. 肾脏 B 超有利于对该病的诊断。

2. 目前关于釉质发育不全和肾钙质沉着的关系尚不明确。故有学者建议,在条件允许的情况下可对釉质发育不全患者进行肾脏超声检测,以排除这种罕见的综合征。

五、治疗

(一) 一般治疗

对肾钙质沉积的定期随访和对整个儿童和成年期肾功能的评估有助于在肾衰竭发生之前开始预防性治疗。

(二) 口腔颌面部异常相关的治疗建议

1. 对于釉质发育不全的患者,需加强口腔卫生护理,及时治疗龋坏的牙齿,应用氟化物、重度磨耗的进行相应的修复治疗,无保留价值的患牙及时拔除后行相应治疗。

2. 牙龈增生的患者手术切除效果良好,目前尚无复发报道。

3. 牙齿不萌的情况较为复杂,需要根据具体情况决定治疗方案。

参考文献

[1] 段小红.口腔遗传病学[M].北京:人民卫生出版社,2012.

[2] Wang S K, Aref P, Hu Y, et al. FAM20A mutations can cause enamel-renal syndrome (ERS)[J]. PLoS Genet, 2013,9(2): e1003302.

[3] Wang S. K., Reid B. M., Dugan S. L., et al. FAM20A Mutations Associated with Enamel Renal Syndrome[J]. Journal of Dental Research, 2014,93(1): 42-48.

[4] Muriel D M, Quentric M, Yamaguti P M, et al. Pathognomonic oral profile of Enamel Renal Syndrome (ERS) caused by recessive FAM20A mutations[J]. Orphanet J Rare Dis, 2014,9(1): 84.

[5] Fu X J, Nozu K, Goji K, et al. Enamel-renal syndrome associated with hypokalaemic metabolic alkalosis and impaired renal concentration: A novel syndrome? [J]. Nephrology, Dialysis, Transplantation, 2006, 21(10): 2959-2962.

[6] Wang S K, Reid B M, Dugan S L, et al. FAM20A mutations associated with enamel renal syndrome[J]. Journal of Dental Research, 2014, 93(1): 42-48.

[7] Hall R K, Phakey P, Palamara J, et al. Amelogenesis imperfecta and nephrocalcinosis syndrome. Case studies of clinical features and ultrastructure of tooth enamel in two siblings[J]. Oral Surgery, Oral Medicine, Oral Pathology, Oral Radiology, and Endodontics, 1995, 79(5): 583-592.

[8] Paula L M, Melo N S, Silva Guerra E N, et al. Case report of a rare syndrome associating amelogenesis imperfecta and nephrocalcinosis in a consanguineous family[J]. Archives of Oral Biology, 2005, 50(2): 237-242.

(姜国涛　冀堃　邢向辉)

第四节　范可尼综合征

一、疾病简介

范可尼综合征(Fanconi syndrome)又名骨软化-肾性糖尿-氨基酸尿-高磷酸尿综合征,多种肾小管功能障碍性疾病,是指遗传性或获得性近端肾小管的功能异常引起的一组征候群。

二、病因及发病机制

本综合征的病因可分为原发性与继发性两类。继发性范可尼综合征有继发于遗传性疾病和继发于后天获得性疾病。儿童发病大多同遗传有关,成人则多继发于肾脏病、金属中毒或免疫病。

三、临床表现

(一) 口腔颌面部表现

口腔中表现主要伴发牛牙症(taurodontism)。牛牙症可以是单独性病变,也可以与一些遗传性疾病有关,如 Fanconi 综合征、少汗型外胚层发育异常、口面指综合征Ⅱ型等。牛牙症可伴有乳牙早失,恒牙萌出延迟,牙本质矿化度低等。

(二) 其他相关临床表现

本病较罕见,多于成年出现症状,突出的临床表现为小儿维生素 D 缺乏病和成人的骨软化症,出现肾性糖尿、肾小管性蛋白尿、高钙尿、多种氨基酸尿、低磷和低钾血症、低尿酸血症、近端肾小管性酸中毒等。由于低钾血症出现肌无力、软瘫、周期性瘫痪等,低钙血症出现手足搐搦症等,长期低钙血症,还可引起继发性甲状旁腺功能亢进。

四、诊断

1. 尿液检查和血液检查

尿钾、磷、钙、尿酸增高,呈肾性全氨基酸尿。血钾、磷、钙、尿酸、二氧化碳结合力降低,血氯升高,血碱性磷酸酶升高。

2. 常规 X 线检查

可发现骨质疏松、骨骼发育畸形,尿路结石。

3. 根据患者有引起近端肾小管损害的病因,具备以近端肾小管损害为主的实验室证据,特别是有氨基酸尿、磷酸盐尿及葡萄糖尿,结合各疾病的特点以确立诊断。

五、治疗

(一) 一般治疗

本病是遗传性疾病者,无特效预防办法,应积极对症治疗,预防并发症的发生。

（二）口腔颌面部异常相关的治疗建议

对口腔中表现牛牙症并引发牙髓病或根尖周病进行相应的对症治疗和修复。对乳牙早失的患儿进行缺牙区间隙管理。

参考文献

［1］衡士超,程勇,李波,等.锥形束 CT 对牛牙症诊断价值的探讨［J］.实用口腔医学杂志,2013,29(1)：126-128.

［2］Ferreira S B P, de Aquino S N, Pereira P C B, et al. Dental findings in Brazilian patients with Fanconi syndrome［J］. International Journal of Paediatric Dentistry, 2016, 26(1)：77-80.

［3］Morisaki I, Abe K, Sobue S. Orofacial manifestations in a child with Fanconi's syndrome［J］. Oral Surgery, Oral Medicine, Oral Pathology, 1989, 68(2)：171-174.

［4］Krall P, Nualart D, Grandy J. Nephropatic cystinosis：Report of one case［J］. Revista Medica De Chile, 2018, 146(1)：111-115.

［5］DeVilliers P, Gutta R, Szymela V F. Cystinosis, Fanconi syndrome, and odontogenic cysts［J］. Oral Surgery, Oral Medicine, Oral Pathology, Oral Radiology, and Endodontology, 2008, 106 (6)：866-871.

（李　姮　邢向辉）

第五节　Witkop 牙-甲综合征

一、疾病简介

Witkop 牙-甲综合征（Witkop tooth-nail syndrome，TNS）（OMIM ♯189500）又称为少牙畸形和指/趾甲发育不全（hypodontia and nail dysgenesis），在 1965 年首次被威科普描述为一种罕见的常染色体显性遗传病。发病率为 1/10 000～2/10 000。它属于外胚层发育不良以缺陷为特征的一组异质性紊乱，至少累及两个外胚层器官，如牙齿、指甲、头发和汗腺。尽管一些报告的病例除了牙齿和指甲缺陷以外还有稀疏或较细的毛发，但较多的研究发现患病的个体也有正常的头发、汗腺和耐热能力。患者主要表现为由于牙齿缺失经常导致嘴唇外翻。指甲一般较薄，生长缓慢，易碎，匙形（龙爪），脚指甲通常比手指甲受到的影响更严重。在罕见的情况下，指甲会自然地脱落或先天缺失。然而，指甲的缺陷可能随着年龄的增长而减轻，在成年患者中不容易检测到。

二、病因及发病机制

常染色体显性遗传。Witkop 牙-甲综合征为外胚叶间质发育不全的遗传性疾病，有学者已于 2001 年发现其相关致病基因 MSX1(4q16.1)，此基因是表达在牙胚间充质发育过程中的一个转录因子，其产生突变后导致了胚胎的发育异常。

三、临床表现

（一）口腔颌面部表现

多数恒牙先天缺失或锥形牙,有些患者乳牙表现为数量和形状的异常。但其乳牙的髓腔、根管系统均正常。下颌切牙、第二磨牙及上颌尖牙最常出现缺失,因多数恒牙缺失,导致垂直高度降低。患者因缺牙导致嘴唇外翻。腭裂。

（二）其他相关临床表现

1. 指/趾甲发育不良,生长缓慢,薄且质脆,纵脊更加明显,其中趾甲症状尤为明显,上述指/趾甲症状可随年龄增大而缓解,成人后症状一般不明显。部分患者的毛发细而生长缓慢,显微镜下检查未见结构明显异常。

2. 汗腺正常。

3. 一些病例伴有头发稀疏、眉毛缺失、双侧多囊卵巢等症状,有报道该综合征患者皮肤、汗腺、头发等正常,但出现多数恒牙缺失合并棕榈树叶样指(趾)甲。

四、诊断

（一）致病基因 MSX1

MSX1 基因在不同位点的突变可导致多种不同类型的常染色体遗传病,除引起类似 Witkop 综合征症状以外,还可引起先天性牙缺失、非综合性唇腭裂联合先天性牙缺失等颌面部病变。通过对 Msx1 基因缺陷小鼠的组织学分析,以及该基因在趾甲床间充质的表达分析,发现 Msx1 基因缺陷影响牙和趾甲的正常发育。Msx1 基因缺陷小鼠趾甲板比野生型小鼠质脆、薄且生长缓慢。

（二）鉴别诊断

1. Witkop 牙-甲综合征需要与 X 染色体连锁和常染色体隐形遗传的少汗型外胚层发育不全进行鉴别诊断。这类患者具有典型面容,毛发细而稀疏、生长缓慢,汗腺减少,牙发育不全,多数牙缺失,指(趾)甲通常不受累。

2. 先天性表皮水疱症为在面、颈部无特征性的网状色素沉着。

3. 口腔黏膜白斑,黏膜粗糙、稍硬,无皮肤网状色素沉着及甲的改变。

4. 先天性厚甲症(congenital pachyonychia)表现为厚甲及口腔黏膜白色过度角化。

5. 先天性血管萎缩性皮肤异色病以女性为多,在婴儿期即在面、臀、四肢有红斑,继以皮肤异色,有明显光敏史。

五、治疗

（一）一般治疗
无特效治疗方法。

(二)口腔颌面部异常相关的治疗建议

修复缺失牙,恢复咬合功能,必要时可行正畸-正颌外科手术联合治疗,建立正确的咬合习惯后可以恢复正常的闭唇习惯,局部的畸形牙情况较轻的可调磨,磨除边缘锐尖,去除咬合高点,避免黏膜的损伤和咬合创伤。畸形牙严重的可做修复治疗恢复外形,必要时根管治疗。

参考文献

［1］张燕丽,段小红.常见伴随指/趾甲异常的口腔遗传性疾病[J].实用口腔医学杂志,2011,27(4):553-558.

［2］Mielnik-Baszczak M, Tomankiewicz M. A rare case of tooth-nail syndrome[J]. Annales Universitatis Mariae Curie-Sklodowska. Sectio D: Medicina, 2003, 58(2): 306-310.

［3］Altug-Atac A T, Iseri H. Witkop tooth and nail syndrome and orthodontics[J]. The Angle Orthodontist, 2008, 78(2): 370-380.

［4］van der Velden J J A J, van Steensel M A M. Pachyonychia congenita type 1 with skeletal abnormalities [J]. EuropeanJournal of Dermatology, 1900, 19(3): 274-275.

［5］Agarwal S, Gopal K. Supernumerary digits associated with pachyonychia congenita type I[J]. Indian Journal of Dermatology, Venereology and Leprology, 1900, 73(6): 431-432.

［6］Balasubramanian S, Kaarthigeyan K, Ramnath B. Pachyonychia congenita with unusual features[J]. Indian Pediatrics, 2009, 46(10): 897-899.

［7］Dokal I. Dyskeratosis congenita in all its forms[J]. British Journal of Haematology, 2000, 110(4): 768-779.

［8］Khurana V K, Gupta R K, Kumar L P. Witkop syndrome: A case report of an affected family[J]. Dermatology Online Journal, 2012, 18(6): 2.

［9］Altug-Atac A T, Iseri H. Witkop tooth and nail syndrome and orthodontics[J]. The Angle Orthodontist, 2008, 78(2): 370-380.

［10］Memarpour M, Shafiei F. Witkop tooth and nail syndrome: A report of three cases in a family[J]. Pediatric Dermatology, 2011, 28(3): 281-285.

［11］Ghaderi F, Hekmat S, Ghaderi R, et al. MSX1 mutation in witkop syndrome: acase report[J]. Iranian Journal of Medical Sciences, 2013, 38(2 Suppl): 191-194.

(沈树平 李 姮)

第六节 Axenfeld-Rieger 综合征

一、疾病简介

Axenfeld-Rieger 综合征(Axenfeld-Rieger syndrome, ARS)又名 Axenfeld-Rieger 畸形(Axenfeld-Rieger malformation, ARM),Rieger syndrome。常染色体显性遗传疾病,发病率

为 1/200 000。临床表现存在明显的临床多样性。典型的三大症状为先天性眼前房发育不全、牙发育不全和脐周异常。

二、病因及发病机制

目前已经明确的候选致病基因包括 PITX2（paired-like homeodomain transcription factor 2）和 FOXC1（forkhead box）；PITX2 的显性失活和显性激活决定 Axenfeld-Rieger 综合征的不同表型。研究表明，FOXC1 和 PITX2 之间存在功能上的联系，其基因突变可以造成类似的 ARM 表型。

三、临床表现

（一）口腔颌面部表现

上颌发育不足、鼻根宽大平坦、下唇突出等，牙发育异常包括先天缺牙、过小牙、畸形牙、釉质发育不全等。病变显著时乳牙列和恒牙列有先天性缺牙，缺失牙多为切牙和尖牙，第二前磨牙和磨牙偶见缺失，其他牙发育异常包括釉质发育不良、桩形牙、短根、长冠牙、萌出延缓等。

（二）其他相关临床表现

不同形式的眼前房异常，55% 的患者有进行性的青光眼，有一半概率可致失明。其他畸形如颅面、体态异常表现如脐周皮肤冗余、尿道下裂、腹股沟疝、肛门狭窄等。

四、诊断

主要根据牙齿和颅颌面特征性表现以及眼部的临床表现即可诊断。基因检测，相关辅助检查，暂无明确资料。

五、口腔颌面部异常相关的治疗建议

对症处理。过小牙、畸形牙、缺失牙尽早修复。儿童时期对于萌出异常的患牙早期进行干预。对于面部发育异常早期干预。

参考文献

［1］Chrystal P W, Walter M A. Aniridia and Axenfeld-Rieger Syndrome：Clinical presentations, molecular genetics and current/emerging therapies［J］. Experimental Eye Research，2019，189：107815.

［2］Fan Z Z, Sun S C, Liu H C, et al. Novel PITX2 mutations identified in Axenfeld-Rieger syndrome and the pattern of PITX2-related tooth agenesis［J］. Oral Diseases，2019，25(8)：2010-2019.

［3］Chekhchar M, Charadi A, et al, Axenfeld-Rieger Syndrome：A case report.［J］. J Fr Ophtalmol, 2019,42(4)：e157-e158.

［4］段小红.口腔遗传病学［M］.北京：人民卫生出版社,2012.

［5］朱姝,盛巍,陈旭.与先天缺牙相关的全身综合征［J］.中国实用口腔科杂志,2016,9(9)：551-556.

［6］Seifi M, Footz T, Taylor S A M, et al. Novel PITX2 gene mutations in patients with Axcnfeld-Rieger syndrome[J]. Acta Ophthalmologica, 2016, 94(7)：e571-e579.

[7] Tümer Z, Bach-Holm D. Axenfeld-Rieger syndrome and spectrum of PITX2 and FOXC1 mutations[J]. European Journal of Human Genetics, 2009, 17(12)：1527-1539.

[8] Waldron J M, McNamara C, Hewson A R, et al. ARTICLE：Axenfeld-Rieger Syndrome（ARS）：A review and case report[J]. Special Care in Dentistry, 2010, 30(5)：218-222.

[9] Seifi M, Walter M A. Axenfeld-Rieger syndrome[J]. Clinical Genetics, 2018, 93(6)：1123-1130.

（张　倩　魏　媛　杨卫东　邢向辉）

第七节　Goldblatt 综合征

一、疾病简介

Goldblatt 综合征（Goldblatt syndrome）又名脊柱干骺发育不良伴牙本质发育不良（spondylometaphyseal dysplasia with dentinogenesis imperfecta）或牙本质软骨发育不良（odontochondrodysplasia，ODCD），发病率低。

二、病因及发病机制

病因可能与调节Ⅰ型胶原基因表达的机制有关，COL2A 基因被单碱基所代替，导致Ⅰ型胶原的合成减少。

三、临床表现

（一）口腔颌面部表现

乳牙呈乳光牙的特征，Ⅰ或Ⅱ型牙本质发育不良，而恒牙多无明显异常，其可能与调节Ⅰ型胶原基因表达的组织特异性调控机制有关。

（二）其他相关临床表现

患者表现出脊柱干骺发育不良、关节松弛。在 X 射线上，患者呈现出短的管状骨，在四肢中段水平更明显，伴有不规则的干骺端。手上有锥形的骨骺。髂骨翼呈方形，椎体呈后楔形。

四、诊断

根据临床特征和体征，X 线片表现以及实验室检查可以作出诊断。

五、治疗

（一）一般治疗

目前无有效治疗方法，通常是采用对症治疗，且疗效有限。

（二）口腔颌面部异常相关的治疗建议

对出现牙齿问题的乳牙列可采用覆盖切缘和𬌗面的预成冠修复。

参考文献

[1] Maroteaux P，Briscioli V，Lalatta F，et al. L'odontochondrodysplasie[J]. Archives De Pédiatrie，1996，3 (6)：549-554.

[2] Unger S，Antoniazzi F，Brugnara M，et al. Clinical and radiographic delineation of odontochondrodysplasia[J]. American Journal of Medical Genetics Part A，2008，146A(6)：770-778.

[3] Inchingolo F，Derla C，Pacifici A，et al. Dental and maxillofacial alterations in patients affected from odontochondrodysplasia：A rare case report and review of literature[J]. Oral Health and Dental Management，2014，13(3)：614-618.

[4] Wehrle A，Witkos T M，Unger S，et al. Hypomorphic mutations of TRIP11 cause odontochondrodysplasia[J]. JCI insight，2019，4(3)：e124701.

[5] Zaffanello M，Piacentini G，Sacchetto L，et al. Sleep-disordered breathing in children with rare skeletal disorders：A survey of clinical records[J]. Medical Principles and Practice，2018，27(5)：451-458.

（张 倩 邢向辉）

第八节 特发性牙颈部吸收

一、疾病简介

特发性牙颈部吸收（idiopathic cervical resorption）是牙根表面牙颈部的牙体硬组织缺损，多由于破牙本质细胞过分活跃导致。本病通常没有任何疼痛不适症状，故很难早期发现，通常患儿前来就诊时，多数患牙已经由于吸收严重错过了好的治疗时机。该病无明显临床症状，多在X线片检查时发现，严重的外吸收可导致牙齿丧失。该病发病率低，病因不明，早期不易发现，较难做出正确诊断。

二、病因及发病机制

病因尚未统一，有学者认为是单纯的炎症反应导致的牙颈部吸收，也有学者认为本病是微生物感染后出现的。之所以称之为"特发性"，因为除牙颈部吸收外，不存在相关的口腔疾病、全身系统性疾病和家族遗传史。

三、临床表现

（一）口腔颌面部表现

患牙可长期无任何临床症状，或仅表现为患牙近牙颈部透红，探诊时常常忽略；早期牙髓不受侵犯，可保持活力。X线检查中，早期病变仅呈现透射区变化，如晚期可表现为透射区与钙化区同时出现。

（二）其他相关临床表现

无其他临床症状及表现。

四、诊断

在 X 线检查出现颈部低密度影像基础上,通过临床检查,辅助检查,即可诊断。

五、治疗

(一) 一般治疗

治疗原则是使活动的吸收组织静止,并将吸收形成的病损处重新恢复起来。

(二) 口腔颌面部异常相关的治疗建议

尽量在直视的情况下,对牙根颈吸收所形成的病损区域行清创术,同时对形成的缺损进行修复;一旦吸收累及牙髓,根管治疗术是必须采取的治疗。此外,有一些新的治疗方法如根管治疗后通过根尖封闭,药物从牙本质小管向病变区域导入的方法,但是效果并不明确;还有意向再植或正畸牵引(保留牙根)或引导性组织再生等方法。但是,最终治疗效果主要还是取决于病变严重程度。

参考文献

[1] 胡晓菁,杨健.牙颈部外吸收 1 例及文献回顾[J].口腔医学研究,2010,26(3):451-452.

[2] 侯本祥,杨玥,于梦琪.特发性多发性牙颈部外吸收病例的诊断与治疗[C]//2014 年第九次全国牙体牙髓病学学术会议论文集.广州,2014.

[3] Patel S, Kanagasingam S, Pitt Ford T. External cervical resorption:A review[J]. Journal of Endodontics, 2009,35(5):616-625.

[4] Patel J, Beddis H P. How to assess and manage external cervical resorption[J]. British Dental Journal, 2019,227(8):695-701.

[5] Mavridou A M, Hauben E, Wevers M, et al. Understanding external cervical resorption in vital teeth[J]. Journal of Endodontics,2016,42(12):1737-1751.

(张　倩　邢向辉)

第九节　遗传性乳光牙本质

一、疾病简介

遗传性乳光牙本质(hereditary opalescent dentin)又称Ⅱ型牙本质发育不全,或遗传性乳光牙,除了牙本质发育不全,无骨骼发育不全。乳恒牙均可受累。

二、病因及发病机制

编码牙本质涎磷蛋白的基因 DSPP 发生突变是遗传性乳光牙本质的致病原因。

三、临床表现

（一）口腔颌面部表现

遗传性乳光牙本质的主要表现在牙本质的异常，而牙釉质厚度及形态发育基本正常，牙周组织发育也正常。乳牙与恒牙皆可受累，但乳牙列病损更严重。

1. 牙的色泽　全口牙呈半透明的琥珀色灰蓝色、黄褐色或红褐色，牙冠多呈钝圆球形。

2. 牙磨损明显　牙萌出不久，切缘或𬌗面釉质易被咀嚼磨损、碎裂或剥脱。釉质剥脱后牙本质外露，暴露的矿化不良的牙本质极易磨损，磨损后牙冠变短。

3. 前牙切缘、后牙𬌗面釉质在牙萌出不久后就因咀嚼磨损、碎裂或剥脱，牙磨损明显。釉质剥脱后牙本质外露，暴露的矿化不良的牙本质极易被磨损，导致牙冠变短。

4. X 线检查　明显缩小的髓腔，细线状的根管，严重时可完全不通；牙根细短，有时根尖部可见骨质稀疏区。恒牙与乳牙相比，受累相对较轻。牙周支持组织正常。

（二）其他相关临床表现

除了牙本质异常，无其他相关临床表现。

四、诊断

结合牙变化特征的临床表现，乳光性牙本质不伴有骨骼的发育异常以及相应的辅助检查，诊断并不困难。

五、治疗

（一）一般治疗

治疗原则是防止牙磨损，维持咀嚼功能并改善牙美观。

（二）口腔颌面部异常相关的治疗建议

1. 乳牙列可采用覆盖切缘和𬌗面的预成冠修复。

2. 恒牙列可采用全冠修复、树脂修复、覆盖义齿修复等。

3. 对垂直距离短，伴有颞下颌关节紊乱症患的患者，应进行咬合重建。

参考文献

［1］李芳,刘洋,刘浩辰,等.乳光牙本质患者的基因变异分析及患牙的组织学观察［J］.北京大学学报（医学版）,2018,50(4)：666-671.

［2］Lee S K, Lee K E, Song S J, et al. A DSPP mutation causing dentinogenesis imperfecta and characterization of the mutational effect［J］. BioMed Research International，2013：948181.

［3］文玲英,吴礼安.实用儿童口腔医学［M］.北京：人民军医出版社,2016.

［4］Song Y L, Wang C N, Fan M W, et al. Dentin phosphoprotein frameshift mutations in hereditary dentin disorders and their variation patterns in normal human population［J］. Journal of Medical Genetics, 2008，45(7)：457-464.

［5］Song Y L, Wang C N, Peng B, et al. Phenotypes and genotypes in 2 DGI families with different DSPP mutations[J]. Oral Surgery, Oral Medicine, Oral Pathology, Oral Radiology, and Endodontology, 2006，102(3)：360-374.

（张　倩　邢向辉）

第十节　LADD 综合征

一、疾病简介

LADD 综合征(LADD syndrome)(lacrimo-auriculo-dento-digital syndrome)又名泪囊-耳郭-牙齿-指趾综合征、牙齿和指趾综合征,是一种少见的常染色体显性遗传性疾病,以不同搭配和表达的泪囊、耳郭、涎腺和骨骼系统畸形为特征,此综合征由 Levy(1967)、Hollister (1973)等首次描述,所以亦称 Lvey-Holhster 综合征;是罕见的常染色体遗传病,表现为该疾病可能与由染色体 DNA 基因组微小片段缺失有关。临床表现为泪腺和唾液腺的先天发育不良或闭塞、杯状耳、高频感音神经性听力丧失、多个恒牙缺失,多发性牙瘤样畸形,畸形尖牙和磨牙为主要特征牙齿形态异常,以及牙釉质和牙髓-牙本质复合体结构异常,视力异常。

二、病因及发病机制

LADD 综合征是一种常染色体显性遗传病,主要是一些杂合子如 FGFR2、FGFR3 和 FGF10 的错义突变。其他位点如 10q26、4p16.3、5p13-p12 的突变在患者中也可见。

三、临床表现

(一) 口腔颌面部表现

1. 口腔黏膜干燥明显,腮腺缺失,颌下腺发育不全。

2. 乳牙萌出正常,快速发展为严重龋齿。牙齿排列不齐,多数牙齿形态异常,尤其乳尖牙及乳磨牙表现为多发性牙瘤样形态;放射学检查发现畸形的乳牙及继承恒牙胚结构无法分辨,部分恒牙缺失,乳磨牙呈现组合性和混合性牙瘤样结构。

(二) 其他相关临床表现

1. 双耳高频感音神经性耳聋,高分辨颞骨 CT 示：双侧前庭及水平半规管扩张,鼓室腔和耳蜗正常,内耳病变。

2. 泪腺和唾液腺的先天发育不良或闭塞、杯状耳、听力损失、视力异常。

3. 脊柱侧凸,二拇指低位虎口。

4. 指弯曲或并指,早发肾病。先天性髋脱位、先天性裂孔疝和横膈疝。

四、诊断

1. 家族遗传倾向、临床表现及辅助检查,内耳病变可能是 LADD 综合征的一个重要特征。

2. 基因检测。

五、口腔颌面部异常相关的治疗建议

对症治疗,保持口腔清洁,对于猖獗龋及时牙体治疗全冠修复,乳恒牙替换后,缺失的恒牙做功能性间隙保持器,保持牙弓长度,增加咀嚼效率,待18周岁后种植修复。有口干症状者可服用药物治疗,严重者可用人工唾液。

参考文献

［1］Vicioni-Marques F, Meireles de Sousa S S, de Carvalho F K, et al. Orodental findings in patients with lacrimo-auriculo-dento-digital syndrome［J］. Journal of Dentistry for Children (Chicago, Ill.), 2019, 86 (1): 53-60.

［2］Mathrawala N R, Hegde R J. Lacrimo-auriculo-dento-digital syndrome［J］. Journal of Indian Society of Pedodontics and Preventive Dentistry, 2011, 29(2): 168-70.

［3］Guven Y, Rosti R O, Tuna EB, et al. Orodental findings of a family with lacrimo-auriculo-dento digital (LADD) syndrome ［J］. Oral Surgery, Oral Medicine, Oral Pathology, Oral Radiology, and Endodontology, 2008, 106(6): e33-e44.

［4］Pathivada L, Krishna M K, Rallan M. A case of lacrimo-auriculo-dento-digital syndrome with multiple congenitally missing teeth［J］. Case Reportsin Dentistry, 2016, 2016: 8563961.

［5］刘权章.临床遗传学彩色图谱［M］.北京:人民卫生出版社,2006.

［6］段小红.口腔遗传病学［M］.北京:人民卫生出版社,2012.

［7］Pinheiro A L B, Araújo L C, Oliveira S B, et al. Golden har's syndrome: Case report［J］. Brazilian Dental Journal, 2003, 14(1): 67-70.

［8］Gleason C A, Juul S E. Avery's diseases of the newborn: Tenth edition［EB/OL］. 2017.

［9］Hattori Y, Tanaka M, Matsumoto T, et al. Prenatal diagnosis of hemifacial microsomia by magnetic resonance imaging［J］. Journal of Perinatal Medicine, 2005, 33(1): 69-71.

［10］张速勤,李兆基.偶见的泪-耳-牙-指综合征的内耳发育异常［J］.国外医学(耳鼻咽喉科学分册),2003, 27(6): 375.

［11］刘安琪,伍美玲,郭晓,等.耳牙综合征患儿的临床、病理及遗传学研究［C］//2016国际口腔及颅颌前沿研究研讨会暨全国口腔生物医学年会论文汇编,2016: 317-318.

［12］庞国祥.下颌-眼-面-头颅发育异常综合征［J］.实用眼科杂志,1987(2): 91-92.

(周宇翔 魏 媛 邢向辉)

第十一节 多发性牙源性肿瘤综合征

一、疾病简介

多发性牙源性肿瘤综合征(multiple odontomas syndrome)又名 Herrmann syndrome,牙

瘤-食道狭窄-肝硬化综合征(odontomas-esophageal-stenosis-liver cirrhosis syndrome)。1901年 Schmitz 最初报道。本综合征少见,特征为多发性牙源性肿瘤,原因不明的肝病,食道狭窄,患者易发生感染。

二、病因及发病机制

本综合征是为常染色体显性遗传性疾病,其致病基因尚不清楚。

三、临床表现

(一)口腔颌面部表现

多见于儿童上下颌骨多发性牙源性肿瘤,瘤内包含大量牙齿,肿瘤可处于各种不同的发育阶段。在病变早期,牙瘤主要向外生长,而后期在颌骨内生长。

(二)其他相关临床表现

1. 食道狭窄,吞咽困难。

2. 肝脏常有慢性间质性肝硬化。

3. 患者常伴有多种感染,如慢性支气管炎和支气管扩张,慢性间质性心肌炎,慢性泌尿道感染,虹膜缺陷胃肠道蠕动异常等。

4. 尚可见主动脉狭窄,食道肌膜固有层平滑肌瘤等。

四、诊断

多发性牙源性肿瘤伴有吞咽困难和原因不明的肝病患者。可疑为本病,结合家系调查,可以确诊。在病理检查中可见牙源性肿瘤含外胚层和间胚层成分,外胚层成分直接起源于口腔上皮的基底细胞层,与正常牙板无关,肿瘤可为造釉细胞纤维牙瘤、灶釉细胞纤维瘤、复合牙瘤或复杂性牙瘤。

五、治疗

(一)一般治疗

目前主要以对症治疗为主,对于出现多发性牙源性肿瘤可手术治疗。

(二)口腔颌面部异常相关的治疗建议

针对口腔颌面部多发性牙瘤可手术摘除;若牙瘤较多,可通过分次手术摘除。同时应当在术后注意防治发生严重感染。

参考文献

[1] Liu A Q, Wu M L, Guo X H, et al. Clinical, pathological, and genetic evaluations of Chinese patient with otodental syndrome and multiple complex odontoma: Case report[J]. Medicine, 2017, 96 (5): e6014.

[2] Colter J, Sedano H. Otodental syndrome: a case report[J]. Pediatr Dent 2005, 27(6), 482-485.

［3］ Mani N J. Odontoma syndrome：Report of an unusual case with multiple multiform odontomas of both jaws［J］. Journal of Dentistry, 1974, 2(4)：149-152.

［4］ Ajike S O, Adekeye E O. Multiple odontomas in the facial bones：A case report［J］. International Journal of Oral and Maxillofacial Surgery，2000，29(6)：443-444.

［5］ Bordini J Jr, Contar C M, Sarot J R, et al. Multiple compound odontomas in the jaw：Case report and analysis of the literature［J］. Journal of Oral and Maxillofacial Surgery，2008，66(12)：2617-2620.

［6］ Sun L，Sun Z，Ma X. Multiple complex odontoma of the maxilla and the mandible［J］. Oral Surgery Oral Medicine Oral Pathology & Oral Radiology，2016，121(4)：443-444.

［7］ Vaid S，Ram R，Bhardwaj V K，et al. Multiple compound odontomas in mandible：A rarity［J］. Contemporary Clinical Dentistry，2012，3(3)：341-343.

［8］ Iwamoto O，Harada H，Kusukawa J，et al. Multiple odontomas of the mandible：A case report［J］. Journal of Oral and Maxillofacial Surgery，1999，57(3)：338-341.

（贺智凤　韩生伟　王志勇）

第十二节　小牙畸形

一、疾病简介

过小牙（microdontia）是指牙冠、牙根小于正常牙的牙齿。Kronfeld 等将普遍性小牙畸形描述为所有的牙齿很小，牙冠较短，牙齿间的正常邻接消失。Shafer 等将过小牙分为 3 类：个别牙过小牙；相对于过大颌骨的普遍性小牙；全部牙齿都小于正常牙齿大小的真性普遍性小牙畸形。小牙畸形中的单颗牙齿进一步细分为：牙冠、牙根均小于正常牙；仅牙冠小于正常牙；仅牙根小于正常牙。在临床上多见上颌侧切牙、第三磨牙和额外个别过小牙。

二、病因和发病机制

过小牙有普遍性牙过小和个别牙过小，其病因多与遗传有关。普遍性牙过小多见于脑垂体功能低下的侏儒症，比较罕见。有的牙过小与缺牙症同时存在，或伴随一些萌出、结构异常，有的是综合征的一个表现。绝大多数外胚叶发育不全的遗传病都会累及牙齿，例如无汗型或少汗型外胚叶发育不全，除无汗、缺汗等外还出现部分或全部无牙、牙齿过小并呈锥形等异常现象。

三、口腔临床表现

过小牙的外形较正常牙显著过小，与邻牙之间有间隙，但钙化正常。个别过小牙多见于上颌侧切牙和上颌第三磨牙。额外牙也常呈锥形小牙。若为综合征的一种表现，除某些牙齿过小之外，还有口腔或全身的其他异常现象。与小牙畸形有关的综合征还有 Gorlin-Chaudhry-Moss syndrome、William syndrome、Ullrich-Turner syndrome、Rothmund-

Thomson syndrome、Hallermann-Streiff syndrome、Orofaciodigital 综合征 3 型、下颌-面部-眼-颅骨发育不良综合征、毛发-鼻-指(趾)综合征、Branchio-oculo-facial 综合征 I 型。

四、诊断

根据口腔内牙冠特征即可作出诊断。

五、治疗

过小牙的异常形态常导致牙列不完美,影响美观,可做树脂冠、全瓷冠、烤瓷冠修复,或作光固化树脂修复外形。亦可不做处理。

(一)全瓷、烤瓷冠修复

全瓷、烤瓷冠修复美观性较好,不易脱落,与邻牙邻接较好。但全冠比重较大,要求畸形牙根较大而长才能承受;而且全冠磨除牙体组织较多。另外,烤瓷冠成本高,制作工艺复杂;金属烤瓷联合全冠若做不好,可有小块脱瓷影响美观。

(二)光敏固化树脂修复

光敏材料比重小,畸形牙根较短小亦能承受;磨除牙体组织少,易被患者接受;成本低,操作容易。但修复后需禁食过硬食物,否则易脱落。

参考文献

[1]余立强,马亚青.上颌前牙小牙畸形 1 例[J].牙体牙髓牙周病学杂志,2001(04):224.

[2]常岚茹,常少海.真性普遍性小牙畸形 1 例及文献复习[J].广东牙病防治,2014,22(04):208-210.

[3]Chen Y,Zhou F,Peng Y,et al. Nonsyndromic occurrence of true generalized microdontia with hypodontia:A case report[J]. Medicine (Baltimore),2019,98(26):e16283.

(蔡静静　杨卫东)

第十三节　融合牙、畸形中央尖、牙内陷

一、融合牙

(一)疾病简介

融合牙(fused tooth)是在牙齿发育过程中由两个正常牙胚的牙釉质或牙本质融合在一起而成,出现两个牙齿的牙釉质、牙本质之间的融合,或两个牙齿的牙本质和牙骨质的融合的现象。国外研究报道,融合牙的发生率在恒牙为 0.1%～1%,乳牙则为 0.5%～2.5%,而恒牙与多生牙的融合更少见。融合牙好发于前牙,下颌多见,以切牙和尖牙为好发牙位,并以单侧融合居多。近年来其发生率呈现增长趋势。融合牙不但导致牙齿形态的异常,影响牙齿的形态美观;还可以导致牙列的异常,导致牙体、牙髓、牙周疾病;还可能因为牙齿排列不整齐,导致咬合关系的不正常容易引起颞下颌关节疾病。

（二）病因及发病机制

融合牙的原因不甚明了，一般认为与以下因素有关。

1. 遗传因素　融合牙有遗传因素的影响，亲代有融合牙，子代也出现融合牙。

2. 压力因素　一般认为牙齿发育受压力因素的影响使两个正在发育中的牙齿发生融合。

3. 全身系统性疾病　严重营养障碍、内分泌功能紊乱、甲状旁腺功能降低、消化系统疾病。

4. 感染性疾病　风疹、毒血症、水痘猩红热、先天性梅毒等均可使造釉细胞发育发生障碍造成牙齿形态异常。

5. 慢性氟中毒　氟中毒以及过多使用四环素类药物损害釉质发育期牙胚的造釉细胞发生融合牙。

6. 感染及外伤　乳牙外伤或龋病对乳牙根部的影响直接导致下方恒牙胚的发育造成牙齿结构形态及萌出异常。

7. 局部放射线照射　可使牙齿脱钙软化易发生广泛性龋齿且进展迅速造成多个牙齿缺失。

（三）口腔临床表现

1. 融合牙属于牙齿形态异常，大致有乳牙与乳牙的融合、恒牙与恒牙的融合、多生牙与恒牙的融合。

2. 乳、恒牙均可以出现融合，乳牙列的融合牙比恒牙列为多，下颌的乳牙融合牙又多于上颌，单侧性多于双侧性，乳侧切牙和乳尖牙之间的融合多于乳中切牙和乳侧切牙的融合。恒牙多见于额外牙和正常牙融合，也见有恒侧切牙和恒尖牙融合，双侧下颌额外牙与恒前牙融合较少见。

3. 儿童乳牙融合牙的发生率为 3% 左右，其中发生于下颌的约 80%，侧切牙和尖牙融合占 60%，中切牙和侧切牙融合占 40%；乳牙的融合多发生于单侧 90%，也可在双侧对称出现 10%；融合牙一般均为两个牙的融合，也有极为个别的情况下出现下颌一侧的乳中切牙、侧切牙与尖牙的融合。

4. 乳牙融合牙常并发继承恒牙先天缺牙现象，先无缺失率为 60% 左右，缺失的牙齿一般为侧切牙。

5. 由于融合发生的时期不同，就会表现出各种融合的类型：牙冠、牙根和牙髓腔都融合为一的；牙冠融合、牙根分开、髓腔根管各一的；牙冠分开、牙根融合。融合的两颗牙，可以都是正常牙，如发生在乳侧切牙和乳尖牙之间的融合；也可以是正常牙和多生牙之间的融合，例如乳侧切牙和多生牙融合。

6. 乳牙融合牙 X 线片检查时，会发现大部分的乳牙融合牙缺失一个后继恒牙的牙胚，如乳牙为下颌乳侧切牙和乳尖牙之融合，在其根端应当有恒牙的侧切牙和尖牙的牙胚，但往往缺一个恒牙牙胚。而且不论是乳侧切牙和乳尖牙之融合或是乳中切牙和乳侧切牙的融合，所缺的后继牙牙胚都是恒侧切牙，这可能与恒牙先天性个别牙缺失中多见于下颌侧切牙有关。由于融合后的这两个双牙畸形牙，它的牙冠宽度小于两个牙的牙冠宽度之和，而影响牙列的大小,尤其在双侧性乳牙融合牙,对牙列大小的影响尤大。

(四)诊断

由于融合牙和双生牙具有相似的形态学特征,因此单纯依据临床检查很难将两者区分开来。因此,X线检查是重要的辅助诊断方式。由于常规的口腔二维X线摄影是将牙体的三维影像进行重叠,因此不能较好地反映牙体的空间位置关系。随着CBCT在口腔领域的普及运用,它能对牙齿形态、根管系统呈现一个可视的三维立体影像,尤其对一些特殊的临床病例。

(五)治疗

1. 融合牙的近远中径均明显小于非融合的两个同名牙近远中径之和,如果将来继承恒牙牙胚都存在的话,等到恒牙萌出时候,其后继萌牙间隙就不够。

2. 融合牙在两个后继恒牙都存在的情况下,后继萌出时空隙会不足,牙齿融合处极易发生龋坏,所以有乳牙融合牙的儿童应及时检查牙齿牙列情况。

3. 融合牙的存在影响牙列的大小,尤其当双侧出现融合牙时,对牙列大小影响更大,融合牙所在颌之牙列长度、牙弓宽度和长径均小于正常者。所以待乳、恒牙替换时,应予以观察并做好预防性矫治的准备。

4. 融合牙如影响美观,前牙可以采用光固化树脂等修复方法恢复外形。

二、畸形中央尖

(一)疾病简介

畸形中央尖(abnormal central cusp)是指牙齿形态发育异常的一类疾病,前磨牙中央窝处的发病率最高,尤其是下颌第二前磨牙。患牙出现的早期症状不明显,后期常因为咬合干扰等原因导致患牙中央尖出现磨损甚至折断现象,从而导致牙髓或者牙周病变,甚至会引发面部蜂窝织炎、颌骨骨髓炎等并发症。

(二)病因及发病机制

一般认为发生此种畸形是由于牙齿发育期,牙乳头组织向成釉器突起,在此基础上形成釉质和牙本质。

(三)口腔临床表现

多见于下颌前磨牙,尤以第二前磨牙最多见,偶见于上颌前磨牙。常为对称性发生。

1. 畸形中央尖一般均位于咬合面中央窝处,呈圆锥形突起。此外,该尖也可出现于颊峰、舌峰、近中窝和远中窝。中央尖高度1～3 mm,形态可为圆锥形、圆柱形或半球形等。

2. 有半数的中央尖有髓角伸入。中央尖折断或被磨损后,临床上表现为圆形或椭圆形黑环,中央有浅黄色或褐色的牙本质轴;在轴中央有时可见到黑色小点,此点就是髓角。

3. 圆锥形中央尖,萌出后不久与对颌牙接触,即遭折断,使牙髓感染坏死,影响根尖的继续发育。但也有一些中央尖逐渐被磨损,修复性牙本质逐渐形成,这类牙齿有正常的活力,牙根可继续发育。

4. X线检查可见髓室顶中心有向咬合面中央部突起的畸形部分,并常见未发育完成呈喇叭形的根尖部。

（四）诊断

1. 询问有无激发痛、自发痛及肿胀史。

2. 检查牙齿面有无畸形中央尖及折断情况，对侧同名牙有无类似情况，有无窦道，有无活力。

3. X线摄片检查牙根是否发育完成，有无尖周稀疏区。

（五）治疗

1. 未发生磨损的预防性治疗方法。

（1）树脂加固法　在畸形中央尖的基底采用光固化树脂加固形成金字塔状，采用自然磨耗牙尖的方式促进牙本质的形成，对牙髓组织进行保护，通常用在中央尖没有折断同时没有建立咬合关系的牙齿。畸形中央尖经加固后较为牢固，不易折断，从而能够有效避免因中央尖折断而造成的根尖周炎以及牙髓炎。

（2）多次磨除法　对中央尖进行调磨致暴露牙本质，促使修复性牙本质的形成，避免其受外界的刺激，该方法常用于圆而钝的畸形中央尖，同时髓角未明显伸入中央尖的患者。

（3）一次磨除法　把畸形中央尖一次磨除到𬌗面以下约 0.5 mm 处，该方法通常在局部麻醉下进行，待磨除后直接或间接盖髓，同时以树脂或银汞合金充填治疗，该方法适用于畸形中央尖高而陡的情况。

2. 已发生牙髓病变或根尖周病变的畸形中央尖治疗方法

（1）部分活髓切断术　是指对局限病变的冠髓进行切除，保留正常的根髓。部分活髓切断术一般用于未感染或轻微感染，能够部分恢复健康，且不具备盖髓术条件的牙髓。如果年轻恒牙的根尖未发育完成，无论其是外伤性、龋源性或机械性造成的露髓，都能采取牙髓切断来保存健康的根髓，直至牙根发育完成。若牙活髓切断术失败，则可用根尖诱导成形术、牙髓血运重建术、根尖屏障术。

（2）根尖诱导成形术　是指将牙髓全部去除，控制感染后，利用药物来进行根尖周病变修复并且对根尖的发育进行诱导，一般用于牙根未发育完成，中央尖折断同时大部分牙髓发生感染或根尖发生病变的患牙。对于牙髓坏死同时根管没有完全发育的畸形中央尖患牙，根尖诱导成形术是最有效的治疗方法之一。

（3）根尖屏障术　基于根尖诱导形成术的不足，且随着 MTA 及新型生物陶瓷材料 Biodentine、BioAggregate 等的逐步应用，根尖屏障术已经成为治疗根尖未封闭死髓患牙的方法之一。MTA 根尖屏障术成功率高于依赖氢氧化钙的根尖诱导成形术，其优势在于治疗周期短，就诊次数少，对患者依从性的要求降低。但值得注意的是，根尖屏障术除了上述有点以外，治疗后的患牙其牙根无法继续生长，因此对发育早期牙根较短的患牙，治疗后仍存在冠根比例失调，易根折等问题。

（4）牙髓血管重建术　其主要原理是对根管彻底的消毒，为牙乳头间充质干细胞、牙髓干细胞等增殖和分化创造良好的条件，促使牙根能够更好地发育。对于根尖周炎或牙髓坏死的年轻恒牙，牙髓血管重建术的治疗效果比较明显。这种治疗方法的关键是对根管内的感染进行控制,对根尖部的生活牙髓和牙乳头进行保护,恢复根尖周组织中的上皮根鞘活力。

三、牙内陷

(一)疾病简介

牙内陷(dens invaginatus, DI)为牙齿发育时期,成釉器过度卷叠或局部过度增殖,深入到牙乳头中所致。牙萌出后,在牙面可出现一囊状深陷的窝洞。常见于上颌侧切牙,偶也可发生于上颌中切牙或尖牙。根据牙内陷的深浅程度及其形态变异,临床上可分为畸形舌侧窝,畸形根面沟,畸形舌侧尖和牙中牙。

(二)病因及发病机制

其发病原因尚不明确,主要包括遗传和环境两大因素。研究表明,在牙齿发育期间,间充质干细胞和上皮细胞的相互作用对于牙齿的形成和发育起到重要的作用。这种相互作用受到多种信号基因的调控,例如成纤维细胞生长因子、骨形成蛋白、肿瘤坏死因子等。在这些信号通路之间,当出现基因的变异时,则会导致牙齿的发育异常或解剖形态发生改变。此外,邻牙的压力、创伤和感染也可能是牙内陷的病因。其中,畸形根面沟是在牙冠发育完成后,成釉器和 Hertwig 上皮根鞘向根内叠折而形成。

(三)口腔临床表现

1. 畸形舌侧窝　为牙内陷最轻的一种。由于舌侧窝呈囊状深陷,容易滞留食物残渣,利于细菌滋生,再加上囊底存在发育上的缺陷,常引起牙髓的感染、坏死及根尖周病变。

2. 畸形根面沟　畸形根面沟可与畸形舌侧窝同时出现,为一条纵形裂沟,向舌侧越过舌隆突,并向根方延伸,严重者可达根尖部,甚至有时将根一分为二,形成一个额外根。畸形根面沟尚未引起病变时,一般很难被诊断出。有时在 X 线片上显示线样透射影,易被误认为副根管或双根管。畸形根面沟使龈沟底封闭不良,上皮在该处呈病理性附着,并形成骨下袋,成为细菌、毒素入侵的途径,易导致牙周组织的破坏。

3. 畸形舌侧尖　除舌侧窝内陷外,舌隆突呈圆锥形突起,有时突起成一牙尖。牙髓组织亦随之进入舌侧尖内,形成纤细髓角,易遭磨损而引起牙髓及根尖周组织病变。

4. 牙中牙　牙中牙是牙内陷最严重的一种。牙呈圆锥状,且较其固有形态稍大,X 线片示其深入凹陷部好似包含在牙中的 1 个小牙,其实陷入部分的中央不是牙髓,而是含有残余成釉器的空腔。

(四)诊断

1. 如未合并牙髓感染或牙周损害,患者常无症状;若合并牙髓感染则出现牙髓炎相应疼痛症状。

2. 典型的临床表现。

3. X 线和 CBCT 有助于诊断。

(五)治疗

1. 对畸形舌侧窝的治疗,应视其牙髓是否遭受感染而定:①早期应按深龋处理,将空腔内软化组织去净,形成洞形,按间接盖髓术处理。若去腐质时露髓,应将内陷处钻开,若牙髓局限性感染行牙髓切断术。②若牙髓感染或根尖周炎,根尖孔发育完成的患牙行根管治疗;根尖孔开放的则用氢氧化钙根尖诱导成形术或牙髓血运再生。

2. 对畸形根面沟的治疗,应根据沟的深浅、长短以及对牙髓牙周波及的情况,采取相应的措施:①如牙髓活力正常,但腭侧有牙周袋者,先作翻瓣术,暴露牙患侧根面,沟浅可磨除,修整外形;沟深制备固位,常规玻璃离子粘固剂充填,生理盐水清洗创面,缝合,放置牙周塞治剂,7 天后拆线。②如牙髓无活力伴腭侧牙周袋者,可在根管治疗术后,即刻进行翻瓣术兼裂沟的处理。③若裂沟已达根尖部,由于相互交通造成了牙周组织广泛破坏,则预后不佳,应予拔除。

3. 牙中牙　①预防性治疗:当患牙无牙髓和牙周症状时,可行预防性治疗。若无咬合干扰和龋坏,可用窝沟封闭剂对内陷腔进行封闭充填;若存在咬合干扰或龋坏,可行直接或间接盖髓术 + 树脂充填治疗。②根管治疗术:当患牙发生牙髓感染或根尖周病变时,应行根管治疗术。③根尖手术和倒充填术:对于内陷较为严重的牙中牙,根尖诱导成形难以形成根充挡,使用 MTA(mineral trioxide aggregate,MTA)等修复材料也很难操作时,可行根尖切除术和倒充填术。④再植术:对于内陷较为严重的牙中牙,也有主张将患牙拔除,半小时内体外完成牙髓治疗和内陷牙的处理后再植入,并固定(意向性再植)。⑤拔除术:对于结构极其复杂、病变非常严重的牙中牙,则考虑拔除。

参考文献

［1］吴燕玲,谭勇华,胡志奔.213 例融合牙临床特点的回顾性分析[J].中国实用医药,2019,14(5):44-46.

［2］杨琴秋,文涛,胡宗全,等.左上侧切牙、多生牙融合牙 1 例[J].广东医学,2017,38(4):526.

［3］Persic B R, Braut A, Brekalo P I. Conservative endodontic management of a fused tooth:A case report [J]. Gerodontology, 2017, 34(3):398-400.

［4］Ley A M, Viana F, Cruz S, et al. Fused tooth:clinical approach to endodontic treatment[J]. Gen Dent, 2019, 67(6):59-61.

［5］徐姗.青少年前磨牙畸形中央尖临床治疗方法及效果研究[J].首都食品与医药,2019,26(7):35.

［6］许丹,陶江丰.年轻恒牙畸形中央尖牙的治疗方法探讨[J].全科口腔医学电子杂志,2017,4(7):15-16.

［7］顾雪凝.牙内陷保守治疗的临床疗效观察[D].合肥:安徽医科大学,2018.

［8］Zubizarreta-Macho Á, Ferreiroa A, Agustín-Panadero R, et al. Endodontic re-treatment and restorative treatment of a dens invaginatus type II through new technologies[J]. Journal of Clinicaland Experimental Dentistry, 2019, 11(6):e570-e576.

［9］Erratum:Dens invaginatus with necrotic pulp in a right maxillary lateral incisor with preserved vitality [J]. Journal of Conservative Dentistry, 2019, 22(3):318.

［10］de Oliveira N G, da Silveira M T, Batista S M, et al. Endodontic treatment of complex dens invaginatus teeth with long term follow-up periods[J]. Iranian Endodontic Journal, 2018, 13(2):263-266.

［11］Pradhan B, Gao Y, He L B, et al. Non-surgical removal of dens invaginatus in maxillary lateral incisor using CBCT:Two-year follow-up case report[J]. Open Medicine, 2019, 14(1):767-771.

(蔡静静　杨卫东)

第十四节　遗传性牙釉质发育不全

一、疾病简介

遗传性牙釉质发育不全（amelogenesis imperfecta，AI）是指由于成釉器的某些功能障碍，导致釉质在发育形成过程中出现质或者量异常的一组遗传性疾病。可伴有口腔或口腔外其他组织的异常。本病乳牙、恒牙均可受累，患病率约为 1∶700～1∶14 000，不同国家有所不同。

二、病因及发病机制

本病是一组复杂的遗传性疾病，由于釉质发育过程受到多个基因的调控，所以本病涉及多个候选基因，这些基因可能位于常染色体或性染色体上。本病有明显的临床表现异质性和遗传异质性，由于致病基因、遗传特性等不同，故而表现出复杂多样的临床特性。本病发病机制尚未完全明确。目前已明确与本病相关的基因有 Fam83h、AMELX、KLK4、MMP20、ENAM 等。

三、临床表现

（一）口腔颌面部表现

本病临床表现多样，目前不同研究展现了不同的分类系统，主要分为以下四大类：

1. 釉质发育不全型

本型釉质基本特征是在厚度上比正常薄，可能为正常值的 1/8～1/4。在硬度上，牙釉质相较于正常牙无明显变化，但可出现不规则的带状或颗粒状釉质块。在刚萌出时，釉质颜色为淡黄色，随着时间推移，慢慢变深，转变为棕黄色。在牙冠表面经常受摩擦的部位如（殆）面、切缘等，釉质可能消失，继而牙本质暴露，牙冠之间邻面接触点可消失。X 线片显示釉质与牙本质对比度正常。本型遗传方式涉及 X 连锁遗传、常染色体显性遗传、常染色体隐性遗传。

2. 釉质成熟不全型

本型基本特征是在硬度上比正常牙釉质低，这种硬度较低的釉质可被探针刺入。在颜色上，本型釉质可呈白垩色，也可能在釉质表面出现不规则的黄棕色斑点。因硬度的降低，所以同上一型一样，在牙冠表面经常受摩擦的部位可出现釉质的缺失。X 线片显示釉质放射密度与牙本质近似，牙呈现长方体和短根，颈部收缩，髓腔在根（殆）方向长。本型遗传方式涉及 X 连锁遗传、常染色体显性遗传、常染色体隐性遗传。

3. 釉质矿化不全型

本型基本特征是在矿化程度上较正常牙釉质低。在厚度上与正常牙釉质基本相同,但因为釉质表面粗糙且质地较软,所以在受摩擦部位可能出现釉质磨损、牙本质暴露从而导致牙齿敏感等症状的发生。在刚萌出时,釉质表面为暗淡的黄色,随着时间推移,逐渐变为黄褐色甚至黑色。本型常伴有前牙深覆𬌗及开𬌗的症状。X 线片显示牙釉质密度与牙本质相同或稍低。本型遗传方式涉及常染色体显性遗传、常染色体隐性遗传。

4. 釉质发育不全-成熟不全型合并牛牙症

本型基本特征是牙冠短小,釉质在厚度和硬度上均不如正常牙。釉质表面可出现沟状缺损及低钙化区,可见白垩色或黄褐色斑点。牙冠之间的邻面接触点消失。X 线片显示釉质密度正常或稍大于牙本质,髓室宽大。本型遗传方式涉及常染色体显性遗传。

(二) 其他相关临床表现

本病的临床表现可能不只局限于釉质上的异常,也可伴随全身其他系统的症状,如眼、耳、皮肤、毛发等。一些患者也会出现骨、肾脏、神经系统、机体代谢等异常。常见伴随本病的综合征有眼-牙-骨发育不良、视锥-视杆细胞营养不良伴釉质发育不全、Rubinstein-Taybi syndrome、毛发-牙-骨综合征、Kohlschütter-Tönz syndrome、釉质发育不全伴肾脏疾病、维生素 D 依赖性佝偻病、Pfeiffer-Palm-Teller syndrome、自身免疫性多腺体综合征、关节挛缩和外胚层发育不良、Morquio A syndrome 等。

四、诊断

根据患者的临床表现、X 线片、家系分析等可进行本病的诊断。临床上在确切诊断前应该将本病与氟牙症、四环素牙、遗传性乳光牙本质、放射线过量引起的釉质发育不全等有相似症状的疾病进行鉴别。

五、治疗

(一) 一般治疗

本病主要表现为釉质异常,所以治疗原则是预防以及阻止患者牙体组织的缺损,对于已缺损的牙体组织或已缺失的牙进行修复治疗,从而达到恢复美观和重建功能的目的。

(二) 口腔颌面部异常相关的治疗建议

因为病因尚不明确,且基因突变无法逆转,所以目前的治疗方法主要是对症治疗,主要有复合树脂粘结修复技术、嵌体、固定义齿、覆盖义齿等。本病涉及的牙数可能很多,所以对于全口大多数甚至所有牙出现症状的患者,不应该只是把每颗牙单独进行修复,而应考虑进行全口咬合重建。术前应该先评估全口牙情况,制定完善的治疗计划,在此基础上再进行牙体、牙周以及外科治疗,最后进行全牙列的修复,以恢复其美观和功能,拥有稳定的咬合关系。

参考文献

[1] Kammoun R, Zmantar T, Labidi A, et al. Dental caries and hypoplastic amelogenesis imperfecta:

Clinical, structural, biochemical and molecular approaches[J]. Microbial Pathogenesis, 2019, 135：103615.

［2］Tremillo-Maldonado O, Molina-Frechero N, González-González R, Bologna-Molina R. Alteration of the AMELX gene in amelogenesis imperfecta[J]. Gac Med Mex. 2019,155(1)：95-101.

［3］Lundgren G P, Vestlund G I M, Dahllöf G. Crown therapy in young individuals with amelogenesis imperfecta：Long term follow-up of a randomized controlled trial[J]. Journal of Dentistry, 2018, 76：102-108.

［4］Smith C E L, Poulter J A, Antanaviciute A, et al. Amelogenesis imperfecta：genes, proteins, and pathways[J]. Frontiers in Physiology, 2017, 8：435.

［5］Sabandal M M I, Schäfer E. Amelogenesis imperfecta：Review of diagnostic findings and treatment concepts[J]. Odontology, 2016, 104(3)：245-256.

［6］Lundgren G P, Wickström A, Hasselblad T, et al. Amelogenesis imperfecta and early restorative crown therapy：An interview study with adolescents and young adults on their experiences[J]. PLoS One, 2016, 11(6)：e0156879.

［7］Nayak S, Gupta A, Bhuyan L, et al. Amelogenesis Imperfecta：Report and Review of a Rare Case[J]. Oral & Maxillofacial Pathology Journal, 2016, 7(2)：734-737.

［8］Smith C E L, Poulter J A, Antanaviciute A, et al. Amelogenesis imperfecta：genes, proteins, and pathways[J]. Frontiers in Physiology, 2017, 8：435.

［9］杨丕波,丁玉梅,杨艳飞,等.遗传性牙釉质发育不全相关基因及突变的研究进展[J].现代口腔医学杂志,2013,27(4)：236-238.

（杨卫东　洪清淳）

第十五节　釉质生长不全-肾钙质沉着-肾浓缩功能障碍综合征

一、疾病简介

釉质生长不全是在釉质生长发育过程中,釉质的质或者量出现异常的一组遗传性疾病,可伴有全身其他系统的形态或生化改变。肾脏是其中最易受累的器官,可能出现肾钙化、肾结石及其他功能异常。本病较罕见,不易确诊。

二、病因及发病机制

目前本病发病机理不清楚。Suda 等学者对一个釉质生长不全伴有肾脏症状的患者进行基因检测,发现 MSX2(HOX8)出现错义突变,但仍然无法明确该基因与本病的关系。有研究表明钙结合蛋白异常可能为本病的发病基础,但也可能是本病继发性紊乱的表现之一。

三、临床表现

(一)口腔颌面部表现

本病在口腔中主要表现为釉质发育不全的特征。在厚度上,釉质较正常牙薄甚至出现釉质缺失。在颜色上,刚萌出时的釉质为淡黄色,随着时间推移,逐渐向棕黄色转变。在牙冠表面经常受摩擦的部位如(拾)面、切缘等,釉质可能消失,继而牙本质暴露,牙冠之间邻面接触点可消失。髓腔内可出现钙化,髓石沉积,这些钙化在切牙中呈针状,在后牙中呈圆形。相应牙齿可能出现牙齿萌出延迟、牙龈肥大等症状。

(二)其他相关临床表现

罹患本病的患者可能出现双侧肾钙质沉着,但血钙表现可能正常。在儿童时期,肾脏可出现典型的高回声区域,肾功能损害程度不等,可延迟至成年期。

四、诊断

根据患者口腔及肾脏的临床特征做出釉质生长不全-肾钙质沉着-肾浓缩功能障碍综合征的诊断。目前对于釉质发育不全和肾钙质沉着、肾浓缩功能障碍的关系尚未明确,所以进行确切的诊断前,在条件允许的情况下应该对釉质发育不全的患者进行肾脏超声检测,以期获得更准确的诊断。

五、口腔颌面部异常相关的治疗建议

因本病病因不明,主要对症治疗。对于釉质发育不全的患者主要采用复合树脂粘结修复技术、嵌体、固定义齿、覆盖义齿等修复治疗。

参考文献

[1] Torres L H S, De-Azevedo-vaz S L, Barroso D R C, et al. Enamel-Renal-Syndrome: Case report[J]. Special Care in Dentistry, 2018, 38(3): 172-175.

[2] Costa D C, Dourado M R, Figueiredo de Carvalho M F, et al. Enamel renal syndrome: A case history report[J]. The International Journal of Prosthodontics, 1900, 30(1): 22-24.

[3] Bhesania D, Arora A, Kapoor S. Enamel renal syndrome with associated amelogenesis imperfecta, nephrolithiasis, and hypocitraturia: A case report[J]. Imaging Science in Dentistry, 2015, 45(3): 181-185.

[4] Elizabeth J, Lakshmi Priya E, Umadevi K M R, et al. Amelogenesis imperfecta with renal disease — a report of two cases[J]. Journal of Oral Pathology & Medicine, 2007, 36(10): 625-628.

[5] 孟祥文.釉质生长不全、肾钙质沉着、肾浓缩功能障碍综合征:可能为钙代谢异常[J].国外医学.遗传学分册,1986,9(1): 54-55.

[6] 段小红.口腔遗传病学[M].北京:人民卫生出版社,2012.

(杨卫东　洪清淳)

第十六节　Ⅰ型牙本质发育不全(DGI-Ⅰ)

一、疾病简介

Ⅰ型牙本质发育不全(dentinogenesis imperfecta type Ⅰ，DGI-Ⅰ)又被称为"根部牙本质发育不全"，是一种常染色体显性遗传疾病，乳恒牙均受累，外显率低于100%。牙齿无萌出障碍，但也有部分文献报道DGI-Ⅰ型患者可出现牙齿迟萌现象。

二、病因及发病机制

DGI-Ⅰ的发病率为1∶100 000，属于罕见病，而且致病基因并没有被发现，有报道称，我国大家系的连锁分析将DGI-Ⅰ致病基因定位在3p26.2-3p24.3，经过进一步的筛查和测序，在3p26.1确定致病基因ssuh2的一个错义突变。

三、临床表现

(一)口腔颌面部表现

患者乳恒牙牙釉质及牙本质结构正常，绝大部分牙冠颜色与正常牙齿无明显异常，或呈乳白色，蓝色，只有个别患者牙冠出现棕色改变。乳恒牙均可发生。病变发生时期不同，病变牙的牙根形态也各不相同，如发生在牙根发育早期，牙根几乎没有，如发生在牙根发育晚期，随患者年龄增加，患者牙齿的松动度增加，也可能出现自发性的牙齿脱落。X线片显示乳牙列全口牙齿牙根呈钝圆形，短小，根管狭窄，部分或完全闭锁。牙髓腔完全闭锁，恒牙列在与新月形牙釉质平齐处，可发现部分残留的牙髓组织。组织学检查可见大量牙本质样物质及骨样牙本质在髓腔处沉积，牙釉质，冠部牙本质与罩牙本质层结构正常，病变主要集中在牙根部，其中央形成的旋涡状钙化球状体与非典型的骨样牙本质可呈现特征性的牙本质结构。外周牙本质结构正常。

(二)其他相关临床表现

患者全身检查一般正常。DGI-Ⅰ的患者多罹患成骨不全症，患者除牙发育异常外，主要表现是骨骼发育不全，骨质疏松，骨脆性增加，易反复骨折，由于骨骼不能有效支撑体重，致使骨骼变形。

四、诊断

1. 牙冠颜色形态基本正常，全口乳、恒牙均可受累。

2. 冠部牙本质正常，根部牙本质发育缺陷。

3. X线片显示冠部髓腔多闭塞或呈"细线形"，根部髓腔完全闭塞，牙根短小或无牙根，部分患牙牙根尖有不明原因低密度透射影。这一诊断要素成为后来研究者的临床诊断标准。

目前，关于DGI-Ⅰ的研究主要是其临床家系表型的研究，关于DGI-Ⅰ的超微结构的研究不是很多,而且到目前为止,DGI-I 的致病基因仍然没有确定。

五、口腔颌面部异常相关的治疗建议

临床上,对于 DGI-I 的治疗是比较困难的,通常是预防牙髓和根尖周的感染,其他的一些措施包括:饮食指导,保持良好的口腔卫生,氟化物的补充,传统的根管治疗,根尖倒充填术和牙周刮治。

参考文献

[1] 李长福,高山,刘萍,等.遗传性乳光牙本质牙体元素成分的分析[J].现代口腔医学杂志,2001,15(5):332-333.

[2] 于静涛,王贤辅,刘瑞德,等.牙萌出前后釉质表面结构及显微分析研究[J].中国医科大学学报,1997,26(2):213-214.

[3] 郑树国,邓辉,高学军,等.发育不全乳牙釉质的化学成分和晶体结构的初步研究[J].中华口腔医学杂志,1997,32(6):47-49.

[4] 席戈,张东,孟永洁,等.遗传性乳光牙与正常恒牙牙本质表面形貌及元素分布和显微硬度的差异[J].中国组织工程研究与临床康复,2010,14(24):4458-4461.

[5] Witkop C J. Hereditary defects of dentin[J]. Dental Clinics of North America,1975,19(1):25-45.

[6] Hart P S,Hart T C. Disorders of human dentin[J]. Cells,Tissues,Organs,2007,186(1):70-77.

[7] Bloch-Zupan A,Huckert M,Stoetzel C,et al. Detection of a novel DSPP mutation by NGS in a population isolate in Madagascar[J]. Frontiers in Physiology,2016,7:304.

(黄叶全　杨卫东)

第十七节　Ⅱ型牙本质发育不全(DGI-Ⅱ)

一、疾病简介

Ⅱ型牙本质发育不全(dentinogenesis imperfect type Ⅱ,DGI-Ⅱ)亦称遗传性乳光牙本质,恒牙列牙齿结构、形态、牙色无异常,许多特征与牙本质发育不全相似。因此有学者认为应该将该病视为牙本质发育不全的一种类型。该病属于常染色体显性遗传病,可在家族中连续出现几代,同样也可出现隔代遗传。病变仅累及牙本质,无其他全身性疾病,男女发病率相近。

二、病因及发病机制

DGI-Ⅱ是牙本质唾液磷蛋白(DSPP)基因突变的结果,Blochzupan 等人发现人类 DSPP 基因突变可能导致牙本质缺陷。由于 DSPP 外显子 5 的重复区域存在复杂的突变,使得遗传研究受到阻碍,但是 McKnight 等人克隆并测序了 DSPP 重复域并报道了相关突变。

DGI-Ⅱ似乎只影响牙本质,可能是定位于染色体 4q21 的基因的等位变异。虽然从 X 线片上看,受Ⅱ型牙本质发育不良影响的牙髓似乎已完全消失,但仍可能存在相互连接的血管网络。有文献报道 DGI-Ⅱ型亦被诊断为轻度成骨不全。

三、临床表现

(一)口腔颌面部表现

DGI-Ⅱ的发病率在 1/6 000 到 1/8 000 之间,累及乳牙列和恒牙列,牙的发育阶段与病变严重程度密切相关,通常乳牙病变最为严重,恒切牙、第一恒磨牙次之,第二、第三恒磨牙受影响最小。牙外形基本正常,但外观为乳光的琥珀样,随牙齿的萌出逐渐变成半透明,最终表现为灰色或棕色,并在釉质上伴有淡蓝色的反光。大部分病例釉质结构正常,但很易剥脱,当牙本质暴露后牙齿的耐磨性能显著降低。影像学检查可见牙冠较宽呈球形,颈部缩窄,根管及髓腔部分影像不清或完全消失、并且牙根细短。

(二)其他相关临床表现

目前关于 DD-Ⅱ型的相关临床表现报导较少,围绕 DSPP 基因突变展开的病例报道中,有学者认为 1/3 患牙伴有牙釉质发育异常,表现为发育不全或钙化不全。研究发现 DSPP基因缺陷的小鼠出现双侧内耳渐进性高频耳聋。

四、诊断

这一疾病常有家族遗传病史,结合患牙色、形、质的变化可明确诊断。Ⅱ型牙本质发育不全主要表现为牙本质的发育和矿化不良,不伴有其他成骨发育不全等症状。

五、口腔颌面部异常相关的治疗建议

主要原则为预防牙齿磨损,保持牙齿功能,改善美观。前牙可采用树脂贴面改善美观,伴有根尖周透射影和根折的患牙可以考虑拔除。后牙可采用不锈钢预成冠防止磨耗,年龄较大的患儿可考虑恒牙后牙全冠修复。

有学者用树脂贴面对 DD-Ⅱ患者进行了美容修复,也有报道称采用全瓷修复体重建全口咬合关系。通过正畸修复错𬌗的方法也有报道。对待重度磨耗的患者,通过恢复部分咬合功能;缓解颞下颌关节紊乱,亦可以通过可摘局部义齿的方式修复。

参考文献

［1］陶睿,倪龙兴,王英,等.遗传性牙本质发育不全Ⅱ型致病基因的突变检测[J].口腔医学研究,2009,25(4):483-485.

［2］魏煦,杨芸,韩薇,等.1 例遗传性牙本质发育不全Ⅱ型患者咬合重建治疗的临床体会[J].实用口腔医学杂志,2015,(4):589-591.

［3］苏雅拉图,利伟,韩玉宝.牙本质发育不全Ⅱ型致病基因研究进展[J].内蒙古民族大学学报(自然科学版),2007,22(6):651-653.

［4］Lee S K, Lee K E, Song S J, et al. A DSPP mutation causing dentinogenesis imperfecta and characterization of the mutational effect[J]. BioMed Research International, 2013, 2013: 948181.

[5] Bhandari S, Pannu K. Dentinogenesis imperfecta: A review and case report of a family over four generations[J]. Indian Journal of Dental Research, 2008, 19(4): 357-361.

[6] Modesto A, Alves A C, Vieira A R, et al. Dentinogenesis imperfecta type II: case report.[J]. Brazilian Dental Journal, 1996, 7(1): 47.

[7] Malmgren B, Andersson K, Lindahl K, et al. Tooth agenesis in osteogenesis imperfecta related to mutations in the collagen type I genes[J]. Oral Diseases, 2017, 23(1): 42-49.

[8] Roh W J, Kang S G, Kim S J. Multidisciplinary approach for a patient with dentinogenesis imperfecta and anterior trauma[J]. American Journal of Orthodontics and Dentofacial Orthopedics, 2010, 138(3): 352-360.

[9] Kamboj M, Chandra A. Dentinogenesis imperfecta type II: An affected family saga[J]. Journal of Oral Science, 2007, 49(3): 241-244.

[10] Dong J, Gu T T, Jeffords L, et al. Dentin phosphoprotein compound mutation in dentin sialophosphoprotein causes dentinogenesis imperfecta type III[J]. American Journal of Medical Genetics Part A, 2005, 132A(3): 305-309.

[11] Bencharit S, Border M B, Mack C R, et al. Full-mouth rehabilitation for a patient with dentinogenesis imperfecta: A clinical report[J]. Journal of Oral Implantology, 2014, 40(5): 593-600.

[12] Kim J W, Simmer J P. Hereditary dentin defects[J]. Journal of Dental Research, 2007, 86(5): 392-399.

[13] Pimentel W, Teixeira M L, Costa P P, et al. Predictable outcomes with porcelain laminate veneers: A clinical report[J]. Journalof Prosthodontics, 2016, 25(4): 335-340.

（杨卫东　王利军　黄叶全）

第十八节　Ⅲ型牙本质发育不全(DGI-Ⅲ)

一、疾病简介

Ⅲ型牙本质发育不全(dentinogenesis imperfect type Ⅲ，DGI-Ⅲ)又名白兰地型或"壳状牙"(shell tooth)，也被称为隔离群遗传性乳光牙牙本质(isolate hereditary opalescent dentin)，1966 年由 Witkop 最早报道。

二、病因及发病机制

目前大多数理论认为其是一种常染色体显性遗传病。

三、临床表现

(一)口腔颌面部表现

患牙表现为钟形冠部，牙本质菲薄，髓腔根管宽大，常有多处牙髓暴露，无骨骼发育不全表现。X线片表现为乳牙的髓腔和根管粗大，恒牙的髓腔变小、消失或增大，呈典型"壳牙"

表现。与Ⅱ型牙本质发育不全的区别在于常有多处牙髓暴露,可存在正常的牙髓腔,但牙冠和根管缺陷。

(二)其他相关临床表现

Ⅲ型牙本质发育不全的临床表现集中于牙齿,其他全身症状未见报道。

四、诊断

通过结合病史、临床检查,以及影像学检查可明确诊断。

五、口腔颌面部异常相关的治疗建议

该病属基因遗传疾病,暂无特殊治疗方法,多为对症治疗,全牙列𬌗垫对牙体硬组织磨耗、釉质剥脱可有一定的作用,乳磨牙可选择预成金属冠,前牙预成透明冠,咬合重建恢复正常咬合高度和功能;针对年轻恒牙严重磨耗出现牙髓或根尖周疾病,导致牙根停止发育,则选择牙髓血运重建、根尖诱导成形术等方法,促进年轻恒牙继续发育。该病乳恒牙均可受累,所以一旦患儿确诊,在混合牙列早期就应该对恒牙进行干预。

参考文献

[1] 唐瑭,刘波,陈梅红,等.Ⅲ型牙本质发育不全(壳牙)伴多生牙1例[J].实用口腔医学杂志,2017,33(6):855-858.

[2] 张莹,邹静,杨燃.牙本质发育不全的硬组织研究与进展[J].中国组织工程研究,2012,16(7):1307-1310.

[3] de la Dure-Molla M,Philippe Fournier B,Berdal A.Isolated dentinogenesis imperfecta and dentin dysplasia:Revision of the classification[J].European Journal of Human Genetics,2015,23(4):445-451.

[4] Kim J W,Simmer J P.Hereditary dentin defects[J].Journal of Dental Research,2007,86(5):392-399.

[5] MacDougall M,Jefford L G,Gu T T,et al.Genetic linkage of the dentinogenesis imperfecta type III locus to chromosome 4q[J].Journal of Dental Research,1999,78(6):1277-1282.

[6] Heimler A,Sciubba J,Lieber E,et al.An unusual presentation of opalescent dentin and Brandywine isolate hereditary opalescent dentin in an Ashkenazic Jewish family[J].Oral Surgery,Oral Medicine,and Oral Pathology,1985,59(6):608-615.

(杨卫东　王利军)

第十九节　Schimke 免疫-骨发育不良

一、疾病简介

Schimke 免疫-骨发育不良(schimke immune osseous dysplasia,SIOD)是一种遗传性多

系统疾病,发病率低,常染色体隐性遗传。1971 年 Schimke 等首次报道了该疾病,随后陆续有病例报道,典型的 SIOD 患者具有以下 3 个临床特点:激素耐药性肾病综合征(肾脏病理为局灶阶段性肾小球硬化)、脊柱骨骺发育不良、T 细胞免疫缺陷以及特殊面容。轻度的 SIOD 患者经合理治疗后可存活至成人期,但严重的表型多在 5 岁前死亡。da Fonseca 等报道该类患者牙齿可出现牙本质发育不全(dentinogenesis imperfect, DGI)样特征:牙齿呈黄、灰色改变,牙冠呈球形,乳恒牙颈部明显缩窄,髓腔变小或狭窄,釉质或牙本质的硬度均较正常低。

二、病因及发病机制

2002 年 Boerkoel 等通过对 26 个家族的患者进行连锁和定位分析法,确定了其致病基因为 SMARCAL1,位于 2q34-q36 染色体上,含 18 个外显子,编码 954 个氨基酸,编码蛋白 SMARCAL1 表于全身多个系统,在模型鼠胚胎期和成熟期的各个组织中均有表达,尤其是肾脏、骨骼、胸腺、甲状腺、牙齿,头发,眼睛及血管等。目前已报道约 40 多种 SMARCAL1 基因突变。

三、临床表现

(一)头面部表现

1. 面部畸形　可表现为特殊性的面部畸形,鼻梁宽而凹陷,面部呈三角形,上唇稍长,球鼻尖。

2. 牙齿异常　牙齿呈黄、灰色改变,牙冠呈球形,乳恒牙颈部明显缩窄,髓腔变小或狭窄,釉质或牙本质的硬度均较正常低。

(二)其他相关临床表现

1. 肾脏受累　患者多在 4 岁前出现肾病综合征,表现为蛋白尿。部分患者隐匿起病,即使有大量蛋白尿但无水肿表现;绝大多数病理表现为局灶性节段性肾小球硬化(focal segmental glomerulosclerosis, FSGS),也有微小病变、系膜增生性肾小球肾炎(mesangial proliferative glomerulonephritis)及膜性肾病(membranous nephropathy)的报道,呈激素耐药,对免疫抑制剂无反应,常在成年前死于肾衰竭。

2. 骨骼受累　所有患者均有脊柱骨骺发育不良的表现,身高低于同龄同性别儿童的第三个百分位之下,且有骨密度降低表现,表现为短躯干型矮小,腰椎前突,步态似鸭步。

3. 血液及免疫方面　可出现骨髓增生不良和骨髓衰竭表现,呈间断淋巴细胞、中性粒细胞、血小板减少以及贫血表现,同时伴有严重的 T 细胞免疫缺陷,患者可出现病毒、真菌及细菌感染,甚至部分患者死于严重感染,但早期的一些患者并无严重感染的表现,只有进行相关检查才能发现 T 淋巴细胞免疫缺陷。

4. 血管受累　血管闭塞严重者可危及生命,常累及脑、肺血管,甚至累及所有血管而出现全身动脉硬化。患者表现为脑血管栓塞、一过性脑缺血、烟雾病(moyamoya disease)、肺栓塞及小脑半球或小脑蚓部缺损等,临床表现为行为异常、发育倒退,部分患者出现抽搐、认知障碍等。

5. 其他 20%～30%的患者有甲状腺功能低下表现。

四、诊断

对一些面部畸形、牙体组织重度磨耗、同时又有家族史的患者,应考虑其是否为遗传性疾病,当观察到患者有明显的骨骼异常或肾脏受累时,应从整体的角度认识这类疾病,判断是否可能是 Schimke 免疫-骨发育不良。

五、口腔颌面部异常相关的治疗建议

1. 由于釉质或牙本质的硬度均较正常低,患牙常有严重的咀嚼磨耗,为提高患者的生活质量,可制作𬌗垫保护牙齿。

2. 对于牙齿有缺陷、变色情况时,可通过光固化树脂修复进行治疗。

参考文献

［1］Schimke R N, Horton W A, King C R. Chondroitin-6-sulphaturia, defective cellular immunity, and nephrotic syndrome[J]. Lancet (London, England), 1971, 2(7733): 1088-1089.

［2］Ehrich J H, Burchert W, Schirg E, et al. Steroid resistant nephrotic syndrome associated with spondyloepiphyseal dysplasia, transient ischemic attacks and lymphopenia[J]. Clinical Nephrology, 1995, 43(2): 89-95.

［3］Boerkoel C F, Takashima H, John J, et al. Mutant chromatin remodeling protein SMARCAL1 causes Schimke immuno-osseous dysplasia[J]. Nature Genetics, 2002, 30(2): 215-220.

［4］Clewing J M, Fryssira H, Goodman D, et al. Schimke immunoosseous dysplasia: Suggestions of genetic diversity[J]. Human Mutation, 2007, 28(3): 273-283.

［5］Özdemir N, Alpay H, Bereket A, et al. Membranous nephropathy in Schimke immuno-osseous dysplasia [J]. Pediatric Nephrology, 2006, 21(6): 870-872.

［6］Petty E M, Yanik G A, Hutchinson R J, et al. Successful bone marrow transplantation in a patient with Schimke immuno-osseous dysplasia[J]. The Journal of Pediatrics, 2000, 137(6): 882-886.

［7］李建国,季丽娜,陈大坤,等.Schimke 免疫-骨发育不良 2 例报告并文献复习[J].中国实用儿科杂志,2010,25(1): 49-51.

(刘　婷　杨卫东)

第二十节　原基性侏儒症伴牙发育异常

一、疾病简介

原基性侏儒症(primordial dwarfish)又称胎儿期生长障碍,是指严重的子宫内和出生后生长迟缓。该病非常罕见,可以进一步分为三个亚类:Seckel syndrome,Ⅰ/Ⅲ型小头畸形-

骨发育不良原基性侏儒症(microcephalic osteodysplastic primordial dwarfism，MOPD)和Ⅱ型 MOPD。其中 Seckel 综合征(Seckel syndrome，或 SCKL1)是一种极为罕见常染色体隐性遗传性疾病，1959 年由 Mann 和 Russel 首先报道，1960 年 Seckel 对该疾病做了详细的病例报道，其特征为：呈比例性侏儒症、鸟样头颌面畸形和喙状三角鼻。患者最终身高不超过 90～110 cm，但存活时间正常。

二、病因及发病机制

Seckel 等认为其病因与身材相关的基因发生异常有关，患者在胚胎期和生长发育期细胞分裂速度减慢，从而导致身材矮小，但其确切病因及致病机制尚不明确。研究发现，产生该病的原因在于编码毛细血管扩张性共济失调症和 RAD3 相关蛋白基因。其他 Seckel 综合征的相关基因位于 18p11-q11(SCKL2)和 14q23(SCKL3)。Seckel 综合征出现牙遗传症状，这些牙异常表型和基因突变无明显直接联系。另有报道，Ⅱ型 MOPD 乳牙和恒牙列均可出现过小牙，球形牙冠，短根，牙异常变异较大，可以表现为Ⅰ型牙本质发育不良或乳光牙，其候选基因为 pericentrin-2(PCNT2)。

三、临床表现

(一)头面部表现

1. 牙遗传特征　包括牙齿缺失、釉质发育不全、牙釉质发育不良，有的表现为上颌侧切牙缺失。还可表现为短根和(或)半长冠磨牙。与骨发育延缓不同，牙的成熟相对正常。有病例报道，一个七岁的男孩有过小牙、恒中侧切牙缺失，牙本质发育不全。另外 2 例年幼Seckel 综合征患儿(分别为 24 个月和 34 个月)，表现为软腭裂，上颌侧切牙缺失，釉质发育不全。其他牙的表型包括：牙槽骨突起发育不良，严重过小牙，乳光牙，无根牙。Ⅱ型MOPD 乳牙和恒牙列均可出现过小牙，球形牙冠，短根，牙异常变异较大。

2. 头面部畸形　头小，鼻大而突出呈鸟喙状，整个头面部似"鸟头"，可伴有唇腭裂，牙槽骨发育不良，低位耳及耳郭畸形，后发际低下，睑下垂。

(二)其他相关临床表现

1. 体型　侏儒样体型，出生时体重低于正常婴儿，生长发育缓慢，表现为匀称型侏儒，早老症状。

2. 智力发育障碍　智力迟钝。

3. 关节病变　可表现为髋关节脱位，棒状足，拇指缺失。

4. 肺部损害　易出现反复发作的肺部感染。

5. 心血管损害　发病率低，可伴有各种先天性心血管畸形，主要为室间隔缺损、动脉导管未闭。

6. 其他相关临床症状　脑积液、水蜷型脑畸形、角膜混浊、结肠不固定、软骨性肾异位症和其他内脏异常。

四、诊断

该疾病主要根据患者的临床表现、鸟头状容貌和特别矮小的体型作出诊断，需与各种原因的侏儒症进行鉴别:Seckel 综合征婴儿期有明显的生长迟滞,Bloom 综合征患者虽与本病相近,但无神经系统和眼部表现,而有染色体断裂、肿瘤发生率高等特点。

五、口腔颌面部异常相关的治疗建议

1. 唇腭裂手术 在对这类患者手术前,需要进行彻底的评估,以排除系统性问题,尤其是垂体、甲状腺和肾上腺功能障碍。麻醉时由于异常的面部解剖和狭窄的气管,易导致气道麻醉操作困难。文献报道手术中有感觉性窒息的可能性,主要原因尚不明确,贫血和中枢神经发育不良均可导致这一现象的发生。在手术修复过程中,由于口轮匝肌有较大的裂口和鸟状面,导致口轮匝肌过度紧张,手术治疗难度较大。

2. 牙齿发育异常 前牙区的过小牙影响美观时,如果有足够长度的牙根,可以进行复合树脂修复,改善前牙美观;由于部分患者牙本质发育不全,可出现牙齿的磨耗,故可制作𬌗垫给予保护和预防;对于釉质发育不全的患牙,由于矿化差易患龋,可局部涂氟进行预防,当出现缺陷或变色时,及时进行树脂充填治疗。

参考文献

［1］Murthy J, Seshadri K G, Ramanan PV, et al. A case of cleft lip and palate associated with Seckel syndrome[J]. The Cleft Palate-Craniofacial Journal, 2004, 41(2): 202-205.

［2］Gronert BJ, Motoyama E. Induction of anesthesia and endotracheal intubation[M]. In: Motoyama EK, Davis PL, eds. Smith's Anesthesia for Infants and Children. 6th ed. St. Louis: CV Mosby, 1996.

［3］Rajamani A, Kamat V, Murthy J, et al. Anesthesia for cleft lip surgery in a child with Seckel syndrome-a case report[J]. Pediatric Anesthesia, 2005, 15(4): 338-341.

［4］Rajamani A, Kamat V, Murthy J, et al. Anesthesia for cleft lip surgery in a child with Seckel syndrome-a case report[J]. Pediatric Anesthesia, 2005, 15(4): 338-341.

［5］Alkuraya F S. Primordial dwarfism: An update[J]. Current Opinion in Endocrinology, Diabetes, and Obesity, 2015, 22(1): 55-64.

［6］Hall J G, Flora C, Scott Jr C I, et al. Majewski osteodysplastic primordial dwarfism type II (MOPD II): Natural history and clinical findings[J]. American Journal of Medical Genetics Part A, 2004, 130A(1): 55-72.

［7］Grewal A, Sood D, Bhatia N, et al. Palatoplasty in a patient with Seckel syndrome: An anesthetic challenge[J]. Brazilian Journal of Anesthesiology (Elsevier), 1900, 64(3): 216-218.

(刘　婷　杨卫东)

第二十一节　低磷酸酯酶血症

一、疾病简介

低磷酸酯酶血症(hypophosphatasia, HP)是一种罕见的先天性遗传病,1935 年 Chown

首次对此病进行了描述,1948 年 Rathbun 将此病命名为低磷酸酯酶血症。该疾病临床表现差异很大,轻型 HP 可表现为牙齿异常,重型可导致胎儿死亡,这种差异部分是由常染色体显性或隐性遗传造成的。

二、病因及发病机制

HP 发病的根本病因为编码组织非特异性碱性磷酸酶(tissue-non-specific alkaline phosphatase,TNAP)的碱性磷酸酶基因功能丧失或错义突变导致外周血碱性磷酸酶活性(alkaline phosphatase,ALP)的降低。

三、临床表现

(一)口腔颌面部表现

HP 可在婴幼儿或成年时起病,有牙齿脱落、佝偻病或骨软化症表现或 X 线征象,因此,熟悉此病的临床表现将有利于口腔医师对该病的准确诊断。患者的口腔颌面部临床表现主要包括乳牙早失、乳牙严重龋坏、牙槽骨矿化程度降低、牙本质厚度降低、髓腔和根管腔隙增大等。

(二)其他相关临床表现

根据发病年龄和疾病的严重程度,HP 可分为 7 种类型:单纯牙型、成人型、儿童型、婴儿型、围生期型(致死性、良性)、假性低磷酸酯酶血症。

1. 单纯牙型　该类型最为常见,且临床症状最轻,仅表现为牙齿受累,无骨软化症或佝偻病的表现。乳牙提前脱落或有严重的龋坏,其中乳前牙最易受累早失。

2. 成人型　常中年发病,主诉多为足部疼痛,由跖骨发生压力性骨折所致,股骨发生假性骨折可导致患者大腿疼痛,查体可见牙齿异常或骨软化症。由于反复骨折、骨骼和关节疼痛或肌肉无力,可导致活动障碍。患者多有乳牙早失病史。

3. 儿童型　多在 6 月龄后发病,患儿表现为不同程度的牙齿脱落、佝偻病的表现。患儿可出现颅骨长头畸形、关节增大、身材矮小、行走迟缓、步态摇摆不稳,典型者出现颅内高压的体征或夭折。该型患者常有骨痛和骨折病史。该型有自发缓解倾向,但在成年后有复发可能。

4. 婴儿型　患儿出生时各项指标看似正常,出生后 6 个月内发病,表现为佝偻病样畸形胸廓,导致呼吸系统并发症,颅囟可因骨缝早闭引起颅内压升高,出现神经系统的相应症状。患儿囟门宽阔或头颅畸形、哭闹不安、纳差、厌食、呕吐、肌肉张力低、烦渴、多尿、脱水、便秘、衰弱、难以存活等症状,钙排泄量增加常引起肾脏功能损害。50%的婴儿型 HP 会死于各种并发症。

5. 致死性围生期型　是最为严重的类型,宫内即发病,胎儿表现为明显的骨质钙化异常,前臂或腿部存在突出的骨/软骨性骨刺,上覆皮肤,这也是诊断依据。文献报道有病例活着娩出,出生后可出现睡眠呼吸暂停、癫痫发作、长骨非常短等症状,患儿多在分娩几天后因肺发育不良和佝偻病样畸形胸廓引起的呼吸系统并发症死亡。

6. 良性围产型病例　该类型极其罕见,具有致死性围生期型相似的症状,患儿骨骼缺陷可出现自发性改善,受累肢体短且弯曲,在长骨变形部位皮肤内陷,超声波检查发现,妊娠的后3个月胎儿骨骼的变形与矿化都逐步改善,没有婴儿型或单纯牙型的相关表现,其突变基因来自其母亲。

7. 假性HP 类似于婴儿型HP,但血清ALP可正常或升高。

四、诊断

HP的诊断主要依靠临床表现、影像学特征、实验室检查和分子生物学等检测手段。

1. 影像学检查 管状骨发育异常,佝偻病或骨软化症相应的X线征象。

2. 生化检查 血清ALP活性与年龄和性别存在高度相关性,多次检测结果显示总血清ALP活性显著降低,排除服用药物、甲状腺机能减退症、贫血、早孕、腹腔疾病等,可提示诊断为HP。其他辅助指标还包括尿磷酸乙醇胺和磷酸吡哆醛升高,但并不存在于所有病例中,一些骨代谢疾病也会出现尿磷酸乙醇胺经尿排泄增多,因此,需要综合分析临床表现、影像学特点及实验室检测结果。

3. 如果临床和实验生化数据不足以明确诊断,可利用分子生物学技术筛选TNSALP基因的突变位点,分析单链构型多态性(single stranded conformation polymorphism,SSCP)或变性梯度凝胶电泳(denaturing gradient gel electrophoresis,DGGE)及外显子序列测定,或通过直接测定基因组或cDNA序列,约5%的突变位点能在重型HP患者样本中检测到,而轻型HP患者往往只能检测到一个突变等位基因。

4. 对于有HP生育史或妊娠史的孕妇可进行围产期前诊断,绒毛DNA突变分析帮助诊断。对于超声波检查发现临床症状但没有家族史的病例,可进一步通过基因分析辅助诊断,但耗时多,且可能得不到预期结果。

五、治疗

(一)治疗原则

目前尚无可以治愈HP的方法,临床主要针对骨折、疼痛、肾脏功能受损等症状进行治疗,常需要多学科综合治疗。治疗的首要原则是避免使用HP禁忌或者有潜在危害的药物,比如说双磷酸盐或者大剂量维生素D。

(二)口腔颌面部异常相关的治疗建议

目前,HP最有效的治疗方法是特异性的酶替代治疗。经治疗后,患者可获得临床症状、影像学及生化指标的改善。过早丧失过多的牙齿会影响语言功能,还可导致营养不良,因此建议HP患者定期接受专业的口腔健康检测,进行口腔维护治疗,树脂充填、全冠修复、义齿修复等的口腔干预手段,也可采用预防性的牙体保存治疗。

参考文献

[1] Whyte M P. Hypophosphatasia:An overview For 2017[J]. Bone,2017,102:15-25.

[2] 李丽丽,陈斌,闫福华.中国人低磷酸酶血症的基因突变特点及常见就诊原因[J].医学研究杂志,2016,

45(8)：74-79.

［3］刘敏川.牙齿矿化的低磷酸酯酶血症成因及对策［J］.吉首大学学报（自然科学版），2009，30（2）：125-128.

［4］Whyte M P，Greenberg C R，Salman N J，et al. Enzyme-replacement therapy in life-threatening hypophosphatasia［J］. The New England Journal of Medicine，2012，366（10）：904-913.

［5］Bloch-Zupan A. Hypophosphatasia：diagnosis and clinical signs - a dental surgeon perspective［J］. International Journal of Paediatric Dentistry，2016，26（6）：426-438.

［6］Bianchi M L. Hypophosphatasia：an overview of the disease and its treatment［J］. Osteoporosis International，2015，26（12）：2743-2757.

（崔 迪 李厚轩）

第二十二节 单基因突变相关的先天性缺牙

一、疾病简介

先天性牙齿缺失，导致牙列缺损、牙列缺失、错𬌗畸形等口腔常见疾病，影响患者的咀嚼功能、颌面部发育及美观等，进而可能会对患者的精神及心理产生影响。尽管牙齿的发育受到许多潜在的或确定的环境因素影响，但研究表明遗传因素在先天性缺牙中发挥着更为重要的作用。

二、病因及发病机制

研究表明目前为止已知的与非综合征型先天缺牙相关的致病基因有 8 个：WNT 10A（wingless-type MMTV intergration site family，member 10A)［在线人类孟德尔遗传数据库（online mendelian interitance in Man）编号：606268］，WNT 10B（wingless-type MMTV intergration site family，member 10B）（OMIM：617073），PAX 9（paired box gene 9）（OMIM：167416），EDA（ectodysplasin A）（OMIM：300451），MSX 1（muscle segement home box1）（OMIM：142983），AXIN 2（axis inhibition protein 2）（OMIM：604025），EDARADD（edar-associationed death domain）（OMIM：606603）和 IKBKG（inhibitor of kappa light polypetidegene enhancer in B-cells，kinase gamma）（OMIM：300248）。MSX 1 和 PAX 9 是最早发现的与单纯型先天缺牙相关的基因。因为发现的突变较少，其他几个基因突变与先天缺牙的关系还不甚明确。另外，OMIM 显示有超过 80 个基因突变会导致综合征型先天性缺牙。

三、临床表现

（一）口腔颌面部表现

从牙齿缺失的临床表型来看，MSX 1 和 PAX 9 基因突变的患者受累牙位有明显差异：

MSX 1突变最易累及上颌第二前磨牙,然后是下颌第二前磨牙、第三磨牙、上颌第一前磨牙和下颌第一磨牙;然而在PAX 9突变的个体中,最常受累的是上下颌第二和第三磨牙,然后是上颌第一磨牙、上颌第二前磨牙。由于磨牙受累较多,通常认为PAX 9突变患者的表型更为严重。EDA基因突变最易受累的是下颌切牙和上颌侧切牙,此外,伴有多数乳恒牙缺失、锥形牙、口腔黏膜干燥、上下颌牙槽嵴严重萎缩、上颌发育不足、唇后缩,下颌前突等症状。

(二)其他相关性表现

1. 研究报道,MSX 1基因突变也能导致综合征型先天缺牙,比如唇腭裂和牙-甲综合征(witkop syndrome)和wolf-Hirschhorn syndrome。

2. EDA基因突变可能会导致少汗性外胚叶发育不全综合征的发生,典型的临床表现为:毛发稀少,特殊面型,严重的先天性缺失甚至无牙,以及汗腺减少或缺如。其他症状包括:皮肤干燥萎缩、易患支气管炎(可能由呼吸道黏液分泌不足所致)、眼周色素沉着、鞍状鼻、前额突出等。

3. 其他相关性基因突变可能会导致除先天性缺牙以外的综合征,如外胚叶发育不良综合征、Schopf-Schulta-Passarge syndrome(SSPS)(OMIM:224750)、先天缺指(趾)-外胚叶发育不良-唇/腭裂综合征、睑缘粘连-外胚叶缺陷-唇裂/腭裂综合征等。

四、诊断

口内存在先天性牙齿缺失,伴有或不伴有全身症状,根据相关牙齿缺失情况及全身症状表现,筛查相应基因以帮助确诊。

五、治疗

(一)一般治疗

口腔医学多个专业领域的合作也是完成良好的修复不可缺少的条件,如先行正畸治疗,集中间隙,再行修复治疗,或先行可摘局部义齿修复,为后期种植义齿修复做准备等。

(二)口腔颌面部异常相关的治疗建议

口内缺牙数目较少的患者,视情况修复缺失牙,或正畸治疗关闭缺牙间隙。对于缺牙数目较多或全口牙齿缺失的情况,可考虑行可摘局部义齿、全口义齿修复或种植义齿修复,或相互结合以达到更好的治疗效果,通常建议种植义齿为最理想的修复方式。

对于就诊时年龄小、缺牙数目多以及余留牙条件差的患者,且受到地域、就诊时间、经济状况等因素的影响,多数考虑采用可摘局部义齿修复,及时恢复缺失牙的功能,尽可能地使缺牙区的颌骨受到咀嚼刺激而促进其发育。在修复缺失牙的同时,还应尽量恢复发育不良的颌骨组织外形,以维持正常的面容。修复过程中应尽可能保留口内剩余的牙齿,包括滞留的乳牙和残冠残根,后期可考虑作覆盖义齿。

参考文献

[1]刘浩辰,冯海兰.先天缺牙遗传学病因机制研究进展[J].口腔生物医学,2017,8(1):37-43,56.

［2］张晓霞,冯海兰.多个牙先天缺失的病例分析及临床分型［J］.中华口腔医学杂志,2003,38(4)：29-31.

［3］Mostowska A，Biedziak B，Jagodzinski P P. Novel MSX1 mutation in a family with autosomal-dominant hypodontia of second premolars and third molars［J］. Archives of Oral Biology，2012，57(6)：790-795.

［4］Bergendal B， Klar J， Stecksén-Blicks C， et al. Isolated oligodontia associated with mutations in EDARADD，AXIN2，MSX1，and PAX9 genes［J］. American Journal of Medical Genetics Part A，2011，155(7)：1616-1622.

［5］Ruf S，Klimas D，Hönemann M，et al. Genetic background of nonsyndromic oligodontia：A systematic review and meta-analysis［J］. Fortschritte Der Kieferorthopädie，2013，74(4)：295-308.

（杨卫东　陶　荣）

第二十三节　弥漫性牙骨质增生

一、疾病简介

弥漫性牙骨质增生(diffuse hypercementosis)是一种罕见的常染色体显性遗传病,该病仅发生于颌骨,颌骨以外无类似病变,通常无明显症状,有家族聚集倾向。

二、病因及发病机制

弥漫性牙骨质增生病因不明,可能与染色体的突变有关,常表现为常染色体显性遗传特征。

三、临床表现

(一)口腔颌面部表现

弥漫性牙骨质增生仅发生于颌骨,颌骨以外无类似病变。通常颌骨无膨隆畸形,当病变区扩大时,牙龈对应的颌骨组织萎缩。该病与牙根尖周密切相关,有牙必有病变,无牙区的颌骨无病变。牙骨质增生若不合并感染,患者可无任何症状,X线检查牙根周围可见不规则的高密度影像;若合并感染,患者则会出现牙松动或牙列畸形,牙龈反复流脓、疼痛,临床表现类似于颌骨骨髓炎,可有瘘管形成。由于患牙牙骨质增生,牙根粗大,表面不光滑,患牙与牙槽骨融合不易分离,即使患牙松动但拔除依然困难。此病常为常染色体显性遗传,有家族史,病因不详。

(二)其他相关临床表现

一般来讲,弥漫性牙骨质增生的病变仅发生于颌骨。

四、诊断

结合家族遗传倾向,临床表现及相应的辅助检查。临床检查局限于颌骨的病变,影像学可见牙根周的高密度影像且具有明确的家族史。

需与以下疾病进行鉴别诊断：①良性牙骨质母细胞瘤(cementoblastoma)　病变多在磨

牙区，X线表现不透光，境界清楚，常致颌骨肿大畸形。②牙骨质纤维瘤　与牙骨质相关，亦多见于磨牙区，呈局限性病变，常致恒牙列移位，颌骨畸形。X线表现为不同致密程度的界限清楚的透光区。③根尖周牙骨质结构不良多见于下颌切牙区，局限于数个牙齿，常与创伤及炎症刺激有关。④巨型牙骨质瘤有家族倾向，常对称发生于下颌骨，但不累及所有牙齿，致密的骨块可以很大从而引起颌骨膨大畸形。

2. 颌骨的骨源性病变　①纤维骨瘤不与牙根融合，使颌骨膨大；②骨纤维结构不良多累及单骨骼，边缘不整齐，X线表现病变界限不清，可呈毛玻璃样；③颌骨肥大也有家族性倾向，但病变发生在儿童，X线表现为透光的囊性区，骨膨隆明显；④畸形性骨炎患者年龄较大，常致面部畸形，累犯颅面乃致其他部位的骨骼，并不表现与牙根密切的关系。

五、口腔颌面部异常相关的治疗建议

牙骨质增生或结构不良如果钙化程度较高则拔牙时困难，术后易于感染，应注意抗感染治疗。X线是简便易行的检查措施。发现此类患者应加强预防保健，避免龋齿、牙周病的发生，避免拔牙。只要不发生感染，不表现任何症状，可不予特殊处理。

参考文献

[1] Elsayed S A, Ayed Y, Alolayan A B, et al. Radiographic evaluation and determination of hypercementosis patterns in Al-Madinah Al-Munawwarah, Saudi Arabia: A retrospective cross-sectional study[J]. Nigerian Journal of Clinical Practice, 2019, 22(7): 957.

[2] Consolaro A, Consolaro R B, Francischone L A. Hypercementosis and increased cementum thickness over the age: Clinical implications and meanings[J]. Dental Press Implantology, 2012, 6(1): 20-32.

[3] Pappen F G, Fagonde C D, Martos J, et al. Hypercementosis: a challenge for endodontic therapy[J]. RSBO Revista Sul-Brasileira de Odontologia, 2011, 8(3): 321-328.

[4] Almeida LY, Silveira HA, Nelem Colturato CB, León JE. Hypercementosis and Cementoblastoma: Importance of the Histopathologic Analysis for the Correct Diagnosis[J]. Journal of Oral and Maxillofacial Surgery, 2019, 77(7): 1322-1323.

[5] 王永秀,朱甄惠.家族性弥漫性牙骨质增生一病例报告[J].口腔医学,1985,5(2):81-82.

[6] 段小红.口腔遗传病学[M].北京:人民卫生出版社,2012.

[7] 段小红.遗传性牙体硬组织疾病[J].中华口腔医学杂志.2015,50(3):190-192.

（杨卫东　张鑫）

第二十四节　巨型牙骨质瘤

一、疾病简介

巨型牙骨质瘤（gigantiform cementoma）又名家族性多发性牙骨质瘤（familial

gigantiform cementoma，FGC）。本病很罕见，一般青少年发病，进展缓慢，常有家族史和常染色体显性遗传的特征，属反应性增生性改变，非真性骨肿瘤，被列为颌骨瘤样病损。1930年，Norberg 首次报道了巨大型牙骨质瘤，当时对其影像学描述是分散于颌骨各处的弥漫性 X 线阻射影，临床上主要表现为颌骨的膨胀性生长而导致的面部畸形。1953 年，Agazzi 和 Belloni 报道了一个意大利家系，该家系内有多人患巨大型牙骨质瘤，因此将该病命名为"家族性巨大型牙骨质瘤"。迄今为止，FGC 家系的相关报道仍然十分少见，且报道的家系患者数量较少。

二、病因及发病机制

一般认为，家族性多发性牙骨质瘤是常染色体显性遗传病。有文献报道，家族性多发性牙骨质瘤患者存在 COL1A2 的基因突变，认为 COL1A2 的核苷酸 14929 和 14930 上的第 26 个内含子发生基因突变，TG 替代了 GT，并且 COL1A2 上的基因突变可能只是一种基因多态性表现。病因及发病机制还有待进一步研究。

三、临床表现

(一) 口腔颌面部表现

本病大多在青春期发病，进展缓慢，常对称发生于颌骨，以上、下颌骨多象限的骨质膨胀性生长为主要表现，颌骨前部为好发区域，4 个区可全部累及。严重时可见到明显的颌骨膨胀，并引起面部畸形及咬合紊乱，似河马面容。通常病变区域伴随着颌骨膨大、感染、死骨形成。按临床特征分为 3 个显著时期：发病初期、迅速增长期、生长停滞期。根据病理学发展，巨型牙骨质瘤病变的不同时期可出现不同的影像表现：当早期骨被纤维组织代替时，表现为界限清楚的透光阴影中可见大量散在高密度钙化点，增强 CT 显示大量的纤维组织投射影中分布小的钙化结节；在造牙骨质阶段，牙骨质形成，在透光区内出现高密度钙化区，表现为局限性、多结节样、X 线阻射和透射相混合的影像，与周围组织界限清楚，增强 CT 内可见大量高密度钙化灶替代原有纤维组织投射成分；在成熟期，纤维组织几乎被牙骨质取代，出现致密的分叶状高密度团块病灶，但外周始终可见明显的纤维组织条带将病灶与正常组织分隔。

(二) 其他相关临床表现

除累及颌骨外，巨型牙骨质瘤还有伴发全身其他部位骨质病变的报道，主要表现为成骨不全或骨质疏松。患者因普通跌倒或轻微外力致长骨骨折，以股骨为多见，这与骨密度降低以及长骨骨质发育不全可能有一定关系。

四、诊断

结合病史、临床表现、X 线检查及病理可诊断。同时有临床报道及研究表明血清碱性磷酸酶水平升高可作为该病的诊断指标之一，有助于该疾病的筛查和早期确诊。有研究发现患者血清碱性磷酸酶水平与肿瘤大小呈正相关。当患者处于青春发育期时，此期为肿瘤增长最为迅速的时期，血清碱性磷酸酶水平达到最高峰；当患者成年后，肿瘤生长速度放缓甚至停止,这一时期,血清碱性磷酸酶水平可恢复正常。在病灶彻底切除后,血清碱性磷酸酶也可恢复正常水平。因此患者碱性磷酸酶水平与病灶的发生发展时期相关,可以根据患者碱性磷酸酶水平判断疾病的发展潜力。

需与以下疾病进行鉴别诊断:

1. 繁茂性骨结构不良(florid osseous dysplasia, FOD)好发于非洲和东亚的中年女性,平均发病年龄 40 岁左右,从好发人群、发病年龄和家族遗传性上可与家族性多发性牙骨质瘤相鉴别。

2. 家族性巨颌症为家族遗传性疾病,但仅发生于儿童,且具有明显的自限性,主要侵犯下颌角区,临床上可见颌骨对称性膨大、下颌牙槽突膨胀,从发病年龄、临床表现和病理学表现上可与家族性多发性牙骨质瘤相鉴别。

五、口腔颌面部异常相关的治疗建议

巨型牙骨质瘤治疗以手术切除为主。目前最有效的治疗是病灶的彻底切除,同期行颌骨重建,恢复面部外形。单纯的外形修整式磨除反而会刺激肿瘤的加速生长,导致病变范围增大。患者病情的进展在临床上可有明确的分期,并且各时期都有特异的临床表现。掌握这些特点,将有助于判断疾病的发展趋势,选择更好的治疗时机。如果病变较轻,患者面部畸形及咬合关系改变不明显,可待青春发育期结束后一次性扩大切除并完成颌骨重建,这样能有效防止复发,且可一次性获得较满意的修复效果。而对于病变较重且处于生长发育期的患者,术前完善影像学检查,明确病变范围,术中行病变彻底切除,能够降低术后复发率。术后应密切随访。

参考文献

[1] Abdelsayed R A, Eversole L R, Singh B S, et al. Gigantiform cementoma: Clinicopathologic presentation of 3 cases[J]. Oral Surgery, Oral Medicine, Oral Pathology, Oral Radiology, and Endodontics, 2001, 91(4): 438-444.

[2] Moshref M, Khojasteh A, Kazemi B, et al. Autosomal dominant gigantiform cementoma associated with bone fractures[J]. American Journal of Medical Genetics Part A, 2008, 146A(5): 644-648.

[3] Noffke C E E, Ngwenya S P, Nzima N, et al. Gigantiform cementoma in a child[J]. Dento Maxillo Facial Radiology, 2012, 41(3): 264-266.

[4] Shah S, Huh K H, Yi W J, et al. Follow-up CT findings of recurrent familial gigantiform cementoma of a female child[J]. Skeletal Radiology, 2012, 41(3): 341-346.

[5] Wang H W, Yu M, Qin X J, et al. Familial gigantiform cementoma: Distinctive clinical features of a large Chinese pedigree[J]. British Journal of Oral and Maxillofacial Surgery, 2015, 53(1): 83-85.

[6] Ma C Y, Wang H W, He G, et al. Familial gigantiform cementoma: Case report of an unusual clinical manifestation and possible mechanism related to "calcium steal disorder"[J]. Medicine, 2016, 95 (9): e2956.

［7］王宏伟,杨嵘,贺光,等.家族性巨大型牙骨质瘤患者各时期临床特点分析［J］.中国口腔颌面外科杂志.
2015,13(6)：534-538.

［8］王宏伟,于淼,秦兴军,等.家族性巨大型牙骨质瘤家系临床分析［J］.中国口腔颌面外科杂志,2014,12
(4)：360-364.

（杨卫东 张 鑫）

第二十五节 牙骨质化纤维瘤

一、疾病介绍

牙骨质化纤维瘤(cementifying fibroma)是发生于颌骨中心性良性肿瘤,又名牙骨质-骨化纤维瘤,曾作为牙源性肿瘤中牙骨质瘤的一型,1992 年 WHO 牙源性肿瘤新分类中将牙骨质化纤维瘤归为与骨相关的真性肿瘤,与骨化性纤维瘤属同一类疾病。

二、病因及发病机制

牙骨质化纤维瘤是由牙中间质胚细胞病理性增生演变生成的一种良性肿瘤,其病因不明,病理上表现为增生的纤维结缔组织,有散在的多个圆形牙骨质小体,好发于磨牙根部附近。有文献报道该病变可能与染色体异常有关,其可能致病基因位于 lq25-q31 的 II 型甲状旁腺功能亢进基因,有待进一步研究。

三、临床表现

(一) 口腔颌面部表现

本瘤是颌骨中心性良性肿瘤,以女性多见,可发生于任何年龄,以中年女性较多见。好发于磨牙根部附近,下颌多见,其次为上颌骨,上下同时受累者较少。主要临床表现为无痛性的颌骨进行性、局限性膨隆,多发于已萌出牙齿的根部,也可发生于牙齿之间,生长缓慢,周围骨组织受压变薄,面部发生畸形,牙根吸收、牙齿松动移位。患者常因面部无痛性局限性膨隆就诊。肿瘤与周围骨质分界明显,故在 X 线上呈现牙根尖区边界清楚的囊状透影区。由于瘤内牙骨质小体数量不等、钙化程度不一,X 线则显示密度不等的斑点状影像。后期可出现较大的球形不规则的密度增高影,周边有狭窄带状密度减低影。镜下可见病变区纤维结缔组织中有散在的牙骨质小体。

(二) 其他相关临床表现

骨质化纤维瘤可伴随身体其他部位的骨化纤维瘤。长骨的骨化纤维瘤以胫骨最多,其次为腓骨。自觉症状不明显,多为无痛性肿胀或包块,或者是胫骨弯曲变形。偶见病理骨折和假关节形成。

四、诊断

诊断时需结合临床表现、X线特征及病理特点，一般能作出正确的定位定性诊断，对指导临床选择治疗方案有重要意义。有研究表明牙骨质纤维瘤细胞免疫生化检查骨形成蛋白（bone morphogenetic protein，BMP）常表现为阳性。

需与以下疾病鉴别诊断：

1. **骨化纤维瘤** 是一种可发生于全身骨骼系统的病变，其组织学特点表现为骨样组织及出现骨小梁，小梁周围可见骨母细胞。

2. **骨纤维异常增殖症** 病变区域与正常组织无明显界限，生长有自限性。镜下见病变区域纤维组织代替了正常骨组织，骨小梁较细，形态多样，排列紊乱，小梁周缺乏成骨细胞，可见纤维化成骨。

3. **牙源性纤维瘤** 病变区有大量纤维组织成分，亦可有少量牙骨质小体，一般可见牙源性上皮。

4. **成牙骨质细胞瘤** 镜下示牙骨质样物质呈片状排列，间歇线明显，在钙化不良的牙骨质小梁周边可见较多的牙骨质母细胞。

5. **巨大型牙骨质瘤** 病变区多为致密、高度钙化的无细胞样牙骨质，几乎无间质。

6. **根尖周牙骨质结构不良** 是一种牙骨质增生性病变，与牙根尖密切相关，并认为与激素水平有关。

7. **嗜酸性肉芽肿** 一种良性非肿瘤性病变，多发于30岁以前的年轻男性，起源于网状内皮系统，表现为边缘清楚锐利的孤立溶骨样损害；病理上主要由浓密的泡沫样细胞组成，伴有不同数量的嗜伊红细胞和多核巨细胞。

五、治疗

本病变为良性肿瘤，彻底摘除后不易复发。小型肿瘤多作局部摘除术，但文献报道有复发的病例，故对范围较大、生长迅速的病例，应作颌骨截骨术。亦罕见恶变病例。

参考文献

［1］Endo Y, Uzawa K, Mochida Y, et al. Differential distribution of glycosaminoglycans in human cementifying fibroma and fibro-osseous lesions［J］. Oral Diseases, 2003, 9(2)：73-76.

［2］Sarwar H G, Jindal M K, Ahmad S S. Cemento-ossifying fibroma：A rare case［J］. Journal of the Indian Society of Pedodontics and Preventive Dentistry, 2008, 26(3)：128-131.

［3］Akao I, Ohashi T, Imokawa H, et al. Cementifying fibroma in the ethmoidal sinus extending to the anterior cranial base in an 11-year-old girl：A case report［J］. Auris Nasus Larynx, 2003, 30：123-126.

［4］Khanna R, Dua N S, Chopra V, et al. Peripheral cementifying fibroma of the maxilla：Report of 2 cases with review of literature［J］. Journal of oral medicine, 2016, 2(4)：252-255.

［5］He X P, Li K, Huang Y Y, et al. Mandibular cementifying fibroma and cementoblastoma：A case report ［J］Int J Clin Exp Med. 2017, 10(3)：5475-5479.

［6］段小红.口腔遗传病学［M］.北京：人民卫生出版社,2012.

［7］陈菲,陆东辉,陈湘华,等.颌骨牙骨质化纤维瘤临床与病理研究［J］.口腔医学,2004,24(6)：359-360.

［8］段小红. 遗传性牙体硬组织疾病［J］. 中华口腔医学杂志. 2015,50(3)：190-192.

［9］陈菲,陆东辉,陈湘华,等.43 例颌骨牙骨质化纤维瘤的回顾性研究［J］.临床口腔医学杂志,2005,21(2)：112-113.

（杨卫东　张　鑫）

第二十六节　单上中切牙和身材矮小（单上颌中切牙儒症）

一、疾病简介

单上中切牙和身材矮小（单上颌中切牙儒症）（solitary median maxillary central incisor, SMMCI）是指上颌牙弓仅发育、萌出一颗中切牙,并且该中切牙准确地萌出在上牙弓正中,形态左右对称,大小与正常中切牙相似,在乳恒牙列中均可见,是一种非常罕见的乳或恒牙列牙齿数目异常,在 1958 年被首次报道。目前报道的发病率约为 1/50 000。文献中有多个词语曾用来描述这颗牙齿,如"单颗切牙""单颗切牙综合征""单颗上颌中切牙"等,但是,均无法充分描述这颗牙齿的独特性。HALL 等于 1997 年首次使用"上颌正中孤立中切牙（solitary median maxillary central incisor）、身材矮小（short stature）、后鼻孔闭锁或狭窄综合征（choanal atresia/ midnasal stenosis syndrome）"对 SMMCI 进行了详尽的描述和解释。

二、病因及发病机制

SMMCI 是一种较为罕见的牙齿数目异常,国内外关于其病因、发病机制、伴随症状等的研究尚处于初级阶段。目前认为此疾病致病因可能发生于妊娠 35～38 天左右,由于一些不确定的环境、遗传因素的干扰,上颌骨的横向扩展减慢甚至停止,导致左右牙板在中线提前融合,牙弓间隙不足,从而影响左右中切牙的形成,致仅有 1 颗中切牙萌出。类似的过程还造成了独眼畸形。也有研究认为,在环境或遗传因素干扰下,中切牙的有丝分裂发生了改变,从而仅有 1 颗中切牙牙胚形成并在牙弓正中萌出。

三、临床表现

（一）口腔颌面部表现

SMMCI 是患者口腔的典型特征。口腔颌面部异常可伴有牙齿发育异常如融合牙、阻生牙、先天缺牙；软组织异常如无上唇系带、无上切牙乳头、黏膜下腭裂、悬雍垂裂、正中腭裂、V 形腭并伴腭中脊、巨舌、人中模糊、唇裂、面裂；咬合异常如后牙单侧反𬌗；颌骨发育异常如上颌骨发育不全等。

（二）其他相关临床表现

SMMCI 病人可伴随的全身症状如下：①身体发育异常：身材矮小,脊柱侧凸,生长激素缺乏,出生前或出生后发育迟缓。②头部异常:小头畸形,智力障碍,前脑无裂畸形(HPE),半侧颜面短小(HFM)。③眼部异常:眼距过窄,视力降低,小眼畸形,上睑下垂。④耳部畸形:耳朵外形异常,耳郭周赘肉,听力减退。⑤鼻通气障碍:后鼻道闭锁,中鼻道狭窄,先天性梨状孔闭锁。⑥心血管系统异常:先天性心脏病,动脉导管未闭,室间隔缺损。⑦外胚层发育不良:脱发,局部真皮发育不良,先天性趾侧弯,手指和脚趾的皮肤性并指。⑧先天性独肾等。

四、诊断

SMMCI 病人上颌中切牙区仅有一颗孤立的乳或恒中切牙,且准确地萌出在上牙弓的中线位置,外形不同于正常的上颌中切牙,并非多生牙,可能在病儿 8 月龄 SMMCI 初萌时即被发现。伴随的全身症状需要耳鼻喉科、遗传科、儿童保健科、心理科、康复科、儿科等科室进行检查,其中超过 90% 的 SMMCI 综合征病儿可能伴有先天性鼻畸形症状之一(后孔闭锁,中鼻腔狭窄或先天性梨状口狭窄)。

五、治疗

(一) 一般治疗

SMMCI 综合征病儿的治疗通常需要多科室联合进行。全身症状的治疗需要耳鼻喉科、遗传科、儿童保健科、心理科、康复科、儿科等多学科跟踪观察和治疗,尽量早发现、早诊断和早治疗。

(二) 口腔颌面部异常相关的治疗建议

口腔治疗根据牙齿和咬合情况等确定方案,如乳牙疾病的治疗、上颌牙弓的扩展、SMMCI 的移动定位、义齿修复等,通常需要儿童口腔科、口腔正畸科、口腔修复科、口腔内科、口腔外科等多科室联合治疗。

参考文献

[1] Garcia Rodriguez R, Garcia Cruz L, Novoa Medina Y, et al. The solitary Median maxillary central incisor (SMMCI) syndrome: Associations, prenatal diagnosis, and outcomes[J]. Prenatal Diagnosis, 2019, 39(6): 415-419.

[2] Lygidakis N N, Chatzidimitriou K, Petrou N, et al. Solitary Median maxillary central incisor syndrome (SMMCI) with congenital nasal puriform aperture stenosis: Literature review and case report with comprehensive dental treatment and 14 years follow-up[J]. European Archives of Paediatric Dentistry, 2013, 14(6): 417-423.

[3] Hall R K. Solitary Median maxillary central incisor (SMMCI) syndrome[J]. Orphanet Journal of Rare Diseases, 2006, 1(1): 1-9.

[4] Hall R K, Bankier A, Aldred M J, et al. Solitary Median maxillary central incisor, short stature, choanal atresia/midnasal stenosis (SMMCI) syndrome[J]. Oral Surgery, Oral Medicine, Oral Pathology, Oral Radiology, and Endodontology, 1997, 84(6): 651-662.

［5］王春燕,姜松磊.上颌正中孤立中切牙综合征的研究进展［J］.青岛大学医学院学报,2017,53(6)：720-722.

［6］康丽颖,刘新强.上颌正中孤立中切牙综合征1例报告［J］.上海口腔医学,2014,23(2)：253-256.

（赵　丹　杨卫东）

第二十七节　牛　牙　症

一、疾病简介

牛牙症是一种少见的牙体畸形,在1913年由Keith首次提出,他认为现代人的磨牙形态类似于"犬牙",而此种疾病的患牙形态类似于偶蹄目动物的牙齿,因此得名"牛牙症"。牙髓腔冠根向膨大、根分叉向根方移位、牙根短小、颈溢痕不明显甚至消失是牛牙症最主要的特征。牛牙症的发病率约为0.57%～4.37%,可以是单独性病变,也可以伴随发育性疾病和异常一起发生。

二、病因及发病机制

牛牙症发生的直接原因是Hertwig上皮根鞘未在合适的水平向内折或者延迟断裂,具体的发病机制尚未完全清楚。有大量的研究已经指出DLX3基因突变与牛牙症及先天性牙缺失有密切关联。另外,下颌骨感染也可能造成牛牙症的发生。

三、临床表现

(一)口腔颌面部表现

牛牙症的典型特征为牙髓腔变大、牙根变短、颈溢痕不明显,多见于磨牙和前磨牙,乳牙和恒牙无明显发病率差异。近期的临床调查报道称,牛牙症在下颌前磨牙的发生率明显高于上颌前磨牙,男性多于女性。有时,牛牙症与釉质发育不全伴发。

(二)其他相关临床表现

牛牙症还可以伴随一些系统性发育性疾病一起发生。大量的文献报道表明,牛牙症可伴发于釉质发育不全、外胚层紊乱、唐氏综合征、Klinefelter syndrome 和 Trichodento - Osseous syndrome 等疾病。

四、诊断

由于牛牙症患牙在口腔中表现为正常的牙冠形态,大多在放射学检查时才能发现变异,因此对于牛牙症患牙来说,放射学检查是诊断的重要环节。

1978年,Shifman和Channel根据大量牙齿测量数据制定了牛牙症诊断标准：当髓腔垂直高度/髓室顶最低点至最长根管的根尖处距离大于等于 0.2 mm,从釉牙骨质界至髓室底的最高点的距离大于 2.5 mm 时,可诊断为牛牙症。

牛牙症指数(taurodontism index,TI)＝(髓腔垂直高度/髓室顶最低点至最长根管的根尖处距离)×100,据此可以将牛牙症分为犬牙状(TI＝0～19.9)、轻度(TI＝20.0～29.9)、中度(TI＝30.0～39.9)和重度(TI＝40.0～75.0)4 种类型。

五、治疗

牛牙症通常无自觉症状,当患牙产生牙髓病变时,由于患牙髓腔高大,根管口位置根向移位且变异程度较大,根管腔内可能存在不同程度的钙化,为根管治疗中的探查、预备、充填都增加了难度。

牛牙症牙齿的根管治疗操作与正常根管治疗有所不同:常规根管预备后,由于牛牙症患牙的根管系统复杂,严密的根管封闭较为困难,一般建议根尖部分采用侧压充填法充填,根管上端采用垂直加压法充填。对于乳牙,根管充填时可使用 Vitapex 糊剂充填。另外还应注意:牛牙症患牙的髓室底位置低,临床不易观察,可利用根管显微镜探寻根管口;牛牙症患牙髓腔大小、形态变化较大,根管预备时应格外注意不要遗漏根管;牛牙症患牙牙髓腔大,根管预备过程中根管内出血量可能较大,临床上应与穿孔区别,以防止误拔牙等;牛牙症患牙牙根短,根管预备过程中应尽量避免穿孔,否则将导致预后的降低。对于重度牛牙症患者,由于其根管极度细小且分叉较大,可试行活髓切断术。

此外,涉及牛牙症牙齿的牙再植及正畸治疗时,应充分考虑牛牙症的形态学特点,注意治疗难点,从而制定安全合理的治疗方案。

参考文献

[1] Andersson E M, Axelsson S, Gjølstad L F, et al. Taurodontism: A minor diagnostic criterion in Laurence-Moon/Bardet-Biedl syndromes[J]. Acta Odontologica Scandinavica, 2013, 71(6): 1671-1674.

[2] Shifman A, Chanannel I. Prevalence of taurodontism found in radiographic dental examination of 1,200 young adult Israeli patients[J]. Community Dentistry and Oral Epidemiology, 1978, 6(4): 200-203.

[3] Dong J, Amor D, Aldred M J, et al. DLX3 mutation associated with autosomal dominant amelogenesis imperfecta with taurodontism[J]. American Journal of Medical Genetics Part A, 2005, 133A(2): 138-141.

[4] 冉幸,汤玉红,朱倩,等.上颌第一磨牙牛牙症伴 C 型根管 1 例[J].临床口腔医学杂志,2018,34(11): 641,703.

[5] 王艳芹,夏凌云.下颌第二前磨牙牛牙症伴畸形中央尖及 C 型根管 1 例[J].牙体牙髓牙周病学杂志,2016,26(10): 641-642.

[6] 邵美瑛,郑广宁,胡涛.牛牙症根管治疗 1 例和文献综述[J].国际口腔医学杂志,2009,36(3): 288-290.

(赵　丹　杨卫东)

第二十八节 低血磷性佝偻病

一、疾病简介

低血磷性佝偻病（hypophosphatemic rickets）是一组以低磷血症为主要临床特征的骨骼矿化障碍性疾病，其病因主要是由各种遗传性或获得性病因导致肾脏排磷增多，引起血磷水平降低。低血磷性佝偻病具有较高的致残、致畸率，国外报道其发病率约为 3.9/100 000，患病率约为 1/21 000，国内还缺乏流行病学数据。儿童时期发生的称为佝偻病，临床表现为方颅、鸡胸、肋骨串珠、四肢弯曲畸形（X 型或 O 型腿）、生长迟缓等。成人后发病的又称为骨软化症，表现为乏力、体型改变、身材变矮、骨痛、多发骨折，甚至致残等。

二、病因及发病机制

目前研究认为该病主要是由于 FGF23、PHEX、DMP1 等基因突变或其他获得性病因导致体内调磷因子成纤维生长因子 23（fibroblast growth factor 23，FGF23）产生过多或降解障碍，近端肾小管上皮内的 Na-Pi 共转运体对尿磷重吸收减少，肾磷阈降低。同时 FGF23 还可抑制肾脏 1α-羟化酶的活性，$1,25(OH)2D$ 的生成减少，肠道对钙、磷的吸收能力减弱，进一步加重低磷血症，导致骨骼矿化障碍，引起佝偻病或骨软化症。

三、临床表现

（一）口腔颌面部表现

1. 低血磷性佝偻病的口腔表现最常见的是多发性牙龈脓肿和根尖周脓肿，反复的牙龈炎症，牙槽骨吸收常常会导致牙齿的松动脱落。

2. 牙体硬组织异常可以表现为釉质发育不良和牙本质发育不全。X 线片可显示牙髓腔大，髓角高可延伸至釉牙本质界，釉质易磨损和崩缺，造成牙髓暴露。

3. 部分患者还可表现为颌面部发育异常，颅骨变形和出牙延迟。

（二）其他相关临床表现

1. 儿童时期发病可表现为方颅、鸡胸、串珠肋、手镯征、足镯征、亨利氏沟，多在将近周岁开始负重时出现下肢畸形，可表现为膝外翻（X 型腿）或膝内翻（O 型腿），同时伴有生长迟缓、身材矮小、步态摇摆、进行性加重的骨畸形、多发性骨折、骨骼疼痛等。影像学检查可见骨骼畸形、长骨干骺端增宽和模糊，呈杯口样形态，杯口内可见许多细条状钙化影如毛刷状。

2. 成人时期发病的临床主要表现为肢体乏力、活动受限、骨痛、多发病理性骨折（四肢长骨、肋骨、骨盆和椎体均可发生）、身高变矮。影像学检查主要表现为骨密度普遍减低，骨小梁模糊，呈毛玻璃状，骨盆畸形、假骨折线、椎体呈双凹变形等。

四、诊断

诊断依据主要包括以下几点：

1. 病史采集　应注意是否有活动受限、骨骼畸形、骨痛、乏力、病理性骨折、身高变矮等症状,注意询问日晒时间、奶制品摄入以及钙剂补充等情况,是否服用抗乙肝病毒药物(替诺福韦、阿德福韦酯)、氨基糖苷类药物等。

2. 体格检查　注意有无典型佝偻病体征(方颅、鸡胸、串珠肋、手镯征、足镯征、膝内翻、膝外翻等)。

3. 生化检查　血磷水平降低,尿磷增加,肾磷阈下降,血碱性磷酸酶水平,甲状旁腺素(PTH)可正常或轻度升高,1,25(OH)2D3 常较低(见于 FGF23 相关性低磷佝偻病患者),25(OH)D 可正常或偏高,血钙正常或偏低。

4. 影像学检查　注意有无佝偻病表现。X 线片可见四肢长骨呈 O 型腿或 X 型腿、干骺端可见杯口样或毛刷状改变、头颅、椎体、骨盆可见骨密度普遍减低、骨小梁模糊呈毛玻璃状,骨盆畸形、假骨折线、椎体呈双凹变形等。

5. 致病基因突变检查　有阳性家族史、起病年龄较早或未明确发现肿瘤的患者,应完善 PHEX、DMP1、ENPP1、FGF23、SLC34A3 等基因检测,明确是否为已知致病基因突变所致的遗传性低血磷性佝偻病。

五、治疗

(一) 一般治疗

低血磷性佝偻病的治疗目标主要是纠正骨骼畸形、维持正常生长速率、避免治疗相关副反应。临床推荐方法是联合使用活性维生素 D(骨化三醇)与磷酸盐。

(二) 口腔颌面部异常相关的治疗建议

1. 多数学者建议抗维生素 D 佝偻病患者接受长期定期口腔健康监测,包括牙齿敏感性测试和定期拍摄全景片。大多数患者会遭遇牙齿早失、脓肿和瘘管。不幸的是,目前没有可靠的技术手段评估出牙体硬组织发育受累情况。因此,主要的口腔治疗手段为频繁的口腔控制、专业的口腔维护、局部涂氟保护漆和窝沟封闭。早期的窝沟封闭是保存牙髓活力的有效手段,可以阻止微生物入侵。

2. 对于已发生根尖周炎、脓肿或瘘管的牙齿,建议行根管治疗。保证严密的根管系统封闭,以降低再感染的发生率,优先推荐使用不可溶性材料的热牙胶充填技术。低血磷性佝偻病患者的牙根一般较短,建议使用根管测长仪以获得精确的根长。

3. 由于脓肿的发生与牙体磨耗有关,建议行预防性的牙体保存技术,包括树脂充填、全冠修复等,治疗过程中应尽量避免刺激牙髓。年轻恒牙髓角一般较高,应避免使用全瓷冠修复。

参考文献

[1] Beck-Nielsen S S, Brock-Jacobsen B, Gram J, et al. Incidence and prevalence of nutritional and hereditary rickets in southern Denmark[J]. European Journal of Endocrinology, 2009, 160(3): 491-497.

[2] Gohil A, Imel E A. FGF23 and associated disorders of phosphate wasting[J]. Pediatric Endocrinology Reviews, 2019, 17(1): 17-34.

［3］Sun Y，Wang O，Xia W B，et al. FGF23 analysis of a Chinese family with autosomal dominant hypophosphatemic rickets[J]. Journal of Bone and Mineral Metabolism，2012，30(1)：78-84.

［4］Beck-Nielsen S S，Brusgaard K，Rasmussen L M，et al. Phenotype presentation of hypophosphatemic rickets in adults[J]. Calcified Tissue International，2010，87(2)：108-119.

［5］李丽,徐杨,戚露月,等.X 连锁显性低血磷性佝偻病患者的临床特征与致病基因鉴定[J].中华骨质疏松和骨矿盐疾病杂志,2019,12(4)：336-346.

［6］袁晓岚,李鸿.低血磷性佝偻病的研究进展[J].国际内分泌代谢杂志,2013,33(2)：139-141.

（崔　迪　李厚轩）

第二十九节　Nance-Horan 综合征

一、疾病简介

Nance-Horan 综合征（Nance-Horan syndrome）又名白内障-耳-牙综合征、掌骨过短-白内障-楔形牙综合征等,1974 年由美国的 Walter E. Nance 和澳大利亚的 Margaret B. Horan 同时报道,是一种罕见的先天性白内障、牙齿及颅面部发育异常的多系统受累的疾病,呈 X-连锁隐性遗传。该病男性患者双眼先天性核性白内障,致视力丧失,牙齿及头面部异常,女性患者与男性的临床表现一致,但症状较之轻微。偶有患者智力发育障碍等精神系统异常。

二、病因及发病机制

NHS 基因是该综合征的致病基因。NHS 基因位于 X 染色体短臂 Xp21.13 区,包含 10 个外显子,通过选择性剪切编码至少 6 种蛋白异构体（亚型）,其中 NHS-A 和 NHS-1A 是两种主要的亚型,两者均从 NHS 基因第一个外显子翻译,提示这两种蛋白亚型在 Nance-Horan 综合征发病起重要作用。

三、临床表现

（一）头面部表现

1. 牙齿形状及数量的改变,如螺丝刀样或锯齿样的切牙;前磨牙发育不全;牙间隙过大;两上中切牙间呈锥形的畸形多生牙;牙齿发育不全,少牙畸形。

2. 眼部临床特征　男性患者均有严重的双眼先天性核性白内障,早期手术治疗后视力预后较差,可伴有先天性小角膜;先天性小眼球;斜视及眼球震颤等表现,女性携带者中度晶状体病变,后 Y 缝出现点状或珊瑚状混浊,不影响视力。

3. 面部外形的变化　耳郭前倾（招风耳）;鼻梁及鼻翼凸出;长而狭窄的脸型;双颞侧回缩;布鲁什菲尔德斑;耳部发育不全。

（二）其他相关的临床表现

1. 少部分患者有智力发育障碍等精神神经系统异常,在家系内和家系间各患者智力发

189

育障碍严重程度不一,女性携带者均无此症状。

2. 其他系统异常　手指骨短,并指/趾现象。

四、临床诊断

1. 特殊的临床表现　先天性白内障,牙齿形状和数量的异常,头面部外形的改变。

2. 基因检测诊断

五、治疗

本综合征治疗在于早期诊断,对症治疗。

参考文献

[1] Hong N, Chen Y H, Xie C, et al. Identification of a novel mutation in a Chinese family with Nance-Horan syndrome by whole exome sequencing[J]. Journal of Zhejiang University. Science.B, 2014, 15 (8): 727-734.

[2] Burdon K P, McKay J D, Sale M M, et al. Mutations in a novel gene, NHS, cause the pleiotropic effects of nance-horan syndrome, including severe congenital cataract, dental anomalies, and mental retardation [J]. The American Journal of Human Genetics, 2003, 73(5): 1120-1130.

[3] Ding X Y, Patel M, Herzlich A A, et al. Ophthalmic pathology of Nance-Horan syndrome: Case report and review of the literature[J]. Ophthalmic Genetics, 2009, 30(3): 127-135.

[4] Brooks S P, Ebenezer N D, Poopalasundaram S, et al. Identification of the gene for Nance-Horan syndrome (NHS)[J]. Journal of Medical Genetics, 2004, 41(10): 768-771.

[5] 洪楠.Nance-Horan综合征家系致病基因突变定位及功能研究[D].杭州:浙江大学,2015.

[6] 张丁丁,李秀兰.X-连锁遗传相关的先天性白内障及基因研究进展[J].眼科新进展,2016,36(5):481-484,488.

（陶　荣　周宇翔　邢向辉）

第三十节　Singleton-Merten 综合征

一、疾病简介

Singleton-Merten综合征(Singleton-Merten syndrome)是一种常染色体显性多系统先天性免疫疾病,以早发和严重的主动脉瓣钙化、牙齿和骨骼发育异常、银屑病、青光眼和其他临床表现为特征。1973年,Singleton和Merten首先报告了两例无血缘关系的女童病例而得名。该征特点为主动脉弓和主动脉瓣钙化、牙胚发育不全以及掌骨、腕骨和指骨增宽及骨质疏松。Gay和Kuhn等随后又报告了一些病例。

二、病因及发病机制

该病病因及发病机制尚不明确。

三、临床表现

(一)口腔颌面部表现

乳牙早期出现龋坏,常发生早失。恒牙发育异常,甚至完全不发育,还表现为恒牙迟萌、恒牙早失。

(二)其他相关临床表现

1. 心血管系统异常　所有患儿在儿童中期或晚期均出现心脏扩大伴胸主动脉钙化。主动脉钙化狭窄导致的心衰通常造成患儿在 10 岁以内死亡。

2. 骨骼肌肉系统异常　轻度至重度的肌力减弱在出生后 1～2 年内随着热性疾病而愈加显著。患者身材矮小,有继发性的髋、足畸形,颅盖和所有长骨的骨质疏松均较明显,手骨尤为突出。

四、诊断

根据特征性的心血管和骨骼肌肉系统改变不难诊断。

六、治疗

无特殊治疗,对症治疗,必要时手术治疗。

参考文献

[1] Lu C M, MacDougall M. RIG-I-like receptor signaling in singleton-merten syndrome[J]. Frontiers in Genetics, 2017, 8: 118.

[2] Lu C M, Mamaeva O A, Cui C, et al. Establishment of Singleton-Merten Syndrome pulp cells: Evidence of mineralization dysregulation[J]. Connective Tissue Research, 2014, 55(sup1): 57-61.

[3] Feigenbaum A, Müller C, Yale C, et al. Singleton-Merten syndrome: An autosomal dominant disorder with variable expression[J]. American Journal of Medical Genetics Part A, 2013, 161(2): 360-370.

[4] Buers I, Rice G I, Crow Y J, et al. MDA5-associated neuroinflammation and the singleton-merten syndrome: Two faces of the same type I interferonopathy spectrum[J]. Journal of Interferon & Cytokine Research, 2017, 37(5): 214-219.

[5] Pettersson M, Bergendal B, Norderyd J, et al. Further evidence for specific IFIH1 mutation as a cause of Singleton-Merten syndrome with phenotypic heterogeneity[J]. American Journal of Medical Genetics Part A, 2017, 173(5): 1396-1399.

(王　翔　王文梅)

第十一章

伴牙周异常的相关综合征

第一节 遗传性牙龈纤维瘤病

一、疾病简介

遗传性牙龈纤维瘤病（hereditary gingival fibromatosis，HGF）是一种比较罕见的以全口牙龈弥漫性、渐进性增生为特征的良性病变，属于经典的孟德尔单基因遗传性疾病，也有散发病例，其发病率约为 1/175 000。

二、病因及发病机制

HGF 以常染色体显性遗传为主，少数隐性遗传。HGF 的发病机制目前尚不明确，具有遗传异质性，目前的研究表明可能与 SOS1 或 REST 基因突变有关，但仍有许多 HGF 患者的基因检测未发现上述基因的突变，还有待进一步研究。

三、临床表现

HGF 患者通常 20 岁之前发病，表现为单纯性牙龈增生，牙龈增生的范围、严重程度在不同家系患者甚至同一家系不同个体之间差异较大，牙龈增生可波及上下颌牙列的颊舌（腭）侧，一般上颌症状比下颌明显，受累的软组织质韧，高度纤维化，色粉，点彩精细。由于牙龈过度增生，会导致乳牙滞留，影响恒牙正常萌出（萌出不全或异位萌出）、咀嚼、发音，牙龈增生严重者影响口唇闭合，还可影响面容，伴或不伴有轻度牙龈出血。

四、诊断

HGF 患者的诊断主要是基于临床显著特征、家族遗传史，结合病理而明确的。切除的牙龈组织病理表现为完整的上皮结构，伴长而深的钉突突入大量纤维结构的纤维结缔组织中，炎症现象不明显，超微结构显示大量的纤维束，伴有末端纤维丝环形结构特点。

HGF 需与其他以牙龈增生为特点的疾病相鉴别：

1. 药物性牙龈增生　该类患者有明显引起牙龈增生的服药史（如苯妥英钠、硝苯地平、维拉帕米、环孢菌素等），且无其他明显临床症状。

2. 有牙龈广泛增生症状的综合征　包括 Zimmermann-Laband syndrome、Murray-

Puretic-Drescher syndrome、Ruther-furd syndrome、Cowden syndrome、Cross syndrome 等。

五、治疗

1. 牙龈轻度增生者,建议每三个月行牙周基础治疗。

2. 牙龈增生严重者,需行手术切除,包括牙龈切除术,牙龈成形术,以及根向复位瓣等。文献报道指出也可采用激光切除增生的牙龈,患者舒适度更高且创伤小,有利于术后恢复。HGF 患者 3～10 年内易复发,且孩子及青少年比成年人易复发。因此定期检查,良好的口腔卫生维护很重要。

3. 对于牙龈增生导致变形严重的患者,可能需要的手术干预包括牙拔除术及骨切除术等。

参考文献

[1] Aghili H, Goldani Moghadam M. Hereditary gingival fibromatosis: a review and a report of a rare case [J]. Case Rep Dent, 2013: 930972.

[2] Ma Y, Sun Z, Hu Y, et al. Non-syndromic hereditary gingival fibromatosis in three Chinese families is not due to SOS1 gene mutations[J]. Cell Biochem Biophys, 2014, 70(3): 1869-1873.

[3] Gawron K, Bereta G, Nowakowska Z, et al. Analysis of mutations in the SOS-1 gene in two Polish families with hereditary gingival fibromatosis[J]. Oral Dis, 2017, 23(7): 983-989.

[4] Bayram Y, White JJ, Elcioglu N, et al. REST Final-Exon-Truncating Mutations Cause Hereditary Gingival Fibromatosis[J]. Am J Hum Genet, 2017, 101(1): 149-156.

[5] Pego SP, Coletta RD, Mendes DC, et al. Hereditary gingival fibromatosis: clinical and ultrastructural features of a new family[J]. Med Oral Patol Oral Cir Bucal, 2015, 20(2): e150-e155.

[6] 黄文青,杨健.遗传性牙龈纤维瘤病 1 例[J].华西口腔医学杂志,2011,29(4): 450-451.

(程 远 李厚轩)

第二节 牙龈纤维瘤病伴多发性透明纤维瘤

一、疾病简介

牙龈纤维瘤病伴多发性透明纤维瘤(gingival fibromatosis with multiple hyaline fibromas)又名幼年性透明纤维瘤病(juvenile hyaline fibromatosis, JHF)或 Murray-Puretic-Drescher 综合征,是一种罕见的常染色体隐性遗传性非肿瘤性疾病,目前文献报道的病例较少。

二、病因及发病机制

该病的遗传特性及致病基因尚不明确,文献报道可能与 4q21 基因突变有关,血管形成蛋白2的突变可能是遗传性系统性透明性变的致病机制。

三、临床表现

（一）口腔颌面部表现

JHF好发于儿童，通常在患者2～5岁出现相关临床症状，多在2岁前发病，男女发病率相同，无种族差异。在口腔内主要的临床表现为牙龈增生，患儿最早6个月时即可出现结节状或弥漫性牙龈增生，可能会影响患者牙齿发育、发音及美观。

（二）其他相关临床表现

通常患者一般智力正常，身材矮小，性成熟延迟。该病的临床表现以皮肤病损为主，主要在头颈部，2岁以后可能出现耳、鼻的结节样增生，多发、质韧、无触压痛，蜡状丘疹样结节逐渐增大变形，随着病情发展，结节样增生会波及身体其他部位，如背部、腿部、甚至生殖器，导致关节屈曲痉挛。较大的皮肤病损会引起并发症，如过度的皮肤牵拉可能会导致皮肤溃疡感染或坏死，关节区可能会变形最终导致患者卧床不起。

四、诊断

JHF患者的诊断主要是基于典型的临床表现以及病理特点，比较容易诊断。皮肤病损一般呈白色或蜡样外观的肿块，实性结节；其病理学检查显示真皮层内大量梭形细胞，平行、束状或编织状排列，伴透明性玻璃样变，基质中富含无定形的嗜酸性PAS阳性物质，含有血管丰富的假性软骨。目前文献中，尚未报道该类患者牙龈组织病理的特点。

需要与其他疾病相鉴别：

1. 易发生在婴幼儿期的纤维性病变　如纤维性错构瘤、肌纤维瘤病、指纤维瘤病；与这些疾病的鉴别要点主要是根据其病理特点。

2. 神经纤维瘤病（neurofibromatosis）　该类患者通常发病年龄较大，常伴有皮肤咖啡色斑。

3. 牙龈纤维瘤病（gingival fibroiuatosis）　病变主要发生于牙龈区，可伴有家族史，病理表现为大量丰富的纤维结构。

五、治疗

目前没有最佳的治疗方案，主要是对症保守治疗。保守治疗包括口服d-青霉胺，病灶内注射类固醇有利于减少早期病损的大小。早期手术切除可能有助于减少出现新的病灶，尽管术后会复发。手术主要多适用于有生活限制或者有实质性的功能障碍的患者。更多侵入性手术治疗比如牙龈局部切除，主要适用于严重的患者。对于可能伴有畸形或关节痉挛的患者，往往需要与轮椅相伴。

参考文献

［1］Thomas J E, Moossavi M, Mehregan D R, et al. Juvenile hyaline fibromatosis: a case report and review of the literature[J]. Int J Dermatol, 2004, 43(11): 785-789.

［2］ Varshini K A, Haritha K. Hyaline Fibromatosis Syndrome[J]. Indian J Paediatr Dermatol, 2016, 17: 38-41.

［3］ Nischal K C, Sachdev D, Kharkar V, et al. Juvenile hyaline fibromatosis[J]. J Postgrad Med, 2004, 50(2): 125-126.

［4］ Rahman N, Dunstan M, Teare M D, et al. The gene for juvenile hyaline fibromatosis maps to chromosome 4q21 [J].Am J Hum Genet. 2002, 71(4): 975-980.

［5］ Shin H T, Paller A, Hoganson G, et al. Infantile systemic hyalinosis[J]. J Am Acad Dermatol, 2004, 50(S2): S61-S64.

［6］ Haleem A, Al-Hindi H N, Juboury M A, et al. Juvenile hyaline fibromatosis: morphologic, immunohistochemical, and ultrastructural study of three siblings[J]. Am J Dermatopathol, 2002, 24(3): 218-224.

（程　远　李厚轩）

第三节　牙龈纤维瘤病伴多毛症

一、疾病简介

牙龈纤维瘤病伴多毛症又名为龈纤维瘤病多毛综合征(idiopathic gingival fibromatosis-hypertrichosis syndrome)，该病具有典型的临床特征包括牙龈广泛增生、全身多毛，伴有癫痫以及智力障碍，因此又被称之为牙龈纤维瘤病-多毛症-癫痫-智力障碍综合征(gingival fibromatosis, hirsutism, epilepsy, and mental retardation syndrome)。

二、病因及发病机制

目前认为该病可能与常染色体显性遗传有关，也有文献指出可能是隐性遗传。其致病机制尚不明确。

三、临床表现

(一) 口腔颌面部表现

该类患者通常在婴幼儿时期发病，牙龈增生通常在 5 岁前发生，这可能与癫痫发作使用苯妥英钠治疗有关，牙龈增生可波及上下颌牙列的颊舌侧，前牙区较重。由于牙龈过度增生，会导致乳牙滞留，影响恒牙正常萌出（萌出不全或异位萌出）、咀嚼、发音，严重者影响口唇闭合。

(二) 其他相关临床表现

患者全身毛发增多，面部以眉毛为甚，躯干部以背部毛发较为浓密，且呈中线集中状，这样的毛发增生的致病因素尚不清楚，Sofia 等病例提示多毛症与激素、代谢以及染色体均无关；也有学者指出可能与激素异常、代谢有关。患者还可表现为癫痫发作，伴有智力迟钝。

四、诊断

该类患者的诊断标准目前尚不明确，主要是基于临床特征。值得注意的是其临床症状与 Zimmermann-Laband 综合征类似，Zimmermann-Laband 综合征患者也可能会伴有牙龈增生及多毛症状。

五、治疗

（一）一般治疗

癫痫主要是通过本巴比妥类药物治疗。

（二）口腔颌面部异常相关的治疗建议

关于该类患者的治疗，主要是对症治疗。保持口腔卫生，增生牙龈可行牙龈切除术、牙龈成形术或牙周翻瓣术以切除广泛增生的牙龈，异位萌出及未萌出的牙可辅助正畸治疗。

参考文献

［1］段小红.口腔遗传病学［M］.北京：人民卫生出版社，2012.

［2］Gohlich-Ratmann G, Lackner A, Schaper J, et al. Syndrome of gingival hypertrophy, hirsutism, mental retardation and brachymetacarpia in two sisters：specific entity or variant of a described condition？［J］. Am J Med Genet，2000，95(3)：241-246.

［3］Douzgou S, Mingarelli R and Dallapiccola B. Gingival overgrowth, congenital generalized hypertrichosis, mental retardation and epilepsy：case report and overview［J］. Clin Dysmorphol，2009，18(4)：205-208.

［4］Castori M, Valiante M, Pascolini G, et al. Clinical and genetic study of two patients with Zimmermann-Laband syndrome and literature review［J］. Eur J Med Genet，2013，56(10)：570-576.

［5］Tripathi A K，Upadhaya V，Kumar V，et al. Hereditary gingival fibromatosis and its management：2-year follow-up［J］. Contemp Clin Dent，2014，5(4)：569-571.

（程　远　李厚轩）

第四节　Zimmermann-Laband 综合征

一、疾病简介

Zimmermann-Laband 综合征（Zimmermann-Laband syndrome，ZLS）是以颅颌面部畸形伴有早期口内弥漫性牙龈纤维增生为特征的一种罕见综合征，在 1928 年由 Zimmermann 首先报道。

二、病因及发病机制

ZLS 致病机制尚不明确。主要是散发病例，其遗传模式并不明确，目前认为常染色体显性和隐性遗传均有可能。根据已知致病基因的不同目前包括两型,两者临床表现无明显特异性。

1. ZLS1 型(OMIM♯135500)　是由常染色体 KCNH1 基因 1q32 位点突变所致。

2. ZLS2 型(OMIM♯616455)　是由常染色体 ATP6V1B2 基因 8p21 位点突变所致。

三、临床表现

(一)头面部表现

患者通常因牙龈增生影响牙齿发育、发音及美观就诊而被发现,牙龈增生常在出生或出生几个月后发生。牙龈增生可波及上下颌牙列的颊舌侧,通常伴有乳牙滞留、恒牙萌出不足,部分患者还可表现为多生牙。在面部,临床表现还包括多毛症,表现为眉毛浓密、睫毛长,唇毛长而密,鼻尖软、鼻头大而圆、嘴唇厚及巨口,耳郭厚软。

(二)其他相关临床表现

其他典型的临床表现是指甲发育不良或缺失,伴或不伴有趾骨发育不良或缺失,除此之外,还可能出现如肝脾肿大、关节松弛、扁平足和拇指外翻,伴或不伴有脊柱弯曲异常等临床表现。

四、诊断

诊断主要是基于临床显著特征,结合病理以及基因检测而明确的。切除的牙龈组织病理表现为复层鳞状角化上皮,棘层增生,上皮钉突伸长,上皮下方是致密的胶原纤维束,符合牙龈纤维瘤病的病理特点;且 ZLS 患者的皮肤组织却无明显的上皮增厚及结缔组织纤维增生的现象。

典型临床表现需与其他以牙龈增生为特点的疾病相鉴别:

1. 药物性牙龈增生　该类患者有明显引起牙龈增生的服药史(如苯妥英钠、硝苯地平、维拉帕米、环孢菌素等),而无其他明显临床症状。

2. 遗传性牙龈纤维瘤病　该类患者往往表现为单纯的口腔广泛的牙龈增生。

3. 伴有牙龈广泛增生症状的综合征　包括 Murray-Puretic-Drescher syndrome、Rutherfurd syndrome、Cowden syndrome、Cross syndrome 等。

五、治疗

(一)一般治疗

主要是对症治疗。ZLS 患者都需尽早接受精神运动评估,且可通过脑电图检查观测脑电波变化,定期复查,另外,还需密切观察肝脾肿大的早期症状。

(二)口腔颌面部异常相关的治疗建议

可借助电刀、激光、和手术刀等行牙龈切除术、牙龈成形术或牙周翻瓣术以切除广泛增生的牙龈;异位萌出及未萌出的牙可通过正畸辅助治疗。牙龈增生易复发,良好的菌斑控制和定期复查能有效降低牙龈增生的复发率。

参考文献

[1] Kortum F, Caputo V, Bauer C K, et al. Mutations in KCNH1 and ATP6V1B2 cause Zimmermann-Laband syndrome[J]. Nat Genet, 2015, 47(6): 661-667.

[2] Castori M, Valiante M, Pascolini G, et al. Clinical and genetic study of two patients with Zimmermann-Laband syndrome and literature review[J]. Eur J Med Genet, 2013, 56(10): 570-576.

[3] Hoogendijk C F, Marx J, Honey EM, et al. Ultrastructural investigation of Zimmermann-Laband syndrome[J]. Ultrastruct Pathol, 2006, 30(6): 423-426.

[4] Gawron K, Bereta G, Nowakowska Z, et al. Analysis of mutations in the SOS-1 gene in two Polish families with hereditary gingival fibromatosis[J]. Oral Dis, 2017, 23(7): 983-989.

[5] 程远,吴娟,李厚轩.Zimmermann-laband 综合征概述[J].中国实用口腔科杂.2019,12(5):261-265.

（程　远　李厚轩）

第五节　Rutherfurd 综合征

一、疾病简介

Rutherfurd 综合征（Rutherfurd syndrome，MIM ♯ 180900）又名眼牙综合征（oculodental syndrome），角膜发育不良伴牙龈肥大（corneal dystrophy with gum hypertrophy），先天性牙龈增生-牙萌出异常-角膜营养不良（congenital hypertrophy of the gingival, altered eruption of teeth and corneal dystrophy）。1931 年 Rutherfurd 最先描述一个家庭三代成员存在牙齿缺陷,后续有学者对这一家庭进行随访报道,这也是迄今唯一一个被报道罹患此病的家系。该病为常染色体显性遗传性疾病,临床表现为经典的三联征：牙龈纤维瘤病、牙齿迟萌和角膜营养不良。

二、病因及发病机制

目前认为该病为常染色体显性遗传,但其候选致病基因并不清楚。

三、临床表现

（一）口腔颌面部表现

本病特征为牙龈极度增生,牙龈肥大,似乎满口皆是牙龈。有时还伴有牙萌出障碍、小牙、少牙、牙排列异常、釉质发育异常,未萌牙有时伴牙根吸收。

牙齿萌出障碍的原因不明确。文献报道在 X 线片可见乳牙胚及恒牙胚埋伏于牙槽骨。Houston 和 Shotts 认为牙齿萌出失败是由于乳牙未萌,而非继发于牙龈增生。

（二）其他相关临床表现

1. 患者的角膜混沌,无虹膜。

2. 患者的智力迟缓，具有攻击性行为。

四、诊断

本病极为罕见，根据特殊的临床表现可考虑本病的诊断。但由于目前仅报道一个家系，还待更多研究及精确检查以助诊断。

五、治疗

（一）一般治疗

根据临床症状进行对症治疗。针对眼部症状可咨询眼科做相应的治疗；针对牙龈增生、牙齿迟萌，需要酌情进行牙龈手术、拔除滞留乳牙而暴露恒牙等。

（二）口腔颌面部异常相关的治疗建议

文献报道牙龈增生的治疗存在多次手术的可能性。因此，临床医生制定治疗方案时要考虑患者的意愿，并讨论适当的替代方案。关于牙龈增生的治疗时机，学者认为最恰当的时间是在所有恒牙都萌出之后，因为如果过早手术治疗会使复发的风险较高，但对于某些病例，延迟手术治疗可能会对患者造成不良的后果，如乳牙滞留、美观影响、咀嚼或发音困难以及可能的心理问题。

参考文献

［1］Higgs J E，Clayton-Smith J. Rutherfurd syndrome revisited：intellectual disability is not a feature［J］. Clin Dysmorphol，2015，24(3)：125-127.

［2］Raja T A，Albadri S，Hood C. Case Report：Rutherfurd syndrome associated with Marfan syndrome［J］. Eur Arch Paediatr Dent. 2008，9(3)：138-141.

［3］Haytac M C，Ozcelik O. The phenotypic overlap of syndromes associated with hereditary gingival fibromatosis：follow-up of a family for five years［J］. Oral Surg Oral Med Oral Pathol Oral Radiol Endod，2007，103(4)：521-527.

［4］Bittencourt L P，Campos V，Moliterno L F M，et al. Hereditary gingival fibromatosis：Review of the literature and a case report［J］. Quintessence Int，2000，31(6)：415-418.

［5］Houston I B，Shotts N. Rutherfurd's Syndrome：A familial oculodental disorder［J］. Acta Paed Scan，1966，55：233-238.

（李厚轩 柯晓菁）

第六节 Cohen 综合征

一、疾病简介

Cohen 综合征（Cohen syndrome，MIM♯216550）又称为 Peper 综合征（Peper syndrome）。

1973 年由 Cohen 首次报道,患病特征主要包括肥胖、肌张力减退、智力缺陷以及颅面、眼和肢体异常。既往有些被描述为"Mishosseini-Holmes-Walton syndrome"的病例,现在认为这些病例实际上就是 Cohen 综合征,表明同一综合征的临床表现存在异质性。

二、病因及发病机制

本病为常染色体隐性遗传,突变基因为染色体 8q22.2 上的液泡蛋白分拣蛋白 13 同源 B 基因(VPS13B,也称为 COH1)。

三、临床表现

(一)头面部表现

1. 患者有典型的颌面部异常特征,包括小头畸形,眶距增宽,眉毛粗,头发浓密,发际线较低,睫毛长而粗。鼻根突出,鼻尖呈球状。耳垂厚而不折叠,耳小叶小或缺乏。患者视力逐渐恶化,早期发展为进展性的高度近视,视网膜色素变性,其他还包括视网膜色素沉着呈花斑状,小眼球,斜视,散光,睑裂向下倾斜,上睑下垂等等。

2. 患者上颌发育不全,人中非常短,上中切牙突出,上唇短而闭合不全,腭盖高而窄,早期出现牙周破坏,造成广泛的牙槽骨丧失,存在牙周炎相关的病原体。

(二)其他相关临床表现

1. 生长发育表现

多达 50% 的病例存在胎儿活动减少。患儿足月出生,出生体重和身长往往在 10～25 百分位,但低出生体重和身材矮小不是必需特征。肌张力减退可能导致严重的呼吸困难和喂养困难。另外有些患者出现继发于喉部异常的高音调叫声,类似于猫叫综合征。患者在青少年时期可能会发生肥胖,有学者提出将"肥胖"替换为"异常躯干脂肪分布",因为这些患者经常出现腰围增加但体重指数正常。

2. 骨骼系统表现

患者的四肢较细,肌张力低下,运动不协调,可存在多种骨骼畸形,包括肘外翻,膝外翻,扁平足,脊柱后凸,脊柱侧凸,腰椎前凸,贯通掌纹等。

3. 其他系统表现

所有患者都有一定程度的智力缺陷,可能存在语言发育延迟、自闭症谱系障碍。青春期发育延迟也是典型特征。患者的共同特征还有白细胞减少症,特别是中性粒细胞减少症,可能导致反复感染或阿弗他溃疡。此外,还可能存在心脏缺陷以及其他的内分泌异常。

四、诊断

Cohen 综合征的诊断标准尚没有达成共识。

Horn 等提出诊断的确立需至少存在三个主要特征(智力缺陷,身材矮小,肌张力减退,小头畸形,脉络膜视网膜营养不良和四肢纤细)和一个小的特征(躯干肥胖,中性粒细胞减少,近视或面部异常)。由于六岁之前难以辨别临床上的面部畸形,因此诊断年幼儿童的

Cohen 综合征相对困难。为此,Chandler 等建议除了有重要的学习障碍外,儿童 Cohen 综合征患者的诊断还需至少满足以下特征中的两个:面部特征,色素性的视网膜病变和中性粒细胞减少症($<2\times10^9/mm^3$)。Kolehmainen 等建议存在以下八个临床特征中的六个(发育迟缓,小头畸形,典型的面部特征,躯干肥胖和四肢纤细,社交过度,关节过度运动,高度近视/视网膜营养不良,中性粒细胞减少症)可诊断为真正的 Cohen 综合征。但也有学者认为单独的面部特征是不可靠的指标,因为种族中间存在相当大的差异。

五、治疗

(一)一般治疗

Cohen 综合征无法治愈,治疗的重点是改善或缓解患者的症状。一旦诊断为 Cohen 综合征,要进行眼部和血液检查,并给予相应的治疗及随访。

(二)口腔颌面部异常相关的治疗建议

患者由于颌面部发育畸形且上切牙突出,可能存在气道开放异常。在手术麻醉期间可能需要谨慎利用气道开放设备,必要时建立外科呼吸道。

参考文献

[1] Rodrigues J M, Fernandes H D, Caruthers C, et al. Cohen Syndrome: Review of the Literature[J]. Cureus, 2018, 10(9): e3330.

[2] Kolehmainen J, Wilkinson R, Lehesjoki A E, et al. Delineation of Cohen syndrome following a large-scale genotype-phenotype screen[J]. Am J Hum Genet, 2004, 75(1): 122-127.

[3] Kivitie-Kallio S, Norio R. Cohen syndrome: essential features, natural history, and heterogeneity[J]. Am J Med Genet, 2001, 102(2): 125-135.

[4] Cohen M M Jr, Hall B D, Smith D W, et al. A new syndrome with hypotonia, obesity, mental deficiency, and facial, oral, ocular and limb anomalies[J]. J Pediatr, 1973, 83(2): 280-284.

[5] 尹连海,程芒芒,王苑晓等.Cohen 综合征 1 例报告并文献复习[J].中华实用儿科临床杂志,2016,31(19):1498-1499.

(李厚轩　柯晓菁)

第七节　Cross 综合征

一、疾病简介

Cross 综合征(Cross syndrome)又名眼脑色素减退综合征(oculocerebral-hypopigmentation syndrome,OCHS),或 Kramer 综合征(Kramer syndrome),属于灰色头发综合征(gray hair syndromes,GHSs)的一种类型。1967 年 Cross 等报道了阿米什一个高度近亲家庭的兄弟姐妹患有相似的四种主要病变,包括皮肤色素减退、智力发育不全、严重的眼部异常和神经系统症状,这些临床特征在不同患者身上表现不一,被称为眼-脑-色素缺乏综合征。本病极为罕见,迄今为止文献报道仅 14 例。

二、病因及致病机制

Cross 综合征多为常染色体隐性遗传。E. Chabchoub 等研究将其发病基因定位于染色体 3q27.1q29。

三、临床表现

(一) 头面部表现

1. 患者为小头畸形,头发、眉毛和睫毛为银灰色或白色。

2. 患者出生时便有眼部异常,包括小眼球、眼球突出,角膜和晶状体浑浊,痉挛性睑外翻和眼球震颤,以及视力障碍/失明。

3. 口腔的表现主要为腭部形态异常,牙龈纤维瘤病。

(二) 其他相关临床表现

1. 患者的皮肤色素减退,皮肤呈粉红色,伴有色素痣及雀斑。

2. 神经系统异常呈进展性,具有严重的智力缺陷,痉挛性双侧脑瘫,反射亢进,过度刺激和手足徐动。

3. 其他系统的临床表现还包括复发性尿路感染/畸形,心脏畸形,骨质疏松等。

四、诊断

本病极为少见,根据特殊的临床表现可考虑本病的诊断。

除了参考目前已知发病基因做基因检测,准确的皮肤学检查可能有助于诊断。

五、治疗

(一) 一般治疗

本病尚无特殊疗法,且由于报道的病例临床表现不一,针对患者出现的眼部异常、感染、神经系统症状等做对症治疗。

(二) 口腔颌面部异常相关的治疗建议

如果表现为牙龈纤维瘤病,可酌情进行牙周手术治疗;如果出现明显的腭部形态异常,必要时可能需要腭部修整手术。

参考文献

[1] Gironi L C, Zottarelli F, Savoldi G et al. Congenital Hypopigmentary Disorders with Multiorgan Impairment: A Case Report and an Overview on Gray Hair Syndromes[J]. Medicina, 2019, 55(3): 78.

[2] Chabchoub E, Cogulu O, Durmaz B, et al. Oculocerebral hypopigmentation syndrome maps to chromosome 3q27.1q29.Dermatology[J]. 2011, 223(4): 306-310.

［3］Tezcan I，Demir E，Asan E，et al. A new case of oculocerebral hypopigmentation syndrome（Cross syndrome）with additional findings［J］. Clin Genet，1997，51(2)：118-121.

［4］White C P，Waldron M，Jan J E，et al. Oculocerebral hypopigmentation syndrome associated with Bartter syndrome［J］. Am J Med Genet，1993，46(5)：592-596.

［5］Cross H E，McKusick V A，Breen W. A new oculocerebral syndrome with hypopigmentation［J］. J Pediatr，1967，70(3)：398-406.

（李厚轩　柯晓菁）

第八节　Ehlers-Danlos 综合征

一、疾病简介

Ehlers-Danlos 综合征（Ehlers-Danlos syndrome，EDS）最早于 1892 年由 Tschernogobmv 报道，后来丹麦的皮肤科医生 Edvard Ehlers 和法国的皮肤科医生 Henri-Alexandre Danlos 分别于 1901 年和 1908 年对此病进行了报道，认为其为结缔组织异常所导致，疾病因此命名。它是一组罕见的遗传异质性的结缔组织疾病，主要的临床特征包括皮肤脆弱、易擦伤、皮肤弹性过度和关节活动过度等。目前，EDS 并无统一的中文诊断术语，包括皮肤弹性过度综合征、先天性结缔组织发育不全综合征、埃勒斯-当洛综合征及 EDS。男女均可发病，男性发病率较高，往往有家族史，多数为常染色体显性遗传，少数是以常染色体隐性遗传的特征出现，欧美地区的发病率大约为 0.2‰～0.4‰。2017 年，国际 EDS 联盟重新修订了 EDS 分类方法，根据分子诊断、致病基因将 EDS 分为 13 型，包括：经典型、血管型、关节松弛型、皮肤脆裂型、心脏瓣膜型、脊柱后侧凸型、类似经典型、肌病型、脊柱发育不良型、肌肉挛缩型、牙周型、角膜脆弱综合征型以及超移动型，其中造成早期牙周组织严重破坏和牙齿松动脱落的主要是牙周型 EDS（periodontal EDS，pEDS，EDS Ⅷ型，MIM♯130080）。

二、病因及发病机制

pEDS 是常染色体显性遗传性病，目前的研究认为 pEDS 的基因突变位点在 C1R 和 C1S，两基因均位于第 12 条染色体上。C1R 和 C1S 分别编码补体分子 C1r 和 C1s，以参与经典补体激活途径，但 pEDS 的具体发病机制仍不清楚。

三、临床表现

（一）口腔颌面部表现

从儿童期或青春期开始，伴有广泛的牙周组织破坏和牙齿脱落的早发性牙周炎是 pEDS 的标志性临床特征，存在于所有报道的 pEDS 病例中。部分研究认为 pEDS 中的牙周破坏不伴随着深牙周袋形成，而是伴随牙龈退缩，少量牙菌斑积聚即可出现广泛的牙龈炎症。

(二) 其他相关临床表现

1. 肌肉骨骼系统　56%有关节活动过度,主要影响手指(30%),肘部(19%),膝盖(11%),臀部,手腕和脚踝(3%),但没有马方氏综合征(Marfan syndrome)、脊柱侧弯、骨关节炎、扁平足和疝气的临床表现。

2. 皮肤　大多数pEDS病例均报道了患者胫前区域出现伴或不伴有色素沉着斑块病变,类似于脂质坏死病,可有纤维化和血红蛋白沉积物,皮肤容易发生瘀伤、脆裂以及轻度的皮肤伸展过度。

3. 脑白质改变　Kapferer-Seebacher等报道了两个pEDS家系脑部组织的改变,MRI检查的所有成年患者($n=7$)均有脑白质异常,一名8岁pEDS儿童的MRI正常。

4. 免疫系统　pEDS患者中耳炎、带状疱疹、膀胱感染、脓胸、肾脏感染、肺炎等复发性感染的患病率为40%。

四、诊断

2017年国际EDS联盟推荐的pEDS诊断标准包括主要标准和次要标准两方面,主要标准:①严重且顽固的牙周炎(儿童或青春期发病);②牙龈退缩;③胫前区皮肤可见色素斑块;④一级亲属有类似病史。次要标准:①皮肤容易擦伤;②关节活动过度;③皮肤脆弱,可出现广泛的异常萎缩性疤痕;④感染的概率增加;⑤疝气;⑥马方氏综合征的面部特征;⑦肢体皮肤早老;⑧血管明显突出;⑨皮肤弹性过度。国际EDS联盟建议的pEDS临床诊断需同时满足主要标准①或②、2个其他主要标准和1个次要标准。

五、治疗

(一) 一般治疗

pEDS影响全身多个系统,并且症状多样,需要多学科共同协作。目前EDS的治疗以对症治疗为主,包括物理治疗,疼痛管理,心血管病情评估和心理随访等。

(二) 口腔颌面部异常相关的治疗建议

由于缺乏对pEDS病因机制的认识,常规的牙周治疗手段无法有效缓解或控制疾病的症状,牙齿最终松动脱落。推荐的pEDS临床治疗主要为保守治疗,包括口腔卫生指导、牙周非手术治疗、活动义齿修复、皮肤保护、避免伤害或形成伤口、情感支持、遗传咨询以及行为和心理治疗,近期的临床研究证实pEDS患者不适合种植修复。应注意术前对其凝血状况进行严密评估,术中仔细止血。

参考文献

[1] Kapferer-Seebacher I, Lundberg P, Malfait F, et al. Periodontal manifestations of Ehlers-Danlos syndromes: A systematic review[J]. J Clin Periodontol, 2017, 44(11): 1088-1100.

[2] Malfait F, Francomano C, Byers P, et al. The 2017 international classification of the Ehlers-Danlosn syndromes[J]. Am J Med Genet C Semin Med Genet, 2017, 175(1): 8-26.

［3］Wu J, Yang J, Zhao J, et al. A Chinese family with periodontal Ehlers-Danlos Syndrome associated with missense mutation in the C1R gene［J］. J Clin Periodontol, 2018, 45(11): 1311-1318.

［4］Kapferer-Seebacher I, Pepin M, Werner R, et al. Periodontal Ehlers-Danlos syndrome is caused by mutations in C1R and C1S, which encode subcomponents C1r and C1s of complement［J］. Am J Hum Genet, 2016, 99(5): 1005-1014.

［5］吴娟,孙卫斌,李厚轩.牙周病型 Ehlers-Danlos 综合征的研究进展［J］.中国实用口腔科杂志,2019,12(5):266-270.

（吴 娟 冀 堃 李厚轩）

第九节 Kostmann 综合征

一、疾病简介

1956 年瑞典医师 Kostmann 首次报道了重型先天性中性粒细胞减少症(severe congenital neutropenia, SCN)又名 Kostmann syndrome。发病率约为 12/1 000 000,无明显性别差异,中性粒细胞常小于 0.2×10^9/L。遗传方式呈常染色体隐性遗传,也可呈 X 连锁隐性遗传、常染色体显性遗传或自发突变。

二、病因及发病机制

发病机制主要是在粒细胞发育过程中的早幼粒/中幼粒阶段,由于基因突变使骨髓粒细胞成熟发生障碍,或增殖能力降低及凋亡增加。已知的发病基因有 20 多种,最常见的是 HS-1 相关蛋白 X 基因(HAX1)和中性粒细胞弹性蛋白酶基因(ELANE)。

三、临床表现

(一)口腔颌面部表现

在乳牙列期即可表现严重的牙周感染,早期表现为牙龈炎,晚期出现牙齿松动、脱落。此外,还会有口腔溃疡、口腔念珠菌病。

(二)其他相关临床表现

主要表现为出生后不久出现严重细菌感染,包括脐炎、肺炎、尿路感染、败血症及肝脓肿等。细菌感染有链球菌、革兰氏阴性杆菌、葡萄球菌和真菌感染等。此外,患者可出现骨质疏松、心脏及泌尿生殖系统畸形、神经系统损害。

四、诊断

反复发作的发热、细菌感染以及牙周感染,患者中性粒细胞计数$<0.5 \times 10^9$/L,甚至$<0.2 \times 10^9$/L,骨髓涂片显示在早幼粒细胞阶段,粒细胞成熟发生障碍,其他系细胞正常,骨髓细胞染色体核型分析无异常。基因检测可进一步确诊。

五、治疗

早诊断、早治疗。该病如未及时、正规治疗,严重者可出现骨髓增生异常综合征、脓毒症和白血病、造血功能衰竭,直至死亡。

Kostmann 综合征患者一旦确诊需要立即住院,进行血常规、生化、病原体检查,必要时可使用抗生素预防感染。当患者中性粒细胞计数<0.5×10⁹/L 或中性粒细胞计数<1.0×10⁹/L 伴严重感染时,可使用粒细胞集落刺激因子(granulocyte colony stimulating factor, G-CSF)治疗。G-CSF 治疗可以减少患者感染风险,提高患者的生存质量。对 G-CSF 治疗无反应的患者应尽早行造血干细胞移植,这是唯一能根治 Kostmann 综合征的方法,但该治疗费用较高,供者来源有限。

参考文献

[1] Rosenberg P S, Zeidler C, Bolyard A A, et al. Stable long-term risk of leukaemia in patients with severe congenital neutropenia maintained on G-CSF therapy[J]. Br J Haematol, 2010, 150(2): 196-199.

[2] Beekman R, Valkhof M G, Sanders M A, et al. Sequential gain of mutations in severe congenital neutropenia progressing to acute myeloid leukemia[J]. Blood, 2012, 119(22): 5071-5077.

[3] Connelly J A, Choi S W, Levine J E. Hematopoietic stem cell transplantation for severe congenital neutropenia[J]. Curr Opin Hematol, 2012, 19(1): 44-51.

[4] 马静瑶,吴润晖.重型先天性中性粒细胞减少症 1 例[J].中华实用儿科临床杂志,2014,29(22): 1759-1760.

[5] 迟作华,朱平.重症先天性中性粒细胞减少症基因突变和急性白血病转化[J].中国实验血液学杂志,2017,5(11): 1580-1584.

(李厚轩　李　阳)

第十节　白细胞黏附缺陷综合征

一、疾病简介

白细胞黏附缺陷综合征(leukocyte adhesion deficiency, LAD)是一种罕见的常染色体隐性遗传病。国外文献报道发病率是 1/1 000 000,国内有关 LAD 的研究报道较少。口腔表现以快速进展的牙龈炎、牙周炎及复发性口腔溃疡为主,全身症状是局限于皮肤和黏膜表面的反复发作的、危及生命的细菌和真菌感染。

二、病因及发病机制

LAD 发病机制主要是由于编码 CD18 基因突变或缺陷导致白细胞粘附和迁移障碍。CD18 缺陷使白细胞与血管内皮细胞只能发生最初粘附但不能发生随后的紧密粘附,影响了白细胞聚集到炎症部位、发挥杀菌作用的能力。

三、临床表现

(一)口腔颌面部表现

LAD患儿通常在乳牙列期即可表现严重的牙周感染。据统计有36%的病人会有口腔颌面部异常表现。

1. 牙周感染 全口牙龈颜色鲜红、质软、肿胀,探诊出血,牙齿可有轻度松动。影像学表现可无或有牙槽骨吸收。龈沟液检查,可发现有埃肯菌属、卡波菌属及白色念珠菌。

2. 口腔黏膜病变 复发性口腔溃疡、口腔念珠菌病。

(二)其他相关临床表现

LAD患儿出现脐带分离并发症(包括脐炎和脐带脱落延迟),发病率最高为73%,其次呼吸道感染为32%、中耳炎为31%、皮肤感染为18%。感染部位缺乏脓液是本病的一个特征性表现,并且感染有高复发性;其次创伤性及手术伤口经久不愈也是本病的另一个临床特征。

四、诊断

局限于皮肤和黏膜表面的复发性感染和白细胞增多是LAD特征性的临床表现,但很多疾病都能引起外周血白细胞数目明显升高,此外,许多原发性免疫缺陷病患者都有反复严重感染的症状。LAD患者可表现外周血中性粒细胞显著增高,感染时尤为明显,中性粒细胞计数可高达$100×10^9/L$,与正常参考范围$(1.8～6.3)×10^9/L$相比显著升高,可高达正常人的16～56倍。该疾病的确诊必须依靠CD18基因突变筛查以及CD18,CD11分子表达水平的检查。当CD18表达值小于正常值的2%时称为重度型LAD;当CD18表达值为正常值的2%～30%时称为温和型LAD。

五、治疗

(一) 一般治疗

重度型LAD患者通常预后较差,约75%在婴儿期死亡。温和型LAD患者活到40岁以上的超过50%。在儿童期出现严重的牙周疾病提示患儿可能存在某些系统性或免疫缺陷疾病。在抗感染治疗方面常规采用抗生素或静脉免疫球蛋白。但静脉免疫球蛋白不能从根本上治愈患者,只能缓解感染症状,对温和型LAD患者比较有效,可使超过50%的温和型LAD病人存活至成年。造血干细胞移植是目前最常用的一种治疗方法。指通过大剂量放疗、化疗来阻断原发疾病的发病机制,再将造血干细胞移植给受者,重建其正常造血和免疫系统,从而达到治疗效果,但该治疗费用较高,供者来源有限。

(二)口腔颌面部异常相关的治疗建议

一旦诊断为LAD后,应积极进行牙周治疗。建议需谨慎拔除患牙,对于轻微松动的牙齿,应实施规范的牙周治疗并密切随访。出现疑似感染症状的患者都要进行咽拭子和血生化检查,以选择最佳的抗生素。也有研究报道,常规的牙周基础治疗对控制 LAD 患者的牙周炎症效果欠佳,通常的结局是牙槽骨的快速丧失及牙齿的松动脱落。

参考文献

[1] Nitesh T,Vijay P,Vikender S,et al. Leukocyte adhesion defect-I:rare primary immune deficiency[J]. Spec Care Dentist,2017,48(37):1-5.

[2] Elena A,Sanchali K,Adrian J,et al. Leukocyte adhesion deficiency-I A comprehensive review of all published[J]. J Allergy Clin Immunol Pract,2018:6(4):1418-1420.

[3] Hamid N. Leukocyte Adhesion Deficiency Type I:A Rare Primary Immunodeficiency Disorder[J]. Pediatric Allergy & Immunology,2017,28(3):303-305.

[4] Yasuo H,Katsutsugu U,Kohsuke I,et al. Allogeneic Hematopoietic Stem Cell Transplantation for Leukocyte Adhesion Deficiency[J]. J Pediatr Hematol Oncol,2018,40(2):137-140.

[5] 李阳,李厚轩,闫福华.与牙周相关的白细胞粘附缺陷综合症-Ⅰ型研究进展[J].中国实用口腔科杂志,2019,12(5):257-260.

(李厚轩　李　阳)

第十一节　过氧化氢酶缺乏症

一、疾病简介

过氧化氢酶缺乏症(acatalasia, AC)是一种罕见的常染色体隐性遗传病,迄今为止在 11 个国家报道了大约 120 例病例,其中大多数病例在日本(0.8/1 000)、瑞士(0.04/1 000)和匈牙利(0.05/1 000),我国目前仅有 1 例报道。

二、病因及发病机制

目前,AC 病因尚不十分明确,研究表明 CAT 基因突变是导致该病的主要原因,其编码的蛋白是过氧化氢酶(catalase, CAT)。世界各地 AC 患者的 CAT 基因变异位点及 CAT 活性降低程度存在差异。CAT 存在于肝、脾及红细胞内,是体内清除过氧化氢的主要氧化还原酶,是机体抵御过氧化氢等活性氧的第一道屏障。CAT 基因突变导致的红细胞 CAT 活性低下或缺失,细胞和组织内过氧化氢积聚,其强氧化作用可破坏 DNA、蛋白质及细胞内的膜质等结构,引起脂肪、糖及氨基酸代谢异常。

三、临床表现

(一)口腔颌面部表现

临床表现为多发性感染、口腔溃疡及坏疽性口炎出现较早,可出现进展性坏死性口炎,牙龈和牙槽骨进行性坏死,牙齿过早脱落,但并非所有 AC 患者都伴牙周组织破坏。

（二）其他相关临床表现

匈牙利发现的 AC 患者一般无不适，但有较高的糖尿病发病率。目前研究发现，CAT 还与肿瘤、衰老、糖尿病和心血管疾病有关。可能是由于 CAT 基因的局部改变，影响 CAT 活性，从而影响体内的氧化应激状态等引起一系列的伴随症状。CAT 基因与全身疾病的相关性还有待于进一步研究。

四、诊断

患者表现出低于 10% 的正常红细胞 CAT 活性（113.3 ± 16.5 mU/L），被诊断为 AC，同时也可以通过 CAT 基因检测来确诊。

五、治疗

口腔治疗中，菌斑控制应贯穿于牙周治疗的全过程，指导患者及家属。坚持定期复查，常规洁治、刮治，有效清除牙菌斑。对于松动移位的患牙治疗方案应更为保守。治疗中谨慎使用双氧水，由于患者缺乏过氧化氢酶，双氧水的使用可能会加重而不是缓解病情。

参考文献

［1］Wang Q，Ni J，Zhang X，et al. Long-term follow-up evaluation of an acatalasemia boy with severe periodontitis［J］. Clinica Chimica Acta，2014，433：93-95.

［2］张雄，章锦才，倪佳，等.过氧化氢酶缺乏症-牙周破坏综合征牙周治疗 12 年 1 例报告［J］.广东牙病防治，2010，18(10)：507-510.

［3］李毅.一个中国缺触酶血症家系的临床及基因突变研究［D］.第一军医大学，2007.

［4］Góth L，Vitai M. Hypocatalasemia in hospital patients［J］. Clinical Chemistry，1996，42(2)：341.

［5］Ogata M. Acatalasemia［J］. Human Genetics，1991，86(4)：331-340.

（罗　宁　李厚轩）

第十二节　掌跖角化-牙周破坏综合征

一、疾病简介

掌跖角化-牙周破坏综合征（keratosis palmoplantaris with periodontopathia）又名 Papillon-Lefèvre 综合征（Papillon-Lefèvre syndrome，PLS），最初是由法国学者 Papillon 和 Lefèvre 于 1924 年报道，发病率为 1/1 000 000～4/1 000 000，男女发病概率相同，无种族特异性，有 20%～40% 的患者出生于近亲结婚家庭，以肘部、膝盖、掌跖部位皮肤的过度角化及快速进展的牙周组织破坏为临床特征，常导致乳恒牙的过早脱落。

二、病因及发病机制

PLS 是一种罕见的常染色体隐性遗传性疾病。PLS 具体的致病机制尚不清楚，多个研究提示组织蛋白酶C(cathepsin C，CTST)基因突变可导致PLS，CTSC基因定位于第11号染色体，CTSC是一种溶酶体酶，其主要功能是参与蛋白的降解、酶活性的调控、免疫和炎症反应。CTST突变可导致表达的蛋白活性丧失，从而抑制了病原微生物在牙周组织感染中所引发的免疫反应，最终导致牙过早脱落。在PLS患者病损上皮区域如手掌、脚掌、膝部和口腔的角化牙龈中均有表达。

三、临床表现

(一) 口腔颌面部表现

乳牙的发育、萌出过程正常。牙周组织破坏几乎是紧随最后一个乳磨牙的萌出而出现，临床表现为明显的牙龈炎症出血、牙周脓肿或溢脓、深牙周袋形成、牙槽骨吸收、牙齿松动移位、口臭明显。患者的牙体组织一般无明显异常。严重的牙周组织破坏可导致乳牙过早脱落，牙受累与萌出顺序基本一致，到4岁几乎所有乳牙均脱落。牙脱落后炎症减轻，牙龈恢复正常表现，一直维持到恒牙萌出时，则又重新出现牙周组织破坏过程，牙槽突通常彻底破坏，14岁左右大部分牙脱落。一些病例中，第三磨牙不脱落。

(二) 其他相关临床表现

1. 皮肤临床表现　PLS最明显的病变是在皮肤，2～4岁时，掌、跖开始发红并出现鳞屑，手掌皮肤大面积过度角化，可延伸到手指、肘部、背部和膝部。有些患者的膝盖、肘部、外踝，指/趾关节背部的皮肤也会发红，并出现鳞屑，部分严重患者脚掌处可见黄色脱皮，病损处可见严重的细菌感染伴有恶臭。病变程度可随季节波动，冬季较严重。皮肤表现随年龄增长可有所缓解，但有一些患者的掌趾角化伴随终生。

2. 其他症状　约20%的PLS患者因免疫功能紊乱伴有其他的机体异常，如皮肤、肝脏、肾脏和脑部的脓肿及硬脑膜钙化。

四、诊断

根据本病的皮肤和牙周特征即可对本病进行诊断。有学者提出对CTSC基因位点突变和CTSC活性的检测可提供精确的诊断依据。

五、治疗

(一) 一般治疗

由于缺乏对PLS病因机制的认识，PLS还没有明确的治疗方法。此病一般年幼乳牙即发病，对乳牙治疗一般不保守。治疗目标在于保留恒牙，在恒牙萌出前拔光所有患病乳牙，对新萌出恒牙进行良好的口腔卫生措施与牙周治疗。

(二) 口腔颌面部异常相关的治疗建议

PLS患者发病年龄普遍较小且牙周破坏及皮肤病损进展迅速，严重影响患者的身心健康以及生存质量，且目前PLS还没有明确的治疗手段。Ullbro等提出PLS患者牙周病损的治疗建议：患者需日常用 0.2% 的洗必泰漱口，至少每 3 个月进行口腔的卫生指导、牙周复查；对于中度牙周炎患者需接受龈上洁治术、龈下刮治和根面平整术，及 1 月 1 次的牙周支持治疗；同时辅助给予抗生素：阿莫西林 20～50 mg/(kg·d) + 甲硝唑 15～35 mg/(kg·d)，每日 3 次，持续 4 周；无保留价值的患牙应尽早拔除。有学者通过 10 年以上的回顾性研究发现 PLS 患者远期预后并不乐观：纳入的 8 例患者均早期接受牙周系统治疗，6 例患者坚持接受牙周支持治疗，10 年后仅 2 例患者口内存留牙齿；接受种植治疗的 4 例患者中 3 例在种植后 4 年内发生种植体周围炎且 2 例种植体发生脱落。

参考文献

［1］ Nickles K，Schacher B，Ratka-Krüger P，et al. Long-term results after treatment of periodontitis in patients with Papillon Lefèvre syndrome：success and failure［J］. J Clin Periodontol. 2013，40（8）：789-798.

［2］ 吴越琳，赵蕾，吴亚菲.掌跖角化-牙周破坏综合征的研究进展［J］.口腔医学研究，2018，34（9）：928-931.

［3］ Machado R A，Cuadra-Zelaya F J M，Martelli-Júnior，et al. Clinical and molecular analysis in Papillon-Lefèvre syndrome［J］. Am J Med Genet A. 2019，179（10）：2124-2131.

［4］ 杨媛，葛立宏.掌跖角化-牙周破坏综合征十年追踪一例［J］.中华口腔医学杂志，2016，51（6）：383-384.

［5］ Abou Chedid J C，Salameh M，El-Outa A，et al. Papillon-Lefèvre Syndrome：Diagnosis, Dental Management, and a Case Report［J］. Case Rep Dent. 2019：4210347.

［6］ Wu W，Chen B，Chen X，et al. A novel large deletion combined with a nonsense mutation in a Chinese child with papillon-leferre syndrome［J］. J Periodont Res，2016，51（3）：376-380.

（吴　娟　李厚轩）

第十三节　周期性中性粒细胞减少症

一、疾病简介

周期性中性粒细胞减少症（cyclic neutropenia，CN）是一种罕见的常染色体显性遗传性疾病，发病率约为 0.5～1/1 000 000。主要表现为外周血循环中成熟中性粒细胞绝对值减少，常伴发感染，可伴发淋巴细胞、单核细胞、网织红细胞和血小板周期性减少以及脾脏、淋巴结肿大。

二、病因及发病机制

研究认为 CN 主要是由中性粒细胞弹性蛋白酶（ELANE）基因突变导致，中性粒细胞前体细胞加速凋亡，从而导致中性粒细胞减少。

三、临床表现

(一) 口腔颌面部表现

CN 患者的牙周组织炎症可累及乳牙列和恒牙列，牙龈红肿出血，牙槽骨广泛吸收，牙齿松动，最终导致牙齿丧失。部分患者还伴发复发性口腔溃疡等。

(二) 其他相关临床表现

CN 患者的全身症状包括中耳炎、咽喉炎、肺炎、皮肤和皮下组织的细菌感染，可伴有淋巴细胞、单核细胞、网织红细胞和血小板减少。发作呈周期性，发作间隔为 21 d (14～35 d)，低谷期持续 3～6 d。发作间期中性粒细胞计数正常，可无临床表现。

四、诊断

周期性发作的细菌感染是 CN 特征性的临床表现，外周血中性粒细胞减少，基因检测可进一步确诊。根据外周血中性粒细胞绝对计数 (absolute neutrophil count, ANC) 程度可将 CN 分为轻度 (1.0×10^9/L $\leqslant$ ANC $<$ 1.5×10^9/L)、中度 (0.5×10^9/L $\leqslant$ ANC $<$ 1.0×10^9/L) 和重度 (ANC $<$ 0.5×10^9/L)。

五、治疗

(一) 一般治疗

CN 的诊治关键在于及时早期诊断，避免长期感染而致的终末器官衰竭死亡。轻度 CN 患者可不予治疗，ANC 严重减少合并感染时，可应用 G-CSF 联合抗生素治疗，从而增加中性粒细胞计数、减轻症状及降低感染风险。

(二) 口腔颌面部异常相关的治疗建议

1. 加强口腔卫生指导，强化刷牙及使用牙线、冲牙器，在粒细胞减少期由于牙龈肿痛和口腔溃疡可使用氯己定漱口水。

2. 牙周基础治疗和定期维护　一般建议在粒细胞恢复期进行专业的菌斑清除。

参考文献

［1］邵英起，郑以州.周期性中性粒细胞减少症一例报告并文献复习［J］.中华血液学杂志，2017，38（10）：889-892.

［2］Horwitz M S, Corey S J, Grimes H L, et al. ELANE mutations in cyclic and severe congenital neutropenia: genetics and pathophysiology［J］. Hematol Oncol Clin North Am, 2013, 27(1): 19-41.

［3］Freedman M H, Bonilla M A, Fier C, et al. Myelodysplasia syndrome and acute myeloid leukemia in patients with congenital neutropenia receiving G-CSF therapy［J］. Blood, 2000, 96(2): 429-436.

［4］Aprikyan A A, Liles W C, Rodger E, et al. Impaired survival of bone marrow hematopoietic progenitor cells in cyclic neutropenia［J］. Blood, 2001, 97(1): 147-153.

［5］Dale, D C, Bolyard, A, Marrero, T, et al. Long-Term Effects of G-CSF Therapy in Cyclic Neutropenia［J］. N Engl J Med. 2017, 377(23): 2290-2292.

（李厚轩　李　阳）

第十四节 懒惰白细胞综合征

一、疾病简介

懒惰白细胞综合征(lazy leukocyte syndrome)又名迟钝白细胞综合征。1972 年 Millar 首先发现一种以白细胞机能异常为特征的综合征。懒惰白细胞综合征是一种以白细胞机能异常为特征的疾病,其特殊的白细胞功能缺陷在于白细胞(粒细胞)对趋化因子的趋化性运动(chemotaxis)和散乱运动(random motility)均有明显减退。但其杀菌功能和吞噬功能却无异常。

二、病因及发病机制

该征病因不明。一般认为白细胞的趋化功能降低的三个常见原因:白细胞本身异常;血清中趋化因子产生不足;血清中存在趋化因子抑制物。本征患者的粒细胞不能对自身或正常人的趋化因子做出反应应答,主要表现为中性粒细胞趋化功能的原发性障碍。电镜观察证实粒细胞膜的异常及肌动蛋白纤维束(actin filaments)的缺陷。

三、临床表现

(一)头面部表现

口腔黏膜和牙龈可出现非特异性炎症:反复发作的牙龈炎、牙周炎和口腔炎,还可出现中耳炎、鼻炎。

(二)其他相关临床表现

1. 一般表现　多于年幼期发病,常见反复的局部或全身性细菌感染,肺炎及皮肤感染,常伴有发热。

2. 血液系统异常　外周白细胞数偏低,而中性粒细胞比例显著减少,仅为 3%～7%,淋巴细胞相对增多。粒细胞的趋向性功能障碍,但其形态正常,吞噬功能和细胞内杀菌功能基本正常。白细胞机能显著降低,但异物吞噬、杀菌功能皆正常。从末梢血或骨髓获得的中性粒细胞,趋化性明显减弱,运动速度与正常人或其他粒细胞减少症患者相比仅为 1/6～1/9,这种趋化性障碍并不因添加环磷酸腺苷而有所改善。骨髓检查:各期粒细胞的数量和形态无异常,仅中性粒细胞的阿米巴样游走能力明显减弱。

四、诊断

根据患者反复感染,中性粒细胞显著减少,骨髓象正常,中性粒细胞的运动功能减低而吞噬及杀菌功能均正常即可诊断。须与家族性趋化性缺陷症相鉴别,后者有家族史,中性粒细胞的阿米巴样运动正常,肾上腺素试验正常有助于鉴别。

五、治疗

尚无特殊疗法。主要为控制感染、加强支持治疗,亦可进行免疫治疗,必要时可输新鲜血液及输白细胞、免疫球蛋白、血浆等。

参考文献

［1］Southwick F S. The lazy leukocyte syndrome revisited［J］. Blood，2016，128(17)：2112-2113.

［2］Yasui K，Komiyama A. Lazy-leukocyte syndrome［J］. Ryoikibetsu Shokogun Shirizu，2000，(32)：166.

［3］Goldman J M，Foroozanfar N，Gazzard B G，et al. Lazy leukocyte syndrome［J］. Journal of the Royal Society of Medicine，1984，77(2)：140-141.

［4］Aggarwal J，Khan A J，Diamond S，et al. Lazy leukocyte syndrome in a black infant［J］. Journal of the National Medical Association，1985，77(11)：928-929.

［5］Patrone F，Dallegri F，Rebora A，et al. Lazy leukocyte syndrome［J］. Blut，1979，39(4)：265-269.

（王　翔　王文梅）

第十二章
伴颌骨异常的相关综合征

第一节　Gorlin-Goltz 综合征

一、疾病简介

Gorlin-Goltz 综合征（Gorlin-Goltz syndrome，GGS）又名多发性基底细胞痣综合征，是一种常染色体显性遗传病。它是一种罕见的疾病，以多系统受累为特征，易发生囊肿、肿瘤和其他发育异常。多发性牙源性颌骨角化囊性肿瘤、基底细胞癌、肋骨裂、掌跖窝、大脑镰钙化是其常见特征。该病在普通人群中的发病率从1/57 000 到 1/256 000 不等。

二、病因及发病机制

Gorlin-Goltz 综合征是由 9 号染色体长臂上的 PTCH1 基因突变引起，表现为常染色体显性遗传。然而，35%到 50%的 GGS 来自自发突变，没有任何家族史。到目前为止，已经发现了超过 225 个突变。PTCH1 基因编码生成 patched-1 蛋白，在细胞生长和分化中起重要作用。这种突变会产生不能有效抑制细胞生长和分裂的异常蛋白，从而导致异常的细胞增殖，形成囊肿/肿瘤，这是 GGS 的特征。

三、临床表现

(一) 头面部表现

1. 颌骨多发性牙源性角化囊肿（KCOT）是该病的典型特征。与 GGS 相关的 KCOT 通常发生在幼年（10 岁以内）。颌骨囊肿的数量可能从单个病变到高达 30 个，复发率较高。

2. 高而宽的前额、额叶和顶叶隆起。宽鼻根是较常见的面部特征，可能与眼压增高有关。上颌发育不全，可能有下颌前突。其他不太常见的骨骼异常包括腭裂和唇裂、咬合不良等。

3. 前牙开𬌗，腭弓高，颊前庭消失，唇功能不全。

(二) 其他相关临床表现

1. 基底细胞癌（basal cell carcinoma，BCC），尤其是皮肤 BCC，是该病最常见的皮肤病变。

2. 手掌和足底凹陷是该病的另一个主要临床特征。表现为多个点状棕黑色凹陷，直径 2～3 mm，深度 1～3 mm。30%～65%的 10 岁以下 GGS 患者和85%的 20 岁以上患者中可能出现这种现象。

3. 骨骼发育异常可有肋骨分叉、融合或明显张开。无指、缺指、并指(趾)、侧凸、后凸、脊柱裂、头颅不对称、三角形或小颅等,长骨干骺端 X 线条纹状改变及耻骨联合变宽等改变。

四、诊断

该综合征外显率高,临床表现变异性大。鉴于 GGS 的多系统参与和一系列临床和放射学表现特征,了解该疾病的主要和次要诊断标准非常重要。

1. 主要标准　20 岁以下出现 2 个以上基底细胞癌;组织学证实的颌骨牙源性角化囊肿;3 个以上手掌或足底凹陷;大脑镰双侧钙化;肋骨分叉/融合;家族史。

2. 分子遗传学检测　PTCH1 基因突变。

五、治疗

(一)一般治疗

目前对于 GGS 尚无有效的治疗方案,以对症治疗为主,对畸形者可给予手术治疗。

(二)口腔颌面部异常相关的治疗建议

1. 对于颌骨多发性牙源性角化囊肿可采取手术治疗,因可引起病变区牙齿的病变、移位、缺失与萌出异常等。但术后易复发。

2. 存在唇腭裂的患者需手术治疗。

参考文献

[1] Friedrich R E. Diagnosis and treatment of patients with nevoid basal cell carcinoma syndrome [Gorlin-Goltz syndrome (GGS)][J]. Anticancer Research,2006,27(4A):1783-1787.

[2] Kolm I, Puig S, Iranzo P, et al. Dermoscopy in gorlin-goltz syndrome[J]. Dermatologic Surgery,2006,32(6):847-851.

[3] Gyenes V, Pataky L, Csiba A. A Gorlin-Goltz-syndroma Gorlin-Goltz syndrome[J]. Orv Hetil. 1981,122(32):1967-1969.

[4] Alter M, Hillen U, Leiter U, et al. Current diagnosis and treatment of basal cell carcinoma[J]. JDDG: Journal Der Deutschen Dermatologischen Gesellschaft,2015,13(9):863-875.

[5] Happle R. Goltz syndrome and PORCN: A view from Europe[J]. American Journal of Medical Genetics Part C: Seminars in Medical Genetics,2016,172(1):21-23.

[6] de Melo Pino L C, de Almeida Balassiano L K, Sessim M, et al. Basal cell nevus syndrome: Clinical and molecular review and case report[J]. International Journal of Dermatology,2016,55(4):367-375.

[7] Pierro V S D S, Marins M R, Borges de Oliveira R C, et al. Clinical and oral findings in an Afro-Brazilian family with Gorlin -Goltz syndrome: Case series and literature review[J]. Special Care in Dentistry,2015,35(1):43-50.

[8] Terezhalm y G T, Moore W S, Bsoul S A, et al. Focal dermal hypoplasia (Goltz-Gorlin synd rome)[J]. Qu in tessence Int,2002,33(9):706-707.

[9] Pino L C D M, Balassiano L K D A, Sessim M, et al. Basal cell nevus syndrome: Clinical and molecular

review and case report[J]. International Journal of Dermatology，2016，55(4)：367-375.

[10] Thalakoti S，Geller T. Basal cell nevus syndrome or Gorlin syndrome[J]. 2015，132：119-128.

[11] Bresler S C，Padwa B L，Granter S R. Nevoid basal cell carcinoma syndrome (gorlin syndrome)[J]. Head and Neck Pathology，2016，10(2)：119-124.

[12] de Meij T G，Baars M J，Gille J J，et al. From gene to disease：Basal cell naevus syndrome[J]. Nederlands Tijdschrift Voor Geneeskunde，2005，149(2)：78-81.

（冀 堃 邢向辉）

第二节 Letterer-Siwe 病

一、疾病简介

Letterer-Siwe 病是累计部位最多、程度最重的朗格汉斯细胞组织细胞增生症的一种，多发生于 3 岁以内的婴幼儿，临床上常有肝、脾以及淋巴结的肿大，多发性的溶骨损害，主要会出现发热和反复感染(中耳炎、肺炎)，病变进展快，预后差。病理改变为分化较好的朗格汉斯细胞组织细胞不同程度的增生，同时伴有淋巴细胞和嗜酸性粒细胞增生、浸润。

二、病因及发病机制

病因暂无明确定论，目前多倾向于认为由于受到免疫刺激而导致朗格汉斯组织细胞出现克隆性增生，也有学者认为可能与其他因素(感染、遗传、免疫等)有关。

三、临床表现

(一)头面部表现

本病最常侵犯的部位是上颌骨和下颌骨，如上颌骨的腭部，下颌骨的牙槽骨及下颌骨升支部。骨骼病变的影像学改变多为溶骨性的骨质破坏，边缘不规则。颅骨破坏大小不一，形状不规则，边缘不整齐。起初或病变中期，病灶边界不清楚，病变后期，骨质边缘开始变得清晰，但是骨质密度不均匀，骨缺损开始修复而逐渐变小，甚至可以完全修复。颌骨病变可表现为牙槽突型和颌骨体型两种。

(二)其他相关临床表现

Letterer-Siwe 病变范围较广，以皮肤病变最为常见。皮疹多发生于胸背部，较少发生于四肢。早期表现为斑丘疹，常溃破、有渗出和出血，最终结痂、脱屑，可残留有不易消退的色素白斑。发热常伴随皮疹一同出现。淋巴结、肝和脾可出现明显的增生肿大，切面可有出血和坏死区。

重症患儿的肝脏会受累，出现功能紊乱，导致患儿全身症状明显，食欲不佳同时体重减轻，同时呼吸道也有明显的症状(如咳嗽、呼吸急促甚至气胸)，严重时会出现贫血。

四、诊断

结合临床症状体征、X线检查和病理学检查来诊断。其中金标准是病理学检查,主要是包括大量的组织样细胞浸润,CD1a、S-100蛋白、α-D-甘露糖苷酶等几种蛋白阳性可以帮助确诊。电镜下可见特征性的Birbeck颗粒。

五、治疗

(一)一般治疗

本病预后与发病年龄、受累器官范围、治疗时机有关。受累器官范围大(如包括肺、肝、脾等)病变者病死率较高,因此早诊断早治疗,可导致存活率增加。年龄小并同时侵犯多个系统的患儿,有20%的致残率和死亡率。

(二)口腔颌面部异常相关的治疗建议

患儿口腔颌面部可施行清创术,甚至可切除严重受损的牙龈组织,以限制口腔病变。

首先对患儿进行评估,对于仅侵犯单个骨的患儿和在特殊情况下有多部位受损的患儿,多采用局部治疗(外科手术和放疗)。如果病损部位表浅,手术容易操作,可采取手术刮除的方法。

对于预后不佳的患儿可考虑进行骨髓移植,或其他免疫治疗方法。

参考文献

[1] 马丽娟,师晓东,王天有,等.朗格罕细胞组织细胞增生症传统分型与Lavin-Osband分级的相关性及其临床意义[J].中华儿科杂志,2004,42(1):58-61.

[2] Rakesh S V, Thappa D M. Quiz. Langerhans cell Histiocytosis (Letterer-Siwe disease)[J]. Indian Journal of Dermatology, Venereology and Leprology, 2003, 69(3):241-242.

[3] Hammami H, Zaraa I, El Euch D, et al. Letterer-Siwe disease associated with chronic myelomyonocytic leukemia:A fortuitous association? [J]. Acta Dermatovenerologica Alpina, Pannonica, et Adriatica, 2010, 19(1):45-48.

[4] Letterer Erich,李晓光.Letterer-Siwe病最初的报告[J].中国矫形外科杂志,2014,22(21):2009.

[5] 叶中绿,陆羡.12例LETTERER-SIWE病误诊原因分析及其早期诊断体会[J].广东医学院学报,1998:67.

[6] 周伟林.朗格罕细胞组织细胞增生症新进展[J].国外医学(儿科学分册),1997,24(4):212-214.

(张 倩 邢向辉)

第三节 骨瘤-表皮样囊肿-结肠息肉综合征

一、疾病简介

骨瘤-表皮样囊肿-结肠息肉综合征(bone tumor epidermoidcyst polyposis syndrome)又

名 Gardner syndrome、肠息肉综合征Ⅲ型(intestinal polyposisⅢ)。本征特征为多发性结肠和直肠息肉、多发性骨瘤和软组织新生物。Benecke 1931 年已有描述,Gardner 1951 年系统地报告了本病。

平均发病年龄为 20 岁,多见于青年,其次为儿童,婴儿中发生率为 1/7 646～1/23 790。目前报告的患者中,年龄最大者为 70 岁,最小者仅两个月。

二、病因及发病机制

常染色体显性遗传。可能由一高外显率多效基因所决定。

三、临床表现

(一) 头面部表现

1. 颅面骨有多个骨瘤,且大小不一,具有自限性,可累及上下颌骨、额骨、蝶骨,尤以下颌骨多见。其特点是类球样骨内骨瘤和骨硬化,局部隆起或骨质密度增加。

2. 常有广泛的牙骨质形成和多个阻生牙齿。

3. 拔牙后牙槽骨不易愈合,在进行口腔治疗时,可能发生病理性骨折。X 线摄片显示下颌骨有溶骨和成骨改变。

本综合征初发症状常累及面部,口腔医生应对本病有足够的认识,即使肠道检查阴性,亦须定期随访。

(二) 其他相关临床表现

1. 患者常见有体表的特征,最常见的是皮脂腺囊肿(sebaceous cyst)(约 20%),好发于面部和四肢。

2. 易在手术或外伤伤口瘢痕上出现脂肪瘤(lipona),发病年龄不等,一般发生在肠息肉(intestinal polyps)之前。患者也可发生皮下脂肪瘤(subcutaneous lipoma)、纤维瘤(fibroma)、神经纤维瘤(neurofibromas)、皮样囊肿(dermoid cyst)及非特异性结缔组织肿瘤。

3. 体表的体征出现多年后,出现肠道息肉,为腺瘤(adenoma),大多局限于结肠和直肠,甚少累及小肠。数目可以多至数百甚至数千,以致引起肠道出血、腹泻,以及腹绞痛,常可发展成癌肿。病变过程发展缓慢,症状常在 10～15 年后出现。

4. 本病患者还可伴有其他畸形,如杵状指,幼稚型,类无睾症。

四、诊断

诊断主要靠结肠镜和肠道 X 线诊断。面部骨特别是上、下颌骨局部隆起或骨密度加大,骨内膜骨瘤及体表肿物的检查有助于提示诊断。

与假性甲状旁腺机能减退(pseudo hypoparathyroidism,PHP)/假假性甲状旁腺机能减退(PPHP)、基底神经节钙化综合征、多发性基底细胞痣综合征、先天性性腺发育不全、多发性骨瘤综合征等疾病有共同表现,如圆形脸,手指短,骨化钙化,恶性病变等。这些病变对甲状旁腺浸出物的反应,以及血清钙、磷水平不同,可以帮助鉴别诊断。

五、治疗

本病肠息肉有高度恶变倾向,应做全结肠切除和永久性回肠造口术。软组织肿瘤不会发生恶变,若不影响外观一般不必切除,病变区牙齿宜拔除。

参考文献

[1] 王革非,任建安,黎介寿.Gardner综合征[J].中华消化外科杂志,2007,6(5):351.

[2] 冯亮,杨维良.Gardner综合征的诊治现状[J].临床外科杂志,2007,15(10):709-710.

[3] 蔡健华,赵任.Gardner综合征早期诊断和治疗新进展[J].外科理论与实践,2010,15(2):201-203.

[4] Juhn E, Khachemoune A. Gardner syndrome[J]. American Journal of Clinical Dermatology, 2010, 11(2):117-122.

[5] Naylor E W, Gardner E J. Adrenal adenomas in a patient with Gardner's syndrome[J]. Clinical Genetics, 1981, 20(1):67-73.

[6] Danes B S, Krush A J. The Gardner syndrome: A family study in cell culture[J]. Journal of the National Cancer Institute, 1977, 58(3):771-775.

(王文梅 宋月凤)

第四节　Conradi 综合征

一、疾病简介

Conradi 综合征(康拉迪综合征)(Conradi syndrome)又名 Conradi 病,亨纳曼综合征(Huenermann syndrome),先天性点状软骨发育不良(chondrodystrophia congenita punletata),先天性多发性骨骺发育不全(multiple epiphyseal dysplasia congenital),先天性斑点骨骺(congenital stippled epiphyseal),点状骨骺发育不良,点状骨骺发育不全综合征,先天性钙化性软骨发育不良,点彩性骨骺综合征,先天性点彩骨骺,先天性钙化性软骨营养不良,先天性骨骺发育不全,广泛性钙化症,胎儿软骨营养障碍性发育不全等。

1914 年,Conradi 首次报道了这种罕见的多系统损害疾病。1964 年,国内报道首例。本病为骨骼、脑组织、眼和皮肤损害的多系统疾病。主要临床特点为:婴儿期发病,女多于男,以骨骼生长不良,以软骨的不规则钙化为特点。主要表现为长骨骨骺点状发育不良,先天性白内障,多个骨骺畸形,关节挛缩等。

二、病因及发病机制

病因复杂,可能是由不同外显率的常染色体隐性基因所引起的疾病,也可认为是多发性骨骺发育不良的一种类型。其特点是病变部位在骨骺及软骨,呈囊性间隙和黏液样变性。75%血缘婚姻有关,常伴有甲状腺及脑机能失常及维生素 A 先天性利用不良。本病的遗产方式有常染色体显性和常染色体隐性两种遗传方式。常染色体显性遗传者为 Conradi-

Hunermann型,又称为Ⅱ型;常染色体隐性遗传者为肢根型(rhizomelic type),又称为Ⅰ型。性染色体显性遗传者则表现为男性婴儿死亡、女性婴儿发生本病。患者面部典型的特征为严重鞍鼻,系鼻骨缺失所致。Ⅰ型畸形较Ⅱ型严重。

三、临床表现

(一)头面部表现

Ⅱ型患者头围基本正常,20%病例有先天性白内障。

Ⅰ型患者常有智能发育障碍,脑萎缩,眼萎缩,痉挛性双侧麻痹,头围过小。大部分患有先天性白内障(congenital cataract),视神经萎缩或发育不良,斜视,甚至眼球震颤。少数病例有腭高拱和腭裂(cleft palate)。

(二)其他相关临床表现

Ⅱ型患者精神发育基本正常。身材矮小,管状骨不对称性缩短,上身长,下身短,长骨近端变短,骨骺变平或外形不规则,但干骺端不受累。椎骨体可有点状钙化、畸形,生后1年出现脊柱侧弯。约25%病例有大关节挛缩,20%病例有仰趾外翻足。

Ⅰ型患者骨骼的改变有肱骨和股骨严重缩短,干骺端钙化紊乱,常见骺内钙化和骺外钙化。椎骨裂。60%病例有关节挛缩以及髋关节脱位等,10%有畸形足。皮肤变化在患者出生时即存在,表现为皮肤干燥、小片鳞屑,局部或广泛的红斑。

两型患者约25%均有皮肤萎缩、鱼鳞状角化症、干燥、脱屑、红皮症、毛发脱落等病变。

X线片表现:长骨、肩胛骨、椎骨以及气管喉头的软骨部分的骨骺中出现点状或融合成片的致密钙化点,关节周围软组织内可见钙化影,呈斑点状,而在腕骨及跗骨的软骨内无钙化影,这些钙化影随年龄增长并不会增加。一般于3岁后消失。

四、诊断和鉴别诊断

通过典型的临床表现和幼儿期X线表现的骨骺多发性点状钙化即可诊断。

下颌眼面头颅发育不良综合征与本征相似之处为白内障、侏儒,但不同点是前者为匀称侏儒,且有下颌骨面骨异常;而后者侏儒表现为上身长下身短,长骨近端变短,且有大关节挛缩及多种皮肤病损。软骨内和软骨外点状钙化是非特异性的可见于许多遗传病和非遗传性疾病,不足以作为鉴别诊断的依据。

多发性骨骺发育不良需要与本病相鉴别。该病发病年龄一般在4~5岁以后,表现为以髋、膝关节为主的关节疼痛,也表现为骨骺点状钙化,没有特殊面貌及白内障。

五、治疗

本综合征Ⅰ型预后差,多在1~2岁死亡。Ⅱ型预后较好。

无特殊治疗,对症处理。患者若症状较多病情严重时,常在婴幼儿期死亡。存活者有多发性骨、眼和精神方面的缺陷。对先天性白内障可在1~2岁内手术,以免发生弱视。骨畸形也可手术治疗。

参考文献

［1］ Bukkems S F，Ijspeert W J，Vreenurg M，et al. Het syndroom van Conradi-Hünermann-Happle ［Conradi-Hünermann-Happle syndrome］［J］. Ned Tijdschr Geneeskd，2012，156(10)：A4105.

［2］ Cañueto J，Girós M，González-Sarmiento R. The role of the abnormalities in the distal pathway of cholesterol biosynthesis in the Conradi-Hünermann-Happle syndrome［J］. Biochimica et Biophysica Acta，2014，1841(3)：336-344.

［3］ Ozyurt K，Subasioglu A，Ozturk P，et al. Emopamil binding protein mutation in conradi-hünermann-happle syndrome representing plaque-type psoriasis［J］. Indian Journal of Dermatology，2015，60(2)：216.

［4］ Bartsch F，Ackermann M，Lang H，et al. Unfused liver segments：A case report of an unknown phenotype of the conradi-hünermann-happle syndrome［J］. Journal of Gastrointestinal and Liver Diseases，2016，25(4)：547-549.

［5］ Lambrecht C，Wouters C，van Esch H，et al. Conradi-hünermann-happle syndrome：A novel heterozygous missense mutation，c.204G＞T（P.W68C）［J］. Pediatric Dermatology，2014，31(4)：493-496.

（段　宁　王文梅）

第五节　畸形性骨炎

一、疾病简介

畸形性骨炎（osteitis deformans）又名变形性骨炎,佩吉特氏病（Paget's disease of bone, PDB）,佩吉特病,Paget 病。畸形性骨炎是一种常见的疾病,其特征是骨转换增加和紊乱,可影响整个骨骼中的一个或多个骨骼。这些异常破坏了正常的骨结构,导致各种并发症,如骨痛、骨关节炎、病理性骨折、骨畸形、耳聋和神经压迫综合征。

二、病因及发病机制

本病病因不明。遗传因素在畸形性骨炎中起着重要的作用。在四个引起经典 Paget 病和相关综合征的基因中都发现了突变或多态性,这些基因包括编码 RANK 的 TNFRSF11A、编码骨保护素的 TNFRSF11B、编码 p97 的 VCP 和编码 p62 的 SQSTM1。所有这些基因都在 RANK-NF-κB 信号通路中起作用,并且这些突变很可能通过干扰正常信号通路而导致破骨细胞活化而诱发 PDB。尽管 Paget 病传统上被认为是破骨细胞的疾病,但有证据表明基质细胞功能和成骨细胞功能也异常,这可能是该病与骨形成和骨吸收增加有关的原因。环境因素也会导致 Paget 病。

三、临床表现

(一)口腔颌面部表现

颌面骨畸形最明显,形成特征性的"狮面",颅骨增大,颌骨形态异常。

1. 骨痛或骨关节痛 一般为钝痛或烧灼样痛,以夜间和休息时明显。

2. 骨畸形及压迫症状 受累的骨骼可出现膨大、弯曲畸形,颅骨畸形可压迫颅神经、脑干、小脑及颅内血管。

3. 骨折 可出现病理性骨折。

4. 其他 骨及皮肤血运丰富可导致病变处皮温升高,病变范围广的患者可出现充血性心力衰竭,病变广泛且长期卧床者可能出现血钙和尿钙水平的升高。

发生在颌面部骨的畸形变可能并不明显,但也可导致牙齿的拔除、义齿安装困难等。

(二)其他相关临床表现

本病可累及人体的任何骨骼,最常累及的骨骼依次为骨盆、腰椎、股骨、胸椎、骶骨、颅骨、胫骨和肱骨等。四肢长骨的畸形变可引起骨的弯曲,导致继发性骨关节炎。受累骨质可表现为骨痛或骨关节痛、骨畸形及压迫症状、骨折及血管形成产生的相应表现。

四、诊断

Paget 骨病的三个特征性改变包括:

1. 碱性磷酸酶(alkaline phosphatase,AKP)异常增高,甚至可达正常值的 10 余倍。

2. 影像学表现,可见全身骨骼多处受累,骨质疏松;颅骨骨板增厚,出现多处大小不等由钙化斑引起的絮状影;椎骨呈"双凹形"改变,长骨骨皮质菲薄,呈"双重轮廓",骨小梁粗大、稀疏。

3. 病理改变示成骨细胞和破骨细胞聚集,骨破坏与新生交错,出现不规则板层状骨结构;骨小梁增生,呈现筛状的骨镶结构。

根据 Paget 骨病的以上三个特征性改变可诊断。鉴别诊断上要注意与骨肿瘤、肿瘤骨转移、结缔组织病等鉴别。

五、治疗

本病治疗的目的是缓解症状和预防并发症的发生,包括药物治疗和手术治疗。药物治疗适用于有上述症状或无症状但血 AKP 水平升高 1.5～2 倍以上者,常用药物包括双膦酸盐(bisphos-phonates,BPS)和降钙素(calcitonin,CT)两大类。当出现骨折、脊髓或神经受压、骨畸形和成骨肉瘤时应考虑外科手术治疗,手术前后也需应用药物减少病变部位的血供,以减少失血。

参考文献

[1] Ferreira R M, Vieira L, Pimenta S, et al. Chondrosarcoma as inaugural manifestation of monostotic

Paget's disease of Bone[J]. Acta Reumatol Port，2019，44(2)，163-164.

［2］Lalam R，Cassar-Pullicino V，Winn N. Paget Disease of Bone[J]. Semin Musculoskelet Radiol，2016，20(3)，287-299.

［3］Vuillemin-Bodaghi V，Parlier-Cuau C，Cywiner-Golenzer C，et al. Multifocal osteogenic sarcoma in Paget's disease[J]. Skeletal Radiol. 2000，29(6)，349-353.

［4］Merritt B，Degesys C，Brodland D. Extramammary Paget Disease[J]. Dermatol Clin，2019，37(3)，261-267.

［5］陈佳,周力,邓微.Paget 骨病 4 例并文献复习[J].中华骨质疏松和骨矿盐疾病杂志,2015,1(1)，33-38.

（贺智凤　王志勇）

第六节　Hadju-Cheney 综合征

一、疾病简介

Hadju-Cheney 综合征(Hadju-Cheney syndrome)又名肢端骨质溶解综合征,骨关节齿发育不良,遗传性骨发育不全,颅骨发育不良并肢端溶骨症,肢端溶骨症(acroosteolysis)。遗传性骨发育不良并肢端溶骨症(hereditay osteodysplasia with acro-ostealysis)是原发性肢端溶骨症之一,临床上罕见。

二、病因及发病机制

本综合征病因尚不明,但其遗传缺陷和分子发病机制尚不清楚。有文献报道其发病机制与 NOTCH 基因突变有关。

有家族性倾向,为常染色体显性遗传。文献提到的有垂体嗜酸性细胞功能不足,小长骨不能骨化的骨发育不良和正常骨的脱矿作用被有缺陷的原发骨所替代。垂体嗜酸细胞功能减退所致骨发育不良及脱矿。

三、临床表现

(一) 头面部表现

Hadju-Cheney 综合征临床特征是身材矮小,相貌特征明显,骨骼发育不良,包括肢端骨溶解。

1. 骨骼异常,特殊面容,颅骨多发性缝间骨、颅缝分开,缝持续不闭合,囟门处凹陷,额窦缺如,颅骨扁平或凹陷致蝶鞍变浅延长,进行性扁颅底,枕隆凸增大,头发粗硬、浓眉。

2. 过早的牙齿丢失,由于颌骨骨质疏松,有多发性阻生牙、牙松动、牙槽骨吸收、牙槽骨萎缩变浅、牙根短,更年期则出现牙松动后完全脱落等。

3. 人中细长、眼距增宽。

4. 耳大而低位。

5. 发音低沉。

6. 视听神经系统不正常。

7. 下颌小、下颌角增大。颞下颌关节变形及疼痛,影响咀嚼。

(二)其他相关临床表现

一般起病于青少年,男女均可发病。

1. 肢端溶骨见于末节指、趾骨,并可延及中节指、趾骨,呈末端吸收及/或中段吸收,无骨膜反应,指、趾尤其是最后一节指、趾变短。软组织粗厚呈球形。指甲弯度增加,出现假性杵状指,活动或轻微损伤后常觉疼痛。

2. 关节松弛可见手、足、膝、肘部关节结构破坏,畸形。

3. 骨质疏松易发生骨折,长骨塑形差,生长速度不等致弯曲畸形。患者矮小,除与脊椎压缩有关外,尚与生长发育障碍有关。全身性骨质疏松症,常与非创伤性椎体和非椎体骨折相关。

4. 其他,少见的临床症状如肾不全、肾皮质囊肿、膀胱输尿管返流和肾功能衰竭等。

本病发展缓慢,可因肢体活动障碍及继发神经病变而卧床不起,多死于并发症。

四、诊断

溶骨性病变见于手、足、膝、肘部关节,伴全身性骨发育不良,是与其他原发性肢端溶骨症鉴别的要点。应与致密性骨发育不全(pyknodysostosis),后者骨结构异常致密,下颌角几乎呈 180 度。本病肢端骨质溶解,牙早脱。

五、治疗

(一)一般治疗

无特殊治疗,对症处理。

(二)口腔颌面部异常相关的治疗建议

对症治疗。积极治疗全身的同时对反复发炎的阻生牙考虑拔除,同时如出现牙松动、牙槽骨吸收、牙槽骨萎缩变浅、牙根短,应避免进食咀嚼硬物骨引起"自发"骨折,同时需要牙周治疗,并积极进行牙周维护,牙齿脱落应及早修复,以防止牙槽骨吸收。文献中报道通过阿仑膦酸盐(alendronate)治疗 2 年后骨密度增加,骨折风险相应降低。

参考文献

[1] Dantas É L, et al. Hadju-Cheney syndrome:kidney disturbs in a case report[J]. J Bras Nefrol, 2013, 35 (2):165-167.

[2] Drake W M, Hiorns M P, Kendler D L. Hadju-Cheney syndrome:Response to therapy with bisphosphonates in two patients[J]. Journal of Bone and Mineral Research, 2003, 18(1):131-133.

[3] Allen C M, Claman L, Feldman R. The acro-osteolysis (hadju-Cheney) syndrome:Review of the literature and report of a case[J]. Journal of Periodontology, 1984, 55(4):224-229.

[4] 林丽蓉. 医学综合征大全[M]. 北京:中国科学技术出版社, 1994.

[5] 李克勤,许敬亭. Hadju-Cheney 综合征一例[J]. 临床医学, 1986(4):253-254.

[6] 韦道明,翁瑛霞. Hadju-Cheney 综合征一例[J]. 中华内分泌代谢杂志, 2000, 16(6):381-382.

（韩生伟　杨旭东）

第七节　智能缺陷骨软骨异常综合征

一、疾病简介

智能缺陷骨软骨异常综合征(mental retardation with osteocartilaginous anomalies)又名Coffin-Lowry综合征(Coffin-Lowry syndrome),科-勒综合征。该综合征是X染色体显性遗传疾病,故该综合征患者均为男性,而女性为其携带者。该综合征由Coffin于1966年首先报道,而Lowry于1971年确定其为显性基因遗传病。目前研究发现该疾病的主要特征为智力发育不全,特殊面容及骨软骨异常。

二、病因及发病机制

智能缺陷骨软骨异常综合征是罕见的X染色体显性遗传疾病。研究发现其致病基因是定位于Xp22.2的RPS6KA3基因。该基因全长约117kb,其中含有22个外显子,该基因编码一种生长因子调节蛋白激酶RSK2。RPS6KA3突变是非常异质的,导致RSK2激酶磷酸转移酶活性的丧失,最常见的原因是蛋白翻译提前终止。

三、临床表现

(一) 头面部表现

患有该综合征的患者临床表现为上颌骨及颧骨发育不全,上唇薄而人中长,下唇厚而外翻,下颌骨前突,巨口,高拱腭。部分患者伴有牙列拥挤、错殆畸形、少牙畸形(下切牙缺额较常见)、牙齿形态异常。舌背正中有深的纵沟。前额突出、眶距增大,睑裂外眦斜向下,内眦赘皮,眶上嵴厚而突出,耳大低位、塌鼻梁。

(二) 其他相关临床表现

1. 严重智力运动迟缓　智力受损,认知缺陷,智力低下。运动发育延迟,婴儿期表现为全身性张力减退。行走年龄推迟,步态笨拙可能会导致行走困难。部分患儿合并感觉神经性听力丧失。

2. 进行性的骨骼畸形　骨骼畸形在大多数患者中逐渐出现,可能包括骨骼发育迟缓、肌张力低下、脊柱后凸/脊柱侧凸、隆凸漏斗或深凹。影像学改变包括颅骨骨质增生、椎体形状和终板异常、骨龄延迟、掌骨假性骨骺和末节指骨簇集等。

3. 其他　大约15%的受影响男性心脏受累,包括心肌病、二尖瓣及三尖瓣功能障碍、心肌致密化不全、主动脉发育不良、腱索缩短等。总脑容量减少,对小脑和海马体有特殊影响。少数女性携带者患有肥胖症和精神疾病(抑郁症、精神病行为和精神分裂症),还可伴癫痫发作。此外,CLS患儿可合并视网膜色素萎缩及视神经萎缩等。

四、诊断

Coffin-Lowry综合征确诊主要依赖于患儿临床表现,其主要特征是生长和精神运动迟缓,特征性面部和手指畸形,以及进行性骨骼改变。基因检测有助于早期诊断,可通过基因诊断对该疾病确诊,同时应与黏多糖病鉴别。组织病理学检查发现患者皮肤弹力纤维含量明显减少。广泛的骨软骨异常合并智能低下,指示本病的诊断。

五、治疗

(一) 一般治疗

目前智能缺陷骨软骨异常综合征的治疗主要是针对患者出现的临床症状采取对症治疗:针对有听力受损的患者配备助听器;对于生长迟缓的患儿进行语言训练和肢体康复;对伴有心肌病等心脏疾病的患者进行手术、强心、抗心律失常等治疗;对出现脊柱畸形的患儿采用运动治疗、姿势治疗、佩戴矫形器等方法纠正,必要时可手术治疗。

(二) 口腔颌面部异常相关的治疗建议

患有该综合征患者常常会出现牙列拥挤,错𬌗畸形,少牙畸形,特别是下切牙缺额较常见。目前临床通过正畸治疗来矫正牙列拥挤,改善患者的错𬌗畸形。可通过义齿固定或者活动修复治疗少牙畸形。以达到改善咬合关系,提高咀嚼功能的目的。

参考文献

[1] 张立毅,曹玉红,张光运等.Coffin-Lowry 综合征 1 例报告及文献回顾[J].临床儿科杂志,2018,36(4):265-267.

[2] 王云,孟岩,彭园园,等.Coffin-Lowry 综合征基因突变的检测[J].基础医学与临床,2010,30(6):609-612.

[3] 李永库,刘玉杰,王贞.Coffin-Lowry 综合征一例[J].中华儿科杂志,2006,44(2):148.

[4] Wasersprung D, Sarnat H. Coffin-Lowry Syndrome:Findings and I dental treatment[J]. Special Care in Dentistry, 2006,26(5):220-224.

[5] Hanauer A, Young I D. Coffin-Lowry syndrome:Clinical and molecular features[J]. Journal of Medical Genetics,2002,39(10):705-713.

[6] Marques Pereira P, Schneider A, Pannetier S, et al. Coffin-Lowry syndrome[J]. European Journal of Human Genetics,2010,18(6):627-633.

(贺智凤　韩生伟　王志勇)

第八节　半侧颜面短小畸形综合征

一、疾病简介

半侧颜面短小畸形(hemifacial microsomia, HFM),是颌面部第二常见的先天性疾病,活产儿中患病率达1/5 600—1/3 000。为胚胎期第一、第二腮弓和位于期间的咽囊及第一腮裂、颞骨原基发育不全所致。由于该综合征表型多样化,无法确定 HFM 的典型情况。不同的表型组合被报导时,常用学者的名字或疾病表现重新命名,所以,该疾病既往曾有诸多名称,包括:第一、第二腮弓综合征(first and second brachial arch syndrome),颅面短小症(craniofacial microsomia),耳下颌发育不全(otomandibular dysostosis),半侧下颌小耳综合征(hemignathia and microtia syndrome),耳颌面畸形(otomandibular-facialdysmorphogenesis),Franceschetti-Klein syndrome,第一鳃弓综合征,Franceschetti syndrome,Treacher-Collins-Franceschetti syndrome,Treacher-Collins syndrome,Berry-Franceschetti-Klein syndrome,双面部发育不良综合征(bilateral facies dystrophy syndrome),下颌颜面发育不全综合征,多发性面部畸形综合征(multiple facies abnormal syndrome),Franceschetti-Zwablen syndrome,Treacher-Franceschetti syndrome,Franceschetti-Zwablen-Klein syndrome,下颌面骨成骨不全综合征(mandibulofacies dysostosis syndrome),耳颅面综合征(otocraniofacial syndrome),耳—上颌发育不全综合征(Francois—Haustrade syndrome),耳—上颌骨发育障碍(otomaxillae dysostosis),面骨下颌骨发育不全症(Weyer—Thler syndrome)等。现在统一将这一类型疾病归为一大类,即 HFM。

HFM 的分类:早在 1846 年就已有本病的报道。1900 年,1923 年 Berry,Treach,Collins 和 Dires 先后报道了本征的顿挫型、不完全型和完全型,1944 年 Franceschetti 正式提出本征的详细概念。1949 年 Franceschetti 补充了一侧型及不典型第 II 型,报道在额面之外还有耳畸形,并与 Klein 将本病分为完全型(又称典型或标准型)、不完全型、顿挫型、单侧型和不规则型等五型。若伴有颌小、舌下垂、腭裂、眼和耳的缺陷则称为 Pierre Robin syndrome。1958 年 Mc Kenzie 将此症造成头颈部八种不同类型异常:①Franceschetti-Klein syndrome。②Pierre-Robin syndrome。③下颌骨发育不全,常伴牙异常及小耳畸形。④外耳及中耳畸形。外耳畸形越明显(尤其无耳时),越可能伴随外耳道及中耳畸形,最常侵及的听骨为镫骨及砧骨。⑤先天性聋哑。绝大多数由内耳发育不全所致,可同时伴有严重的传音障碍。⑥耳畸形伴唇裂,腭裂。⑦瞳孔间距增宽。⑧瞳孔间距增宽伴聋哑。

目前,多采用 OMENS(+)分类方法来对 HFM 从程度和严重性上进行更全面的分类。其中,OMENS 几个字母分别表示:(O)rbital asymmetry,(M)andibular hypoplasia,(E)ar deformity,(N)erve dysfunction,(S)oft-tissue,即:眼部非对称性,下颌发育不足,耳的畸形,神经系统异常及软组织异常。而后面的"+"是 1995 年 Horgan 等学者提出的加上了颅外病变的评估。该评分系统有助于 HFM 的临床诊断与治疗。

二、病因及发病机制

HFM 的病因学尚不完全清楚,遗传学和环境因素都有影响。

(一)遗传学说

通过家族调查,认为与遗传有关,目前认为是外显率较低的常染色体显性遗传性疾病,其染色体异常的位置位于 5 号染色体长臂的 5q31.3~q33.3 范围内。

(二)环境学说

认为环境对早期胚胎的干扰,可使其发育停滞和畸形,一般认为是胚胎 7~8 周中胚叶第一鳃弓及第二鳃弓组织发育不全或发生异常,从而产生各种先天性畸形,或由于卵子营养缺乏或受精卵在子宫内着床不良。其他如母体早孕时受放射线照射,胎儿所受的羊水压力过大,胎位异常,维生素缺乏(尤以维生素 A,核黄素,叶酸等)。代谢紊乱。化学药品的影响。妊娠期的病毒感染(尤以风疹)和外伤等都可影响胎儿的发育。发育中的骨动脉吻合处发现出血可能与 HFM 的发生有关。最新的报道表明神经嵴细胞的发育缺陷有关。此外,咀嚼肌(咬肌除外)的缺乏与下颌发育不足的发生有关。

三、临床表现

(一)头面部表现

尽管 HFM 的表现各异,但其最常见的临床特征表现在下颌骨、耳郭、眼眶、面神经和颅面区域的软组织异常,各种异常程度千差万别。按照 OMENS 的顺序,HFM 具体表现主要为:

1. 眼部疾病　眼眶移位,睑裂变窄,单侧眼球发育不全(小眼症),甚至整个眼球的缺失。眼区的其他表现如:眼裂外侧向下倾斜,下睑缘外 1/3 与内 2/3 间有裂隙,下睑内 2/3 萎缩,睫毛稀少以至缺如,睑板腺及泪点可能不存在,泪液系由异常发达的上泪点排泄,眼睑和/或虹膜区的淋巴瘤伴睫毛缺陷等也有报道。

2. 单侧下颌骨发育不良　在 HFM 中最常见也最重要,不同研究显示其发生率达 49%～100%。下颌骨发育不良是颅面其他骨发育不良的基石。表现为小下颌畸形,颏尖内缩,舌相对巨大,生后初时即有吸吮和吞咽功能障碍,因而口内积有大量黏液,可导致窒息。

3. 耳畸形　耳郭结构常常是 HFM 的首发症状,66%～99%患者有小耳畸形。耳畸形程度不一,轻者可仅有极轻微改变,如仅有副耳、耳前瘘管等。重者可呈全耳缺如、低位耳或外耳道完全闭锁、鼓室或有或无,锤骨和砧骨多有畸形,镫骨畸形较轻,内耳畸形较少。耳聋是另一个常见表现,一般为双侧性、传导性,发生率达 70%,轻重不一。外耳的畸形及发育不全的肌无力都可能导致传导型听力损失。亦有鼻咽部较狭窄,易患咽鼓管炎,而使耳聋加重,乳突气化常有障碍,缺少乳突尖,或有副乳突存在。

4. 面神经发育不良　22%～45%的患者伴有面神经麻痹。

5. 软组织受累

(1)皮肤,皮下组织和肌肉的减少主要可见于颞、眶和腮腺区域。

(2)腮腺发育不良。

(3)咀嚼肌发育异常:咬肌,颞肌,翼内肌,翼外肌功能受损。咀嚼肌的萎缩会引起"颞部空虚"这一特征性表现。

(4)10%的患者伴有腭裂,此外,单侧面横裂、大口畸形、外鼻肥大、前鼻孔部闭锁等也可能发生。

6. 其他颅骨发育不良　面骨发育不全,颧骨发育不良,颧弓狭窄,乳突发育不良,眶下缘薄,上颌骨发育低下,上颌窦小,腭穹多高拱,鼻中隔多弯曲,牙列不齐,咬合关系异常。

(二)其他相关临床表现

Horgan 等人发现 56%的 HFM 患者存在颅外异常,可能表现为:掌骨和跖骨过小及枕骨顶骨平坦,蝶骨、胸廓、脊柱畸形;会厌软骨发育不全而有发育障碍;同侧的先天性肺发育不全;智力一般发育正常,亦有更为聪敏者;此外,畸形给患儿常带来心理上的不利影响。

四、诊断

主要依据先天性面部畸形的特征即可诊断。虽有一些疾病须与之鉴别,但对临床价值不大,且本综合征的不完全型或不典型病例与之鉴别十分困难,有时甚至是不可能区别。如 Pierre-Robin syndrome,Hallerman-Streiff syndrome,Goldenhar syndrome,Crouzon syndrome 等。

五、治疗

(一) 一般治疗

HFM 为先天发育畸形,无特效疗法,治疗中多偏重于面容矫正,患者的年龄和先天性的严重程度等许多因素确定了患者开始治疗的时间。

颧骨的缺失或发育不全是治疗的重点,因为该发育异常可导致一系列的畸形,临床倡导通过多学科如整形外科、口腔颌面外科、心理科、眼科等的协作更好地改善患者面部外形及功能。

(二) 口腔颌面部异常相关的治疗建议

1. 骨组织重建 颧眶部的重建是本综合征治疗最为重要部分。而颧眶部的重建可通过增加体积使颧骨颧弓、眶下缘以及眶外壁丰满,且恢复正常的弧度及外形。根据充填材料的不同可分为自体组织的充填和异体组织的充填。自体骨充填常用肋骨、髂骨、颅骨等,优点在于一旦成活终身保持稳定,缺点是如果植骨量较多时会有一定的吸收;Medpor 是理想的异体组织的充填,该材料组织相容性好,同时可以避免供骨供区的损伤;同时有学者用牵引成骨来增加颧骨的体积,该技术在轻到中度畸形的患者尤其是儿童期患者的治疗中较为适合,如果治疗后骨量不足,在青春期后还可用其他方法再次手术。

下颌骨畸形修复:对于出现轻度畸形的患者,治疗主要目的是改善外貌。可以通过颏部植骨术等来矫正;而对严重畸形者,还需要改善患者的牙合关系,同时扩大咽腔。目前手术方法包括下颌矢状劈开术以及牵张成骨术。

2. 软组织重建 部分患者可出现下眼睑的缺损。下眼睑的缺损可通过带蒂上睑眼轮匝肌瓣转移修复下睑的缺损,同时可补充外眦成形术,使得外眦恢复到眼眶正常位置。此外针对外耳畸形及鼻畸形作相应的整复治疗。

3. 手术时机 腭裂患者 1 岁左右应进行手术。颧骨颧弓的重建一般主张在 5～10 岁进行,从而利于颌骨和面部组织发育。眼睑的修复可在 5～10 岁进行;外耳畸形治疗一般在 5～8 岁进行。正颌手术一般在 16 岁颌骨发育成熟后再进行。

参考文献

[1] 崔巍巍,陈振东,焦建军. Franceschetti-Zwahlein-Klein 综合征 1 例[J]. 北京口腔医学,2002,10(3):150.

[2] 洪珍珍,唐瞻贵,陈新群,等.多发性面部异常综合征 1 例[J].口腔颌面外科杂志,2004,14(1):93-94.

[3] 王璞,范欣淼,樊悦,等.Treacher Collins综合征的研究进展[J].临床耳鼻咽喉头颈外科杂志,2016(4): 333-338.

[4] Paul M, Opyrchał J, Knakiewicz M, Jaremków P, Bajtek J, Chrapusta A. Hemifacial Microsomia Review: Recent Advancements in Understanding the Disease[J]. The Journal of craniofacial surgery. 2020, 31 (8): 2123-2127.

[5] Chang C C, Steinbacher D M. Treacher Collins Syndrome[J]. Ryōikibetsu ShōkōgunShirīzu, 2012, 26 (02): 83-90.

[6] Gonzales, B. The Treacher Collins syndrome (TCOF1) gene product is involved in pre-rRNA methylation[J]. Human Molecular Genetics, 14(14): 2035-2043.

[7] Paul A Trainor, Jill Dixon, Michael J Dixon. Treacher Collins syndrome: Etiology, pathogenesis and prevention[J]. European Journal of Human Genetics, 2009, 17(3): 275-283.

[8] Kadakia S, Helman S N, Badhey A K, et al. Treacher Collins Syndrome: The genetics of a craniofacial disease[J]. 2014, 78(6): 893-898.

（王　涛　韩生伟　贺智凤　邢向辉　王志勇）

第九节　颅骨锁骨发育不全综合征

一、疾病简介

颅骨锁骨发育不全综合征(cleidocranial dysplasia syndrome,CCD)是一种罕见的常染色体显性遗传性疾病。骨-牙形成障碍或全身性骨发育障碍和畸形,多伴有牙齿、颌骨发育异常,又称为骨-牙形成不全。是一种很少见的颅骨、颌面骨及锁骨的先天发育异常,发病率约为1/100 000,具有明显的家族聚集性。已知最早的关于颅骨锁骨发育不全综合征报道为 1765 年,而直到 1879 年才由 Scheuthauer 首先准确描述了该综合征。致病因素与基因突变有关。约2/3 的 CCD 患者的致病基因是位于常染色体 6p21 上的 RUNX2 基因发生突变所致。临床主要表现是全身多发性骨骼发育畸形和牙面发育异常,口腔中的典型表现为:乳牙滞留数量多、埋伏阻生恒牙数多、多生牙。男女发病率相同。智力正常,生活、学习、工作不受影响。

二、病因及发病机制

研究发现该病的致病基因为第 6 染色体上的 RUNX2 基因,该基因为调控成骨细胞转录,该基因的突变会造成骨化速度降低,甚至部分患者可能到 4 岁才慢慢开始骨化。

三、临床表现

(一)头面部表现

1. 前囟门闭合不全,颅缝增宽、头颅较大,颅颌面比例失调,额部及顶部膨隆,头大面小。

2. 上下颌骨均发育不足,面中、下部凹陷,眼距增宽,鼻梁塌陷,呈月牙状侧貌。

3. 牙齿发育不良,排列不齐,全牙列咬合错乱,前牙反殆;口内大量乳牙滞留,不松动,恒牙萌出延迟、异位萌出或埋伏阻生,颌骨内有未萌出的多生牙,易患龋。影像学检查可显示多个多生牙、恒牙阻生、乳牙滞留,多生牙形态多样,好发于下颌磨牙区,其周围可见囊性病变,个别患者伴有牙瘤和融合牙。

(二)其他相关临床表现

1. 锁骨的发育异常表现

锁骨多表现为发育不全,部分或完全缺失,缺失的部分还可形成假性关节,双肩陡峭下垂,肩关节活动大,双肩可向胸骨前合拢,患者的工作、生活质量均不受到影响。

2. 其他部位骨骼受累的主要表现

胸廓较小呈圆锥形,肋骨向下倾斜,可见鸡胸;身体发育障碍,身材矮小,四肢长骨细短或缺如,手足末端指节细短;脊柱系统畸形,脊柱侧弯、前凸、后凸,脊柱裂、椎弓发育不良等;骨盆骨化不全,延迟生长,缺损或变形。

3. 其他症状

患者多智力正常,听力异常者多为传导性耳聋。

四、诊断

1. 该综合征的诊断主要依据患者的临床症状及影像学检查。患者的影像学检查中可见单侧或双侧锁骨部分或全部缺陷同时伴有颅骨骨化不全及颅骨缝未闭等,有部分患者可观察到胸骨柄缺如以及广泛性的脊柱裂。

2. 分子基因检测明确诊断。

五、治疗

(一)一般治疗

临床上该综合征的患者常常因错殆畸形而就诊,所以在临床中接诊到恒牙迟萌或者多生牙数目较多时,应考虑该病的可能性。目前临床治疗中主要以解决面部的美观和咬合功能为目标,可采取序列治疗。整个治疗过程需要口腔正畸科、颌面外科以及修复科等多专业学科间的合作才能取得良好的治疗效果。

(二)口腔颌面部异常相关的治疗建议

1. 根据患者恒牙牙根形成情况逐步拔除滞留乳牙及多生牙。

2. 通过外科手术及正畸牵引治疗阻生恒牙。

3. 通过正畸治疗改善颌骨间不调,同时牵引恒牙到正常位置,排齐牙列。

4. 通过种植修复或固定修复治疗缺失牙。

参考文献

[1] Madeira M F C, Caetano I M, Dias-Ribeiro E, et al. Orthognathic surgery in patients with cleidocranial

dysplasia[J]. The Journal of Craniofacial Surgery，2015，26(3)：792-795.

[2] Golan I，Baumert U，Hrala B P，et al. Dentomaxillofacial variability of cleidocranial dysplasia： Clinicoradiological presentation and systematic review[J]. Dentomaxillofacial Radiology，2003，32(6)： 347-354.

[3] Lee C，Jung H S，Baek J A，et al. Manifestation and treatment in a cleidocranial dysplasia patient with a RUNX2 (T420I) mutation[J]. Maxillofacial Plastic and Reconstructive Surgery，2015，37(1)：41

[4] Golan I，Baumert U，Held P，et al. Radiological findings and molecular genetic confirmation of cleidocranial dysplasia[J]. Clinical Radiology，2002，57(6)：525-529.

[5] Tanaka J L O，Ono E，Filho E M，et al. Cleidocranial dysplasia：Importance of radiographic images in diagnosis of the condition[J]. Journal of Oral Science，2006，48(3)：161-166.

[6] D'Alessandro G，Tagariello T，Piana G. Craniofacial changes and treatment of the stomatognathic system in subjects with Cleidocranial dysplasia[J]. European Journal of Paediatric Dentistry，2010，11(1)： 39-43.

[7] 左志刚综述.锁骨颅骨发育不全综合征的病因、诊断和治疗[J]. 现代口腔医学杂志，2009，23(6)： 655-657.

[8] 安韦华,杨立,张路,等.颅锁骨发育不全综合征临床回顾性分析[J].武警医学院学报,2011,20(12)： 958-960.

[9] 钱浩亮,李盛,江宏兵.颅骨锁骨发育不全综合征及其牙颌面表征[J].国际口腔医学杂志,2018,45(1)： 64-67.

[10] 佘文婷,彭友俭.颅骨锁骨发育不全综合征的研究进展[J].临床口腔医学杂志,2016,32(2)：125-127.

[11] 邓华颉,冯青,薛海燕.锁骨颅骨发育不全综合征(CCD)1例[J].实用口腔医学杂志,2008,24(3)： 443-444.

（韩生伟　王志勇）

第十节　角化囊肿综合征

一、疾病简介

牙源性角化囊肿的组织病理发生和原因尚未确定,大多认为来源于牙源上皮发育异常的早期阶段牙板及其剩余,因此不少学者将其归类于始基囊肿,但角化囊肿可含牙,其内容为白色或黄色的油脂样角化物质;生物学行为具有侵袭性,较易复发;

同时牙源性角化囊肿发病有家族遗传性,研究发现遗传性牙源性角化囊肿属常染色体显性遗传病,某些或者可合并基底细胞痣综合征的特点。区别于其他牙源性角化囊肿患者的是遗传性牙源性角化囊肿患者多为多发囊肿,且术后更易复发。多发性角化囊肿如同时伴发皮肤基底细胞痣(或基底细胞癌),分叉肋、眶距增宽、颅骨异常、小脑镰钙化、脊柱畸形等,则称为"痣样基底细胞癌综合征"或"多发性基底细胞痣综合征";如仅为多发性角化囊肿并无基底细胞痣(癌)等症状时则称为角化囊肿综合征。

二、病因及发病机制

目前该疾病的发病原因不详,遗传性牙源性角化囊肿属常染色体显性遗传病,具体发病基因尚不明确。

三、临床表现

(一)口腔颌面部表现
主要表现为颌骨多发的牙源性角化囊肿,同时有家族聚集性。

(二)其他相关临床表现
某些患者可合并基底细胞痣综合征的特点,临床表现为皮肤基底细胞痣(或基底细胞癌),分叉肋、眶距增宽、颅骨异常、小脑镰钙化、脊柱畸形等。而单纯的遗传性牙源性角化囊肿一般无其他临床表现。

四、诊断

诊断主要依据患者的临床表现,影像学表现及家族史,患者颌骨内多发角化囊肿且有家族史即可诊断为此综合征。

五、治疗

(一)一般治疗
以对症治疗为主,多以手术为主,可应用囊肿刮治术,手术入路及切口设计同其他颌骨囊肿。伴有感染者需先用抗生素或其他抗菌药物控制炎症后再行手术治疗。囊肿范围过大,骨质缺损较多,可能发生骨折者,术后需作颌间结扎暂时固定。对于已发生病理性骨折者,应行坚固内固定。

(二)口腔颌面部异常相关的治疗建议
针对口腔颌面部的牙源性角化囊肿主要以手术彻底摘除囊肿为主。上颌囊肿如范围较广,手术时与上颌窦穿通且上颌窦有炎症,应同时进行上颌窦根治术,将囊壁及炎性上颌窦黏膜同时刮除,严密缝合口内切口,骨腔内填塞碘仿纱条,同时在下鼻道开窗或鼻前庭处引流,术后3～5日后逐步由此抽出纱条。

对于大型角化囊肿亦可以采用开窗减压术,待范围缩小后再次手术治疗。

参考文献

[1]阎治,宗爱华,康玉生,等.遗传性牙源性角化囊肿13例报告[J].临床放射学杂志,1991,10(5):269-271.

[2]刘勇,连琪,杨磊,等.角化囊肿综合征病例报告1例[J].中国实用医药,2012,7(35):190-192.

[3]孟庆芳.遗传性牙源性角化囊肿1例报告[J].口腔医学,1988,8(3):131.

[4]M Anthony Pogrel, Brian L Schmidt. The odontogenic keratocyst[J]. Oral & Maxillofacial Surgery

Clinics of North America，2003，15(3)：xi.

[5] Samer A Bsoul, Manon Paquette, Geza T Terezhalmy, et al. Odontogenic keratocyst[J]. Quintessence International，2002，33(5)：400-401.

[6] G E Ghali, M Scott Connor. Surgical management of the odontogenic keratocyst[J]. Journal of Oral & Maxillofacial Surgery Official Journal of the American Association of Oral & Maxillofacial Surgeons，2003，15(3)：383-392.

（韩生伟　王志勇）

第十一节　多发性骨纤维异常增殖综合征

一、疾病简介

多发性骨纤维异常增殖综合征又名 Albright 综合征（Albright syndrome），纤维性骨营养不良症，McCune-Albright syndrome，纤维发育异常等。临床上主要以多发性骨纤维发育不良、非隆起性皮肤褐色素沉着和性早熟三大特征为典型临床表现。患者主要表现为内分泌功能障碍、骨纤维发育不良和皮肤牛奶咖啡样色素斑。有研究表明该征患者骨癌、甲状腺或乳腺癌（breast cancer）发病率增加。

1922 年 Weil 已有报道，1937 年 Albright 报道 7 例并发内分泌机能失调、女性青春期早熟、皮肤色素沉着的多发性骨内纤维异常增殖症。我国 1955 年苏瑜报道 1 例之后，病例报道逐渐增多。该疾病多在青少年发病，女性占多，但在 19 个月～75 岁间均可发病。该综合征病程慢，且有自限性。

二、病因及发病机制

该病病因尚未明确，可能与形成成骨细胞的间叶组织活动异常转变成为纤维细胞有关。有学者认为是内分泌及新陈代谢机能失调，由于脑垂体机能失调、先天性骨发育异常、伤后骨质修复作用异常所致。本病的遗传学基础是在胚胎形成过程中的鸟嘌呤核苷酸结合蛋白（G 蛋白）α 亚基（Gsα）基因的突变。研究表明，Albright 综合征是高分泌性的内分泌病，可能是由 cAMP 调节蛋白和 GNAS1 基因产物 Gsα 发生合子后激活的突变所致，导致腺苷酸环化酶持续被激活，第二信使 cAMP 不断产生，从而引起内分泌器官的高分泌性变化。

三、临床表现

（一）头面部表现

1. 口唇色素沉着，为深褐色色素斑片。颌骨变形，牙移位及错𬌗畸形。

2. 颅面结构的影响占 25%～30%，骨纤维发育异常，通常累及额骨，其次是蝶骨和筛骨。

3. 视力障碍，眼球突出。

4. 鼻塞,鼻窦炎。

5. 颜面不对称。

6. 听力异常。

(二)其他相关临床表现

1. 皮肤表现

色素沉着,围绕神经节呈节段性分布;棕褐色斑块或"牛奶咖啡斑",外形不规则,常见于背、臀、大腿,很少发生于面部。多发于骨病灶的同侧,很少超越中线。

2. 骨病损

局部肿胀、畸形、活动障碍,可产生病理性骨折,主要是大量纤维组织代替了正常骨结构,骨质破坏,X 线检查呈毛玻璃状。最常发生在股骨近端。有时骨骼增殖可造成局部压迫症状,如颅骨病灶压迫附近神经造成失明、失聪,压迫垂体造成内分泌功能障碍。

3. 内分泌异常

甲状腺、甲状旁腺肿大或腺瘤,少数伴甲亢;性早熟,男性乳房发育;肢端肥大症或肾上腺皮质功能亢进少见。

四、诊断

根据临床表现,即皮肤表现、骨病和内分泌异常可作出诊断。X 线检查可见骨梭形肿大呈毛玻璃样透明灶,骨皮质菲薄等特征可诊断,临床应与骨瘤、其他纤维性骨炎、Addison 病等相鉴别诊断。

五、治疗

(一)一般治疗

本病尚无特殊治疗,一般对症处理。

抑制内分泌腺体功能亢进,纠正内分泌异常。骨病可采用刮除术、处理骨折、预防畸形。骨病引起的特殊并发症如颅底或眼眶骨纤维化引起视神经孔狭窄导致视力障碍、甚至失明,可以试用手术矫治。同时应当加强护理,避免外伤发生骨折,色素斑一般不需要处理。

(二)口腔颌面部异常相关的治疗建议

口腔颌面的治疗主要针对伴有颌骨变形,牙移位及错𬌗畸形的患者,可以通过口腔颌面外科、口腔正畸科等多学科协作改善患者错𬌗畸形以及面型。

参考文献

[1] 刘鹏,王成林.多部位多发性骨纤维异常增殖症 1 例[J].罕少疾病杂志,2007,14(5):63-64.

[2] Dumitrescu C E, Collins M T. McCune-Albright syndrome[J]. Orphanet Journal of Rare Diseases, 2008, 3:12-19.

[3] Happle R. The McCune-Albright syndrome:A lethal gene surviving by mosaicism[J]. Clinical Genetics, 1986, 29(4):321-324.

[4] Collins M T，Singer F R，Eugster E. McCune-Albright syndrome and the extraskeletal manifestations of fibrous dysplasia[J]. Orphanet Journal of Rare Diseases，2012，7(1)：1-14.

[5] Ippolito E，Caterini R，Farsetti P，et al. Surgical treatment of fibrous dysplasia of bone in McCune-Albright syndrome[J]. Journal of Pediatric Endocrinology & Metabolism，2002，15 (S3)：939-944.

[6] Lumbroso S，Paris F，Sultan C. Activating Gsα mutations：Analysis of 113 patients with signs of McCune-Albright syndrome：A European collaborative study[J]. The Journal of Clinical Endocrinology & Metabolism，2004，89(5)：2107-2113.

（贺智凤　韩生伟　王志勇）

第十二节　骨硬化症

一、疾病简介

骨硬化症（osteopetrosis）又名大理石骨病（marble bone disease），石骨症，Albers-Schnberg disease。1904 年德国医生 Albers Schnberg 首次报告了该病，他认为该病是一种遗传性疾病。骨硬化症临床症状差异也较大，最显著的临床特征为全身弥漫性骨密度增高，轻型患者可能无任何症状，通常是因为进行影像学检查时发现。重型患者可在幼儿期或儿童期发病，可以危及生命。

骨硬化症发病率大约 1/100 000，按其致病基因不同可分为常染色体显性遗传骨硬化症（autosomal dominant osteopetrosis，ADO），常染色体隐性遗传骨硬化症（autosomal recessive osteopetrosis，ARO）以及 X 连锁遗传骨硬化症（X-linked osteopetrosis，XLO）3 种类型。其中 ADO 平均发病率约为 1/100 000，ARO 平均发病率约为 1/250 000，XLO 最罕见。

二、病因及发病机制

骨硬化症发病机制可能与破骨细胞功能低下有关。骨的重建分为 4 期，即骨吸收、逆转、骨形成和静止，骨吸收和骨形成主要由破骨细胞和成骨细胞来完成。破骨细胞主要来源于单核巨噬细胞，可以黏附于骨表面进行骨吸收。破骨细胞完成骨吸收后，开始凋亡，然后进入逆转期。在破骨细胞凋亡的同时，骨髓中的间充质干细胞分化出成骨细胞，合成类骨质，并且通过碱性磷酸酶（ALP）等特殊蛋白促进骨的矿化，完成骨形成。一旦破骨细胞和成骨细胞相互之间的平衡被打破，即可引起骨性疾病。骨硬化症是因破骨细胞功能障碍导致的硬化性骨病，可分为细胞数目正常型骨硬化症和细胞数目减少型骨硬化症。破骨细胞的吸收作用包括对骨内无机物和有机物的吸收。该过程中任意一种破骨细胞功能分子的缺乏均可以造成破骨细胞吸收功能的障碍，形成有功能缺陷，但破骨细胞数目正常。破骨细胞生成依靠着细胞因子 M-CSF、RANKL。当这类细胞因子缺乏时可会影响破骨细胞的生成，使破骨细胞的数量降低，形成破骨细胞数目减少型骨硬化症。

三、临床表现

（一）头面部表现

骨硬化症患者在口腔颌面部的表现主要为牙发育异常及颌骨的发育异常。

牙的发育异常主要表现为畸形牙、釉质发育不全、釉质和牙本质钙化不全、迟萌、缺牙等。牙齿萌出异常是各类骨硬化症患者常见的临床表现，原因是多数此类患者的牙根不能形成，有的患者甚至所有牙均不能萌出。

颌骨的发育异常导致面部畸形，常表现为额头宽大、眶距增宽、眼球突出、塌鼻阔脸、下颌前突等。患者颅底骨孔及裂隙狭窄，导致其中走形的重要神经和血管受到挤压，可发生视神经萎缩、听力障碍、面瘫等症状或因脑脊液循环和颈内静脉循环障碍引发的脑积水等。

在骨硬化症患者中，约有10%的患者同时伴发颌骨骨髓炎，多见于下颌骨，往往因牙源性感染造成。骨硬化症伴颌骨骨髓炎的临床表现为颌骨区域皮肤红肿、疼痛、口内外有瘘管形成、流脓、张口受限。X线显示颌骨骨质硬化改变。

（二）其他相关临床表现

骨硬化症的临床症状差异性较大。重型者可表现有全血细胞减少、贫血、脓毒血症、继发性肝脾肿大等致死性的临床特征。轻型者往往无自觉症状，仅通过影像学检查才得以确诊。ADO型骨硬化症临床表现较轻，仅为中心性骨硬化，表现为颅底、骨盆、椎体终板的典型的高密度影，椎体呈特征性的"三明治样"改变。而弥漫性骨硬化表现为颅骨、骨盆、脊柱和四肢骨均匀一致的高密度，四肢骨的干骺端增宽，表现出"酒瓶征"，并可见骨中骨现象。

四、诊断

本病的诊断依靠影像学检查及骨密度测定。诊断依据为：幼年发病，发育迟缓，颅骨硬而脆，易发生骨折，骨折后难以愈合，骨折线常呈横形；全身症状可出现肝、脾及淋巴结增大、贫血等，实验室检查血清酸性磷酸酶升高；长骨的干骺端也存在相同的病变；影像学特点为颅底呈假面具样，椎体呈夹心饼干样，长骨骨髓腔消失。

本病常需与颅骨骨干发育不全、颅骨干骺发育不全、新生儿骨硬化、氟骨症、慢性白血病、致密性骨发育障碍、婴儿高钙尿症、雅克什综合征、再生性障碍性贫血鉴别。

五、治疗

（一）一般治疗

ARO的治疗：对症治疗，当出现贫血或血小板减少情况输注红细胞或血小板；出现低血钙症需补充钙离子；出现白细胞减少症可应用抗生素治疗；此外还有视神经的减压术等外科治疗手段。ADOⅡ的治疗：骨科治疗注意潜在的术后并发症，如骨不连或延迟愈合，术后感染，关节区骨折可能需要全关节置换术。

（二）口腔颌面部异常相关的治疗建议

伴有颌骨骨髓炎的骨硬化症的治疗是比较困难的，常规的抗生素治疗与简单的刮治术通常效果不佳,目前主要的治疗方法主要有:①抗生素治疗,长期适量的抗生素并配合彻底引流与清创可达到一定的效果;②骨髓移植,对因造血干细胞本身缺陷所引发的骨硬化症治疗效果较好;③手术治疗,如刮治术、截骨术、颌骨重建等手段可彻底清除病灶与感染死骨;④高压氧治疗,高压氧(hyperbaric oxygen)治疗利于恢复血供以及营养与药物的吸收,对于治疗骨髓炎的治疗有很好的效果;⑤激素治疗,如皮质类固醇激素、甲状旁腺素(parathyroid hormone)可使病情缓解;⑥苯妥英钠,研究表明苯妥英钠对本类骨髓炎具有一定的疗效。

参考文献

[1] Stark Z, Savarirayan R. Osteopetrosis[J]. Orphanet Journal of Rare Diseases, 2009, 4(2): 5-17.

[2] Del Fattore A, Cappariello A, Teti A N. Genetics, pathogenesis and complications of osteopetrosis[J]. Bone, 2008, 42(1): 19-29.

[3] Del Fattore A, Peruzzi B, Rucci N, et al. Clinical, genetic, and cellular analysis of 49 osteopetrotic patients: Implications for diagnosis and treatment[J]. Journal of Medical Genetics, 2006, 43(4): 315-325.

[4] Rashid B M, Rashid N G, Schulz A, et al. A novel missense mutation in the CLCN$_7$ gene linked to benign autosomal dominant osteopetrosis: A case series[J]. Journal of Medical Case Reports, 2013, 7(1): 7-15.

[5] Imani Moghadam M, Davachi B, Nemati S, et al. Dental radiographic findings of malignant osteopetrosis: Report of four cases[J]. Iranian Journal of Radiology, 2009, 6(3): 141-145.

[6] 汪璐璐,段小红.骨硬化症的口腔颌面部特征及其相关治疗[J].临床口腔医学杂志,2013,29(5): 317-319.

(郑晓姣　王志勇)

第十三节　婴儿骨皮质增生症

一、疾病简介

婴儿骨皮质增生症(Caffey-Silverman syndrome)又名 Caffey 病,为婴儿时期侵犯骨骼及肌肉筋膜的疾病,其特点为长管状骨和扁平骨在骨膜下有新生骨形成,以及患处的肿胀和疼痛。发病年龄都在 6 个月以前,小于 2 月者占 80%,男女发病无显著性差异。但也有报道称本症可发生在 11 岁的儿童。

组织病理表现主要是骨膜病变,细胞呈多数核分裂状态,伴有黏液性水肿。骨膜外层的纤维组织消失,并与毗邻的肌肉、筋膜、肌腱粘连。随着病情的发展,骨膜外层又重新出现纤维组织,并引成骨膜下新骨。骨髓呈典型的纤维性改变。在恢复期,可见增生的骨膜下新骨逐渐消失,增厚的骨皮质由内向外逐渐变薄,骨髓腔亦随之恢复正常。

二、病因及发病机制

本病病因不明。可能为一种由病毒引起的感染性疾病,因多数病例有长期低热及血沉增快表现,故疑为骨骼的轻度感染,但病变部位做细菌培养均无菌生长。该病可出现在胎儿,但多数患儿在出生后半年以内发病,而且可以在一家的同胞或双胞胎发生,而先天性的骨发育障碍属常染色体的显性遗传,所以也有学者认为本病可能是常染色体显性遗传性疾患。由于对肾上腺皮质激素有较好的反应,有时可因食物使该病发作,因此考虑有食物过敏因素。

三、临床表现

本病发病以男婴多见,年龄多在 6 个月内,全身骨骼几乎均可发病,以四肢长骨和下颌骨最为多见。X 线平片表现为骨膜增生与受累骨范围一致的软组织肿胀。患儿可有早期发热,实验室检查白细胞增高、血沉增快,碱性磷酸酶升高,但局部淋巴结不肿大。

主要症状是患儿突发性哭闹,早期发热,75%～80%好发于下颌骨,可累计肌肉筋膜,病变处肿胀、触痛,但患处皮肤无炎性表现。X 线征象为多种形态骨膜增生,如带状、丘状、线状、花边状等,骨皮质可与增生骨膜融合,形成"管套征"或"包壳征"。

1. 首先表现烦躁不安及发热。

2. 全身骨骼除指及趾外,均可受累。如累及长骨,则肢体可因疼痛而产生假性瘫痪。管状骨的病变一般累及骨干,可对称受累,干骺端及骨骺较少受累,骨皮质的内外缘增生,致使髓腔狭窄,骨干增粗。多骨受累者病变程度轻重不等,分布不一定对称。骨皮质在修复期时增厚,可呈分层或多孔状改变,有时还可出现囊状骨改变。在痊愈期后,还可见骨干膨胀、弯曲畸形、骨桥等改变,一般在愈合期 3～9 个月后消失。

早期病变主要局限在骨膜内,见细胞呈多数核分裂状态,且伴有黏液样水肿,随后骨膜的外围纤维组织消失,与邻近的筋膜肌肉肌腱相粘连,此后骨膜外层的纤维组织再次出现,由移位的骨小梁所形成新骨。骨髓呈典型的纤维化,而无其他异常细胞。最后增生的骨膜新骨逐渐消失,骨皮质由内向外逐渐变薄,骨髓腔扩大至正常状态。

3. 部分患儿可伴有贫血。

四、辅助检查

1. X 线表现

(1) 先为轻度骨皮质增厚,以后逐渐出现明显的骨膜下新骨形成。依次顺序为下颌骨、肋骨、锁骨、尺骨、桡骨、肩胛骨、胫骨及腓骨。

(2) 长骨病变最明显的部位是骨干,而骨骺及干骺端常不受侵犯,骨弯曲,肢体增长。在个别病例,新骨形成过多时,可致误诊为恶性肿瘤。大多数病人在数月后可自愈,不留任何痕迹,但在少数人可遗留轻微的病变痕迹及肢体过长。

2. 实验室检查表现

贫血,白细胞增高,血沉增快以及碱性磷酸酶增高。

五、诊断

婴儿骨皮质增生症发生于 6 个月以下的婴儿,病程缓慢,有烦躁、苦恼、发热的征兆,骨膜增生为主要表现,X线片或活检可明确诊断,但需除外原发性或继发性骨病,可有家族史。

多发性婴儿骨皮质增生症需与维生素A中毒、早发先天性梅毒等鉴别,维生素A中毒的骨膜新生骨形态及好发部位与本症相似,但下颌骨不常受侵犯。停用维生素A后,骨膜新生骨消退。生长发育的儿童,由于维生素A中毒症可引起骨骺可过早闭合,而婴儿骨皮质增生症往往不累及骨骺。早发先天性梅毒好发于长骨干骺端,皮肤可见皮疹,血清试验梅毒螺旋病毒阳性。

单发性婴儿骨皮质增生症需与外伤后骨膜下出血、骨折后骨痂形成、急慢性化脓性骨髓炎等病鉴别。外伤后骨膜下出血患儿有外伤史,皮下可见淤血。骨折后骨痂形成亦有外伤史,X线可见骨折线,且新生骨痂形成在骨折线周围。急性化脓性骨髓炎为血行性的感染性疾病,X线表现以破坏为主,仅有轻微修复反应存在。慢性化脓性骨髓炎可见骨膜下大片坏死骨形成。总之在诊断婴儿骨皮质增生症时了解详细的病史、喂养情况、生产情况、临床症状、X线表现以及必要的化验检查如梅毒血清试验等。

六、治疗

本病有自愈倾向。预后良好,一般在数月内即能自愈,骨骼不遗留畸形。个别病变严重或反复发作者,会遗留患肢畸形、胸腔积液、突眼症和横膈麻痹;骨髓腔扩大、骨皮质变薄;邻近的肋骨、尺桡骨、胫腓骨融合;桡骨头脱位、胫骨或股骨前弯、下肢不等长、面部不对称等。轻者仅数周即愈,所以无须特殊治疗。重者骨骼病变可达10—11个月,极少数达数年之久。肾上腺皮质激素可使重症患儿的临床急性症状在数天内消退,疗程一般不超过1周。这种方法适于病变广泛和复发的患者。

参考文献

[1] Sarmento V A, Rubira-Bullen I R F, Zanda M J, et al. Unusual findings on infantile cortical hyperostosis: A case report[J]. Special Care in Dentistry, 2018, 38(5): 324-327.

[2] Hasegawa S, Ichiyama T, Matsubara T, et al. Caffey disease in a 6-month-old girl[J]. European Journal of Pediatrics, 2004, 163(3): 175-176.

[3] Antoniades K, Kommata A, Emporiadou M, et al. Delayed infantile cortical hyperostosis (Caffey's disease): Case report[J]. International Journal of Oral and Maxillofacial Surgery, 1995, 24(4): 303-305.

[4] Cho T J, Moon H J, Cho D Y, et al. The c.3040C>T mutation in COL1A1 is recurrent in Korean patients with infantile cortical hyperostosis (Caffey disease)[J]. Journal of Human Genetics, 2008, 53(10): 947-949.

[5] Litton C. Infantile cortical hyperostosis: A new syndrome[J]. The American Journal of Surgery, 1953, 85(5): 626-628.

[6] 贾和庚.婴儿骨皮质增生症(附66例报告)[J].中华骨科杂志,1995,15(2):74-75.

[7] Kamoun-Goldrat A, le Merrer M. Infantile cortical hyperostosis (caffey disease): A review[J]. Journal of Oral and Maxillofacial Surgery, 2008, 66(10): 2145-2150.

［8］Cerruti-Mainardi P，Venturi G，Spunton M，et al. Infantile cortical hyperostosis and COL1A1 mutation in four generations［J］. European Journal of Pediatrics，2011，170(11)：1385-1390.

［9］Issa El Khoury F，Kreichati G，Kharrat K，et al. Tumoral calcinosis of the cervical spine and its association with Caffey disease in a 4-month-old boy：Case report and review of the literature［J］. Journal of Pediatric Orthopedics. Part B，2012，21(3)：286-291.

（王　涛　王志勇　郑晓姣　邢向辉）

第十四节　朗格汉斯细胞组织细胞增生症

一、疾病简介

朗格汉斯细胞组织细胞增生症(Langerhans cell histiocytosis，LCH)是一组病因不明、以朗格汉斯细胞及其前体细胞克隆性增生为特点的疾病，又称组织细胞增生症 X(histiocytosis X)。50% 以上发生在 1～15 岁的儿童。成人发病率约为 1～2/1 000 000。男性略多于女性。LCH 曾根据临床症状及器官受累程度的不同分为 Hand-Schüller-Christian syndrome、莱特勒-西韦病和骨嗜酸细胞肉芽肿(oncocytic granuloma of bone)三种不同类型的综合征。1953 年有学者认为以上三种类型疾病在病理学上均有组织细胞的增生和浸润，临床特征也有相似性，故推测是同一疾病的不同类型或不同发展阶段，并提出以"组织细胞增生症 X"命名上述三种疾病。1987 年国际组织细胞协会正式命名为朗格汉斯细胞组织细胞增生症，归属组织细胞网状细胞增殖性疾病。

二、病因及发病机制

病因尚不明确，其病理基础主要是单核巨噬细胞系统的朗格汉斯细胞在组织器官增殖。

三、临床表现

（一）口腔颌面部表现

1. 口腔颌面部常表现为骨嗜酸细胞肉芽肿，好发于下颌磨牙区与下颌角部位，病变主要为溶骨性破坏。早期可表现为局部无痛性膨隆和慢性炎症，病变区牙槽黏膜可出现糜烂、溃疡。

2. 牙龈充血，形成深牙周袋，进一步出现牙齿松动加重，病变区钝痛，进食时加剧，口臭明显。拔除患牙后可出现经久不愈的拔牙创，触碰牙槽窝时疼痛剧烈。

3. 影像学检查可见骨内圆形或椭圆形低密度影，直径数毫米至数厘米不等，边缘较囊肿模糊。颌骨内病损常延伸至牙槽嵴，形成牙齿悬浮的特征性影像。牙槽骨包括牙槽中隔呈水平或垂直向吸收，牙根吸收。

（二）其他相关临床表现

1. 累及骨骼可出现溶骨性改变，亦可有成骨性改变，好发于颅骨、肋骨、骨盆等扁骨。

2. 累及皮肤常可于头皮、腹股沟、胸部、腹部、背部出现约 2～3 mm 大小的红色斑丘疹，可表现为体表局限性浸润性结节和斑块,也可表现为肛周皮损或外阴溃疡,易被误诊为湿疹或者牛皮癣。

3. 累及淋巴结的可出现淋巴结肿大,偶尔伴有发热和淋巴结疼痛。

4. 累及肝脏可表现为不明原因的反复肝功能异常(表现为转氨酶升高、低蛋白和高胆红素血症、腹水等)、肝脏肿大及性质难以明确的肝内多发结节,其中肝脏肿大是累及肝脏最典型的症状。

5. 累及肺在疾病早期可出现干咳、胸痛、憋喘、气胸等,晚期可出现肺动脉高压、肺组织的广泛纤维化,导致肺功能不全。

6. 累及中枢神经系统好发于下丘脑垂体区,既可引起垂体功能不足,也可引起下丘脑功能障碍和神经系统的表现,包括体温调节功能受损、睡眠障碍、多食肥胖、厌食消瘦等。

四、诊断

1987 年国际组织细胞协会将确诊的可信度分为三级:A 光镜下发现朗格汉斯细胞浸润可疑诊;B 光镜检查加免疫组化染色有 ATP 酶、S-100 蛋白、α-D-甘露糖酶、花生凝集素中的 2 种或 2 种以上阳性可拟诊;C 在光镜检查阳性的基础上经电镜检查发现 Birbeck 颗粒或病变组织细胞 CD1a 阳性可确诊。

五、治疗

(一) 一般治疗

根据病变范围及受累部位不同,对 LCH 患者可采取手术治疗、放射治疗、化学治疗、免疫治疗及造血干细胞移植等治疗方法,常需多学科综合治疗。治疗主要根据病变器官的部位和累及范围而定,单系统病变预后较好,手术切除病灶或局部小剂量放疗可治愈;多系统病变后遗症发生率及死亡率高,多采用全身化疗的方法。

(二) 口腔颌面部异常相关的治疗建议

对于上颌孤立性骨性病灶,手术刮除是首选的治疗方法,刮除应尽可能彻底。对于手术无法切除的病灶,及合并多系统受累或重要器官受累的患者,应考虑手术联合化疗。关于拔牙,应谨慎进行,病变区牙齿显著松动者可先不拔牙,待病情得到控制后再评估以明确治疗方案。对有明显牙周炎症的患者,可进行系统牙周治疗以尽可能保留牙齿。对于严重的牙槽骨病变的患者可考虑拔牙。

参考文献

[1] 赵玉鸣.血液系统及骨骼系统疾病在儿童口腔中的表现[J].中华口腔医学杂志,2019,54(3):214-216.

[2] 范锦.成人朗格汉斯细胞组织细胞增生症 4 例报道并文献复习[D].济南:山东大学,2014.

[3] 王颖超,李壮壮,殷楚云,等.伴口腔颌面部受累的朗格罕细胞组织细胞增生症 12 例临床分析[J].中国当代儿科杂志,2019,21(5):415-420.

[4] 杨雪良,王志红,曹永彬,等.成人朗格汉斯细胞组织细胞增生症 3 例并文献复习[J].军医进修学院学报,2012,33(3):288-290.

［5］Girschikofsky M，Arico M，Castillo D，et al. Management of adult patients with Langerhans cell Histiocytosis：Recommendations from an expert panel on behalf of Euro-Histio-Net［J］. Orphanet Journal of Rare Diseases，2013，8：72.

［6］Badalian-Very G，Vergilio J A，Degar B A，et al. Recent advances in the understanding of Langerhans cell Histiocytosis［J］. British Journal of Haematology，2012，156(2)：163-172.

［7］Berres M L，Merad M，Allen C E. Progress in understanding the pathogenesis of Langerhans cell Histiocytosis：Back to Histiocytosis X？［J］. British Journal of Haematology，2015，169(1)：3-13.

（罗　宁　李厚轩）

第十五节　Hand-Schüller-Christian 综合征

一、疾病简介

Hand-Schüller-Christian syndrome（慢性黄色瘤引起凸眼性尿崩症）又名 Schaller-Christian-Hand 病、黄脂增生病、黄瘤病（xan thelasma）、类脂质肉芽肿、颌骨黄脂瘤病、Rayer 病、Row-land 病、嗜伊红黄色瘤肉芽肿、Schüller-Christian 综合征、Christian syndrome 等。早在 1835 年法国皮肤科医师 Rayer 就有报道，唯当时仅以皮肤科观点叙述之。1893 年 Hand、1916 年 Schüller、1919 年 Christian 相继报道本病，故称为 Hand-Schüller-Christian 病。病变侵及多系统，以颅骨缺损、眼球突出及尿崩症为三大主征。推测为朗格汉斯组织细胞增生症的一种。

二、病因及发病机制

（一）病因

病因不明，学说很多，主要有：

1. 类脂质蓄积学说

在病变组织中普遍存在大量的胆固醇。但是很多人不支持这一观点。

2. 传染学说

有人称之为传染性肉芽肿，但不能找到造成传染的固定病原体。

3. 类脂质代谢障碍学说

由于病变组织对放射治疗很敏感，所以推想细胞的类脂质代谢障碍而引起异常的类脂质积存于增生的网状内皮细胞内，这种学说目前为多数人所支持。

（二）病理

可分为四期：

1. 增生期　网状细胞和组织细胞在组织中堆积。

2. 肉芽肿期　呈现大量嗜伊红细胞、白细胞和巨细胞的浸润增殖。

3. 黄色瘤期　在网状细胞的胞浆中有脂类物质沉积，成泡沫样，并逐渐变为黄色瘤细胞。

4. 纤维期　黄色瘤细胞和内皮细胞被纤维细胞和结缔组织所代替。

以上分期不能很严格地分开,在病种中的组织学特点,有很大的重叠性。

三、临床表现

(一) 头面部表现

1. 颅顶骨缺损,头顶隆起,为非炎症性肿胀,质软如棉,可触及骨缺损的边缘,肤色正常。颞部、眶上部也可存在骨损害。

2. 病变侵及上下颌骨时,牙龈肿胀坏死,齿槽骨疏松吸收,以致牙齿自然脱落。

3. 伴面神经受损者有面瘫。

4. 耳鼻症状　肉芽肿可发生于颞骨的乳突部及岩部,则见耳后隆起,耳道后壁突出,使耳道变窄,骨病灶充满肉芽组织,有浆液性或脓性渗出物,常误为外耳道疖肿。鼓膜常难察见,伴传导性耳聋;合并感染者可继发颅内感染。若手术切除肉芽组织,数日后复发如故。本病较少侵犯副鼻窦,眉弓外侧区稍多见,并累及额窦,出现类似黏液囊肿症状。

5. 眼部症状　①眼球突出,系眶部肉芽肿引起;②眼睑闭合不全致角膜炎症、溃疡;③视神经受压,视神经萎缩,视力下降;④上睑下垂、眼肌麻痹、眼球震颤、青色巩膜;⑤角膜、结膜及眼睑黄瘤;⑥视网膜静脉曲张、视乳头水肿、黄斑出血等眼底改变。

(二) 其他相关临床表现

1. 骨骼症状　骨损害还可见于骨盆和鞍部,也可发生在四肢骨、肩胛骨和肋骨。患处疼痛明显。常并发肱骨及股骨颈骨折,如脊柱骨折,可出现瘫痪。

2. 肺部、腹部症状　有呼吸道轻度感染症状。可有肺实变或纤维化之体征,晚期可发生呼吸困难及紫绀等症状,晚期病例可出现肝脾肿大,但肿大不显著。

3. 神经症状　少数病例因脑部受压迫发生头痛、呕吐及倦睡等症状。偶发生脑积水及神志不清。

4. 内分泌紊乱症状　多因病变发生于大脑底部或浸及脑垂体所致,脑垂体可被挤出蝶鞍之外;常见症状为尿崩症(diabetes insipidus)、身体及智力发育障碍。青年期发病者,则有生殖腺机能不全、肥胖、生殖器及毛发分布异常;成年以后发病者多有消瘦、皮肤色素沉着及颜面、手、足骨骼发育过长等。

5. 皮肤及淋巴结症状　1/3病例可发生皮肤症状,表现不一,黄痂湿疹样头疮、脂溢性皮炎。皮肤黄色小结或斑块等,成人则以黄色斑块为多见。好发于眼睑、耳、颈、足底等处,全身淋巴结呈中等肿大。全身症状有消瘦、食欲不佳、烦躁、精神不佳、发热等。

四、诊断

依据典型的临床表现及实验室检查可以诊断。

实验室检查:

1. 化验检查　早期呈轻度贫血及白细胞增多,单核及淋巴细胞相对增加。晚期因骨髓内亦发生病变故贫血加重,血小板减少,血氮、钙、磷及氯化物含量正常,约50%有胆脂素增高。

2. X线检查 典型病变为骨质疏松(osteoporosis),常发生于颅骨、肩胛骨、肋骨、脊椎骨、尺骨、桡骨等处易发生骨折。

五、治疗

无特效疗法。脑下垂体及甲状腺制剂、钙、饮食疗法、放射疗法或手术治疗,多无明显疗效。皮质激素可能改善症状或暂时缓解,抗癌药物如氮芥、长春新碱、氨甲蝶呤、胸腺肽、环磷酰胺、6-硫基嘌呤等可单独或联合应用,可能有一定疗效。环磷酰胺、长春新碱与强的松联合治疗,有较好疗效。

参考文献

[1] Scolozzi P, Lombardi T, Monnier P, et al. Multisystem Langerhans' cell Histiocytosis (Hand-Schüller-Christian disease) in an adult: A case report and review of the literature[J]. European Archivesof Oto-Rhino-Laryngology and Head & Neck, 2004, 261(6): 326-330.

[2] Shimazaki C, Nakagawa M. Hand-schüller-Christian syndrome[J]. Ryoikibetsu Shokogun Shirizu, 1998 (22 Pt 3): 376-379.

[3] Suzuki H. Hypopituitarism due to granulomatous diseases (Wegener granulomatosis, Hand-Schuller-Christian disease, sarcoidosis, etc.)[J]. Ryoikibetsu Shokogun Shirizu, 1993, (1), 123-126.

[4] Tos M. A survey of Hand-Schüller-Christian's disease in otolaryngology[J]. Acta Oto-Laryngologica, 1966, 62(3): 217-228.

[5] Vogel J M, Vogel P. Idiopathic Histiocytosis: A discussion of eosinophilic granuloma, the Hand-Schüller-Christian syndrome, and the Letterer-Siwe syndrome[J]. Seminarsin Hematology, 1972, 9(4): 349-369.

(贺智凤 王志勇)

第十六节 胶原基因变异性疾病

一、疾病简介

胶原基因的突变或胶原合成特异性翻译后酶活性的缺陷,已经被认为与许多遗传性疾病相关。至今为止已从12种类型胶原的22个基因中鉴定出1000余种突变。这些突变引起的常见相关性疾病涉及:骨质疏松(osteoporosis)、成骨不全(osteogenesis imperfecta)、动脉瘤(arterial aneurysms)、椎间盘疾病和软骨发育不良(chondrodysplasias)、骨性关节炎(osteoarthrosis)等。此外,还涉及某些罕见疾病如:奥尔波特综合征(Alport syndrome)、埃勒斯-当洛综合征(Ehlers-Danlos syndrome, EDS)的某些亚型、Bethlem myopathy(Bethlem肌病)、大疱性表皮松解征(epidermolysis bullosa)的某些亚型以及 Knobloch 综合征

(Knobloch syndrome)等。

二、病因及发病机制

单个碱基的取代是突变的主要形式,最常发生的是 COL1A1 或 COL1A2 上甘氨酸的密码子被其他氨基酸的密码子所取代,而甘氨酸是三股螺旋中每条 α 链上的最本质的氨基酸。当其被取代时,就会导致疾病的发生。除取代单个碱基外,其他突变还包括插入、缺失、DNA 剪接缺陷及 COL1A1 无效等位基因的出现。

由于胶原是牙釉质、牙本质和骨组织发育的重要组成部分,因此胶原形成障碍将直接影响骨骼和牙齿硬组织的发育。

三、临床表现

(一) 头面部表现

1. 成骨不全(osteogenesis imperfecta,OI)可发生牙本质发育不全,与 COL1A 1 或 COL1A 2 突变有关。80%患者乳牙受累,35%患者恒牙亦有类似改变表现为牙本质和釉质发育不全。如牙呈灰或棕色改变、釉质容易折裂及早期缺失,牙冠小,牙体磨损严重,可至牙槽嵴。牙根短,牙髓腔闭塞。恒牙列颜色和磨损的改变较乳牙列轻。

2. 可有腭裂、小颌、三角脸、盔帽头、皮肤薄而透明等表现。

3. Ehlers-Danlos 综合征的口腔表现详见第十一章第八节。

(二) 其他相关临床表现

1. OI 患者身高呈不同程度减低,同时出现骨的变形。患者骨质稀疏、变脆、多发性骨折。

2. 约有 50%的患者出现骨硬化所致的听力受损。

3. 还可出现关节韧带松弛、肌腱受累以及毛细血管出血等症状。

4. 巩膜颜色改变。

四、诊断

1. 具有乳光牙的特征并伴随骨发育异常,即可考虑本病。

2. 可依据光学方法测量角膜中央厚度,成骨不全患者角膜厚度通常减少。

五、治疗

(一) 一般治疗

胶原性疾病目前一般认为是自身免疫性疾病,迄今尚无特效疗法,是一类疑难病症。过去的 40 年里,胶原蛋白病变的治疗已经从胶原化学药物治疗发展到细胞治疗。

主要为对症治疗。对于成骨不全患者,采用降钙素有一定的疗效,相关的骨症状可采用相关的外科治疗方法。

(二) 口腔颌面部异常相关的治疗建议

1. 由于釉质/牙本质发育不全,牙齿易早期发生龋坏,需加强口腔卫生护理,预防龋病发生,对已发生龋坏或牙髓根尖周疾病的患牙及时治疗。

2. 重度磨损的牙齿进行相应的修复治疗,以恢复正常咬合。

3. 无法保留的患牙拔除后行修复治疗或间隙保持。

参考文献

[1] 段小红. 口腔遗传病学[M]. 北京:人民卫生出版社,2012.

[2] 王江滨,杨贵贞. 胶原及胶原基因变异性疾病[J]. 中华内科杂志,1999,38(4):273-275.

[3] 黄丽红.胶原基因变异性疾病研究进展[J].国外医学(免疫学分册),2004,27(2):72-74.

(黄叶全　冀　堃　邢向辉)

第十七节　毛发-牙-骨综合征

一、疾病简介

毛发-牙-骨综合征(tricho-dento-osseous syndrome,TDO)简称 TDO 综合征,最早于 1966 年由 Robinson 报道。其特征为头发卷曲,釉质发育不全,牛牙症,皮质骨增厚和颅面形态变化。

二、病因及发病机制

所有以前发表的病例都表明,TDO 最有可能以高外显率的常染色体显性方式传播。在大多数研究中,基因分析显示 DLX3 基因发生了突变。目前尚不清楚 TDO 的不同临床特征是遗传异质性的结果还是临床变异性的结果。

三、临床表现

(一)头面部表现

1. 牙齿　TDO 的牙齿缺损通常是所有症状中最严重和最明确的,包括牙齿呈现为黄棕色、牙釉质钙化不良或伴随着牙釉质发育不全的牙釉质缺损。患者的牙釉质非常薄弱,约为正常厚度 1/4 到 1/8。牙釉质严重磨损可引起牙源性的脓肿。Seow 指出,在 TDO 中牛牙症的存在较为严重,涉及所有后牙,尤其是下颌第一恒磨牙,他认为存在于乳牙列和恒牙列中的牛牙症以及牙釉质发育不全是所有 TDO 患者的共同表现。但我国学者曾报道不伴有牛牙症的 TDO 患者病例。

2. 颅面部　颅骨缺陷可表现为额前凸,方颌,下颌前突和长头症。

(二)其他相关临床表现

1. 头发　出生时扭结或紧密卷曲的头发是许多患者的显著特征,有助于 TDO 和牙釉质发育不全的鉴别诊断。据报道,有些家庭出生时头发呈波浪状或卷曲,几年后就变直了。

同一家庭中受影响的成员的头发缺陷可能有所不同。

2. 骨骼 患者的骨骼变化多发生在成年。在 TDO 中是否存在皮质骨硬化尚无共识。骨骼症状在不同患者间差异较大。骨硬化常见于颅底、乳突和长骨的临时钙化区。骨增厚可能导致巨头畸形,并易导致骨折。

3. 指甲 指甲缺陷包括指甲表面的开裂,可只存在于脚趾指甲,不同患者间可存在症状差异。

4. 其他异常 既往 TDO 病例中报道的其他异常包括阻生牙、指关节弯曲和皮肤病变。

5. 放射学表现 X 线片和牙齿切片显示前牙和后牙均存在长冠牙的发育形态,牙髓角高,达到牙本质-釉质交界处。在后牙可表现为牛牙症,牛牙症可为多种疾病的并发症状,在普通人群中也可出现,但多发生于下颌第二磨牙。因此,TDO 中下颌第一恒磨牙的牛牙症是其特征性表现。

骨改变在 TDO 患者的样本中有不同程度的表达,包括皮质骨增厚、松质骨闭塞、额窦未气化和乳突未气化等。

四、诊断

1. 对 TDO 的准确诊断应包括以下主要标准:

(1) 广泛的牙釉质缺损,牙齿发育不良或由于牙齿钙化不全导致的发育不良;

(2) 重度牛牙症,包括下颌第一磨牙;

(3) 常染色体显性遗传方式;

(4) 其他次要症状之一,即:指甲缺陷(如易碎和脱皮),骨质硬化(依据头颅侧位片评估),以及幼年时的卷曲或波浪状头发(长大后可能会变直)。

下颌第一恒磨牙是诊断评估牛牙症的关键牙齿,这颗牙齿形态变异性较小,其形态变化可以表明磨牙形态的改变。

2. X 线片 可见骨密度增高,髓腔增大牛牙症影像特征。偶有部分颅骨缝早闭。

3. 分子遗传学检测 与其他遗传性疾病相似,突变基因的筛查具有重要意义。

五、治疗

(一) 一般治疗

TDO 综合征目前多以对症治疗为主。

(二) 口腔颌面部异常相关的治疗建议

TDO 的管理需要团队合作。牙科小组的成员可能包括儿科牙医、正畸医生、牙髓医生、口腔外科医生、口腔修复医生和口腔放射科医生。其他成员包括儿科医生、医学放射学家和遗传学家。病例资料包括 X 线片(口内片、头颅正侧位片)、研究铸型,以及高质量的口外和口内照片。在确诊后应制定初步的短期治疗计划,以及未来几年详细的长期随访计划。

TDO 患者的主要临床问题是牙齿过敏、牙齿结构磨耗和脱落导致咬合垂直度下降、牙髓暴露引起的牙脓肿、美学和心理社会问题。其他问题可能包括骨骼和牙齿矫正相关的问题。治疗的主要目的是尽早预防磨耗、龋病和牙髓炎等临床问题,减轻敏感牙和牙脓肿引起的疼痛,恢复功能,维持咬合和咬合垂直度,改善美学特征。预防治疗是必要的,进行脱敏和口腔卫生宣教以减少牙敏感和龋齿。

总之,TDO 是一种对牙医具有重要意义的综合征。医生面临的挑战有对于这种综合征做出一个准确的诊断,根据病人的年龄和需要为病人提供一个终身计划和提供适当的预防治疗策略,以减少症状,保存牙齿,实现一个长期的良好预后。

参考文献

[1] Seow W K. Trichodentoosseous (TDO) syndrome: case report and literature review[J]. Pediatr Dent. 1993,15(5): 355-361.

[2] 赵洁,曾雪,王俊慧,等.毛发-牙-骨综合征 1 例[J].中国皮肤性病学杂志,2019,33(6): 698-700.

[3] Price J A, Bowden D W, Wright J T, et al. Identification of a mutation in DLX3 associated with tricho-dento-osseous (TDO) syndrome[J]. Human Molecular Genetics, 1998, 7(3): 563-569.

[4] Lichtenstein J, Warson R, Jorgenson R, et al. The tricho-dento-osseous (TDO) syndrome[J]. American Journal of Human Genetics, 1972, 24(5): 569-582.

[5] Jain P, Kaul R, Saha S, et al. Tricho-dento-osseous syndrome and precocious eruption[J]. Journal of Clinical and Experimental Dentistry, 2017, 9(3): e494-e497.

[6] Zhao N, Han D, Liu H C, et al. Senescence: novel insight into DLX3 mutations leading to enhanced bone formation in Tricho-Dento-Osseous syndrome[J]. Scientific Reports, 2016, 6(1): 38680.

[7] Nguyen T, Phillips C, Frazier-Bower S, et al. Craniofacial variations in the tricho-dento-osseous syndrome[J]. Clinical Genetics, 2013, 83(4): 375-379.

[8] Kula K, Hall K, Hart T, et al. Craniofacial morphology of the tricho-dento-osseous syndrome[J]. Clinical Genetics, 1996, 50(6): 446-454.

[9] Tim Wright J, Kula K, Hall K, et al. Analysis of the tricho-dento-osseous syndrome genotype and phenotype[J]. American Journal of Medical Genetics, 1997, 72(2): 197-204.

[10] 李玥,韩冬,高岩,等.毛发-牙-骨综合征患者的牙齿组织结构分析[J].口腔颌面修复学杂志,2015,16(5): 300-304.

[11] Jorgenson R J, Warson R W. Dental abnormalities in the tricho-dento-osseous syndrome[J]. Oral Surgery, Oral Medicine, Oral Pathology, 1973, 36(5): 693-700.

[12] Wright J T, Hong S P, Simmons D, et al. DLX3 c.561_562delCT mutation causes attenuated phenotype of tricho-dento-osseous syndrome[J]. American Journal of Medical Genetics Part A, 2008, 146A(3): 343-349.

(姜国涛 李 姮 冀 堃 邢向辉)

第十八节 腮弓综合征

一、疾病简介

鳃弓综合征又名口-下颌-耳综合征。腮弓综合征为罕见疾病,为胚胎第一、二鳃弓发育异常,导致先天性颜面部畸形。畸形多表现为颌面部软硬组织畸形和面部肌肉发育异常。本征发病率为 1/5 000~1/4 000。临床上大多为单侧异常,少数为双侧发育畸形。第一、二鳃弓异常可分为单侧异常,颜面部半侧萎缩(Goldenhar syndrome)和双侧异常,下颌骨发育不全(Hallermann-Streiff syndrome)。

二、病因及发病机制

本征为胚胎第一、第二鳃弓和位于两者之间的咽囊、第一鳃裂及颞骨原基发育不全所致。此病为常染色体显性遗传,环境因素也有较大影响。

三、临床表现

(一)头面部表现

1. 同侧下颌骨发育不良,且上颌骨,颧骨,颞骨均可发育不良,升支短小甚至完全缺如。

2. 咬肌和腮腺等软组织发育不良,可伴有一侧面横裂或腭裂。咬合平面倾斜,一侧面部肌肉可因神经支配不全而有轻度瘫痪或萎缩,上述畸形导致患侧面部整体发育不足,呈显著短小的形象。

(二)其他相关临床表现

先天性小耳畸形,常常伴有外耳道闭锁,中耳听骨链发育不良及轻度听力障碍。可伴有附耳等外耳畸形,还可出现耳前瘘管等。

四、诊断

根据典型面型和影像学检查结果,很容易作出诊断。

五、治疗

(一)一般治疗

加强产前检查,基因筛查。根据具体临床畸形表现制定治疗方案。

(二)口腔颌面部异常相关的治疗建议

1. 患儿如合并面横裂,应在 2~3 个月时给以修复,1 岁之内先修复口角裂和耳前肉赘,4~6 岁之间完成外耳畸形整形术或全耳郭再造术。

2. 患儿在 4~6 岁之间还需完成下颌骨畸形矫正术。对于一般病例,单侧下颌骨延长术即可达治疗目的,而对于严重病例,可采用髂骨或肋骨移植术。

3. 如合并一侧面部软组织发育不良,可在 10 岁左右或稍晚,采用真皮脂肪瓣或人工代用品进行修复。

参考文献

[1] Bogusiak K, Puch A, Arkuszewski P. Goldenhar syndrome: Current perspectives[J]. World Journal of Pediatrics, 2017, 13(5): 405-415.

[2] Choudhury M, Kapoor P M. Goldenhar syndrome: Cardiac anesthesiologist's perspective[J]. Annals of Cardiac Anaesthesia, 2017, 20(supplement): S61-S66.

[3] Schmitzer S, Burcel M, Dăscălescu D, et al. Goldenhar Syndrome-ophthalmologist's perspective[J]. Romanian Journal of Ophthalmology, 2018, 61(2): 96-104.

[4] Thomas J, Ragavi B, Raneesha P K, et al. Hallermann-Streiff syndrome[J]. Indian Journal of Dermatology, 2013, 58(5): 383-384.

[5] Singh A L, Chandak M, Jain D, et al. Hallermann-Streiff syndrome with cutaneous manifestations[J]. International Journal of Dermatology, 2015, 54(9): 1068-1070.

(王　翔　王文梅)

第十九节　Nance sweeney 综合征

一、疾病简介

Nance sweeney 综合征又名 OSMED 综合征(oto-spondylo-mega-epiphyseal-dysplasia syndrome),是一种先天性的软骨发育异常疾病,其特征是感音性听力损伤,骨骺扩大,骨骼发育不良,肢体比例不协调,椎体发育异常。

二、病因及发病机制

病因不明,属于常染色体隐性遗传疾病,大多数报道为 6p21.3 基因中的 COL11A2 发生纯合子突变,造成了胶原发生病变。

三、临床表现

口腔的主要临床表现为部分病人出现腭裂。

主要症状有:①干骺端异常;②鼻尖上翘;③腭裂;④鼻梁扁平;⑤关节僵硬;⑥颧骨扁平;⑦肢体短小;⑧椎骨扁平;⑨感觉神经性听力障碍。

还有一些偶发的症状:①皮肤异常;②脊柱后凸;③泪道形态异常;④斜视;⑤室间隔缺损等。

四、诊断

一般通过典型的临床表现进行诊断:肢体短小伴有干骺端异常增大,冠状裂以及轻到中度的扁平椎体。

五、治疗建议

无特殊治疗方法,对症治疗腭裂、听力障碍及关节症状。

参考文献

［1］Karaer K，Rosti R O，Torun D，et al. A case with oto-spondylo-mega-epiphyseal-dysplasia（OSMED）：The clinical recognition and differential diagnosis［J］. The Turkish Journal of Pediatrics，2011，53(3)：346-351.

［2］Harel T，Rabinowitz R，Hendler N，et al. COL11A2 mutation associated with autosomal recessive Weissenbacher-Zweymuller syndrome：Molecular and clinical overlap with otospondylomegaepiphyseal dysplasia（OSMED）［J］. American Journal of Medical Genetics Part A，2005，132A(1)：33-35.

［3］Li S W，Takanosu M，Arita M，et al. Targeted disruption of Col11a2 produces a mild cartilage phenotype in transgenic mice：Comparison with the human disorder otospondylomegaepiphyseal dysplasia（OSMED）［J］. Developmental Dynamics，2001，222(2)：141-152.

［4］van Steensel M A M，Buma P，de Waal Malefijt M C，et al. Oto-spondylo-megaepiphyseal dysplasia（OSMED）：Clinical description of three patients homozygous for a missense mutation in the COL11A2 gene［J］. American Journal of Medical Genetics，1997，70(3)：315-323.

（邢向辉　臧睿觉）

第二十节　鳃裂-眼-面综合征

一、疾病简介

鳃裂-眼-面综合征又名 branchio-oculo-facial syndrome,是一种罕见的遗传性疾病。其特征在于有特殊的颅面、颈部、耳部及眼部异常表现。

二、病因及发病机制

病因不明,鳃裂-眼-面综合征作为常染色体显性遗传的遗传病,显性特征可不完全表达或发生遗传表达的突变。染色体整体结构无特殊异常,暂时没有找到用于检测的准确基因位点。有研究指出鳃裂-眼-面综合征可能与 TFAP2A 基因有关。

三、临床表现

(一)头面部表现

特征性的皮损,因第一和第二鳃弓不能正常发育,导致在颈部或耳朵附近皮肤的异常斑块,表现为红色鳞屑性的皮肤缺损。

眼发育畸形造成的视力障碍,异常包括小眼,眼球缺血,白内障,斜视,眼睑下垂,鼻泪管狭窄或闭锁。在婴儿期观察到的白内障表现可以作为鳃裂-眼-面综合征的一个特征性面部表现。

面部表现包括宽鼻梁,畸形耳朵,牙齿异常,唇裂伴或不伴有腭裂,不完全唇裂和上唇凹陷。

(二) 其他相关临床表现

肾脏发育异常,可表现为单侧或双侧的肾脏发育异常,包括发育不良、缺失、多囊肾或者其他结构异常以及膀胱输尿管反流。因外胚叶发育异常造成的过早白发。同时有个别病例中有胸腺发育异常的情况,异位的胸腺会出现在颈部特征性皮损的部位。

四、诊断

在没有准确的家族遗传史的情况下,鳃裂-眼-面综合征需通过临床表现来进行诊断。诊断需同时满足所有口腔颌面部的异常表现,或者满足两个口腔颌面部的异常表现,同时满足一个全身的异常表现,就可以诊断为鳃裂-眼-面综合征。

五、治疗

无特殊疗法,对症治疗皮肤缺损、眼部畸形及面部发育异常。在治疗皮肤缺损时应注意有可能出现的异位胸腺应加以保护。

参考文献

[1] Frascari F, Bieth E, Galinier P, et al. Syndrome branchio-oculo-facial[J]. Annales De Dermatologie et De Vénéréologie, 2012, 139(8/9): 550-554.

[2] Iraji F, Shahbazi M, Abtahi-Naeini B, et al. A rare case of branchio-oculo-facial syndrome: Clinical and histopathological features[J]. Advanced Biomedical Research, 2018, 7: 145.

[3] Garcia Flores J B, Escamilla Ocanas C E, Martinez Menchaca H R, et al. New oral manifestations of Branchio-oculo-facial syndrome. Case report[J]. Arch Argent Pediatr, 2015, 113(1): e14-e16.

[4] 袁杰鑫,吕建海,唐兰芳.鳃裂眼面综合征 TFAP2A 基因新发变异一例[J].中华儿科杂志,2019,57(3):222-224.

(邢向辉 臧睿觉)

第二十一节　胎儿面综合征

一、疾病简介

胎儿面综合征又名 Robinow syndrome,最早由 Robinow 描述了一种新的侏儒综合征,包括前肢短、脊椎畸形、生殖器异常等,对于其面部的描述为类似胎儿的面容一直被沿用至今。

二、病因及发病机制

病因不明,有学者认为不管是常染色体显现或隐性遗传,胎儿面综合征都存在有同位基因的变异。隐性遗传的胎儿面综合征的临床表现与显性遗传的相比会更为明显一些。隐性遗传的基因变异位点被定位在 9 号染色体的 q22 在 D9S1836 到 D9S1803 位点之间。

三、临床表现

(一)头面部表现

在儿童时期面部的特征是非常明显的,面中份发育不全,短且上翻的鼻子,鼻梁凹陷或者扁平,前额宽而且突出。这样较小的面部、横向前移的眼睛以及前倾的鼻翼与胎儿的面容极为相似。但是在一些显性遗传的病例中,面部特征会随着年龄的变化逐渐消退,只表现在宽大的鼻根及前额。口腔部分也有其特殊的表现,人中较短,导致上唇中份出现倒 V 型,下唇中份开裂,口内牙龈肥大增生,乳恒牙拥挤,同时经常出现舌系带过短形成 W 型舌。眼睛会因为下眼睑的缺陷造成整体突出,耳朵的位置可能较低,同时形态简单耳郭变形。

(二)其他相关临床表现

患者身材矮小、肢体短缩,尤以上肢前臂为明显。手足短而宽、掌指骨发育不良或后缺失。可同时伴脊椎畸形、多发性肋骨缺损、骨盆硬化、关节脱位等。除少数病例外,患者多有性腺发育不良,如小阴茎、阴囊发育不良、陷睾,小阴唇、小阴蒂甚至阴蒂缺如。性功能检查示原发性性机能不全。肝脾肿大、双侧肾畸形、脐疝等也有报道。

四、诊断

主要依据患者的临床表现胎儿样面容、身材矮小、肢体短小和性发育不良来诊断。

五、治疗

无特殊治疗办法,外科手术对症治疗相应畸形。

参考文献

[1] Gignac S J, Hosseini-Farahabadi S, Akazawa T, et al. Robinow syndrome skeletal phenotypes caused by the WNT5AC83S variant are due to dominant interference with chondrogenesis[J]. Human Molecular Genetics, 2019, 28(14): 2395-2414.

[2] Roifman M, Brunner H, Lohr J et al. Autosomal Dominant Robinow Syndrome[D]. In: Adam MP, Ardinger HH, Pagon RA, et al., eds. GeneReviews®. Seattle (WA): University of Washington, Seattle, 1993.

[3] Bacino CA. ROR2-Related Robinow Syndrome[D]. In: Adam MP, Ardinger HH, Pagon RA, et al., eds. GeneReviews®. Seattle (WA): University of Washington, Seattle, 1993.

[4] Murali C N, Keena B, Zackai E H. Robinow syndrome: A diagnosis at the fingertips[J]. Clinical Dysmorphology, 2018, 27(4): 135-137.

［5］Mossaad A M, Abdelrahman M A, Ibrahim M A, et al. Surgical management of facial features of robinow syndrome: A case report［J］. Open Access Macedonian Journal of Medical Sciences, 2018, 6(3): 536-539.

［6］Jain P, Gupte T, Jetpurwala A, et al. Robinow syndrome and fusion of primary teeth［J］. Contemporary Clinical Dentistry, 2017, 8(3): 479-481.

（邢向辉　臧睿觉）

第二十二节　先天性短颈综合征

一、疾病简介

先天性短颈综合征又名克利佩尔-费尔综合征（Klippel-Feil syndrome），主要表现为颈椎中 2 个或更多的骨骼异常融合，导致了短颈的特征性外观，这会造成面部不对称，后发际线低以及颈部活动范围受限。

二、病因及发病机制

病因不明，先天性短颈综合征可能发生在妊娠的第 3 到 8 周，女性发病率高于男性（约 3:2）。多数的先天性短颈综合征是偶发的，没有准确的显性或隐性遗传特征，也有研究称发病与 X 染色体有关联。

三、临床表现

先天性短颈综合征的患者特征性的临床表现包括：短颈，后发际线低以及颈部活动受限。费尔把综合征分为 4 类：Ⅰ型，颈椎和上部胸椎发生融合；Ⅱ型，表现为 1 到 2 个颈椎的融合；Ⅲ型，颈椎同时伴有下段胸椎或腰椎的融合；Ⅳ型，颈椎的融合同时伴有眼部的发育异常。有的研究表明先天性短颈综合征会伴有心血管的异常，主要表现为间隔缺损，同时还有可能出现脑干异常，肾上腺发育不全，上睑下垂，外直肌麻痹，面神经麻痹，上肢发育不全以及中枢神经系统异常。

四、诊断

患者一般会有明显的身体异常，但也有近 50%的患者不会表现出典型的体征，可以通过放射检查，X 线、CT、MRI 都是很好的检查方法。

五、治疗

颈部以下的轻度融合可以进行非手术的治疗方案，定期检查减少剧烈的接触性的运动。对于有持续性神经疼痛，脊髓病变，肌无力和脊柱不稳定的患者可以考虑手术治疗。

参考文献

［1］Čota S，Žagar I，Delimar V，et al. Klippel-Feil syndrome misdiagnosed as spondyloarthropathy：Case-based review［J］. Rheumatology International，2019，39(9)：1655-1660.

［2］Pirino A，Sotgiu M A，Cosmi E，et al. Association of Klippel-Feil syndrome，Dandy-Walker malformation，spina bifida：A case report［J］. Radiology Case Reports，2019，14(3)：415-418.

［3］Guo X Y，Zhu N，Hao D J. Rare hereditary klippel-feil syndrome and Arnold-chiarimalformation caused by cervical spondylotic myelopathy［J］. World Neurosurgery，2019，125：126-128.

［4］Dauer M V P，Currie P D，Berger J. Skeletal malformations of Meox1-deficient zebrafish resemble human Klippel-Feil syndrome［J］. Journal of Anatomy，2018，233(6)：687-695.

［5］曾实,许民辉,徐伦山,等.Klippel-Feil综合征伴颅颈交界区畸胎瘤1例报道并文献复习［J］.重庆医学,2018,47(13)：1838-1840.

（邢向辉　臧睿觉）

第二十三节　眼距过宽尿道下裂综合征

一、疾病简介

又名 Optiz G/BBB syndrome,是一种遗传性的多器官异常的综合征,其病损主要在人体的中轴线上。其特征性的表现为眼距宽、气管或食道缺陷、尿道下裂等。

二、病因及发病机制

病因不明,本综合征包含两种类型,一种是 X 染色体遗传的,它是由于 X 染色体上的 MID1 基因发生突变造成的;另一种是常染色体遗传的,它是由于常染色体 22q11.2 的缺失造成的。

三、临床表现

本综合征主要影响身体中线的结构,最常见的临床表现是:①眼距过宽;②喉、气管或食道的缺陷导致呼吸困难和吞咽困难;③尿道下裂。

其他一些轻微的症状:①50%的患者有轻度的智力障碍或者发育迟缓;②学习困难,运动障碍或语言障碍;③与自闭症类似的沟通和社交障碍;④唇裂伴有腭裂或者单独发生,也有单独发生的腭裂;⑤心脏缺陷;⑥肛门闭锁;⑦脑部发育缺陷胼胝体缺损;⑧扁平的鼻梁、上唇薄、低耳等面部缺陷。

X 染色体连锁的综合征往往会出现唇裂,而常染色体遗传的更多出现腭裂。

四、诊断

通过临床表现来诊断,同时可以通过基因检测是 X 连锁的遗传或者是常染色体显性遗传。

五、治疗

无特殊治疗方法,针对综合征造成的不同临床表征,对症治疗。

参考文献

［1］Giovani É M, Marinho K C T, Andia-Merlin R. Dental treatment of a patient with Opitz G/BBB syndrome［J］. Special Care in Dentistry, 2017, 37(2)：102-106.

［2］Guion-Almeida M L, Richieri-Costa A. CNS midline anomalies in the opitz G/BBB syndrome：Report on 12 Brazilian patients［J］. American Journal of Medical Genetics, 1992, 43(6)：918-928.

［3］Spinelli M, Sica C, Dallapiccola B, et al. The challenge of prenatal diagnostic work-up of maternally inherited X-linked opitz G/BBB：Case report and literature review［J］. Case Reports in Obstetrics and Gynecology, 2015, 2015：830108.

［4］Cheng Y K, Huang J, Law K M, et al. Prenatal diagnosis of maternally inherited X-linked Opitz G/BBB syndrome by chromosomal microarray in a fetus with complex congenital heart disease［J］. Clinica Chimica Acta, 2014, 436：140-142.

［5］Weinzimer S A, Mcdonald-Mcginn D M, Driscoll D A, et al. Growth hormone deficiency in patients with 22q11.2 deletion：Expanding the phenotype［J］. Pediatrics, 1998, 101(5)：929-932.

［6］王云英,解丽艳,高旖旎.Opitz综合征一家系［J］.中华医学遗传学杂志,1997(4)：75.

(邢向辉　臧睿觉)

第二十四节　Seckel 综合征

一、疾病简介

Seckel 综合征(Seckel syndrome,或 SCKL1)是一种罕见的常染色体隐性遗传性疾病,主要表现为出生后呈比例缩小的身高,有特征性的鸟头(bird headed)颌面畸形,小头畸形同时伴精神发育迟滞。本病的主要特点是由于胎儿在子宫内出现了发育障碍,导致出生后的生长发育迟缓,体格显著矮小但是四肢躯干的比例是正常的。

二、病因及发病机制

产生该病的原因主要在于编码毛细血管扩张性共济失调症和 RAD3 相关蛋白(ataxia-telangiectasia and RAD3-related protein, ATR)基因(3q22124)突变。

三、临床表现

(一)口腔颌面部表现

Seckel 综合征可出现牙异常的症状,但是这些牙异常的表型和基因突变之间无明显联系。牙异常的特征包括牙萎缩(odontatrophy)或牙釉质发育不良、严重的过小牙,乳光牙,无根牙,牙缺失,牙缺失主要发生在上颌侧切牙。有时牙的异常还可表现为短根前牙和长冠磨牙。Seckel 综合征患儿牙的成熟和萌出相对正常,没有骨发育延缓。

(二) 其他相关临床表现

有特异性面容,比如头小,大鼻子,小下颌,腭部高拱,智力发育落后于同龄儿童。

四、诊断

根据其特异性体征即可诊断。

五、治疗

(一) 一般治疗

无特异性的治疗方法。主要是对症治疗。

(二) 口腔颌面部异常相关的治疗建议

对出现的牙的异常进行对症治疗,比如修复缺失牙,对畸形牙、釉质发育不全的牙齿进行修复治疗等。

参考文献

［1］Faivre L，le Merrer M，Lyonnet S，et al. Clinical and genetic heterogeneity of Seckel syndrome［J］. American Journal of Medical Genetics，2002，112(4)：379-383.

［2］Kjaer I，Hansen N，Becktor K B，et al. Craniofacial morphology，dentition，and skeletal maturity in four siblings with Seckel syndrome［J］. The Cleft Palate-Craniofacial Journal，2001，38(6)：645-651.

［3］Jankowska K，Wrzyszcz-Kowalczyk A，Pregiel B，et al. Dental treatment of sisters with Seckel's syndrome［J］. Implantoprotetyka，2009，10(4)：26-29.

［4］Dinçer T，Yorgancıoğlu-Budak G，Ölmez A，et al. Analysis of centrosome and DNA damage response in PLK4 associated Seckel syndrome［J］. European Journal of Human Genetics，2017，25(10)：1118-1125.

［5］Scalet D，Balestra D，Rohban S，et al. Exploring splicing-switching molecules for Seckel syndrome therapy［J］. Biochimica et Biophysica Acta (BBA) — Molecular Basis of Disease，2017，1863(1)：15-20.

（张　倩　邢向辉）

第二十五节　狭　颅　症

狭颅症亦称颅缝早闭或颅缝骨化症,颅缝闭合过早,导致狭小的颅腔不能容纳脑的正常发育,主要包括尖头症(oxycephaly)、Crouzon syndrome 和尖头并指(趾)综合征三种疾病。

一、尖头症

(一) 疾病简介

尖头症(oxycephaly)又名颅缝早期融合症或颅狭窄畸形。

（二）病因及发病机制

病因尚不明确,可能是由胎期中胚叶发育障碍引起的,为常染色体隐形遗传。该病多见于男性。发病率男女比为 2∶1。

（三）临床表现

1. 头面部表现

常表现为腭裂、唇裂、头颅畸形。头颅畸形与受累颅缝有关,如所有颅缝均过早闭合,则会出现尖头畸形或塔状头;如过早闭合的仅有矢状缝,则出现舟状头或长头形;如果过早闭合的是两侧冠状缝,则会形成短头或扁头形;斜头畸形则是由于一侧冠、矢状缝过早闭合的原因。

由于眼眶变浅,可引起突眼和分离性斜视等。晚期发生视神经萎缩、视野缺损甚至失明。

2. 其他相关临床表现

患儿智力低下,精神萎靡或易于激动,癫痫、四肢肌力减弱。患儿脑功能障碍,颅内压增高,有头痛、呕吐和视乳头水肿。身体其他部位也常出现畸形,比如并指(趾)、脊柱裂等。

（四）诊断

根据颅内压增高征象的临床表现,X 线颅骨检查发现骨缝过早消失,同时骨缝融合处骨密度增加,即可诊断。

（五）治疗

1. 一般治疗

尽早实行手术治疗。一般建议在出生后 6 个月以内进行手术治疗;如时间过晚可能会出现视神经萎缩和智力障碍等问题,届时即使施行手术,已无法恢复功能。

2. 口腔颌面部异常相关的治疗建议

有两种手术方法,一是切除过早闭合的骨缝,然后再造新的骨缝,二是将大块骨质切除从而达到减压和利于脑发育的目的。

二、Crouzon 综合征

（一）疾病简介

Crouzon 综合征又名 Crouzon 面骨形成不全症,颅面骨形成不全（craniofacial dysostosis）,鹦鹉头（parrot head）,Virchow 尖头综合征,Xpert-Crouzon syndrome 等。该综合征于 1912 年由 Crouzon 首先描述,常见于男性。Crouzon 综合征是因颅缝过早闭合进而导致的颅面发育异常的先天性疾病,发病率在活产儿中为 1/25 000～1/31 000。X 线上可表现为骨缝消失和重叠,矢状缝、冠状缝呈骨性融合,颅内压高而致颅骨变薄,内有压迹,颅中窝明显凹陷,蝶鞍增宽,副鼻窦发育不良甚至消失。

（二）病因及发病机制

目前研究认为该疾病为常染色体可变性显性遗传,其基因定位于 10q21 上。根据显性遗传方式,呈现代与代间连续,患者的子女发病率为50%,外显率完全,大约有1/3为散发病例,表明是突变起源。由于颅面骨缝早期愈合,出生时即可发病。

（三）临床表现

1. 头面部表现

（1）冠状缝,人字缝骨性愈合,脑积水。呈舟状头或三角头,额骨前突,上颌骨发育不全,下颌骨相对前突而呈反𬌗,咬合不全。

（2）钩状鹦鹉鼻,高腭弓,上唇短。

（3）突眼,眼距宽,眼球突出,眼球外斜,眼裂歪斜,眼球震荡,视乳头水肿,晶状体异位,瞳孔异位,继发性视神经萎缩。

（4）双外耳道闭锁,耳聋。

2. 其他相关临床表现

（1）颅内压增高,有头痛及精神发育不全。除个别患者智力低下外,大多数患者智力尚属正常。

（2）可有抽搐和遗尿史,并指(趾)及先天性心脏病。

（四）诊断和鉴别诊断

根据临床表现即可诊断,可疑的病例,进行X线检查可助诊断。本征须与Tietz综合征相鉴别,后者亦是常染色体显性遗传,出生后发病,皮肤、毛发均无色素,耳聋,眼正常,眉毛发育不良。

（五）治疗

1. 一般治疗

目前针对Crouzon综合征的治疗应制定个性化治疗方案,通过耳鼻咽喉科、眼科、口腔科、整形外科、神经外科等多学科协作进行综合性治疗。其中耳鼻咽喉科可对出现上呼吸道阻塞的患者行扁桃体及腺样体切除术,从而缓解睡眠打鼾和鼻通气不畅的症状,对伴中耳鼓室积液者可行鼓膜切开术,以提高患者听力;眼科可通过眼眶减压手术防止患者出现视神经萎缩;而口腔科可以通过牙齿正畸治疗改善错𬌗畸形;整形外科通过骨松解及矫形手术改善面部畸形。

因本病是颅缝早闭而造成头面部发育畸形,限制了脑的发育,因此应及早行颅缝再造术。手术方法：2岁以前采用线状颅骨切除术,较大儿童可用四骨瓣手术。对于再造骨缝的处理,可用骨膜或聚乙烯薄膜包裹以阻断闭合。若突眼严重而致角膜暴露可作眼睑缝合,或在颅内减压术的同时作眼眶顶骨切除。如视乳头出现水肿,严重威胁视力时,应及时由神经外科施行颅内减压手术。

2. 口腔颌面部异常相关的治疗建议

口腔颌面部的治疗注意牙齿正畸治疗及手术治疗为主;通过正畸治疗可以达到改善面部畸形,重建咬合关系的效果。通过颌面外科手术如牵张成骨、正颌手术可以改善患者的面容。

三、尖头并指(趾)综合征

(一) Apert 综合征

1. 疾病简介

尖头并指(趾)综合征又名 Apert 尖颅并指症,尖头并指(趾)畸形,并指(趾)尖头综合征。本病是由冠状缝过早闭合而形成尖头畸形,同时伴并指或并趾。1906 年 Apert 最早报道,以后称为 Apert 综合征。1920 年 Park 和 Powes 又作了详细描述,并认为是一个独立的综合征。我国亦有少数报道。

2. 病因及发病机制

病因不明。过去认为本综合征可能是由先天性梅毒、风疹等外因引起,目前多认为本病是常染色体显性遗传。但本征并没有表现出明显的家族史,病例多散发,但父母生育时的年龄多较高,男性平均 36 岁,女性平均 33 岁。同时二胎、三胎的发生率较头胎大,原因可能是双亲,特别是父亲的生殖细胞发生突变所致。

3. 临床表现

(1) 头面部表现

上颌发育不良,上颌前突,腭盖高拱,出现特殊的容貌特征,有时伴有腭裂。同时有尖头畸形,冠状缝早期闭合,颅骨纵向增大,囟门大部分向前上隆起。颅骨摄 X 线片可见颅内高压,有指压痕。眼窝较浅,眼球突出,两眼距离增大,斜视。视力不佳,常出现视神经萎缩。患者小鼻且扁,鼻常呈钩鼻状。

(2) 其他相关临床表现

肢端畸形:多出现为程度不等、左右对称的并指(趾)。可仅有皮肤融合或出现完全性的骨性融合;最常见的是第 2、3、4 指(趾)的完全性融合。此外由于掌骨长度短,常与桡骨融合,导致关节活动受限。骨骼的 X 线检查可见骨骼畸形、颅缝早闭、脊柱裂、骨性结合和关节固定等。眼底检查可见视网膜水肿。血生化检查和血、尿、便常规检查一般正常。

患者有各种程度的精神发育迟滞,而脑部缺乏特异性病理改变。

4. 诊断

该综合征的诊断主要根据临床表现及影像学检查结果。本病征的典型特征为患者颅骨和颜面骨的异常,同时伴有指(趾)发育异常,并呈对称性分布。临床上主要应与 Carpenter syndrome,Crouzon syndrome 及 Laurence-Moon-Biedl syndrome 等相鉴别。

5. 治疗

(1) 一般治疗

根据患者的自身情况,制定个性化治疗方案,以解决患者形态以及功能上的异常,尽最大程度恢复患者的功能使患者能够生活自理。

(2) 口腔颌面部异常相关的治疗建议

对于出现颌面部发育畸形的患者常见的手术方式为颅骨减压术和矫形术。

① 颅骨减压术 主要针对早期颅骨愈合的患者,为了防止患者智力障碍的发生和发展,

以及防止视力障碍。手术方式主要以颅骨直线形、十字形切开或双侧颅骨骨瓣成形术为主。

② 矫形术 对颜面发育异常的患者可施行矫形术。

（二）Carpenter 综合征

1. 疾病简介（Carpenter syndrome）

Carpenter 综合征（尖头并指综合征 Ⅱ 型，acrocephalosyndactyly Ⅱ，ACS Ⅱ）是一种罕见的常染色体隐性遗传病，1901 年首次由 Carpenter 描述，典型表现为短头畸形合并多发性颅缝早闭、先天性心脏缺陷、手和脚的短指和并指，大脚趾的多并指畸形，巨大胎儿，骨的畸形，如缺少中节指骨和髋外翻，身材矮小和肥胖。该病通常是由 RAB23 的 ras 等位基因突变引起的，但也有部分病例是由 MEGF8 基因突变导致。该病发病率约为 100 万活产婴儿的 1/100。该病在北美、南美、印度、中东及欧洲均有案例报告。

2. 病因及发病机制

胚胎发育异常的时间一般认为发生在第 30 天至第 49 天胚胎发生。目前认为 RAB23 是 Carpenter 综合征的病因。RAB23 是鸟苷三磷酸酶家族的一员，主要负责调节细胞内的囊泡运输的膜相关蛋白。RAB23 主要定位于质膜，也可以在胞浆内的胞浆囊泡结构找到。RAB23 介导的转运活性机制尚不明确。同源小鼠 RAB23 基因的隐性突变导致胚胎致死伴无脑畸形、多指畸形、眼部畸形等。在 Carpenter 综合征中观察到的不同表型表明 RAB23 突变会影响中枢神经形成，颅缝形成与生长，脂肪代谢。

3. 临床表现

（1）头面部表现

Carpenter 综合征的颅面部畸形包括小颌畸形、上颌骨发育不全、颅前窝发育不全、外耳畸形、眼球向下移位、内眦增宽、小口畸形、鼻梁塌陷。矢状缝是该病受累频率最高的，额缝、冠状缝、人字缝受累的频率依次减少。患儿口腔内表现为无牙，腭弓狭窄、上腭高拱，牙槽脊扁平、乳牙迟萌、牙齿拥挤、小颌畸形等多种口腔和牙科表现会导致长期的错𬌗、发音和发音紊乱，以及嘴唇和舌头运动困难

（2）其他相关临床表现

大多数患者有轻度至中度的智力障碍，并且 70%Carpenter 综合征患者有中枢神经系统畸形，包括无脑、小脑发育不全、侧脑室肥大、假性小脑水肿、胼胝体发育不全。对 3 个患有该病的兄弟姐妹进行了一项研究受影响的患者出现脑沟扩大、蛛网膜下腔增大、颞叶发育不全、颅前窝狭窄和侧脑室增大。颅内压增高的临床表现在颅缝早闭患者中可以是非特异性的，而且很难发现，这使得颅内压升高的诊断和治疗更加复杂，有研究表明 19% 的脑积水患者需要脑室-腹腔分流术，因为在脑室中观察到的脑室-腹腔比例失调可导致颅内压升高。心血管畸形在 Carpenter 综合征患儿中较为常见，约 18% 至 50% 的患者表现为心脏病。室间隔缺损或房间隔缺损，导管未闭，其中以动脉、肺动脉狭窄、法洛四联症最多。Carpenter 综合征患者还伴有骨骼异常，例如手（脚）并指（趾）畸形、短指畸形及髋关节、膝关节、踝关节畸形。也可见脐膨出和脐疝患儿。此外，75% 的患者有隐睾或睾丸发育不良。

4. 诊断

鉴于这种疾病的罕见性质,对有遗传史的家庭必须进行基因筛查。诊断主要基于对收集到的特征性临床表现,可通过影像学和遗传学检测加以证实。现代胎儿成像包括超声和磁共振成像对评估胎儿发育也是很有必要的。根据家族史或胎儿检查确定为 Carpenter 综合征患病的高风险的人群,需立即咨询遗传学家。

5. 治疗

(1) 一般治疗

手术需要关注患儿的颅颌面部的畸形及先天性心脏畸形所带来的气道狭窄问题,因此术前必须对患儿的心肺功能做出评估。颅骨畸形的早期治疗包括颅骨切除和额眶前突的治疗。主要增加颅内体积,颅骨穹窿重塑。大多数情况下有颅缝早闭发生于 10 天到 18 个月之间,因此早期干预是首选,较为理想的手术时间在患儿 6~9 个月时段。眶间距离的改善手术通常在 7 到 12 个月之间进行。

(2) 口腔颌面部异常相关的治疗建议

Carpenter 综合征患者伴有不同程度的上颌骨或下颌骨发育不足。早期干预至关重要。面部矫正的时机目前存在争议,一些学者认为需在 4 到 7 岁之间手术矫治,也有选择等到骨骼发育成熟进行骨骼矫治手术者。后者认为在较年轻的患者中,二次手术的发生率较高。手术的目的是恢复患者的面中份畸形,因此通过 Le Fort III 截骨术调整颧骨,来恢复眶容积。下颌骨可通过牵张成骨或下颌骨前徙来纠正发育不足问题。为了解决面中份前后生长缺失的问题,面中份发育过程中的过度矫正是必要的。

(三) Saethre-Chotzen 综合征(Saethre-Chotzen syndrome)

1. 疾病简介

Saethre-Chotzen 综合征(尖头并指综合征 III 型,acrocephalosyndactyly III,ACS III),是一种常染色体的显性遗传病。典型的临床症状短尖头,但常为单侧骨缝受累而呈斜头畸形。并指(趾)亦呈软组织蹼,并指常发生于第 2、3 或第 2、3、4 指间,并趾常发生于第 2、3 或第 4、5 趾间

2. 病因及发病机制

本病是一种常染色体的显性遗传性疾病,引起 Saethre-Chotzen 综合征的大多数致病变异是基因内的,并导致 twist 相关蛋白 1 的产物的单倍体不足。除了以下因素外,还没有发现特定的基因型与表型的相关性。绝大多数具有单核苷酸变异的个体具有正常的智力。含有 TWIST1 缺失的个体发生发育迟缓的风险约为 90%,或比具有基因内致病变异的个体高 8 倍;存在 TWIST1 缺失和正常发育的个体均有报道。

许多被诊断为该病的个体都有受影响的父母;由新生儿致病变异引起的病例比例尚不清楚。一些被诊断为 Saethre-Chotzen 综合征的个体的家族史可能是阴性的,因为没有认识到家族成员中的这种疾病或外显率降低。每一个有干细胞的个体的孩子都有 50%的机会遗传致病变异。如果已在家庭中发现致病变异,需对高危妊娠进行产前诊断和胚胎植入前诊断。

3. 临床表现

（1）头面部表现

上颌发育不全，眼距过长，泪道狭窄，腭部畸形，包括腭弓狭窄、悬雍垂裂和腭裂，阻塞性睡眠呼吸暂停。

（2）其他相关临床表现

典型 Saethre-Chotzen 综合征的临床症状是单侧或双侧的冠状缝骨性闭合，面部不对称，尤其是单侧冠状缝患者，斜视、上睑下垂和小耳畸形。2、3 手指的部分皮肤并指。患病率估计范围从 1∶25 000 到 1∶50 000。尖头畸形，由于颅骨发育异常导致颅内压升高，传导性、混合性和感觉像神经性听力丧失，骨骼问题，如椎体发育缺陷，顶骨发育不全，桡尺骨融合症，拇指远端畸形和拇指外翻，小腿突出，先天性心脏畸形，身材矮小。

4. 诊断

根据 Sacthreo-Chotzen 综合征的临床表现，当具备以下临床特征时需考虑为该病：颅缝早闭（一种或多种颅缝早闭），冠状缝是最常见的受累部位。颅缝早闭常表现为颅骨形状异常，如短头畸形，尖头畸形，前斜头畸形，前额发际线低，上睑下垂，斜视，面部不对称，耳朵小，小腿突出，听力下降，顶骨发育不全，脊椎异常，2、3 指（趾）的部分皮肤并指，桡尺骨的骨性结合，指过短，拇指外翻，拇指远端指骨的复制，拇指的三角形附属物。

Sacthreo-Chotzen 综合征的诊断建立在具有典型临床表现及分子遗传学基因检测即鉴定为 TWIST1 杂合致病变异。基因靶向检测要求临床医生确定可能涉及哪些基因，而基因组检测则不涉及。因为 saethreo-chotzen 综合征表型较为广泛，有一些个体具有典型的临床表象，可通过基因测试得到准确的诊断，而有些表现易与其他遗传性疾病表现相混淆，如颅缝早闭通过基因组测试并不能得出准确的诊断。

5. 治疗

（1）一般治疗

治疗采用多学科联合治疗策略，需由一个已建立的颅面团队持续的管理。听力损失的常规治疗；眼科评估，如果有上睑下垂，干预以预防弱视，根据需要在儿童早期进行手术修复。除了以上的常规治疗外，患儿需定期到相关科室进行检查，眼科检查评估视神经乳头状水肿程度；当有颅内压升高时，进行脑成像评估；面部畸形的临床检查；腭裂患者从 12 个月大开始进行语言评估。每 6～12 个月进行一次听力评估；每年临床评估睡眠呼吸障碍和发育迟缓。如果个体存在颈椎异常和不稳定，应限制危及脊柱的活动。

（2）口腔颌面部异常相关的治疗建议

出生后第一年进行颅骨成形术，以及在儿童时期脸部畸形矫正手术，以治疗咬不良、吞咽困难和呼吸问题。如果腭裂存在，手术修复通常在颅骨成形术后进行。在完成面部生长后进行正畸治疗和牙齿矫正手术。

（四）Pfeiffer 综合征（Pfeiffer syndrome）

1. 疾病简介

Pfeiffer 综合征是由 Pfeiffer 于 1964 年首次报道，主要临床表现为颅缝早闭、大拇指和大脚趾增宽、偏曲、手足部分并指（趾）畸形。该病是一种罕见的常染色体显性遗传疾病，发病率大约为 1/100 000，发病群体以欧美人群为主，亚洲群体中较为少见。

2. 病因及发病机制

Pfeiffer 综合征为常染色体显性遗传病，是尖头并指综合征 V 型。基因学研究表明，成纤维细胞生长因子受体 1（fibroblast growth factor receptor 1，FGFR 1）或成纤维细胞生长因子受体 2（fibroblast growth factor receptor 2，FGFR2）的基因发生突变可导致该病。在骨的生长发育过程中，成纤维细胞生长因子受体（FGFR）可以影响骨膜内骨化和软骨内骨化，而颅骨的发育与这两种过程密切相关，因此成纤维细胞生长因子受体（FGFR）的基因突变可以引起 Pfeiffe 综合征的发生。大多数 Pfeiffer 综合征的患者是由 FGFR2 基因突变引起，仅有约 5% 的 Pfeiffer 综合征患者出现 FGFR 1 突变，并且该突变仅存在于 Pfeiffer 综合征Ⅱ型的患者。

3. 临床表现

（1）头面部表现

Pfeiffer 综合征的典型临床症状：头颅畸形，粗短宽大的拇指或脚趾，与其他手指有典型的偏曲，偶发脑积水，伴有严重眼球突出、肘部强直、脏器异常、发育缓慢。根据表型的严重程度，Pfeiffer 综合征可分为三种临床亚型：Ⅰ型：表现轻微，表现为短头畸形、面中份发育不足、手指和脚趾畸形，神经系统及智力发育基本正常。Ⅱ型：表现为三叶状头颅，眼球突出，手指及脚趾畸形，肘关节强直或滑膜病，发育迟缓，可有神经系统并发症。Ⅲ型：与Ⅱ型类似，但头颅畸形表现不典型，诊断有一定难度，可通过基因检测确诊。Ⅱ和Ⅲ型患者通常伴有严重的神经系统损害和呼吸道疾病，死亡率高达 25%～28%。三种类型之间可能出现临床重叠。

面部畸形表现为头大，枕部扁平，前额饱满，面中份发育不全，颧骨后退、眼睑裂隙较小、鼻梁低平。Ⅱ型以上的患者可出现失明，由于眼眶过浅，导致眼球过于突出，颅内压增高导致其视神经萎缩。上呼吸道狭窄及梗阻，可伴有睡眠呼吸暂停综合征。

患者的冠状缝和人字缝过早融合，有时矢状缝融合，导致颅骨发育异常。颅骨畸形表现为短头或三叶草样头颅，前额突出，枕后平坦。Ⅱ型患者表现为三叶草样头颅，正面观中央隆起，两侧凹陷。Ⅲ型患者表现为沿冠状缝凹陷颅型，或颅骨畸形表现不明显。

（2）其他相关临床表现

四肢畸形：拇指或大脚趾短缩宽大，与其他手指有典型的偏离，第二指和第三指并指或第二脚趾与第三脚趾融合。严重表型的 Pfeiffe 综合征患者可出现肘关节强直或滑膜炎。

神经系统：患者可智力正常，也可智力迟缓，小脑和脑干突出，颅内压增高，常伴发脑积水或癫痫。

其他畸形：听力丧失，而且双侧严重程度一致，还可伴有外耳道狭窄或闭锁、复发性中耳炎、低耳位、内耳结构畸形。肾盂积水、盆腔肾脏和发育不全的胆囊。由于面中份发育异常，常伴有上气道梗阻。

4. 诊断

Pfeiffer 综合征可通过产前超声诊断，或依靠分子遗传学检测确诊，根据临床表现颅缝早闭、短而宽的大拇指和大脚趾也可获得初步临床诊断,影像学表现也有一定的辅助作用,x线片表现为颅顶骨嵴、颅缝痕迹消失,颅缝早闭、增大的侧脑室和脑积水。

Pfeiffer、Apert、Muenke 和 Beare-Stevenson 综合征具有相同的发病机制,此外,FGFR2基因突变除了引发 Pfeiffer 综合征外,还可引起 Crouzon 综合征,Apert 综合征和 Jackson-Weiss 综合征,因此除了通过基因学检查,临床上需要通过临床表现来鉴别。Crouzon 综合征手足畸形少见。Apert 综合征患者多数智力发育迟缓,手或足的畸形表现为手指短小。Muenke 综合征是由 FGFR3 基因突变导致的。

5. 治疗

(1) 一般治疗

颅面畸形合并颅缝早闭的主要治疗方法是手术重建,通常需要一系列的分期手术。在综合征性颅缝早闭中,第一次手术通常在 3 个月之前,这个手术的目的是减压和重塑颅骨,扩张颅骨。随着孩子的成长,进一步重塑颅骨。早期治疗可以降低继发性并发症如脑积水的风险。

(2) 口腔颌面部异常相关的治疗建议

第二阶段一般在 5～6 岁时进行,进行面中部手术,以减少眼球突出和面中部发育不全问题,可利用内置牵引器进行颌骨牵引,或行 Monobloc 截骨术和 LeFort Ⅰ 截骨,改善面中部发育不良问题,同时可以解决上呼吸道梗阻问题。

参考文献

[1] Cohen D M, Green J G, Miller J, et al. Acrocephalopolysyndactyly type Ⅱ: Carpenter syndrome: Clinical spectrum and an attempt at unification with Goodman and Summit syndromes[J]. American Journal of Medical Genetics, 1987, 28(2): 311-324.

[2] Ben-Salem S, Begum M A, Ali B R, et al. A novel aberrant splice site mutation in RAB23 leads to an eight nucleotide deletion in the mRNA and is responsible for carpenter syndrome in a consanguineous emirati family[J]. Molecular Syndromology, 2013, 3(6): 255-261.

[3] Allam K A, Wan D C, Khwanngern K, et al. Treatment of apert syndrome: A long-term follow-up study[J]. Plastic and Reconstructive Surgery, 2011, 127(4): 1601-1611.

[4] Zenha H, Azevedo L, Rios L, et al. Bilateral mandibular distraction osteogenesis in the neonate with Pierre robin sequence and airway obstruction: A primary option[J]. Craniomaxillofacial Trauma & Reconstruction, 2012, 5(1): 25-30.

[5] Birgfeld C, Heike C. Craniofacial microsomia[J]. Seminars in Plastic Surgery, 2012, 26(2): 91-104.

[6] Lee S, Seto M, Sie K, et al. A child with Saethre-Chotzen syndrome, sensorineural hearing loss, and a TWIST mutation[J]. The Cleft Palate-Craniofacial Journal, 2002, 39(1): 110-114.

[7] de Jong T, Bannink N, Bredero-Boelhouwer H H, et al. Long-term functional outcome in 167 patients with syndromic craniosynostosis: defining a syndrome-specific risk profile[J]. Journal of Plastic, Reconstructive & Aesthetic Surgery, 2010, 63(10): 1635-1641.

[8] Pena W A, Slavotinek A, Oberoi S. Saethre-Chotzen syndrome：A case report[J]. The Cleft Palate-Craniofacial Journal, 2010，47(3)：318-321.

[9] Trusen A, Beissert M, Collmann H, et al. The pattern of skeletal anomalies in the cervical spine, hands and feet in patients with Saethre-Chotzen syndrome and Muenke-type mutation[J]. Pediatric Radiology, 2003，33(3)：168-172.

[10] de Heer I M, de Klein A, van den Ouweland A M, et al. Clinical and genetic analysis of patients with Saethre-Chotzen syndrome[J]. Plastic and Reconstructive Surgery, 2005，115(7)：1894-1902.

[11] Cohen M M. Pfeiffer syndrome update, clinical subtypes, and guidelines for differential diagnosis[J]. American Journal of Medical Genetics, 1993，45(3)：300-307.

[12] 麻宏伟,王阳,宓真,等.Pfeiffer综合征的遗传异质性研究[J].中华医学遗传学杂志,1998(2)：20-23.

[13] Hockstein N G, Mcdonald-Mcginn D, Zackai E, et al. Tracheal anomalies in Pfeiffer syndrome[J]. Archives of Otolaryngology-Head & Neck Surgery, 2004，130(11)：1298-1302.

[14] Clark J D, Compton C J, Tahiri Y, et al. Ophthalmic considerations in patients with Pfeiffer syndrome [J]. American Journal of Ophthalmology Case Reports, 2016，2(4)：1-3.

[15] Medina M, Cortés E, Eguiluz I, et al. Three-dimensional features of Pfeiffer syndrome[J]. International Journal of Gynecology & Obstetrics, 2009，105(3)：266-267.

[16] 杨洋,杨波,柳小丽,等.Crouzon综合征一例[J].中华眼底病杂志,2018,34(1)：76-77.

[17] 许震宇,鲍南,张臻,等.Crouzon综合征的临床和遗传学研究[J].中华神经外科杂志,2014,30(6)：592-595.

[18] Samatha Y, Vardhan T H, Kiran A R, et al. Familial Crouzon syndrome[J]. Contemporary Clinical Dentistry, 2010，1(4)：277-280.

[19] Cohen M M Jr, Krelborg S. Birth prevalence studies of the Crouzon syndrome：Comparison of direct and indirect methods[J]. Clinical Genetics, 1992，41(1)：12-15.

[20] Gray T L, Casey T, Selva D, et al. Ophthalmic sequelae of crouzon syndrome[J]. Ophthalmology, 2005，112(6)：1129-1134.

[21] Sawh-Martinez R, Steinbacher D M. Syndromic craniosynostosis[J]. Clin Plast Surg, 2019, 46(2)：141-155.

[22] Proctor M R, Meara J G. A review of the management of single-suture craniosynostosis, past, present, and future[J]. Journal of Neurosurgery：Pediatrics, 2019, 24(6)：622-631.

[23] Farooq S, Morton J, Lloyd M, et al. The influence of epigenetic factors in four pairs of twins with non-syndromic craniosynostosis[J]. Journal of Craniofacial Surgery, 2020, 31(1)：283-285.

[24] Jezela-Stanek A, Krajewska-Walasek M. Genetic causes of syndromic craniosynostoses[J]. European Journal of Paediatric Neurology, 2013, 17(3)：221-224.

[25] 文海韬,顾硕,吴水华.狭颅症的诊疗进展[J].临床小儿外科杂志,2018,17(2)：146-149.

[26] 孙守庆,鲍南.综合征型颅缝早闭的临床表现及基因诊断[J].临床小儿外科杂志,2017,16(4)：409-412.

（张　倩　韩生伟　邢向辉）

第二十六节　肌张力-智力-性腺功能减退-肥胖综合征

一、疾病简介

肌张力-智力-性腺功能减退-肥胖综合征（Prader-Willi syndrome）于 1956 年由 Prader 首先描述，1969 年 Prader 与 Willi 又补充报道 14 例，故又名 Prader-Willi 综合征。本症多见于男性，男女之比为 5∶2。新生儿中发生率为 1/25 000。

二、病因及发病机制

病因不明，可能与下丘脑功能减退有关。有遗传倾向，可能为常染色体隐性遗传，有人发现约半数患者有 15 号染色体异常。脑、脊髓、睾丸检查均无异常，肌肉电镜检查可见肌浆网及肌丝结构有异常改变。

三、临床表现

（一）头面部表现

1. 小颌畸形。

2. 眼裂小、斜视。

3. 耳畸形。

（二）其他相关临床表现

1. 肌张力低下，出生时即可有肌张力低下或无张力，哺乳反射及吞咽反射缺如，喂养困难。6 个月后吞咽反射逐渐恢复，食欲逐渐增进。走路晚，步态不稳。

2. 智力低下，精神呆滞，说话晚。

3. 性功能低下，外生殖器发育不全、小阴茎、隐睾，女性无月经，第二性征不发育。多无生殖能力。血、尿 FSH 及 LH 水平低下。

4. 肥胖，多食性肥胖。患儿自生后 6 个月逐渐出现食欲亢进，多食、易饿，逐渐肥胖。运动功能迟缓更加重肥胖。数年后可发生糖尿病。

5. 身材矮小，患者身高发育障碍，生长激素水平（基础值及刺激后）低，手足小。

四、诊断

三低一高表现（肌张力低下、智力低下、性功能低下、肥胖）及特殊面容，伴或不伴其他畸形，血、尿 FSH 及 LH 水平低下可以确定诊断。

五、治疗

无特殊治疗。对症治疗及控制饮食，出现糖尿病则相应治疗。

参考文献

［1］ Ács O D，Péterfia B，Hollósi P，et al. Rapid first-tier genetic diagnosis in patients with Prader-Willi syndrome［J］. Orvosi Hetilap，2018，159(2)：64-69.

［2］ Anglin K. Prader-willi syndrome 101：An overview for pediatric nurses［J］. Journal of Pediatric Nursing，2017，36：263-264.

［3］ Gupta N，Jain V. Prader willi syndrome — A common epigenetic cause of syndromic obesity［J］. The Indian Journal of Pediatrics，2017，84(11)：809-810.

［4］ Gold J A，Ruth C，Osann K，et al. Frequency of Prader-Willi syndrome in births conceived via assisted reproductive technology［J］. Genetics in Medicine，2014，16(2)：164-169.

［5］ Heksch R，Kamboj M，Anglin K，et al. Review of Prader-Willi syndrome：The endocrine approach［J］. Translational Pediatrics，2017，6(4)：274-285.

［6］ Krasińska A，Skowrońska B. Prader-Willi Syndrome — nutritional management in children, adolescents and adults［J］. Pediatric Endocrinology，Diabetes，and Metabolism，2017，23(2)：101-106.

（贺智凤　王志勇）

第二十七节　眼面心牙综合征

一、疾病简介

眼面心牙综合征（oculo-facio-cardio-dental syndrome，OFCDS）是一种罕见的基因缺陷，x连锁显性遗传综合征，累及多器官多系统的先天发育异常性疾病，多为散发。特征性表现为眼部、面部、心血管以及牙齿发育异常，眼部异常是典型特征且患病率高。该病均为女性发病，男性患病不能存活；随着基因研究技术的发展，对 OCFD 综合征发病机制和致病基因的深入研究，以及对眼、心血管、牙齿疾病治疗技术水平的不断发展，对该病的早期诊断治疗尤为重要。

二、病因及发病机制

有研究支持 OCFD 综合征是由 X 染色体隐性遗传的假设。基因研究主要为 X 染色体（Xp11.4）上 BCOR 基因（Bcl-6 相互依赖的辅阻碍物）的杂合突变为 OFCD 综合征的主要突变类型。

三、临床表现

（一）头面部表现

1. 面部：扁平狭长脸，高鼻梁，鼻尖软骨分裂呈宽鼻尖，长人中，下颚突出，腭裂或腭隐裂。

2. 牙齿：尖牙牙髓根异常增长,乳牙萌出延迟,乳牙滞留,少牙畸形,错殆畸形。

（二）其他相关临床表现

1. 眼部　上睑下垂,眼球震颤,小角膜,小眼球,先天性白内障,晶状体脱位,继发性青光眼,视盘发育不良,永存原始玻璃体增生症。

2. 心血管系统　房间隔缺损,室间隔缺损,二尖瓣松弛,二尖瓣杂音,肺动脉瓣和主动脉弓发育不全。

3. 其他　小头畸形,智力发育迟缓;感觉神经性听力下降;肋骨发育不全;颈椎畸形,肢体长度不对称;第2、3脚趾并趾或屈曲,拇指宽大,短掌骨;复发性肘关节脱位,桡尺骨融合;阴道纵膈;肠扭转;胰腺内分泌微小腺瘤病。

四、诊断

OFCD患者发病主要为女性,男性患者不能存活,OFCD患者发病最特征性的为先天性白内障,发病率较高,主要的放射表现为牙髓根部异常尤其是牙髓根过长,结合临床其他表现。也可进行基因检测。

五、治疗

（一）一般治疗

1. 眼科方面　幼年时期进行先天性白内障手术和年龄稍大后进行斜视、弱视治疗,对减轻患者视力损伤及改善视力预后具有重要意义。

2. 心血管方面　早期治疗修补房室间隔缺损,瓣膜修复有利于患儿的生长发育,改善体质。

3. 其他方面对症治疗。

（二）口腔颌面部异常相关的治疗建议

早期诊断治疗对于牙齿和颌面部的持续发育非常重要,早期龋病治疗,可以避免后期艰难且预后较差的长牙髓根的根管治疗;正畸与手术联合的正颌治疗对改善OFCD综合征患者的骨障碍、面部侧貌、咬合功能行之有效。

参考文献

［1］Tsukawaki H, Tsuji M, Kawamoto T, et al. Three cases of oculo-facio-cardio-dental (OFCD) syndrome ［J］. The Cleft Palate-Craniofacial Journal, 2005, 42(5)：467-476.

［2］Danda S, van Rahden V A, John D, et al. Evidence of germline mosaicism for a NovelBCORMutation in two Indian sisters with oculo-facio-cardio-dental syndrome［J］. Molecular Syndromology, 2014, 5(5)：251-256.

［3］Tanaka K, Kato A, Angelocci C, et al. A potential molecular pathogenesis of cardiac/laterality defects in Oculo-Facio-Cardio-Dental syndrome［J］. Developmental Biology, 2014, 387(1)：28-36.

［4］di Stefano C, Lombardo B, Fabbricatore C, et al. Oculo-facio-cardio-dental (OFCD) syndrome：The first Italian case of BCOR and co-occurring OTC gene deletion［J］. Gene, 2015, 559(2)：203-206.

［5］Davoody A, Chen I P, Nanda R, et al. Oculofaciocardiodental syndrome：A rare case and review of the literature［J］. The Cleft Palate-Craniofacial Journal，2012，49（5）：e55-e60.

［6］Maden M, Savgat A, Görgül G. Radiculomegaly of permanent canines：Report of endodontic treatment in OFCD syndrome［J］. International Endodontic Journal，2010，43（12）：1152-1161.

［7］张景尚,万修华.眼面心牙综合征的研究进展［J］.国际眼科纵览,2016,40(3)：213-216.

［8］贾红艳,王进达,张景尚,等.一例眼-面-心-牙综合征患者的临床表型特征及分子遗传学研究［J］.中华眼视光学与视觉科学杂志,2016,18(3)：137-141.

（沈树平　周宇翔　邢向辉）

第二十八节　不对称身材矮小-性腺发育异常综合征

一、疾病简介

不对称身材矮小-性腺发育异常综合征又名 Rusell-Silver syndrome，silver syndrome，不对称性侏儒综合征（asymmetry-dwarfism syndrome），先天性一侧肥大，子宫内发育障碍-侏儒综合征，身材矮小-不对称-性早熟综合征（shortness of stalure asymmetry sexua1 precocity syndrome），Rusell-Silver 侏儒。本征于 1953 年由 Silver 最先报道 2 例患儿，呈身材矮小、半侧肥大、尿中促性腺激素增高，1964 年 Silver 总结 29 例并确定诊断标准，1973 年 Haslam 等提出 Russell-Silver 综合征的概念。

二、病因及发病机制

病因不明,可能为多因素所致。有学者认为属常染色体隐性遗传,嵌合体型染色体组合,胚胎期内分泌功能不全,胎盘过小,胚胎异常,患者的各种细胞对正常的生长激素敏感性较低。

三、临床表现

（一）头面部表现

颌面部先天性畸形,嘴下弯状如倒置 V,面部呈小的三角状,因前囟闭合延迟呈假性脑积水征。

（二）其他相关临床表现

男女性均可罹患此病,且胎龄小,其中有 78% 的患者表现为显著的先天性不对称,从显著的半侧肥大,到颅、脊柱和/或四肢的局限性不对称。93%矮小,比正常水平低 1/3,体重亦轻,但生长速度与正常人相并行,出生时身材就小,最终身高也不超 150 cm。34%患者性发育异常,主要是早熟,性早熟的证据是与骨龄不符。其他表现是皮肤出现"Cafe Aulait"区域,第五指短,不弯曲,并趾畸形。精神发育不全。半侧肥大与恶性变无关。

四、诊断

根据身材矮小,不对称,性早熟等主要表现即可诊断。

五、治疗

积极训练功能。无特殊治疗,因空腹时易发生低血糖,故应多餐,颌面部先天畸形必要时可使用矫形用具。

参考文献

［1］王聪,吴庆华,史惠蓉.45,X/46,XY 嵌合体性发育异常诊治进展[J].国际生殖健康/计划生育杂志,2016,35(2)：132-136.

［2］王华,张丽华.Silver-Russel 综合征 2 例报告[J].中国实用儿科杂志,1994,9(6)：370.

［3］Arcos-Machancoses J V, Reina P M, Martinez F, et al. Silver-Rusell syndrome caused by epigenetic alteration in a child conceived by intrauterine insemination from donor sperm[J]. American Journal of Medical Genetics Part A, 2015, 167(11)：2861-2864.

［4］Bliek J, Snijder S, Maas S M, et al. Phenotypic discordance upon paternal or maternal transmission of duplications of the 11p15 imprinted regions[J]. European Journal of Medical Genetics，2009，52(6)：404-408.

［5］Ríos-Méndez R E，Montero-Monar H E，Pernández-Alvarado A P，et al. Silver-Russell syndrome (hemihypertrophy) and cor triatriatum in a newborn[J]. Archivos Argentinos De Pediatria，2015，113(3)：e140-e144.

（段　宁　宋月凤）

第二十九节　DiGeorge 综合征

一、疾病简介

DiGeorge 综合征(DiGeorge syndrome)又名胸腺发育不全综合征,是人类目前最常见的染色体微缺失疾病,发病率约 2.5/10 000(GDS),于 1965 年由 Di George 首先报道,与染色体 22q11 缺陷有关。DiGeorge 综合征常表现为腭裂、特殊面容、先天性心脏病、免疫功能低下、甲状腺功能低下、低钙血症,还可以出现发育不良、精神异常、学习能力下降、语言功能障碍等神经精神系统表现。

二、病因及发病机制

DiGeorge 综合征主要发病机制是在减数分裂时期,22q11.21～22q11.23 区域发生同源染色体的不平衡重组,进而导致 1 条 22 号染色体长臂的微缺失,从而引起该区域等位基因

273

的单倍剂量不足。易发生于大龄父母生育的子女中,高危突变或转位的基因片段在 D22S75 (N25)和 GM00980 之间,其长度为 200～300 kb,经常发生突变的区域在 D22S427 和 D22S36 之间,另一个易于突变区为 FCF2 的远端。迄今确切的致病或候选突变基因尚未明确,这些候选基因包括 N25、DGCR/LAN/IDD、CTP 和 DGCR6 等。

三、临床表现

(一)头面部表现

1. 可见腭裂、下颌过小或"鱼嘴"畸形。

2. 患儿可反复出现口腔念珠菌感染,口腔黏膜白色丝绒状假膜,可拭去。

3. 小头畸形,面部较长,颧骨扁平。

4. 眼距增宽,斜眼。

5. 外耳切迹低位,低垂耳并伴有耳围凹陷和耳轮发育不全。

6. 球型鼻尖和狭窄的鼻翼。

(二)其他相关临床表现

临床表现多样,涉及系统广泛,常涉及的包括有:

1. 心血管系统畸形

大多数患者伴有左心流出道畸形和主动脉弓异常,除此之外还可以表现为右心室流出道畸形,包括肺动脉闭锁、法洛四联征、右心室流出道狭窄及肺动脉狭窄等。

(二)其他相关临床表现

1. 低钙血症

由于甲状旁腺缺陷所致的新生儿期(生后一周内)低钙血症,新生儿手足抽搐。

2. 免疫功能异常

由于胸腺发育不良可导致患儿免疫功能缺陷和各种自身免疫性疾病。完全型 DGS 患儿 T 细胞功能缺陷,对病原微生物的抵抗力极低,易发生反复感染,表现为慢性鼻炎,肺炎,严重的全身性疱疹、水痘和巨细胞病毒感染,腹泻和致死性麻疹,患儿多于两年内死亡。部分型 DGS 患儿较健康儿童更易发生自身免疫性疾病,常见的并发疾病包括有自身免疫性溶血性贫血、幼年型类风湿性关节炎、甲状腺炎。

3. 神经精神症状

轻度神经精神发育迟滞和认知障碍,神经退行性变致进行性肌强直,步态不稳等。

4. 其他少见的体型异常包括有身材短小、趾指细长、脊柱侧凸、腹股沟疝等。

四、诊断

根据主要临床症状和畸形特征,再结合实验室和影像学检查结果作出诊断。实验室检查可发现血清高磷低钙,甲状旁腺素下降甚至缺乏;胸部 X 线检查可无胸腺影,可见上纵隔影变窄,心脏和大血管异常,如右位动脉弓、肺动脉扩张和心脏扩大等;侧位胸片见胸骨后透明,心血管边缘相清楚。超声心动图检查可明确心脏畸形类型。免疫功能检查结果提示不完全 DGS 残存有胸腺组织,T 细胞增殖反应正常,T 细胞功能明显降低;完全型 DGS 明确出现 T 细胞增殖反应缺陷,是否存在残留的胸腺组织并不是确定完全型 DGS 的标准;产前超声检查可发现胎儿心脏畸形。

五、治疗

(一) 一般治疗

1. 手术治疗

心脏畸形是 DGS 最严重且威胁生命的表现,尽早干预、积极治疗。

2. 低钙血症的治疗

低钙血症的纠正可以选择钙制剂,配合维生素 D 和低磷饮食,如若发生低钙惊厥,需要立即使用药物止惊及静脉注射离子钙。

3. 感染的预防和治疗

如有严重免疫缺陷,可用抗生素预防感染,也可考虑输注静脉注射人血丙种球蛋白。

4. 免疫重建

对完全型 DGS 患者则应早期积极进行 MHC 配型骨髓移植或胸腺移植。

(二) 口腔颌面部异常相关的治疗建议

针对患儿的口腔念珠菌感染,可采用 2% 的碳酸氢钠溶液进行清洗、含漱,对进入患儿口腔的物品,可用本药浸泡、洗涤,以免交叉感染或重复感染。还可采用抗真菌药物,如制霉菌素甘油糊剂局部涂抹口腔损害,阻止念珠菌的生长繁殖。

参考文献

[1] Tang K L, Antshel K M, Fremont W P, et al. Behavioral and psychiatric phenotypes in 22q11.2 deletion syndrome[J]. Journal of Developmental and Behavioral Pediatrics, 2015, 36(8): 639-650.

[2] Vorstman J A S, Breetvelt E J, Duijff S N, et al. Cognitive decline preceding the onset of psychosis in patients with 22q11.2 deletion syndrome[J]. JAMA Psychiatry, 2015, 72(4): 377-385.

[3] Dantas A G, Santoro M L, Nunes N, et al. Downregulation of genes outside the deleted region in individuals with 22q11.2 deletion syndrome[J]. Hum Genet, 2019, 138(1): 93-103.

[4] 谢瑶,郭建群,华瑛,等.DiGeorge 综合征继发自身免疫现象长期随诊 1 例及文献复习[J].北京大学学报(医学版),2016,48(6): 1086-1089.

[5] Potter S L, Quintanilla N M, Johnston D K, et al. Therapeutic response of metastatic angiomatoid fibrous histiocytoma carrying EWSR1-CREB1 fusion to the interleukin-6 receptor antibody tocilizumab[J]. Pediatric Blood & Cancer, 2018, 65(10): e27291.

（杨旭东　林　琳）

第三十节　Greig 眼距过宽症

一、疾病简介

Greig 眼距过宽症由 Greig 于 1924 年提出,因此命名,指两眼眶骨性距离过宽的一种疾病。过去 Greig 眼距过宽症一直被认为是一种独立的颅面部畸形,现已证实它可出现在多种颅面部畸形中,只能说是一种症状。

二、病因及发病机制

可能与以下病因有关:颅面部的原发性发育不良或者是中面部的原发性发育不良;单侧颅面裂;颅面部正中裂或鼻裂;额鼻部脑膨出,鼻筛型脑膜或额窦肥大;颅缝早闭。此外,颅面部外伤也可以引起此病。

发病机制主要是筛窦的水平方向增宽,增宽只限于筛房的前半部分,而后部及蝶窦部分并不增宽。此外筛板高度低于正常的额骨缝水平。视神经孔位置正常,但视神经夹角变大,所以两眼协同视物能力丧失。面裂的中鼻部结构破坏,鼻翼软骨发育不良,导致双重鼻中隔、双鼻尖等鼻部畸形。

三、临床表现

(一)头面部表现

主要表现为两眼眶骨性距离过度增宽,可伴发颅面器官的缺损或位置异常,如有时斜视、上唇过短、唇腭裂等。导致患者产生严重的心理障碍。

四、诊断

Greig 眼距过宽症可以分为真性和假性,真性主要是通过测量两侧泪嵴点间的距离进行诊断,假性主要是因为内眦赘皮造成。中国人女性 10D 为 23～29 mm 之间,平均为 27.88 mm;男性为 24～30 mm 之间,平均为 28.87 mm。

五、口腔颌面部异常相关的治疗建议

手术时机最好选择在 4 岁左右。轻度增宽的患者可通过鼻部整形术或内眦赘皮手术来矫正;中度增宽的患者需施行颅外径路截骨术及眶内侧壁内移术矫正;重度增宽的患者需施行颅内外联合截骨矫正。

参考文献

[1] 唐瞻贵,沈子华.Greig 综合征伴多发性畸形一例报告[J].华西口腔医学杂志,1992,10(2):148.
[2] 李晓光.Greig 综合征最初的报告[J].中国矫形外科杂志,2013,21(14):1401.

［3］Pettigrew A L，Greenberg F，Caskey C T，et al. Greig syndrome associated with an interstitial deletion of 7p：Confirmation of the localization of Greig syndrome to 7p13［J］. Human Genetics，1991，87（4）：452-456.

（杨旭东　段　宁）

第三十一节　Nager-Reynier 综合征

一、疾病简介

Nager-Reynier 综合征（Nager-Reynier syndrome）又名下颌骨发育不全综合征（mandibular dysostosis），是由第一及第二鳃弓发育异常所导致的先天缺陷疾病。Nager-Reynier 综合征的临床表现以颌面部骨发育不全和肢体骨发育畸形为主要特点的疾病。研究发现在胚胎早期即可出现下颌骨的发育不全同时伴有肢体骨的畸形（桡侧肢体骨发育障碍，拇指先天缺失或畸形）。患有 Nager-Reynier 综合征的患者一般智力发育正常，但身材较为矮小同时可出现泌尿生殖系统的畸形。该综合征是由 Slingenberg 于 1908 年首先报道，而 Nager 和 Reynier 于 1948 年将其确立为一种独立的疾病。该综合征临床发病率较低，有文献报道该综合征的发病率为十万分之三。

二、病因及发病机制

目前该综合征的发病机制尚不清楚，但大部分家系呈常染色体显性遗传的特点，少数家系呈常染色体隐性遗传特点。有研究猜测该综合征可能与上颌突和下颌突近侧端的发育异常有关。有学者研究认为在孕早期摄入药物如维甲酸等可能是导致该综合征发生的原因之一。

三、临床表现

（一）头面部表现

Nager-Reynier 综合征在口腔颌面部主要的临床表现为面部畸形，患者可出现双侧下颌升支的发育不良以及颞下颌关节的发育不良等。患者呈现的面部发育畸形包括以下方面：睑裂出现下斜，颧骨出现发育不全，鼻梁高耸，小颌畸形以及外耳的发育畸形，而外耳的发育畸形主要表现为外耳道的狭窄以及低位耳，同时伴有外耳悬垂物减少。严重的患者可出现听力障碍，甚至听力丧失。其听力丧失主要表现为双侧听力传导性丧失。同时部分患者可伴有腭裂、软腭缺失、唇裂等发育异常。

（二）其他相关临床表现

Nager-Reynier 综合征在全身其他部位的异常主要表现为肢体发育畸形。肢体发育畸形主要表现为拇指发育不全甚至缺失,而患者的双指、三指畸形偶尔也会发生,同时前臂桡骨与尺骨发生融合或其中之一缺失。该综合征患者伴有下肢畸形则较为少见。Nager 综合征患者还可出现其他系统的发育异常:泌尿生殖系统发育异常(输尿管出现返流、单侧肾脏缺失,外生殖器发育不全等);心脏发育异常(室间隔缺损、右心室流出道肌瓣下梗阻等);中枢神经系统发育异常(小头畸形、多小脑回畸形等)。

四、诊断

Nager 综合征的诊断主要依靠患者的临床表现,并结合患者的病史、影像学检查结果及患儿和其父母的基因检测结果。故临床检查如遇到面部发育畸形并伴有桡侧肢体发育畸形的患儿应当考虑到 Nager 综合征的可能性。另一方面由于 Nager 综合征临床表现具有多样性,所以全面而系统的查体不可或缺。另外在胎儿的产前诊断中可通过三维超声和羊水基因检测加以明确。

五、治疗

(一) 一般治疗

目前 Nager 综合征的治疗主要针对患儿出现的各种临床症状采取对症的治疗措施。为提高患儿的治疗效果,应大力提倡多学科间的协作。

(二) 口腔颌面部异常相关的治疗建议

Nager-Reynier 综合征颌面部可能出现的功能性损伤包括患儿呼吸和摄食困难,这主要是小下颌畸形导致的下颌后缩和张口受限所造成的。临床治疗中应当尤其注意维护患者的口腔卫生。具体的治疗方案需要多学科团队协作参与,对于颌面部发育畸形可通过颅颌面手术加以,纠正同时在必要时可进行义齿修复。

参考文献

[1] 黄汝太.下颌面骨发育不全合并弱视 1 例[J].中国中医眼科杂志,2001,11(4):235.

[2] 张晔,潘博.Nager 综合征的研究现状[J].医学综述,2015,21(10):1839-1842.

[3] 潘博,蒋海越,庄洪兴,等.综合征性小耳畸形的基因学研究[J].中华整形外科杂志,2005,21(2):146-148.

[4] Halonen K, Hukki J, Arte S, et al. Craniofacial structures and dental development in three patients with Nager syndrome[J]. The Journal of Craniofacial Surgery, 2006, 17(6):1180-1187.

[5] Ansart-Franquet H, Houfflin-Debarge V, Ghoumid J, et al. Prenatal diagnosis of Nager syndrome in a monochorionic-diamniotic twin pregnancy[J]. Prenatal Diagnosis, 2009, 29(2):187-189.

[6] Scapoli L, Martinelli M, Pezzetti F, et al. Spontaneous expression of FRA3P in a patient with Nager syndrome[J]. American Journal of Medical Genetics Part A, 2003, 118A(3):293-295.

(韩生伟 王志勇)

第三十二节　先天性颜面半侧萎缩

一、疾病简介

Parry-Romberg 综合征又名先天性颜面半侧萎缩 Romberg 病。该综合征主要以一侧的面部组织发生进行性的萎缩为特点的临床综合征(包括皮肤、皮下组织、肌肉组织、软骨组织及骨)。目前该综合征的发病原因尚不清楚,临床表现为进行性面部肌肉萎缩同时可累及同侧或者对侧的肢体组织,在少数患者中可波及头顶组织、颈部组织及肩部组织。如萎缩症状扩展至同侧肢体,临床上可称为进行性偏侧萎缩;如萎缩症状扩展至对侧肢体临床上可称为交叉性偏侧萎缩。此病由 Parry 于 1825 年首先报告,而 Romberg 在 1846 年对该疾病进行了更为详细的描述,故该病又称为 Romberg 病或帕-罗综合征(Parry-Romberg syndrome)。

二、病因及发病机制

目前该疾病的发病原因尚不清楚,其病因假说较多,主要包括以下七种假说:

1. 损伤假说

研究发现面部、甲状腺等手术可造成部分患者颈部交感神经损伤,进而诱发一侧颜面部的萎缩。

2. 三叉神经炎假说

研究发现三叉神经分布区域内出现组织萎缩的该综合征患者同时存在三叉神经炎的现象。

3. 感染假说。

4. 硬皮病假说。

5. 交感神经假说。

6. 神经皮肤综合征假说。

7. 神经管嵴细胞迁移异假说。

三、临床表现

(一) 头面部表现

1. 患者患侧的唾液分泌量可发生减少,同时出现同侧舌体组织萎缩现象。

2. 患者同侧硬腭部位及上下颌骨部位可出现发育不全的现象,同时伴有牙齿缺失、牙列不齐的临床表现。

3. 部分患者可伴有三叉神经痛的症状,或者患侧面部感觉功能的障碍。

4. 部分患者由于出现了眶部脂肪组织的萎缩进而导致患者出现眼球的内陷,并伴有眼外肌肉的活动受限甚至功能丧失。

5. 患者患侧的头发、虹膜可出现颜色变化,同时伴有颊、唇、额、眶下组织萎缩,进而可波及患者的皮下脂肪、肌肉、骨组织等。临床上萎缩的患侧组织与正常健侧组织的交界处较为明显,该交界处又称为"军刀痕"。

(二)其他相关临床表现

全身表现可出现患侧皮肤色素的变化。部分患者可伴有皮肤色素变浅或者加深,患者可出现毛发丢失或者白发同时伴有多汗。

四、诊断

本病的诊断主要依据患者的临床表现和系统病史。

五、治疗

(一)一般治疗

由于本病侵犯女性患者,并且多在 25 岁以前即可发病,发病后缓慢发展数年后即静止,且多有自限性。所以在临床治疗上主要以对症处理为主,目的主要是改善患者生活质量。

(二)口腔颌面部异常相关的治疗建议

由于该疾病发病原因尚不清,所以国内外目前并尚无有效的治疗方法手段可以控制处于进展期患者的病情发展情况。大多在患者病情进入稳定期后,通过采用针灸、理疗、甚至手术的方式对患者面部功能异常进行恢复。对于伴有三叉神经痛的患者可通过口服药物或者手术的方式予以改善患者的临床症状。

参考文献

[1] 周卫兵,徐立平,许彪.进行性半侧颜面萎缩[J].中华医学美学美容杂志,2001,7(2):106-108.

[2] 靳小雷,滕利,张智勇,等.Romberg's 病畸形的外科综合矫治[J].中国美容医学,2008,17(11):1603-1607.

[3] 徐子茜,黄晶,尹建红,等.偏侧面肌萎缩症 1 例报告并文献复习[J].癫痫与神经电生理学杂志,2018,27(2):127-128.

[4] 周竹娟,郑健.面偏侧萎缩症 16 例临床分析[J].中国神经精神疾病杂志,2002,28(4):254-272.

[5] Tollefson M M, Witman P M. En coup de sabre morphea and Parry-Romberg syndrome:A retrospective review of 54 patients[J]. Journal of the American Academy of Dermatology, 2007, 56(2):257-263.

[6] Şahin M, Bariş S, Karaman A. Parry-Romberg syndrome:A possible association with borreliosis[J]. Journal of the European Academy of Dermatology and Venereology, 2004, 18(2):204-207.

[7] Duymaz A, Karabekmez F E, Keskin M, et al. Parry-Romberg syndrome:Facial atrophy and its relationship with other regions of the body[J]. Annals of Plastic Surgery, 2009, 63(4):457-461.

[8] Moko S B, Mistry Y, Blandin de Chalain T M. Parry-Romberg syndrome:Intracranial MRI appearances [J]. Journal of Cranio-Maxillofacial Surgery, 2003, 31(5):321-324.

(韩生伟　杨旭东)

第三十三节　先天性唾液腺缺失

一、疾病简介

先天性唾液腺缺失(congenital absence of salivary glands)是唾液腺畸形的一种,主要由于在胚胎发育过程中唾液腺发育障碍所致。本疾病极为罕见,1924 年由 Ramsey 首先报道了一例患儿 4 个主要唾液腺缺失,国内则由杨茂功在 1981 年首先报道了一例腮腺缺失。

二、病因及发病机制

本疾病具体发病原因不明,可能与胚胎期唾液腺发育障碍有关。

三、临床表现

(一) 头面部表现

口腔颌面部主要表现为由于唾液腺缺失导致唾液分泌较少,由此患者可伴有口干、猛性龋等症状。部分患者也可表现为眼干症状。

(二) 其他相关临床表现

一般不伴有其他临床症状。

四、诊断

一般通过临床表现及影像学检查即可诊断。

五、治疗

(一) 一般治疗

主要以对症治疗为主。

(二) 口腔颌面部异常相关的治疗建议

应做好患者口腔宣教工作,多饮水,多漱口、刷牙。对于口干严重者可给予人工唾液,多进食流质。对于出现猛性龋的患者可树脂充填。

参考文献

[1] 杨震,曹罡,寿柏泉.先天性大唾液腺缺失[J].医学研究生学报,2006,19(3):275-276.

[2] Odeh M, Hershkovits M, Bornstein J, et al. Congenital absence of salivary glands in Down syndrome[J]. Archives of Disease in Childhood, 2013, 98(10):781-783.

[3] Odeh M, Bronstein M, Bornstein J. Congenital absence of salivary glands in fetuses with Trisomy 21[J]. Ultrasound in Obstetrics & Gynecology, 2014, 44(S1):184-185.

[4] Ferreira A P, Gomez R S, Castro W H, et al. Congenital absence of lacrimal puncta and salivary glands: Report of a Brazilian family and review[J]. American Journal of Medical Genetics, 2000, 94(1):32-34.

[5] Blackmar F B. Congenital atresia of all lacrimal puncta with absence of salivary glands[J]. American Journal of Ophthalmology, 1925, 8(2): 139-140.

（韩生伟　王志勇）

第三十四节　唾液腺导管异常

一、疾病简介

唾液腺导管发育异常包括导管异常扩张、导管口异位、导管先天缺失和导管先天闭锁，其中以导管异常扩张和导管口异位较多见，而导管先天缺失和导管先天闭锁较罕见。

二、病因及发病机制

临床发病原因不明，有研究显示其可能与唾液腺导管发育过程障碍有关。如下颌下腺的发育始于胚胎第6周末，起源于舌下肉阜处的内胚层上皮。上皮在间充质的诱导下，形成上皮条索，条索末端形成分支，分支在间充质的包绕下形成腺小叶。条索继续分化并出现腔隙，形成导管管腔。唾液腺的发育最后阶段为腺泡细胞向导管细胞分化，若这种分化发生障碍，则可能形成导管闭锁。

三、临床表现

（一）口腔颌面部表现

对于导管异常扩张及导管口异位的患者一般临床无明显症状，而对导管先天缺失和导管先天闭锁的患者可伴有口干、龋齿，同时由于唾液分泌受限，在进食时可表现为唾液腺肿胀。

（二）其他相关临床表现

一般无其他临床症状。

四、诊断

主要通过临床表现及腮腺造影，MRI检查可明确诊断。

五、治疗

（一）一般治疗

对于没有临床症状的患者可无需处理，而对于出现肿胀不适的患者可对症处理。

（二）口腔颌面部异常相关的治疗建议

对于导管先天闭锁或者先天缺失的患者应当尽早诊治，其中保守治疗方式有：穿刺术、导管切开术、袋成形术、导管移位术等，对于治疗效果不佳患者可手术摘除唾液腺。

参考文献

［1］郭小科,邹海啸,赵怡芳,等.下颌下腺导管先天闭锁1例报告［J］.中国口腔颌面外科杂志,2015,13(5)：478-480.

［2］马旭亮,王超.面颊部唾液腺异位导管一例［J］.中华口腔医学杂志,2014,49(8)：505.

［3］张亚琼,叶欣,柳登高,等.内镜辅助导管改道术治疗唾液腺导管重度狭窄［J］.北京大学学报(医学版),2018,50(1)：160-164.

［4］Pal K，Abdulla A M. Congenital imperforate submandibular duct in a newborn［J］. The Indian Journal of Pediatrics，2007，74(7)：687-688.

［5］Kawahara K，Hotta F，Miyachi H，et al. Congenital dilation of the submandibular duct：Report of a case［J］. Journal of Oral and Maxillofacial Surgery，2000，58(10)：1170-1172.

［6］Rosow D E，Ward R F，April M M. Sialodochostomy as treatment for imperforate submandibular duct：A systematic literature review and report of two cases［J］. International Journal of Pediatric Otorhinolaryngology，2009，73(12)：1613-1615.

（韩生伟　王志勇）

第三十五节　唾液腺囊性纤维化

一、疾病简介

囊性纤维化(cystic fibrosis，CF)是西方国家最常见的一种常染色体隐性遗传病,该疾病的发病有显著的种族差异,白种儿童的发病率高达 1/2 000,该疾病是西方国家仅次于哮喘的儿童慢性肺病,为儿童肺病的最主要死因。囊性纤维化临床表现多样,有呼吸系统症状,还可引起肝和胃肠疾病、鼻息肉及男性不育等。

1. 分泌物阻塞气道的机制　黏稠分泌物阻塞气道是肺部病理变化的基础,肺内分泌物中含水量下降,固体成分增加,形成稠厚,富于弹性的胶状物阻塞气道,造成黏液性质改变的主要因素为黏液中的糖蛋白,使得黏膜分泌物的流变发生变化而造成气道堵塞。

2. 汗液异常机制　正常汗液导管对水分具有不渗透性,本病患者的特性受到破坏造成水分的回漏,产生汗液内前身溶液物质,抑制了钠的重吸收系统。

二、病因及发病机制

其主要病因是囊性纤维化跨膜传导调节因子(cystic fibrosis ransmenbrane conductance regulatory，CFTR)基因突变进而导致大量黏液阻塞全身外分泌腺。该疾病是一种外分泌腺受累的常染色体隐性遗传性疾病。临床可表现为慢性阻塞性肺部疾病、胰腺功能不全及汗腺受累所致的汗液钠、氯异常增高,同时可以累及唾液腺。该疾病在欧洲和北美白人中常见,发病率约 1/2 000,而在亚洲及非洲较少见。

三、临床表现

(一)口腔颌面部表现
主要表现为唾液分泌黏稠,进而可引起口干、龋齿等临床症状

(二)其他相关临床表现
婴幼儿与儿童多以消化系统表现为主,50%以上于 1 岁前即有症状,随着病情的发展,呼吸系统疾病愈来愈明显,成为主要问题。

肺部病变:当儿童有反复发作的慢性呼吸道症状时即应怀疑该病的可能。最常见和突出的症状为咳嗽,早期为干咳,随着病情的发展肺部出现感染时可出现呼吸困难。

消化系统病变:可出现远端的肠梗阻综合征,肠套叠等,由于胰腺的外分泌功能全面下降,消化液缺乏等还可出现胰腺炎和糖尿病等症状。

四、诊断

主要依据该疾病典型的临床表现,CF 的阳性家族史及基因突变检测等得以诊断。高发种族 80%以上患者于 3 岁前确诊,随着年龄增长临床表现趋于复杂,对于有家族史、反复感染的肺部症状或伴有胃肠分泌功能不全的青年人,应当做汗液筛选试验,可作为确诊的主要手段。此外痰液中找到黏液样绿脓杆菌有助于诊断。

五、治疗

(一)一般治疗
目前主要以对症治疗为主,对于出现肺部感染的治疗是改善病情和预后的关键因素。对于出现肠梗阻一般通过灌肠和胃肠减压等保守治疗,保守治疗失败时可考虑外科手术。

(二)口腔颌面部异常相关的治疗建议
加强口腔卫生宣教,嘱患者多饮水,而对于出现龋齿等可通过树脂充填治疗。

参考文献

[1] 王苹莉,景继勇,沈华浩.20 例中国人囊性纤维化回顾分析[J].中华儿科杂志,2008,46(8):634-636.

[2] 李楠,何冰,王广发,等.囊性纤维化一例报告并文献复习[J].中华结核和呼吸杂志,2003,26(9):559-562.

[3] 郭伟.囊性纤维化的诊断与治疗进展[J].中华实用儿科临床杂志,2018,33(14):1118-1120.

[4] O'Sullivan B P, Freedman S D. Cystic fibrosis[J]. The Lancet, 2009, 373(9678):1891-1904.

[5] Davis P B. Cystic fibrosis[J]. Pediatrics in Review, 2001, 22(8):257-264.

[6] Rowe S M, Miller S, Sorscher E J. Cystic fibrosis[J]. New England Journal of Medicine, 2005, 352(19):1992-2001.

[7] Rosenstein B J, Cutting G R. The diagnosis of cystic fibrosis:A consensus statement. Cystic Fibrosis Foundation Consensus Panel[J]. The Journal of Pediatrics, 1998, 132(4):589-595.

(韩生伟　王志勇)

第三十六节　面部偏侧肥大综合征

一、疾病简介

面部偏侧肥大综合征（facial hemihypertrophy syndrome）又名 Curtius Ⅰ syndrome，Steiner syndrome，先天性面部偏侧肥大（congenital partial hemihypertrophy of face），Friedreich syndrome，外胚层发育不良-眼畸形综合征（ectodermal dysplasia-ocular malformation syndrome）等。是以一侧颜面肥大性改变为特征的一组症候群，以男孩多见。

二、病因及发病机制

本病可能与染色体畸变或胚胎发育异常有关。有学者认为本病与肿瘤有相似之处，也有认为与肌病有关，还有认为面部偏侧肥大是普通性半侧肥大的一个亚型。染色体畸变又包括染色体数目的增减或结构的改变。

三、临床表现

（一）头面部表现

在出生后即见病态，部分呈慢性进行性加重，至发育期后可自然停止发展。典型的特征是一侧颜面肥大伴同侧颧骨、颅骨、上下颌骨、耳朵、颊部、口唇、舌肌均呈增生肥大，常多见于右侧。伴有患侧皮肤色素沉着、毛发增生和血管异常等。同时有牙槽扩大、牙齿发育过早、有巨齿和错位咬合等。

（二）其他相关临床表现

少数病例可伴有器官畸形、肢端肥大、癫痫发作和智力发育不全、脊柱侧弯、骨盆倾斜、坐骨神经痛等。

四、诊断

有明显一侧性颜面肥大者即可确诊，是早期诊断的依据。

五、治疗

本病征在自然停止发展后，对受累部位可行矫形术。

参考文献

［1］Archer R，Weeks P M. Surgical correction of congenital facial hemihypertrophy：Report of case［J］. Journal of Oral Surgery，1969，27(11)：897-899.

［2］Gordeeff A，Mercier J，Bedhet N，et al. The tongue in facial hemihypertrophy［J］. Revue De Stomatologiecet De Chirurgie Maxillo-Faciale，1986，87(5)：320-326.

［3］Moffie D. A case of congenital facial hemihypertrophy［J］. Maandschrift Voor Kindergeneeskunde, 1954，22(10)：330-333.

［4］Pohl G，Petz R，Ulrich K. Facial hemihypertrophy［J］. Zeitschrift Für Ärztliche Fortbildung，1970，64(21)：1087-1090.

［5］肖芳,黄穗乔,胡涛.先天性面部偏侧肥大 1 例［J］.中国临床医学影像杂志,2009,20(7)：574.

［6］龙冬兰.先天性面部偏侧肥大 1 例［J］.罕少疾病杂志,2002,9(2)：42.

（贺智凤　王志勇）

第三十七节　吹哨面容综合征

一、疾病简介

吹哨面容综合征(whistling face syndrome)又名 Freeman-Burian syndrome,是一种罕见的先天性肌病性颅面综合征,早在 1938 年就已有描述。

二、病因及发病机制

该病病因不明,目前认为环境和父母因素与发病无关。胚胎肌球蛋白重链基因的等位变异与该病有关。在该患者的病理标本观察显示在正常的肌肉纤维内可观察到白色纤维组织,有些甚至纤维组织完全替代肌肉,而类似于腱组织。

三、临床表现

（一）头面部表现

颅面骨发育不良,颜面骨扁平、鼻小、口小、口唇向前突、面肌发育不良,似吹哨面容。眶距过远、眼裂狭小、内眦赘皮、眼窝深陷、高腭弓、长人中、小舌、短颈等畸形。

（二）其他相关临床表现

手足畸形：表现为杵状指(clubbing digits)/趾或挛缩状,指/趾掌骨背面皮肤及皮下组织肿胀增厚。

可合并有疝、脊柱侧弯及隐性脊柱裂等,随年龄增长,畸形可能得以改善。

出生后几年可发生呼吸功能障碍,甚至威胁生命。

四、诊断

根据面部特征性表现可考虑诊断。

五、治疗

早期颅面重建手术和强化物理治疗能达到最佳治疗效果。该病的治疗重点是纤维组织的置换,这些纤维组织可以通过手术去除,也可以通过物理治疗逐渐伸展,以减少挛缩。

参考文献

［1］Poling M I, Dufresne C R, Chamberlain R L. Freeman-Burian syndrome［J］. Orphanet Journal of Rare Diseases，2019，14(1)：4.

［2］Nargozian C. The airway in patients with craniofacial abnormalities［J］. Pediatric Anesthesia，2004，14 (1)：53-59.

［3］Millner M, Mutz I, Rosenkranz W. Whistling face syndrome. A case report and literature review［J］. Acta Paediatr Hung 1991，31(3)：279-289.

［4］Estrada R, Rosenfeld W, Salazar J D, et al. Freeman-Sheldon syndrome with unusual hand and foot anomalies. J Natl Med Assoc，1981，73 (7)：664-667.

［5］Song H R, Sarwark J F, Sauntry S, et al. Freeman-Sheldon syndrome（whistling face syndrome）and cranio-vertebral junction malformation producing dysphagia and weight loss［J］. Pediatric Neurosurgery，1996，24(5)：272-274.

［6］Naher B S, Hossain A, Islam S T, et al. Freeman Sheldon syndrome with marked kyphoscoliosis at birth：A case report［J］. Mymensingh Medical Journal，2013，22(1)：206-209.

［7］Träger D. Beitrag zum kranio-karpotarsalen Dysplasiesyndrom（Freeman-Sheldon-Syndrom, Whistling-face-Syndrom）［J］. Zeitschrift Für Orthopädie Und Ihre Grenzgebiete，2008，125(1)：106-107.

（贺智凤　王志勇）

第三十八节　巨　颌　症

一、疾病简介

巨颌症(cherubism)是一种具有自限性的良性骨疾病，其特征为局限于颌骨双侧对称性增生性纤维骨性病变。该病为常染色体显性遗传病，具有家族遗传倾向，又称家族性颌骨纤维异常增殖症、家族性颌骨多囊性病变、天使病。本病发病多在 2 岁以后，3～7 岁生长迅速，以后变慢或停止生长，男女比为 2：1。

二、病因及发病机制

目前认为巨颌症是一种常染色体显性遗传病，由 SH3BP2 基因的点突变造成的，但其发病机理尚不明确。研究表明，巨颌症的发生发展经历了 3 个阶段，即骨溶解阶段、纤维重建阶段、骨重建阶段。有些学者推测巨颌症与牙齿的发育及骨形成有关，因为巨颌症发生多在 2～3 岁阶段，第二、三磨牙开始矿化，当磨牙萌出的时期，病变开始衰退，因此认为儿童期牙齿发育过程与面部畸形及其自限性可能有关。

三、临床表现

（一）头面部表现

巨颌症发病年龄自 2～7 岁，7 岁以前病程发展较快，到青春期发展减缓或停止进行。表现为下颌骨或上颌骨双侧对称性增大，病变侵犯下颌骨较为多见，但较少侵犯髁状突，颅骨亦较少受累。牙齿异常表现为先天缺失第二和第三磨牙，乳牙过早脱落和恒牙移位，咬合关系紊乱，上颌牙槽突增宽可使腭部呈倒"V"型。若侵犯眶底，可将眼球抬高，眼球突出，而向上凝视，与文艺复兴时期绘画艺术中凝视天堂的小天使极为相似，故而又称天使病。病程早期可伴颌下区和颈部淋巴结肿大。X 线表现为颌骨对称性膨胀，骨皮质变薄，呈多房影，骨小梁增粗。

（二）其他相关临床表现

巨颌症一般仅限于颌骨，然而也有颞骨、肋骨及一些长骨受侵的病例报道，但仅发生于单侧。巨颌症患者亦可伴有其他遗传性疾病，如 Noonan 样综合征，Ramon syndrome 等。

肉眼观，大体组织呈红褐色或灰褐色。镜下观，正常骨被细胞纤维组织和未成熟骨所取代。成纤维细胞较多，核仁明显，纤维排列疏松。中间有大量多核巨细胞，胞浆内含有嗜酸颗粒，常围绕或紧贴血管壁。病变后期巨细胞减少，纤维成分增多，同时可见新骨形成。

四、诊断

根据临床表现及病理学检查可明确诊断。病理学特点为病变区血管周围有嗜酸性物质环绕似袖口状，多核巨细胞常围绕紧贴血管壁。巨颌症应与骨巨细胞瘤和巨细胞肉芽肿鉴别。三者均为巨细胞病变，且在病理表现上也很相似，临床表现均可有颌骨膨隆，影像学检查也有相似性。此外，角化囊肿、成釉细胞瘤及骨纤维异常增生症影像学表现也有相似，但无家族史，非对称性生长，通过病理诊断较区别。

五、治疗

（一）一般治疗

目前关于巨颌症的治疗仍以手术为主。手术主要目的是改善面容，手术方法可采用刮除术和骨成形术。

（二）口腔颌面部异常相关的治疗建议

由于该病有自限性，不应急于手术，多数可待其自行消退。病变广泛无法消退者可以在青春期后的病变静止期施行改善功能及美观的保守性外科治疗。一般认为手术最佳时机选择青春期以后，过早手术增加复发可能。但若畸形严重的患儿可考虑早期手术，以便恢复语言功能及促进心理健康发育。由于放疗有抑制颌骨发育及形成放射性骨坏死的可能，因此应为治疗禁忌。

参考文献

［1］Jones W A. Familial multilocular cystic disease of the jaws［J］. The American Journal of Cancer，1933，17

（4）：946-950.

［2］Bader-Meunier B，Van Nieuwenhove E，Breton S，et al. Bone involvement in monogenic autoinflammatory syndromes［J］. Rheumatology (Oxford，England)，2018，57(4)：606-618.

［3］de Lange J，van den Akker H P. Clinical and radiological features of central giant-cell lesions of the jaw ［J］. Oral Surgery，Oral Medicine，Oral Pathology，Oral Radiology，and Endodontology，2005，99(4)：464-470.

［4］孟雪梅，于世凤，吴运堂.一家族性巨颌症的临床病理分析［J］.中华口腔医学杂志，2004，39（6）：475-477.

［5］Jain V，Sharma R. Radiographic，CT and MRI features of cherubism［J］. Pediatric Radiology，2006，36 (10)：1099-1104.

［6］Prescott T，Redfors M，Rustad C F，et al. Characterization of a Norwegian cherubism cohort：molecular genetic findings，oral manifestations and quality of life［J］. European Journal of Medical Genetics，2013，56(3)：131-137.

（郑晓姣　王志勇　杨旭东）

第三十九节　Hallermann-Streiff 综合征

一、疾病简介

Hallermann-Streiff综合征又名先天性白内障鸟脸畸形综合征，是一种少见的遗传疾病。Abury(1893)首次报告，而后 Hallermann(1948)及 Streiff(1950)又以不同命名进行报道，至 1960 年 Schull 将该病命名为 Hallermann-Streiff综合征，并广泛应用。

二、病因及发病机制

该病病因尚不明确，可能为一种常染色体隐形遗传病。有学者认为该病的发生是在胚胎 5～7 周时由于受到物理、化学、内分泌、感染等外界因素影响，导致额叶发育异常所致。有学者认为本病实为广义的外胚叶发育不良，由于发育分化的异常，在面部不仅外胚叶而且一部分中胚叶组织亦被波及，从而形成一种中、外胚叶发育障碍的综合征。本病为一种单基因突变性疾病，可以导致神经生长因子缺失或 DNA 修复功能缺失。

三、临床表现

（一）头面部表现

颅颌面骨发育畸形：舟状头，头围小，额头前突，下颌发育不足，颏部后缩，鹦鹉鼻，鸟脸样外观或早老样面容。因下颌骨发育不良，常导致牙齿排列不整齐、缺牙、牙齿畸形，个别病例尚可出生时即有牙齿。

（二）其他相关临床表现

先天性白内障,可为完全性或不完全性,少数可自行吸收,吸收不完全的即形成膜性白内障,并可有晶状体脱位。先天性小眼球、小角膜,多数为双侧。毛发稀疏,主要表现在头部,可为孤立片状或沿骨缝秃发,亦可眉毛、睫毛稀少或缺如。皮肤萎缩,多在头部尤其鼻部周围,表现皮肤菲薄、血管扩张。侏儒,为全身各部分成比例的矮小,即与同年龄的人相比时,显得身体矮小。全身可有肌肉发育不良,骨质疏松,脊柱侧突、脊柱裂、并指(趾)、隐睾及生殖器发育不良等。

四、诊断

诊断依据典型的临床表现:"鸟脸",白内障,牙齿异常,侏儒,毛发稀少,皮肤萎缩。本病需与以下疾病进行鉴别:①Down 氏综合征(染色体 21-三体综合征):以先天性神经发育异常为主,该患者也有骨发育不良、白内障及侏儒诸症状,但与本病的主要区别为智力低下、痴呆、鼻子不像鹦鹉鼻而是鼻梁低呈鞍状鼻,鼻孔扁平而圆,且大而厚的舌经常伸出口外,常规染色体检查,可确定诊断;②Bartllolin-Patau syndrome(染色体 13-三体综合征):该综合征与本病相似之处为小颅、小眼球、白内障及秃发等,但不同点有唇裂、腭裂、多指(趾)、皮肤血管瘤、听力障碍及智力发育不全等,染色体检查可以协助诊断;③早老综合征(Hutchison-Ciford syndrome):与本病相似之点有侏儒、小颅、毛发少、牙齿异常及皮肤萎缩等,但该综合征有早期动脉硬化,小鼻子及眼球突出等,亦不难鉴别;④先天性点状骨髓综合征(contarid syndrome):相同点为二者均有白内障、侏儒,但该综合征之侏儒表现为上身长下身短,X 线片可见多数钙化点位于骨髓后面。

五、治疗

（一）一般治疗

采用综合序列治疗。治疗的主要目的是通过白内障手术,恢复患者视力。手术时间上,早期手术,一般 1~2 岁为宜适,用于完全性白内障。2 岁以后,晚期手术。对于有白内障吸收倾向者,可暂缓手术,有完全吸收的可能性,手术后常规进行弱视治疗。但由于本征常合并小眼球及眼球震颤,术后效果并不理想。

（二）口腔颌面部异常相关的治疗建议

由于该病患儿智力正常者居多或通过训练和教育达到正常,所以可通过功能训练改善面部肌张力,促进骨发育,成年后可根据其面容状况进行整容手术。

参考文献

［1］Pizzuti A，Flex E，Mingarelli R，et al. A homozygous GJA1 gene mutation causes a Hallermann-Streiff/ODDD spectrum phenotype[J]. Human Mutation，2004，23(3)：286-290.

［2］Daka Q，Miftari A，Vuciterrna A，et al. Hallermann-streiff syndrome without cataract：Case report from kosova[J]. Medical Archives, 2013, 67(5): 378-380.

[3] Lee M C, Choi I J, Jung J W. A case of Hallermann-Streiff syndrome with aphakia[J]. Korean Journal of Pediatrics, 2008, 51(6): 646-649.

[4] Robotta P, Schäfer E. Hallermann-Streiff syndrome: Case report and literature review[J]. Quintessence International, 2011, 42(4): 331-338.

[5] 刘家琦,李凤鸣.实用眼科学[M].北京：人民卫生出版社,2010.

[6] Koliopoulos J, Palimeris G. A typical Hallermann-Streiff-Francois syndrome in three successive generations[J]. J Pediatr Ophthal, 1975, 12(4): 235-239.

（郑晓姣　王志勇）

第四十节　前脑无裂畸形

一、疾病简介

前脑无裂畸形(holoprosencephaly，HPE)是只具备单一脑室的先天性大脑畸形。为早期胚胎发育过程中前脑泡发育障碍所致。包括典型无叶 HPE、半叶状 HPE 和不典型 HPE（大脑半球变异体），是一种因胚胎异常发育导致的大脑半球不同程度分化不良的胎儿复杂性脑部畸形。最常伴发颜面部畸形。胎儿 HPE 在胎儿畸形中罕见（出生胎儿中发生率为1/6 000～1/16 000,流产胎儿中发生率为 1/250），一旦发生 HPE,胎儿死亡率较高,尤其无叶 HPE,虽然部分轻型病例可存活,但随后会出现智力缺陷及神经内分泌障碍等问题,应尽早明确诊断,改善妊娠质量。

二、病因及发病机制

染色体异常(13、15、18 号染色体),宫内感染,妊娠早期出血、母体有糖尿病,严重酒精中毒和可卡因中毒等。临床表现为面部畸形、发育迟缓及癫痫发作。

三、临床表现

(一)口腔颌面部表现

1. 面部畸形、发育迟缓。

2. 孤立于中位的上颌中切牙。

3. 半脑叶型前列无脑畸形的患者容易患唇裂。

(二)其他相关临床表现

1. 无脑叶型　大脑呈球状,体积小,没有分割两侧半球的纵裂,影像上显示单一的巨大脑室,无大脑纵裂,无大脑镰,多数患儿合并严重颅面部畸形,两眼距过近,鼻缺损。脐膨出或水肿。

2.半脑叶型　单脑室呈 H 形,部分形成枕角和颞角,有原始的大脑镰,两侧基底神经节部分或完全融合。一般不合并面部畸形,如有面部畸形则程度较轻,表现为两眼距过近和唇裂。

3.脑叶型　脑裂大部分已形成脑室也大致分化,但一般侧脑室前脚角未分化,透明隔缺如,故两侧室前角融合呈方形。该型可以合并其他畸形,例如神经元移行以上,胼胝体发育不全,大脑镰前部发育不全等。合并面部畸形的较少,偶尔可合并两眼间距过近。

四、诊断

患者表型差异较大,主要表现为面部畸形、发育迟缓及癫痫发作,影像学检查有利于诊断。

五、治疗

(一) 一般治疗

因生长发育迟缓造成的扁平脸后期可以使用正畸或正畸手术的方法治疗,对于该疾病中的唇腭裂患者,应在恰当的年龄段选择成熟的时机进行唇腭裂手术,以免错过最佳的手术时机影响颌面部的生长发育。

(二) 口腔颌面部异常相关的治疗建议

1.因生长发育迟缓造成的扁平脸后期可以使用正畸或正畸手术的方法治疗,这就需要口腔颌面外科医生与口腔正畸科医生共同商讨解决。

2.对于该疾病中的唇腭裂患者,应在恰当的年龄段选择成熟的时机进行唇腭裂手术,以免错过最佳的手术时机影响颌面部的生长发育。

参考文献

[1] Roessler E, Belloni E, Gaudenz K, et al. Mutations in the human Sonic Hedgehog gene cause holoprosencephaly[J]. Nature Genetics, 1996, 14(3): 357-360.

[2] Roessler E, Muenke M. Holoprosencephaly: A paradigm for the complex genetics of brain development [J]. Journal of Inherited Metabolic Disease, 1998, 21(5): 481-497.

[3] Solomon B D, Mercier S, Vélez J I, et al. Analysis of genotype-phenotype correlations in human holoprosencephaly[J]. American Journal of Medical Genetics Part C: Seminars in Medical Genetics, 2010, 154C(1): 133-141.

[4] 张少丹,员小春,张春燕.产前系统超声检查对胎儿前脑无裂畸形的诊断价值[J].齐齐哈尔医学院学报,2012,33(16): 2187-2188.

[5] 关云萍,宠泓,周卫卫,等.产前超声在前脑无裂畸形诊断中的意义[J].中国超声医学杂志,2010,26(2): 183-185.

(李　雯　杨卫东)

第四十一节　咽鼓管周围综合征

一、疾病简介

Trotter 于 1911 年首先描述报道了咽鼓管周围综合征,此后临床上称之为 Trotter syndrome。该病发生于咽颅底窦之肿瘤,可起于鼻咽部侧壁黏膜下而向窦的深部蔓延,甚或达于翼腭凹,亦可为 Jacod 综合征或翼腭凹综合征发展的结果,所以又叫咽颅底窦综合征(Morgagni syndrome)。Trotter 综合征可先于或后于翼腭综合征,亦可同时发病。男性多见,从青年至老年均可发病,有报道青年稍多,18~35 岁多见。

二、病因及发病机制

本病多为鼻咽腔侧壁之内皮瘤,病变未侵及黏膜。而扩展到 Morgagni 窦内和累及毗邻肌肉、淋巴结,也可向肝脏和骨骼转移。

三、临床表现

(一) 口腔颌面部表现

1. 颏部颏孔附近知觉丧失,但易被忽略,也可有同侧舌知觉丧失和感觉障碍。

2. 累及翼内肌则发生牙关紧闭,为晚期出现之症状。

3. 提腭肌受累。软腭在松弛时不对称,甚或由于肿瘤浸润而固定。

4. 晚期肿瘤可沿上颌骨粗隆延至上齿槽。

(二) 其他相关临床表现

1. 由于耳咽管先受侵犯,故传导性耳聋常首先发现,但可因耳咽管吹气而暂时缓解,或伴有分泌性中耳卡他,这种耳聋虽为早期出现,但多在检查时发现。

2. 耳部、半侧头部、下颌部及同侧舌部神经痛,乃因第 V 颅神经第三支受累所致,也可累及第三支而发生其分布区域的疼痛。

3. 侵及淋巴结,发中单侧或双侧的颈深淋巴结肿大。

四、诊断

1. 有上述的临床表现及体征可初步诊断。

2. 后鼻镜检查　可见到局部病变。为淡红色、硬实、无溃疡、较小而基底较广的肿物,靠近鼻咽部侧壁的耳咽管隆起。

3. X 线检查　见卵圆孔受累,结构紊乱。

4. 活检有确定病变性质的价值。

五、治疗

由于已是恶性肿瘤转移阶段,故单纯手术已属无效。深部 X 线、放射性粒子植入等治疗亦均有姑息性措施,预后极差。

参考文献

[1] Akashi T. MRI findings of hyperostosis frontalis interna：A case of Morgagni syndrome[J]. Brain and Nerve，1996，48(7)：667-670.

[2] Nyiri I. The morgangni syndrome[J]. Z Arztl Fortbild (Jena)，1963，57：1045-1050.

[3] Julesz M，Hollo I，Jellinek H，et al. Morgagni syndrome[J]. Magy Belorv Arch，1955，8 (2)：58-61.

[4] Hollo I，Julesz M，Erdelyi J. Morgagni syndrome[J]. Magy Belorv Arch Ideggyogy Szle，1954，7 (3)：65-70.

[5] Ketz E. Contribution to the Morgagni syndrome[J]. Arztliche Wochenschrift，1954，9(12)：277-281.

（贺智凤　王志勇）

第四十二节　智能低下-耳聋综合征

一、疾病简介

智能低下-耳聋综合征又名视网膜色素变性-性机能低下-智能低下-耳聋-糖尿病综合征(retinosis-hypogonadism-hypophrenia-deafness-diabetes syndrome)。于 1976 年由 Edwards 等首先报道一个患病家系,1983 年由项坤三等报道一家中 4 例同胞兄弟患者。

二、病因及发病机制

该病病因不明,有家族发生倾向,多呈常染色体隐性遗传。

三、临床表现

(一) 头面部表现

1. 颌面部表现　早秃、宽鼻、塌陷鼻梁和牙齿过早脱落。除口唇和牙龈肿胀外,可有口唇变红,脸圆或长,皮肤粗糙,口唇外翻,腭弓高,下颌突出。

2. 眼部表现　可出现典型的视网膜色素变性。患儿婴儿期即出现视力下降。

3. 听觉异常　表现为神经性耳聋。

(二) 其他相关临床表现

1. 内分泌异常　高促性腺激素性性腺机能低下,可出现非胰岛素依赖性糖尿病,青年期出现多食、多尿。

2. 神经精神症状　患者表现为智力发育迟缓,中度智能低下。

3. 其他症状　可见生长发育迟缓,身材矮小、皮肤过度角化、蛋白尿等。

四、诊断

根据临床特点和典型症状,即可诊断,但应与 Laurence-Moon-Biedl syndrome、Alstrom

syndrome 鉴别。

五、治疗

无特殊治疗。针对各相关表现和症状进行对症治疗。

参考文献

［1］Chen T，Lu X H，Wang H F，et al. Oculopharyngeal weakness，hypophrenia，deafness，and impaired vision：A novel autosomal dominant myopathy with rimmed vacuoles［J］. Chinese Medical Journal，2016，129(15)：1805-1810.

［2］Watanabe T，Mochizuki H，Kohda N，et al. Autosomal dominant familial hypoparathyroidism and sensorineural deafness without renal dysplasia［J］. European Journal of Endocrinology，1998，139(6)：631-634.

［3］Nesbit M A，Bowl M R，Harding B，et al. Characterization of GATA3 mutations in the hypoparathyroidism，deafness，and renal dysplasia（HDR）syndrome［J］. The Journal of Biological Chemistry，2004，279(21)：22624-22634.

［4］Gaynor K U，Grigorieva I V，Nesbit M A，et al. A missense GATA3 mutation，Thr272Ile，causes the hypoparathyroidism，deafness，and renal dysplasia syndrome［J］. The Journal of Clinical Endocrinology and Metabolism，2009，94(10)：3897-3904.

（王　翔　王文梅）

第四十三节　Moebius 综合征

一、疾病简介

Moebius 综合征（Moebius syndrome）又名先天性双侧面瘫综合征和先天性眼、面麻痹综合征（congenital oculo-facial paralysis syndrome）。该征由 Moebius 于 1888 年首先报道。其临床特征特点为双侧面瘫，眼球运动障碍，累及多对颅神经，可合并肢体与颌面部畸形。本病为先天性疾病，可能有原发性面神经为中心的脑神经核发育不全。周围神经和肌肉见高度萎缩并为脂肪取代，纤维变性。

二、病因及发病机制

本病病因不明，目前主要观点包括遗传学说和局部缺血。遗传学说发现 Moebius 综合征患者常有常染色体 1p22、13q12.2-13 相互易位，局部缺血学说认为因胚胎因素或环境因素导致胚胎发育早期缺血，发育不良，大多数与妊娠前期，特别是孕 4～6 周胚胎受损有关，包括宫内窘迫、机械压迫、孕期用药等。

三、临床表现

（一）头面部表现

1. 由于双侧面瘫（面神经麻痹），患儿出生后，即呈"面具脸"（mask-like face）样面容，哭笑时面部无表情。面瘫一般是部分性的，不累及面下部。

2. 眼肌麻痹导致眼睑闭合不全等最易被注意到的症状，特别常见的是外展神经麻痹使患者双眼外展功能障碍，不能越过中线，而呈内聚表现（斗鸡眼）。其他眼部异常有约10%患者发生睑下垂。可见到内眦赘皮，眼球震颤和小眼畸形。

3. 口腔颌面部畸形发生率90%，口腔表现主要有小颌畸形、先天性牙齿缺失、上唇发育不足、唇瘫、口角下垂、口唇外翻、开𬌗，流涎，语言功能受损。1/3的患者舌下神经受累，引起舌发育不良，舌肌萎缩和麻痹。部分患者有悬雍垂裂等腭裂表现，舌畸形、咀嚼肌麻痹和吞咽困难。

4. 龋齿发病率高。乳牙釉质缺陷，尖牙牙冠呈尖形。

（二）其他相关临床表现

1. 神经系统　患者身体发育基本正常，有10%患者有轻微智力发育障碍。

2. 肢体畸形　双侧或单侧肢体畸形，并指（趾）、多指（趾）、无指、趾粘连，先天性髋关节脱位。

3. 肌肉系统异常　除面部肌群外，胸肌和肱肌常发育不良或未发育，可合并肋骨发育不良，多乳头或乳腺发育不良。

四、诊断

本病可依据临床特点确诊。应与分娩外伤造成的面瘫相区别。二者均为出生时出现面瘫，但本综合征面瘫多累及面上部，为双侧性，四肢可发生畸形，而外伤性可查到原因，一般为单侧，可累及上下唇。实验室检查肌电图显示肌肉活动能力减弱。气脑造影基底池增宽。

五、治疗

目前，Moebius综合征的治疗方法包括对症保守治疗、畸形矫治的外科治疗和综合康复治疗。外科手术治疗包括面肌麻痹、斜视、牙颌畸形及肢体畸形的整复等；综合康复治疗包括运动、认知、心理等多方面的功能康复，旨在提高其整体功能、生存质量，提高社会生活能力，减轻社会功能障碍。预后一般良好，面肌麻痹可在几周内消失或呈非进行性永久性病变。

参考文献

［1］蔡鸣，沈国芳，房兵，等.Moebius综合征患者牙颌面特征及正颌正畸治疗远期疗效评价［J］.中国口腔颌面外科杂志，2012,10（1）：29-37.

［2］Briegel W. Neuropsychiatric findings of Möbius sequence：A review［J］. Clinical Genetics，2006，70（2）：91-97.

［3］Dotti M T，Federico A，Palmeri S，et al. Congenital oculo-facial paralysis（Moebius syndrome）：Evidence of dominant inheritance in two families［J］. Acta Neurologica，1989，11（6）：434-438.

［4］Martí-Herrero M，Cabrera-López J C，Toledo L，et al. Moebius syndrome. Three different forms of presentation［J］. Revista De Neurologia，1998，27（160）：975-978.

［5］Magnifico M，Cassi D，Gandolfini M，et al. Orthodontics and Moebius syndrome：An observational study［J］. Minerva Stomatologica，2018，67（4）：165-171.

（林　琳　王　翔　王文梅）

第四十四节　多发性错构瘤综合征

一、疾病简介

多发性错构瘤综合征（multiple hamartoma syndrome，MHS）又名 Cowden syndrome，考登病（Cowden disease，CD），颜面畸形-口腔黏膜乳头状瘤综合征（face deformity-oral papillomlosis syndrome）。1963 年 Lloyd 和 Dennis 首先描述这种综合征，并以他们的病人 Cowden 命名了本征。1972 年 Weary 等又以"多发性错构瘤综合征"为名报道了 5 例 CD 患者。本征多见于女性，男∶女发病率 1∶1.6，常于 20～30 岁发病，年龄范围 13～65 岁。本征可累及多器官多系统，包括外、中、内胚层的多发性错构瘤病损，皮肤黏膜损害是 CD 的最常见损害，特别是颜面多发性毛鞘瘤是 CD 突出的体征。

二、病因及发病机制

本征为具有高外显率的常染色体显性遗传病，80%的患者可出现 PTEN 基因的突变。

三、临床表现

（一）头面部表现

1. 80%CD 患者发生巨颅（头围增大），巨颅可能是 CD 重要的早期特征。

2. 14%患者具有腺病样面容。

3. 13%患者伴眼异常，包括眼先天性部分缺损、视乳头苍白、血管样条纹、晶体混浊、白内障、青光眼、斜视、畏光等。

4. 82%～93%患者有多发性毛鞘瘤，具有特征性，损害为面部向心性，如鼻孔、口角周围皮肤、主要位于面部口腔周围、耳郭周围、个别累及颈部。多发性毛鞘瘤为黄褐色扁平或半球形苔藓状小丘疹，表面光滑或略粗糙，中央常轻度角化，有时呈疣状。通常数量多，也可仅数个。有时丘疹呈线状排列或在口角处相互融合。个别患者的鼻前庭、鼓膜亦受累甚至引起阻塞。此种肿瘤性丘疹在面部常与非肿瘤性角化性丘疹共存，临床常误诊为扁平疣、寻常疣、汗管瘤、血管纤维瘤、痣样基底细胞上皮瘤综合征等病。

5. 颊、唇、舌、腭黏膜及附着龈亦可出现多发性白色丘疹和卵石状或播散性乳头瘤样损害,大小 1～3 mm,形似砂砾状。表现为沟纹舌、阴囊舌。

6. 牙齿畸形与错位等异常。

7. 上下颌发育不良,12%～15% CD 患者表现腭盖高拱。

(二) 其他相关临床表现

1. 皮肤损害 63%～93%患者发生肢端角化症,多在儿童期发生,于 20 岁以后逐渐增多。损害通常位于手足背侧和前臂、小腿伸侧至足背,特别是足跟后侧。有时躯干等处亦有类似皮损存在。表现为小丘疹性病变,一般为棕褐或灰白色针头至豌豆大平顶丘疹,表面角化过度呈疣状或扁平,呈局部丘疹及结节状良性错构瘤。有时颈、肩部也被波及。掌跖角化症发生率 42%～80%,通常为互不融合的针头至豌豆大半球形、半透明的黄色角化性扁平丘疹,质坚实,中央可有凹陷。偶尔丘疹融合。其病理改变似肢端角化症皮损,非常类似扁平疣(flat wart)或疣状肢端角化症。还可出现白癜风(vitiligo)、皮肤脂肪瘤、纤维瘤、血管瘤(nemangioma)等,甚至并发恶性皮肤病。有的病人躯干发生牛奶咖啡色斑。

2. 乳腺改变 乳房肥大,为乳腺纤维细胞性过度增生导致,纤维囊性乳腺病,通常为两侧。20%CD 患者伴乳腺癌,其中 1/3 为双侧性乳腺癌。在女性 CD 患者中,47%～64%伴乳房纤维腺瘤(breast fibroadenoma)或成纤维细胞瘤(fibroblastoma)、乳腺导管乳头瘤,个别伴脂肪错构瘤。

3. 甲状腺改变 主要表现为甲状腺肿和多发性甲状腺腺瘤(thyroid adenoma),还可有甲状腺炎、甲亢和甲减症,晚期可恶变。62%的 CD 患者发生良性甲状腺腺瘤,7%患者发生甲状腺癌,个别患者伴甲状舌骨导管囊肿(thyrohyoid duct cyst)。

4. 肿瘤病损 胃肠道息肉、卵巢囊肿、泌尿生殖系统平滑肌瘤、子宫内膜癌(endometrial carcinoma)等和其他系统的肿瘤。18% CD 患者发生其他器官恶性肿瘤,11%伴位于不同器官的神经瘤及神经节瘤。

5. 骨系统改变 长骨肿瘤或囊肿、脊柱侧弯,漏斗胸及巨颅症等。

6. 神经系统异常 19%患者出现中枢神经系统异常,包括智力低下、脑电图不正常、脑膜瘤、神经节瘤、视神经胶质瘤等。

四、诊断

根据 2000 年国际 Cowden 病学会的诊断标准所示:

(一) Cowden 病的诊断标准

1. 特征标准

面部毛膜瘤,肢端角化症,乳头状瘤丘疹,黏膜病损。

2. 主要标准

乳腺癌,甲状腺癌,大头畸形(≥97%),Lhermitte-Duclos 病(LDD),子宫内膜癌。

3. 次要标准

非恶性甲状腺病损,智力低下(IQ≤75),胃肠道错构瘤,纤维囊性乳腺病,脂肪瘤,纤维瘤,泌尿生殖系统肿瘤或异常。

（二）Cowden 病诊断确立的标准

1. 符合两项主要标准伴有 Lhermitte-Duclos 病或大头畸形。

2. 符合一项主要标准和三项次要标准。

3. 符合四项次要标准。

（三）独立的皮肤黏膜病损的诊断标准

1. 出现 6 个或更多的面部丘疹，3 个或更多的毛膜瘤。

2. 皮肤面部丘疹和口腔黏膜乳头状瘤。

3. 口腔黏膜乳头状瘤（papilloma）和肢端角化症。

4. 出现 6 处或更多的掌跖角化症。

基于牙龈、面部中心及掌跖区的丘疹或乳头状瘤损害可进行早期诊断。口腔损害的早期诊断有助于发现其他器官的病变，可进一步做其他系统的检查。本征需经病理确诊。

本征应与口腔乳头状瘤、淋巴管瘤、假上皮瘤增生及鳞癌作区别。

五、治疗

（一）一般治疗

无特殊疗法。

（二）口腔颌面部异常相关的治疗建议

口服维甲酸具有明显的抗角化作用，可以改善 CD 患者的角化病损。局部使用 5-氟尿嘧啶有一定疗效。口腔黏膜和皮肤损害可经手术、激光、冷冻及电灼烧治疗。当面部皮损多发时，可手术完全切除，皮肤磨削术可能有效，但需要反复磨削。应定期例行甲状腺、乳腺或胃肠道等系统检查，防止恶变。

参考文献

［1］Pilarski R，Burt R，Kohlman W，et al. Cowden syndrome and the PTEN hamartoma tumor syndrome：Systematic review and revised diagnostic criteria［J］. Journal of the National Cancer Institute，2013，105（21）：1607-1616.

［2］Tariq S，Katz J. Cowden syndrome：Oral presentations of a paraneoplastic syndrome. Case report and review of the literature［J］. Quintessence Int，2017，48（5）：413-418.

［3］Mester J，Eng C. Cowden syndrome：Recognizing and managing a not-so-rare hereditary cancer syndrome［J］. Journal of Surgical Oncology，2015，111（1）：125-130.

［4］Aslam A，Coulson I H. Cowden syndrome（multiple hamartoma syndrome）［J］. Clinical and Experimental Dermatology，2013，38（8）：957-959.

［5］Martínez-Doménech A，García-Legaz Martínez M，Magdaleno-Tapial J，et al. Novel PTEN mutation in Cowden syndrome：case report with late diagnosis and non-malignant course［J］. Dermatol Online J，2019，25（5）：13030.

（王　翔　杨旭东　王文梅）

第十三章

伴唇腭裂的相关综合征

第一节　Larsen 综合征

一、疾病简介

Larsen 综合征（Larsen syndrome）又名腭裂扁脸先天关节脱位综合征（cleft palate, flattened facies, and congental dislocations），该综合征是一种常染色体隐性遗传病，由 Larsen 等 1950 年首次提出，Larsen 综合征主要临床表现为发生于肘、髋或膝关节的多发性脱位，面部畸形，会出现典型的碟形脸，发生于足部的畸形，如马蹄内/外翻足，还可伴有气管软化以及先天性心脏病等。此外，大多数的 Larsen 综合征患者还会发生脊柱畸形，其中颈椎后凸最常见。

二、病因及发病机制

Larsen 综合征的病因已经确定。在脊柱的分节发育、关节形成和软骨内成骨过程中起重要作用的细丝蛋白 B（filamin B, FLNB）基因，由于各种原因发生突变而导致显性遗传的 Larsen 综合征；而隐性遗传的 Larsen 综合征，与 COL1A 1、COL1A 2、COL3A 1、COL5A 2 四种基因的突变相关联。

三、临床表现

（一）口腔颌面部表现

1. Larsen 综合征主要口腔颌面部表现为特殊面容，即面颊扁平。

2. 唇腭裂，多为软腭和悬雍垂裂，发生率约 30%。

3. 小颌畸形。

（二）其他相关临床表现

1. 特殊面容　表现为面颊部扁平、前额部突出、两眼距宽阔、鼻梁塌陷明显，这类颜面异常在患者的发生率约 93%。

2. 关节脱位　关节脱位是先天性，多发生于大关节。膝关节脱位在该综合征的患者中发生率为 100%，而髋关节脱位的发生率约为 60%。

3. 手足异常　手指外形畸形，可表现为短棒状、香肠型、铲形拇指等；足部可有内翻或外翻畸形。95%患者可患有足部异常。

4. 其他畸形　脊柱裂、脊柱畸形、颈椎畸形、心脏畸形、肺脏发育异常等；也有少数患者伴有先天性胼胝体发育不良、巨脑回、视神经发育不全、虹膜异色、第13对肋骨等。

四、诊断

Larsen 综合征的诊断依据特殊面容：面部扁平，眼间距增宽，鼻梁塌陷、鼻孔上翻；手指异常（圆柱状手指）；四肢多发性关节脱位；马蹄内翻足畸形；抑或伴有腭裂；颈椎后凸或侧凸畸形等典型临床症状，并结合 X 线检查确诊。

五、治疗

（一）一般治疗

1. 本病的治疗面临许多困难。主要以手术治疗为主，但对于手术的顺序和时机，还尚未有统一的意见。

2. 对伴有颈椎后凸畸形，抑或颈椎不稳定的较严重患者，有学者主张应先处理颈椎畸形症状。对于四肢大关节脱位的治疗，多数学者主张优先治疗膝关节脱位较为理想。

（二）口腔颌面部异常相关的治疗建议

1. 对于伴有唇腭裂患儿，在多学科综合治疗的基础上及早进行唇腭裂列的修复治疗，恢复患儿的正常唇部腭部的生理功能。

2. 对于小颌畸形早期可考虑行正畸治疗，促进下颌骨继续发育，改善下颌骨形态畸形。对于严重小颌畸形患者，正颌手术治疗是较为理想的方案。

参考文献

［1］Merle C，Waldstein W，Lipman J D，et al. One stage bilateral total hip arthroplasty in siblings with larsen syndrome［J］. The Open Orthopaedics Journal，2016，10(1)：569-576.

［2］Riise N，Lindberg B R，Kulseth M A，et al. Clinical diagnosis of Larsen syndrome，Stickler syndrome and Loeys-Dietz syndrome in a 19-year old male：A case report［J］. BMC Medical Genetics，2018，19(1)：155.

［3］Bernkopf M，Hunt D，Koelling N，et al. Quantification of transmission risk in a male patient with a FLNB mosaic mutation causing Larsen syndrome：Implications for genetic counseling in postzygotic mosaicism cases［J］. Hum Mutat，2017，38(10)：1360-1364.

［4］钱敏，陈焰.产前超声诊断 Larsen 综合征［J］.中国医学影像技术，2009，25(9)：1651-1653.

［5］蒋芳，刘欣燕，杨剑秋，等.Larsen 综合征的产前诊断一例报告及文献复习［J］.中华妇产科杂志，2012，47(1)：54-55.

［6］王汉林，焦振清，王清和，等.Larsen 综合征的诊断与治疗［J］.中华小儿外科杂志，1998，19(2)：105-106.

［7］谭谦，梅海波，刘昆，等.Larsen 综合征的诊断及治疗-附 1 例 12 年随访及文献复习［J］.临床小儿外科杂志，2012，11(6)：450-452＋454.

（邢向辉　邱德春）

第二节　瓦登伯革综合征

一、疾病简介

瓦登伯革综合征(Waardenburg syndrome，WS)又名瓦登伯革氏症候群，内眦皱裂耳聋综合征，1948 年 Waardenburg 提出一种新的症候群病患，通常会出现一种对视力无影响的蓝色眼珠，可能伴有听力上的极大的障碍及先天性巨结肠症。Waardenburg 综合征是一种少见的常染色体显性遗传综合征，其特征表现为内眦与泪小点横向异位，先天性耳聋、鼻根宽高、虹膜异质等。

二、病因及发病机制

Waardenburg 综合征病因主要是由于神经嵴细胞发育缺陷或障碍而出现异常的增殖、生存、迁徙和分化。Waardenburg 综合征在人群中的发病率约为 1/42 000，占先天性聋的 2%～5%。

已证实有 6 种基因与 Waardenburg 综合征有关：PAX3、MITF、SNAI2、EDNRB、EDN3 和 SOX10。其中 PAX3、MITF、SNAI2、SOX10 是转录因子，EDNRB 和 EDN3 是信号分子。不同致病基因与不同的 Waardenburg 综合征亚型相关联，其中 PAX3 是 1 型和 3 型的主要致病基因。2 型的遗传基础较复杂，MITF 基因突变导致 2A 型，SNAI2 基因突变导致 2D 型。EDNRB、EDN3 和 SOX10 基因突变主要与 4 型有关，其中 SOX10 是其主要致病基因，50%以上的 4 型病例可检测到其突变。至今，国外已报道 228 个基因突变位点。

显性负效应学说和单倍体剂量不足学说，是 Waardenburg 综合征发病机制的两种学说，但这两种学说只能部分解释 Waardenburg 综合征发病机制。

三、临床表现

(一) 头面部表现

口腔颌面部主要表现为：凸额，下唇外凸，高腭弓，唇腭裂，下颌角偏向外侧，舌系带缩短等。25%病例可伴有内眦和泪点向侧方移位；瞳距和外眦距离正常，但内眦距离增加是为面部最常见的特征。患者鼻根变宽，鼻翼软骨发育不良以致鼻孔狭小。约 1/5 患者前额白发。眉毛内侧浓密，两眉几乎在中线处会和，成一字眉(45%)。25%患者虹膜部分或全部异色变蓝。约 20%～25%病例伴有先天性聋。耳聋有时迟发，程度可有不同，可单侧或双侧。

(二) 其他相关临床表现

目前，根据 WS 患儿不同的伴随表型将其分为 4 型：①WS1 的临床特点：先天性感音神经性聋、色素异常、内眦异位。②WS2 的临床特点：先天性感音神经性聋、色素异常。③WS3(又称 Klein-Waardenburg 综合征)的临床特点：先天性感音神经性聋、色素异常、内眦异位、上肢畸形，其显著特点是伴肌肉骨骼发育异常，表现肢体肌肉发育不良、肘(指)关节挛缩。④WS4(又称 Waarden-burg-Shah 综合征或 Waardenburg-Hirschsprung 综合征)的临床特点：先天性感音神经性聋、色素异常、先天性巨结肠或胃肠道闭锁。

四、诊断

本综合征占所有先天性耳聋的 1%～7%，结合前额白发和虹膜色素异常，容易做出诊断。

1. 诊断标准包括 5 个主要标准和 5 个次要标准。主要标准：①先天性神经性耳聋；②内眦异位；③虹膜异色；④头发色素减少；⑤一级亲属中有 WS 患者。次要标准：①先天性白斑；②内侧眉毛浓密或融合成并眉；③宽鼻根；④鼻翼发育不全；⑤早熟灰发(30 岁之前)。

2. 临床分型

(1) WS1 型：符合 2 个主要标准或 1 个主要标准加 2 个次要标准。

(2) WS2 型：需有 2 个主要标准，而早熟灰发可替代内眦异位作为 1 个主要标准。内眦异位常作为 1 型和 2 型区别的主要要点，后者无内眦异位，但神经性耳聋、虹膜异色更为常见。

(3) WS3 型：伴有骨骼肌肉的发育异常与 1 型有相同表现的类型为 WS3 型，又称 Klein-Waardenburg 综合征。

(4) WS4 型：患者伴有巨结肠病为 WS4 型，又称为 Shah-Waardenburg 综合征。

五、治疗

(一) 一般治疗

1. 目前尚无特效的药物治疗方法，治疗以早期诊断，对症治疗为主。

2. 尽早进行听力干预。通过使用助听器可以帮助大部分耳聋患者获得听力，但对重度聋以上的感音性聋患者助听器的作用非常有限。人工耳蜗植入术是目前唯一有效的康复方法，人工耳蜗植入术给重度和极重度耳聋患者带来了希望。

3. 通过与患儿家长沟通，帮助他们充分的了解认识这种疾病，而使他们对预后有合理的期望，为患儿在术后的语言恢复上提供指导和帮助。

(二) 口腔颌面部异常相关的治疗建议

1. 结合患儿的全身情况，单纯唇裂的患儿在 3～6 个月时手术治疗，对于双侧唇裂的患儿在 6～12 个月时行手术治疗是较为合理的时间，腭裂患儿腭裂修复手术在 1～2 岁内进行较为合理，以达到最佳的手术效果。

2. 舌系带缩短患儿若影响进食，应及早进行手术治疗，若无影响则可 2 岁后行手术治疗。

3. 对于颌面部发育畸形严重患儿，成年后行正畸-正颌联合治疗是较为理想的治疗方案。

4. 牙齿发育异常情况，早期进行对症治疗，尽量保留患牙，成年后可通过修复治疗恢复牙齿正常的形态及功能。

参考文献

［1］陈红胜,张华,冯永.Waardenburg 综合征的研究进展［J］.听力学及言语疾病杂志,2013,21（3）：306-311.

［2］韩阳,陈敏,郑军.Waardenburg 综合征及个案分析［J］.中华耳科学杂志,2015,13（3）：476-479.

［3］王秋菊,侯军华,张立文,等.Waardenburg 综合征的遗传学分析［J］.听力学及言语疾病杂志,2003,11（1）：1-3.

［4］Liu X Z, Newton V E, Read A P. Waardenburg syndrome type II：Phenotypic findings and diagnostic criteria［J］. American Journal of Medical Genetics, 1995, 55(1)：95-100.

［5］Pingault V, Ente D, Dastot-Le Moal F, et al. Review and update of mutations causing Waardenburg syndrome［J］. Human Mutation, 2010, 31(4)：391-406.

［6］Hoth C F, Milunsky A, Lipsky N, et al. Mutations in the paired domain of the human PAX3 gene cause Klein-Waardenburg syndrome（WS-Ⅲ）as well as Waardenburg syndrome type I（WS-I）［J］. American Journal of Human Genetics, 1993, 52(3)：455-462.

［7］Ray D K. Waardenburg's syndrome［J］. The British Journal of Ophthalmology, 1961, 45(8)：568-569.

［8］Sólia-Nasser L, de Aquino SN, Paranaíba LM, et al. Waardenburg syndrome type I：Dental phenotypes and genetic analysis of an extended family. Med Oral Patol Oral Cir Bucal, 2016, 21(3)：e321-e327.

［9］Chen Y, Yang F, Zheng H, et al. Clinical and genetic investigation of families with type II Waardenburg syndrome. Mol Med Rep, 2016, 13(3)：1983-1988.

［10］查俪晶. Waardenburg 综合征 2 例报道及文献综述［D］.浙江大学,2014,40（6）：231-233.

［11］谭琦,立强,肖异珠等. Waardenburg 综合征［J］.临床皮肤科杂志,2014,43（8）：479-480.

［12］蔚开慧,姜茜,张震等. Waardenburg 综合征Ⅳ型患儿 SOX10 基因新突变研究［J］.中华耳科学杂志,2016,14（2）：240-246.

［13］Li W, Mei L, Chen H, et al. New Genotypes and Phenotypes in Patients with 3 Subtypes of Waardenburg Syndrome Identified by Diagnostic Next-Generation Sequencing. Neural Plast, 2019, 10(3)：1155.

（邢向辉　邱德春）

第三节　Wagner 综合征

一、疾病简介

Wagner 综合征（Wagner syndrome）又名遗传性玻璃体视网膜变性（hyoloideo-retinal degeneration of Wagner），遗传性视网膜玻璃体变性腭裂综合征（hereditary hyaloids-retinal degeneration and palatochisis），于 1938 年由 wagner 首次报道,为一种常染色体显性遗传病。其主要的临床特征为在晶状体后有玻璃体浓缩增厚的膜与纤维条带及光学清亮的空间,视网膜血管细窄并有血管外周色素鞘围绕,常有视网膜色素上皮与脉络膜萎缩,可合并视网膜脱离、白内障、近视和视神经萎缩,在口腔颌面部的表现主要为腭裂。

二、病因及发病机制

Wagner 综合征的发病机制尚不十分清楚。有人认为系胚胎时期第二玻璃体发育异常,导致不能形成正常的胶样玻璃体。另一学说则认为脉络膜血管原发病变导致该综合症。脉络膜的萎缩导致视网膜感觉上皮与 Muller 细胞的改变,进而引起第二玻璃体发育不良。

三、临床表现

(一)头面部表现

1. 最常见的口腔颌面部表现为腭裂。

2. 上颌骨发育不全,面部扁平,颏部后缩。

3. 鼻梁宽而低平。

(二)其他相关临床表现

主要表现为:以玻璃体的高度液化为特征的玻璃体视网膜变性

1. 玻璃体改变 在裂隙灯显微镜下检查均有玻璃体改变:早期,广泛的中央玻璃体液化,晶体后平滑的前玻璃体界面消失出现粗大的细纤维收缩;进行期,可见聚集的皮质玻璃体被一细纱或膜代替,飘浮在玻璃体腔内。间接检验可以见到玻璃体纱膜附着于周边视网膜,玻璃体膜除了附着线外均随眼球而动。最终,玻璃体膜增厚,但仍保持半透明,在某几处可厚实如蜡滴在膜上。在此膜以外的玻璃体为一清亮的光学空间。

2. 眼底改变 早期眼底改变常为脉络膜不规则的稀薄色素,呈花纹状斑片,在呈石板灰色的背景上显现清晰的脉络膜血管。稍晚期病例,围绕视盘亦可见此种改变。在变薄的视网膜色素上可见小的不规则的深色素点。晚期眼底改变,视网膜也与萎缩区内的脉络膜牢固粘连。可出现玻璃体积血。甚至可导致视网膜裂孔。

3. 眼部合并症 75%的患者会发生视网膜裂孔,同时会合并有视网膜脱离;近视的发生率为84%;后皮质型和后囊下型的白内障;视神经萎缩。

四、诊断

Wagner 综合征根据其典型临床表现:眼部不明原因的玻璃体视网膜变性,并结合其病理改变可做出诊断。

其主要病理改变为:不明来源的均一的视网膜前膜,于赤道部最厚,向前呈扇形附着于周边视网膜、脱离的玻璃体及内界膜,甚至将视乳头遮盖。少数可伴以薄细的毛细血管网。周边视网膜有局限萎缩区及色素聚集,大多围绕视网膜血管,似是原发性视网膜色素变性,视网膜血管稀疏,管壁硬化增厚。可见到脉络膜萎缩与色素过多。未发现炎性病灶。

五、治疗

(一) 一般治疗

1. 早发现早诊断早治疗。对于尚未发生视网膜脱离时进行预防性治疗,取得了较为理想的效果。封闭裂孔必须在白内障未出现前,至少要晶状体只有轻度混浊时进行,同时应根据不同情况谨慎选择术式。

2. 其余并发症,以对症治疗为主。

(二) 口腔颌面部异常相关的治疗建议

1. 对于腭裂患儿的治疗同一般腭裂患儿的治疗一致,一般腭裂在 1～2 岁内进行腭裂修复手术。

2. 颌面部颌骨发育异常则在患者成年后行正颌手术治疗,并结合正畸治疗恢复其正常的咬合功能,并改善颌面部外观。

参考文献

[1] 刘琼,刘业滋.Wagner's 遗传性玻璃体视网膜变性 1 例[J].中国实用眼科杂志,2001,19(11):834.

[2] Rothschild P R, Brézin A P, Nedelec B, et al. A family with Wagner syndrome with uveitis and a new versican mutation[J]. Molecular Vision, 2013, 19(1):2040-2049.

[3] 周显.Wagner 遗传性玻璃体视网膜变性的临床分析[D].长沙:湖南医科大学,2000.

[4] 陈奕辉,王化峰,于强.Wagner 玻璃体视网膜变性一例[J].中国实用眼科杂志,2010,28(7):800.

[5] Rothschild P R, Audo I, Nedelec B, et al. De novo splice mutation in the versican gene in a family with Wagner syndrome[J]. JAMA Ophthalmology, 2013, 131(6):805.

[6] Thomas A S, Branham K, van Gelder R N, et al. Multimodal imaging in Wagner syndrome[J]. Ophthalmic Surgery, Lasers and Imaging Retina, 2016, 47(6):574-579.

(邢向辉　邱德春)

第四节　唇腭裂虾爪畸形综合征

一、疾病简介

唇腭裂虾爪畸形综合征又名先天性缺指(趾)-外胚叶发育不良-唇腭裂综合征 (ectrodactyly, ectodermal dysplasia, and cleft lip/palate syndrome, EEC),是临床较为常见的综合征型唇腭裂,国内还没有关于发病率的报道,国外有文献报道唇腭裂虾爪畸形综合征发病率为 1/90 000。患者大多数有家族史,该综合征以常染色体显性遗传为主,也可散发。临床上,主要表现为典型的三联征:双侧手(足)先天缺指(趾),部分患者还合并并指(趾),外胚层发育不良,唇裂或唇裂合并腭裂。

二、病因及发病机制

唇腭裂虾爪畸形综合征是一种常染色体显性遗传的疾病,其表型多种多样。唇腭裂虾爪畸形综合征有高度的遗传异质性,其致病基因定位于染色体 3q27,唇腭裂虾爪畸形综合征的主要致病基因是原癌基因 TP63,由于特定 DNA 结合域的氨基酸改变,而引起唇腭裂虾爪畸形综合征表型,唇腭裂虾爪畸形综合征类似综合征是由于基因在其他位置的突变而导致。

三、临床表现

(一) 口腔颌面部表现

1.唇腭裂可以表现为双侧或者单侧唇腭裂,有的患者也可表现为正中的黏膜下腭裂,有的患者仅表现为唇裂,只表现为腭裂的患者较少。

2.牙齿发育异常,主要为牙釉质发育不全、乳牙和恒牙完全或部分缺失、牙齿形态异常且排列不齐等。

3.涎腺发育不全,唾液少。

(二) 其他相关临床表现

1.典型的三联征表现　先天性缺指(趾)、并指(趾)或手足裂,外胚叶发育不全和伴或不伴腭裂的唇裂,主要表现为患者手中线第 2 指或第 3、4 指缺如的肢端异常,不对称掌面呈龙虾爪。

2.外胚叶发育不全表现　①毛发发育异常,主要表现为睫毛、眉毛和头发稀疏;②指甲出现混浊、可变厚、表面凹凸不平;③皮肤干燥,汗腺发育不全;④患者伴有典型的外胚叶缺损面容,表现为早年就出现皱纹,鼻梁下榻,呈鞍鼻状,颧骨宽而高,鼻尖较小而呈上翘状,表现为愚型面容。

3.其他并发症　还可表现为泪管狭窄、鼻后孔闭锁,进而可引起角膜炎,另外还有少数患者出现畏光以及内外生殖器、肾脏、输尿管和膀胱畸形,也可表现为慢性/复发性呼吸系统感染、传导性耳聋和发育迟缓。

四、诊断

国内主要采取的标准是,患者必须具备以下 3 种症状:①手足先天缺指(趾);②患者有外胚层发育不良症状:表现在皮肤、指甲、毛发、牙齿等结构;③唇裂或唇裂合并腭裂,无单纯腭裂。

五、治疗

(一) 一般治疗

1.目前主要以对症治疗及预防性的治疗为主,多学科联合治疗是必须的,包括了外科,眼科,皮肤科,泌尿科,神经科以及心血管科等,共同制定治疗方案,从而取得最佳的预后效果,另外,心理方面的治疗也是至关重要的。

2. 对于泪道闭锁的患者,及时的眼科手术是非常有必要的。另外,早期为预防角膜病变可应用人工泪液(artificial tears),缓解其眼部症状,为抵抗眼部、皮肤、泌尿系统的感染可预防性的应用抗生素。

3. 通过皮肤润滑剂的应用可有效预防皮肤的干裂,缓解患者的不适症状。并且为避免严重的肾病及早进行泌尿系统的检查,做到早发现早治疗。

4. 对于并指患者,可以用外科手术予以纠正。

(二) 口腔颌面部异常相关的治疗建议

1. 针对唇腭裂进行了手术修复,单纯唇裂的患儿在 3～6 个月时手术治疗较为适宜,双侧唇裂的患儿则在 6～12 月时手术效果较为理想,腭裂患儿宜在 1～2 岁内进行腭裂修复手术。依据唇裂的不同程度采用不同的术式恢复唇部外形和功能,可采用下唇组织瓣交叉移植修复法。

2. 对于牙齿发育结构,早期进行可通过树脂修复,缺失牙,通过活动义齿型间隙保持器进行间隙保持,待成年后可改行固定修复或种植修复。牙列不齐患者必要时行正畸治疗恢复正常咬合关系和美观,提高生活质量。

3. 涎腺发育不全,唾液少患者,只能通过对症治疗来缓解,如使用人工唾液等。

参考文献

[1] 张景霞,郝杰兵,金辉喜,等.先天缺指(趾)-外胚叶发育不良-唇/腭裂综合征的病例研究[J].口腔医学研究,2007,23(1):73-75.

[2] 刘淑琴,胡仁梅,罗玉玲,刘新庆.EEC 综合征 1 例报告及文献复习[J]. 实用口腔医学杂志,2015,31(4):587-589.

[3] 宋宇鹏,杨庆华,蒋海越,等.先天性缺指(趾)-外胚层发育不良-唇/腭裂综合征的临床研究[J].中国优生与遗传杂志,2010,18(11):94-97.

[4] Sharma D, Kumar C, Bhalerao S, et al. Ectrodactyly, ectodermal dysplasia, cleft lip, and palate (EEC syndrome) with tetralogy of fallot:A very rare combination[J]. Frontiers in Pediatrics, 2015, 3(1):51.

[5] Rachmiel A, Turgeman S, Emodi O, et al. Management of severely atrophic maxilla in ectrodactyly ectodermal dysplasia-cleft syndrome [J]. Plasticand Reconstructive Surgery. Global Open, 2018, 6(2):e1678.

(邢向辉　邱德春)

第五节　唇腭裂先天性唇瘘综合征

一、疾病简介

唇腭裂先天性唇瘘综合征又名范德伍综合征(Vander Woude syndrome,VWS),是一种常染色体显性遗传疾病,其特征有唇腭裂和先天性唇瘘,76%的患者可只发生腭裂或唇腭裂同时发生,约 33% 患者可单独发生唇瘘,不一定符合"只有腭裂与唇裂伴腭裂具有不同表现"的规律。文献报道该综合征在人群中的发病率为 1/100 000～1/40 000,不存在明显性别差异。

二、病因及发病机制

唇腭裂先天性唇瘘综合征发生机制是由于胚胎发育过程中,上颌突、球突和下颌突的游离缘愈合,缘侧沟未消失而形成而引起,下唇较上唇多发。遗传学研究发现 IRF6 为唇腭裂先天性唇瘘综合征的致病基因,并且该疾病具有病因一致性。

三、临床表现

(一)口腔颌面部表现

1. 下唇凹(瘘),下唇凹典型的表现为 2 个圆形对称凹陷,位于下唇中线两旁,凹陷周缘隆起,中央为瘘口。

2. 唇裂,少数可伴发有腭裂,可表现为双侧唇裂,或者黏膜下腭裂或双侧完全性唇腭裂。

3. 25% 患者可伴发牙齿缺失,通常 VWS 患者牙齿缺失最常见牙位依次为上颌第二磨牙、下颌第二磨牙和上颌侧切牙。

4. 还可伴有牙齿咬合关系错乱、反𬌗。

(二)其他相关临床表现

唇腭裂先天性唇瘘综合征表型多种多样,部分患者还可伴有巨结肠、智力障碍、脸缘粘结、腘后翼状赘皮、并指及外生殖器畸形等临床表现。但在同一家系的不同患者中其表型一般很少出现相同的情况。

四、诊断

1. 唇腭裂先天性唇瘘综合征的诊断依据为下唇凹(瘘)合并唇裂,具体表现为下唇中线附近的瘘道或瘘管,深约 1～25 mm,外观为椭圆形凹陷,中央瘘管,可有唾液分泌,局部加压时可见有清亮液体排出,且多伴下唇肿胀,偶伴唇腭裂或缺牙畸形。

2. 根据 CT、X 线等辅助检查的结果,也有一定的辅助诊断作用。

3. 通过其特征性的病理表现可确诊为唇腭裂先天性唇瘘综合征。

唇腭裂先天性唇瘘综合征最特征性的病理表现是下唇中线两侧的下唇凹(瘘),椭圆形凹陷,中央可见瘘管。非角化复层鳞状上皮构成瘘管壁,细胞炎性浸润的板状致密结缔组织包绕,外侧由束状横纹肌纤维、血管、神经、脂肪组织及混合腺泡等组成。混合腺泡环绕整个瘘管壁,腺泡分泌管开口于瘘管腔。唇腭裂病理特点与非综合征型唇腭裂相似。

五、治疗

(一)一般治疗

1. 唇腭裂先天性唇瘘综合征以手术治疗为主,采用多学科综合治疗。

2. 其余牙齿异常对症治疗。

（二）口腔颌面部异常相关的治疗建议

1. 唇腭裂先天性唇瘘综合征治疗首先是针对唇腭裂的序列治疗，包括了外科手术以及多学科联合治疗。

2. 下唇部瘘管在临床上手术切除瘘管是做理想的治疗方案，因该综合征极少会出现自发性愈合的情况，同时唾液的分泌、慢性炎症感染的问题都给患者带来困扰，因此及时进行手术治疗是非常必要的。

3. 对于手术后的唇部畸形，需要通过后期多次手术修复以恢复其美学形态。

4. 牙齿缺失患者，早期可酌情行间隙保持治疗，成年后改成固定义齿或种植义齿修复。

参考文献

［1］Deshmukh P K, Deshmukh K, Mangalgi A, et al. Van der woude syndrome with short review of the literature［J］. Case Reports in Dentistry, 2014, 20(14): 460.

［2］Leslie E J, Standley J, Compton J, et al. Comparative analysis of IRF$_6$ variants in families with Van der Woude syndrome and popliteal pterygium syndrome using public whole-exome databases［J］. Geneticsin Medicine, 2013, 15(5): 338-344.

［3］刘庭庭，马洪，段晓峰.范德伍综合征1例报告［J］.贵州医药，2015，39(9)：834.

［4］王秉新，李云霞，李晋，等.范德伍综合征遗传学研究进展［J］.临床口腔医学杂志，2013，29(6)：375-377.

［5］李午丽，梅陵宣.van der Woude 综合征的研究进展［J］.中国优生与遗传杂志，2007，15(11)：122-123.

［6］James O, Adeyemo W L, Emeka C I, et al. Van der Woude syndrome: A review of 11 cases seen at the Lagos University Teaching Hospital［J］. African Journal of Paediatric Surgery, 2014, 11(1): 52-55.

（邢向辉　邱德春）

第六节　多发性翼皮综合征

一、疾病简介

多发性翼皮综合征（multiple ptergium syndrome）又名 Escobar syndrome，多发性翼状胬肉综合征，该综合征是一种较为少见的常染色体隐性遗传病。1902 年由 Bussiere 首次报道，1978 年由 Escohar 进一步确定。该综合征发病率尚不明确。

二、病因及发病机制

大多数的多发性翼皮综合征是由 CHRNG 基因的突变导致的，CHRNG 负责编码乙酰胆碱受体（AChR）蛋白的 γ 亚单位。AChR 蛋白是位于骨骼肌细胞膜的跨膜蛋白，该蛋白是神经细胞与骨骼细胞间信号转导的重要结构。CHRNG 基因突变可导致 γ 亚单位的受损或缺失,基因突变的复杂程度与临床表现的严重程度相关。当突变引起 γ 亚单位完全缺失时,将会导致致死性多发性翼皮综合征。当仍有部分 γ 亚单位生成时,则导致多发性翼皮综合征。

三、临床表现

(一) 口腔颌面部表现

1. 口腔颌面部的典型表现为腭裂。

2. 小颌畸形、腭部高拱、下颌后缩。

3. 还可伴有牙齿错位、舌系带短。

(二) 其他相关临床表现

1. 身材矮小,多发性翼状胬肉,位于颈部、腋窝、腘窝、股间、指间等部位,还可伴有多发性关节挛缩。

2. 面部特征　冷漠面容,长脸、眼裂下斜、眼睑下垂、人中变长。

3. 骨骼系统畸形　脊柱侧凸、脊柱后凸、手指屈曲挛缩、髌骨缺如、摇椅形足底及垂直距骨。

4. 外生殖器畸形　男性患者可出现小阴茎、小阴囊、隐睾;女性患者可表现为大阴唇发育不良或缺如、阴蒂小。

5. 其他表现　患者可能还有伴有先天性呼吸窘迫、传导性耳聋等症状。

四、诊断

1. 该综合征的诊断根据其临床表现:多发性翼状胬肉、骨骼畸形、多发性关节挛缩、低头状弯腰姿态、摇椅形足底。

2. 结合基因检查可确诊为本综合征,检查的基因包括:CHRNA1、CHRNB1、CHRND、RAP、SN、DOK7 及 CHRNG。

五、治疗

(一) 一般治疗

1. 多以保守治疗为主,实施早期有效的体育锻炼。根据临床症状及具体需要应用最合适的整形外科手术,包括脊柱侧凸的手术融合,手足异常的修复等。

2. 严重脊柱侧凸患者也可行手术治疗,但神经损伤的风险较大的,有学者主张早期手术干预以防止畸形进展。

3. 其他部分多发翼状胬肉,可通过手术治疗,尽量恢复其正常形态功能。

(二) 口腔颌面部异常相关的治疗建议

1. 早期进行唇腭裂的修复,尽早恢复患者唇腭部正常形态和功能。

2. 对于牙齿错位、腭部高拱在腭部的发育高峰期通过扩弓可获得较好的治疗效果,相较于外科手术矫治,稳定性上有明显的优势。并在扩弓后排齐牙齿,解除牙列不齐。

3. 对于颌面部畸形应在颈部翼状胬肉手术后行正颌手术治疗。但若存在颞下颌关节受累时,并且考虑到颈部翼状胬肉对下颌的影响,不宜进行下颌前移和颏成形手术。

参考文献

［1］ Sözbilen M C. Escobar（multiple pterygium）syndrome：Multidisciplinary approach to a very rare syndrome［J］. Joint Diseases and Related Surgery，2016，27(3)：171-174.

［2］ Marques F B C, de Morais L S, Squeff L R, et al. Escobar syndrome：An multidisciplinary approach for an excellent outcome with 3 years of follow-up［J］. The Cleft Palate-Craniofacial Journal，2019，56(7)：970-977.

［3］ Dodson C C, Boachie-Adjei O. Escobar syndrome（multiple pterygium syndrome）associated with thoracic kyphoscoliosis, lordoscoliosis, and severe restrictive lung disease：A case report［J］. HSS Journal，2005，1(1)：35-39.

［4］ Ezirmik N, Yildiz K, Can C E. Escobar syndrome mimicing congenital patellar syndrome［J］. The Eurasian Journal of Medicine，2012，44(2)：117-121.

［5］ Amalnath D S, Subrahmanyam D K S, Sridhar S, et al. Escobar syndrome in three male patients of same family［J］. Indian Journal of Human Genetics，2011，17(1)：22-25.

［6］ Kariminejad A, Almadani N, Khoshaeen A, et al. Truncating CHRNG mutations associated with interfamilial variability of the severity of the Escobar variant of multiple pterygium syndrome［J］. BMC Genetics，2016，17：71.

（李　姮　邢向辉）

第七节　腭心面综合征

一、疾病简介

腭心面综合征（velo-cardio-facial syndrome，VCFS）是一种人类常见的多发畸形综合征,其表型多种多样,常见临床症状多表现为腭裂、心脏畸形、异常面容等,故称腭心面综合征,其发病率占新生儿的 1/2 000～1/4 000。

二、病因及发病机制

腭心面综合征是人类最常见的基因（组）疾病之一,其发病机制是由于减数分裂期间染色体 22q11.2 发生了重组,导致该区域内片段的微缺失,使得神经嵴衍生的咽弓咽囊组织的结构异常,因此腭心面综合征也被称为 22q11.2 微缺失综合征。

三、临床表现

（一）头面部表现

1. **腭裂**　腭心面综合征主要表现之一就是腭裂,约 75% 患者伴有腭裂,大多为黏膜下裂或者腭隐裂,腭部异常会导致患儿的喂养困难,同时对患儿的语言有严重影响。

2. 异常面容 颧骨区发育不良,上颌的垂直距离过长或长脸,下颌后缩,颏部发育不良。

3. 其他畸形有 眶距过宽、睑裂窄短、内眦皱褶,甚至可伴有巩膜蓝染、视神经发育不良;小耳及耳轮轻度增厚等耳畸形、传导性耳聋。

(二)其他相关临床表现

1. 心脏畸形 本综合征约75%患有先天性心脏畸形,主要为动脉锥体干畸形,包括法洛四联症、主动脉弓离断、永存动脉干、室间隔缺损等。各类心脏畸形的发生率并不相同,其中主动脉弓离断约占17.2%,永存动脉干约占10.4%。

2. 免疫异常 本综合征常伴细胞免疫缺陷。主要表现为 T 细胞数量减少,同时胸腺的体积变小。随着儿童年龄增大,细胞数量增加,感染减少;但也存在胸腺萎缩、T 细胞缺如等现象。该综合征患者中科可能会出现体液免疫缺陷。

3. 内分泌异常 由于甲状旁腺发育不良而导致低钙血症,新生儿会发生低钙性抽搐、碱性磷酸酶升高、甲状旁腺素降低。腭心面综合征患者在新生儿期出现低钙血症的比例约为70%。此外,VCFS 患者还可表现为生长迟缓,其中部分存在生长激素缺乏。

4. 认知与精神异常 腭心面综合征患者的伴随症状还有学习障碍、认知异常、精神分裂危险增高,患者有智力障碍约占92.3%。

5. 其他 约30%~40%患者有出现生长矮小,较同龄人约矮10%;同时可伴有肢体纤细和肌张力减退、手指过度伸展、脊柱侧突、脐疝或腹股沟疝;听力减退为传导性耳聋等。

四、诊断

腭心面综合征临床表现多达 183 种,临床症状错综复杂,表现各一。主要根据四大特征作出诊断:腭裂、心脏畸形、异常面容和智力障碍。患者的腭部形态可以表现为正常,但也可以伴有腭裂,因此在早期明确诊断上给临床医生带来了较大的困难。有学者表示该综合征可通过以下三大临床特征做出诊断:

1. 内眦间距较大,双侧眶下较扁平,从而使该综合征患者在临床上有相似的面容,似乎出自同一个家。

2. 几乎都有不同程度的过度鼻音,摩擦辅音脱落或弱化,从而造成汉语语音清晰度差。

3. 软腭或咽侧壁活动度较弱,动静态时几乎无动度。这些患者除有上述特征外,常常可伴有先天性心脏病,学习能力低下,认知水平常常低于正常同龄者。

五、治疗

(一)一般治疗

1. 腭心面综合征表现涉及多器官、脏器畸形,需进行多学科序列治疗。

2. 手术修补腭裂及心血管畸形。

3. 智力训练。

4. 语音治疗。

（二）口腔颌面部异常相关的治疗建议

1. 对于腭心面综合征在颌面部的腭裂表现,外科手术治疗来恢复腭部的正常形态和功能是治疗该综合征治疗的关键步骤。由于该综合征腭咽部形态上的畸形（腮咽腔过大、过深）,加之局部运动功能的低弱,使得术者的手术操作过程中的难度大大增加,因此在取咽后壁组织瓣的时候,必须、仔细冷静的确认术区有无异常的搏动,从而有效防止因局部血管畸形或异常而造成术中操作不当,而带来并发症的发生。

2. 在患者行咽成形术后,为改善患者的语言功能,应根据患者的恢复程度、手术的效果,制定个性化的语音训练方案。语音治疗是口腔领域中比较复杂和困难的环节,在制定治疗方案时应具有针对性和耐心。语音治疗常常可配合一些行为疗法,如吹水泡训练。

参考文献

［1］蒋莉萍,王国民,杨育生,等.腭-心-面综合征患者语音治疗方法探讨［J］.中国口腔颌面外科杂志,2013,11(4)：315-318.

［2］乌丹旦,王国民.腭心面综合征的研究新进展［J］.口腔颌面外科杂志,2011,21(6)：439-442.

［3］黄朝红,周莉,姚坚.精神分裂症与腭-心-面综合征研究进展［J］.现代预防医学,2009,36(22)：4296-4297.

［4］Shprintzen R J. Velo-cardio-facial syndrome：30 Years of study［J］. Developmental Disabilities Research Reviews, 2008, 14(1)：3-10.

［5］Friedman M A, Miletta N, Roe C, et al. Cleft palate, retrognathia and congenital heart disease in velo-cardio-facial syndrome：A phenotype correlation study［J］. International Journal of Pediatric Otorhinolaryngology, 2011, 75(9)：1167-1172.

［6］Gug C, Hutanu D, Vaida M, et al. De novo unbalanced translocation t(15;22)(q26.2;q12) with velo-cardio-facial syndrome：A case report and review of the literature［J］. Experimental and Therapeutic Medicine, 2018, 16(4)：3589-3595.

（邢向辉　邱德春）

第八节　耳腭指综合征

一、疾病简介

耳腭指综合征(oto-palato-digital syndrome，OPDS)在 1962 年由 Taybi 首次报道,1967 年 Dudding 等人在报道一位具有耳聋、腭裂和手指异常等显著特征的患者时,首次将该综合征命名为"耳腭指综合征"。耳腭指综合征最显著的特征是轻度智力迟钝、身材矮小、中度传导性听力丧失、面部骨质增生、眼距增宽、腭裂、牙齿缺失、指(趾)骨发育不良。

二、病因及发病机制

耳腭指综合征是一种与 X 染色体相关的隐形遗传病,其表现型在性别上有差异,男性具有全部症状,女性表现不严重。

三、临床表现

(一) 头面部表现

1. 男性呈典型的拳击样面容,眶上嵴突出,前额突出,眼距增宽,睑裂外眦斜向下,鼻梁宽平。女性携带者眶上嵴外侧较突出。小口畸形,常处于开口状态。

2. 除女性杂合子外,全部患者均伴有腭裂。

3. 小颌畸形,下颌角大,牙齿缺失。

(二) 其他相关临床表现

1. 身材矮小,全身骨骼不同程度的畸形。所有指骨远端短而宽,拇指变宽变短,第二掌骨近端有第二骨化中心。指甲变短,第五指弯曲畸形,桡骨远端发育不全,后脱位。拇趾趾骨及跖骨短而宽,拇趾巨大,与其余四趾分开,如树蛙脚。第二、第三趾骨较长而畸形。管状骨骨骺区缺失或形态异常。髋外翻、腰椎椎弓间距加宽,鸡胸,椎弓窄。骨骼生长较正常低10%,身材矮小。

2. 中度传导性听力丧失。

3. 轻度智力迟钝,说话较迟,可能与听力丧失及腭裂有关。

四、诊断

1. 耳腭指综合征的典型临床特征 智力迟钝、身材矮小、特殊面容、听力丧失、腭裂等,并结合影像学检查和基因组检查可做出诊断。

2. X线检查可见 颅骨增厚,额窦、蝶窦消失,神经弓不融合,第二指(趾)骨根部有两个骨化中心。

五、治疗

(一) 一般治疗

1. 多学科联合治疗,手术恢复受累组织器官的正常形态及功能。

2. 及时进行康复训练。

(二) 口腔颌面部异常相关的治疗建议

1. 早期外科手术治疗恢复患者的腭部形态与功能。

2. 颌骨发育异常根据严重程度制定相应治疗方案,必要时行正畸-正颌手术联合治疗。

3. 牙齿缺失患者,牙齿缺失数目较少时,应注意早期缺失牙的间隙管理,缺失牙齿数目较多时,可义齿型间隙保持,以保证患儿正常的咀嚼功能,待成年后可选择行种植修复或其他修复方式修复缺失牙。

参考文献

[1] Zaytoun G M, Harboyan G, Kabalan W. The oto-palato-digital syndrome: Variable clinical expressions

［J］. Otolaryngology — Head and Neck Surgery，2002，126(2)：129-140.

［2］Kira-Koizumi T，Mitsukawa N，Morishita T，et al. Clinical experience of treatment of facial malformations in oto-palato-digital syndrome：A familial patient［J］. The Journal of Craniofacial Surgery，2017，28(4)：1068-1070.

［3］Kozlowski K，Turner G，Scougall J，et al. Oto-Palato-Digital syndrome with severe X-ray changes in two half brothers［J］. Pediatric Radiology，1977，6(2)：97-102.

［4］Kaissi A A，Kraschl R，Kaulfersch W，et al. Extended phenotypes in a boy and his mother with oto-palato-digital-syndrome type II［J］. Clinical Case Reports，2015，3(9)：762-766.

［5］Gall J C Jr，Stern A M，Poznanski A K，et al. Oto-palato-digital syndrome：Comparison of clinical and radiographic manifestations in males and females［J］. American Journal of Human Genetics，1972，24(1)：24-36.

（邢向辉　邱德春）

第九节　面生殖器翼腘综合征

一、疾病简介

面生殖器翼腘综合征（faciogenito-popliteal syndrome）又名翼网综合征（popliteal web syndrome）或翼腘综合征（popliteal pterygium syndrome），发病率约为三十万分之一。面生殖器翼腘综合征于 1869 年由 Trelat 首次报道，1968 年，Gorlin 等人根据该病最典型的临床症状，将其命名为面生殖器翼腘综合征，并确定为遗传性疾病。临床表现多种多样，可有口腔颌面部、皮肤、骨骼、以及生殖器等多种异常，主要特征包括腭裂、唇裂、下唇凹陷、翼腘和股间翼皮，指和生殖器异常等。

二、病因及发病机制

21 号染色体 RIPK4 基因突变已被确定为常染色体隐性面生殖器翼腘综合征的病因。遗传学研究将该畸形综合征定位于染色体 21q22.3 区 RIPK4 的直接测序显示了一个纯合子转位，导致该蛋白的丝氨酸/苏氨酸激酶域中一个保守的异亮氨酸被天冬酰胺取代。这种基因的改变与角质形成细胞分化和上皮生长密切相关，最终导致面生殖器翼腘综合征。

三、临床表现

（一）头面部表现

1. 腭裂（伴或不伴有唇裂）是 PPS 最常见的症状，发生率约为 91%～97%，下唇凹陷或窦道发生率为 45.6%，有些病例可有纤维束从上颌牙槽突延伸至口底，可影响进食及开闭口运动这种情况的发生率为 42.6%。

2. 先天性丝带状睑缘粘连，发生率 20%。

（二）其他相关临床表现

1. 肌肉骨骼异常

（1）PPS 最典型的特征是翼腘,发生率为 89.7%～96%,翼腘是从足跟延伸至髋关节的皮膜或皮翼,可限制腿的伸直、旋转和外展,影响行走,重者脚跟几乎可触及臀部,轻者仅在行走时有牵拉感,常双侧发生。皮翼的游离缘是一种坚硬而无弹性的纤维束,其下为坐骨神经。

（2）最典型的指甲异常是从覆盖指甲的锥形皮褶,发生率为 33.3%。其他的指甲异常如指甲发育不良常累及脚趾;并指（趾）发生率为 50.8%,常发生于 2、3 指（趾）,也可发生于 2～5 指（趾）;指（趾）缺失、拇趾分裂、拇指缺失或发育异常较少见。

（3）骨骼发育异常包括,马蹄内翻足、脊柱隐裂、肋骨裂、胸骨短畸形。

（4）有时会发生肌肉缺失或异常及肌腱附着异常。

2. 生殖器异常

男性及女性均可有生殖器发育异常。女性常见的生殖器异常有大阴唇发育不良,阴道、子宫发育不良,阴蒂过度肥大。男性常见的生殖器异常有隐睾、阴囊缺失或阴囊畸形。

3. 身体及智力发育迟缓

四、诊断

1. 有学者提出其诊断标准为具有以下临床表现之一：①唇部凹陷并伴唇腭裂;②仅有唇部凹陷且直系亲属有唇腭裂患者;③仅有唇腭裂且直系亲属有唇部凹陷患者。同时患者有腘窝翼状胬肉,并指,外生殖器异常,强直睑球粘连,拇指锥体皮肤,口腔粘连症状则诊断为面生殖器翼腘综合征。

2. 需与多发性翼皮综合征及先天性关节肌发育不良鉴别。本病患者染色体核型正常。

五、治疗

（一）一般治疗

多学科联合治疗,以手术治疗为主,尽量恢复患病部位的正常形态与功能。

（二）口腔颌面部异常相关的治疗建议

1. 唇腭裂的治疗同一般唇腭裂治疗反复一致。单纯唇裂的患儿在 3～6 个月时手术治疗,双侧唇裂的患儿宜在 6～12 月时手术,腭裂患儿在 1～2 岁内进行腭裂修复手术。

2. 下唇凹陷伴上下牙槽骨间联合纤维束：因影响进食及张口需尽早手术治疗,仅含有软组织的纤维束只需再局部浸润麻醉下进行手术切开,骨性纤维束需全麻手术,保持此类患者的气道通畅是全麻手术的难点。

参考文献

[1] Gorlin R J, Sedano H O, Cervenka J. Popliteal pterygium syndrome. A syndrome comprising cleft lip-palate, popliteal and intercrural pterygia, digital and genital anomalies[J]. Pediatrics, 1968, 41（2）：

503-509.

［2］Froster-Iskenius U G. Popliteal pterygium syndrome［J］. Journal of Medical Genetics，1990，27（5）：320-326.

［3］Gahm C，Kuylenstierna R，Papatziamos G. Popliteal pterygium syndrome（PPS）with intra-alveolar syngnathia：A discussion of anesthetic and surgical considerations［J］. International Journal of Pediatric Otorhinolaryngology，2007，71(10)：1613-1616.

［4］Qasim M，Shaukat M. Popliteal pterygium syndrome：A rare entity［J］. APSP Journal of Case Reports，2012，3(1)：5.

［5］Kalay E，Sezgin O，Chellappa V，et al. Mutations in RIPK4 cause the autosomal-recessive form of popliteal pterygium syndrome［J］. The American Journal of Human Genetics，2012，90(1)：76-85.

（邢向辉　邱德春）

第十节　脑肋下颌综合征

一、疾病简介

脑肋下颌综合征（cerebro-costo-mandibular syndrome）又名 Smith-Theiler-Schachenmann syndrome，肋骨缺损伴小颌畸形。1966 年首由 Smith、Theiler 和 Schachenmann 报道 1 例肋骨缺失伴有小下颌、气管软骨畸形病例，而后得名。1970 年 McNicholl 等描述一种具有智力减退、腭损害、小颌舌下垂病例。1980 年 Siluerman 等描述 22 例患者，1981 年 Leroy 等第一个提供了本病为显性遗传的证据，一个母亲与她的儿子、女儿（异父同母）均受累。国内 1982 年由卢南报道 1 例。至今国内外未见综合性报道，故发病率不详。

二、病因及发病机制

本病发病机制不明，可能由致病基因所致多系统受损，亦可能与母亲妊娠期间致畸因素作用有关。通常在出生之后即有缺损存在的证据，宫内及出生后生长迟缓亦是常见的。

遗传学研究脑肋下颌综合征可表现为常染色体隐性遗传，也可表现为常染色体显性异常，这表明其具有遗传异质性，但也有学者认为这种表现于基因的外显性有关。脑肋下颌综合征具体病因及发病机制有待进一步研究。

三、临床表现

（一）口腔颌面部表现

1. 腭部缺损。硬腭短小，硬腭中央缺损形成孔洞，软腭缺失，悬雍垂缺失。

2. 小下颌，舌后坠，智能发育不全。

（二）其他相关临床表现

1. 大脑发育缺损，智力低下，严重的肋骨脊椎骨缺陷，肋骨后分缺失，片段肋骨，肋骨与脊椎融合,形成连枷状胸。

2. 少见的异常有骶骨、尾骨缺陷,翼颈及皮肤部分区域缺陷。

3. 有的患者有犬吠样咳嗽,提示气管软骨异常。

四、诊断

主要依据典型临床表现,智力低下、下颌骨及肋骨损害,即可诊断,另外根据腭部特殊的表现,软腭缺失及 X 线检查也可确诊。

五、治疗

(一) 一般治疗

1. 本病的治疗以对症治疗为主,及时解除呼吸窘迫,但大多数病例因发育缺陷而导致早期死亡,即使进行及时有效的治疗,患儿生存可能也较小,早期死亡率达 50%。

2. 存活患者,根据具体临床症状,需多学科联合治疗,手术恢复组织器官正常结构和功能。

(二) 口腔颌面部异常相关的治疗建议

1. 首先解除呼吸窘迫症状,改善通气状况,以防发生窒息。

2. 及时行唇腭裂的手术修复,恢复口腔正常组织结构及功能。

3. 严重小颌畸形患者,可成年后行正畸正颌联合治疗。

参考文献

[1] Özkinay F, Ço g ulu Ö, Gündüz C, et al. Cerebro-costo-mandibular syndrome：A case report[J]. Pediatrics International, 2001, 43(5)：522-524.

[2] Ramaswamy P, Negus S, Homfray T, et al. Severe micrognathia with rib dysplasia：Cerebro-costo-mandibular syndrome[J]. Archives of Disease in Childhood. Fetal and Neonatal Edition, 2016, 101 (1)：F85.

[3] Plötz F B, van Essen A J, Bosschaart A N, et al. Cerebro-costo-mandibular syndrome[J]. American Journal of Medical Genetics, 1996, 62(3)：286-292.

[4] Nagasawa H, Yamamoto Y, Kohno Y. Cerebro-costo-mandibular syndrome：Prognosis and proposal for classification[J]. Congenital Anomalies, 2010, 50(3)：171-174.

[5] Megier P, Ayeva-Derman M, Esperandieu O, et al. Prenatal ultrasonographic diagnosis of the cerebro-costo-mandibular syndrome：Case report and review of the literature[J]. Prenatal Diagnosis, 1998, 18 (12)：1294-1299.

[6] McNicholl B, Egan-Mitchell B, Murray J P, et al. Cerebro-costo-mandibular syndrome. A new familial developmental disorder[J]. Archives of Disease in Childhood, 1970, 45(241)：421-424.

[7] Abdalla W, Panigrahy A, Bartoletti S C. Cerebro-costo-mandibular syndrome：Report of two cases[J]. Radiology Case Reports, 2011, 6(3)：495.

[8] Plötz F B, van Essen A J, Bosschaart A N, et al. Cerebro-costo-mandibular syndrome[J]. American

Journal of Medical Genetics，1996，62(3)：286-292.

（韩生伟 李 姮）

第十一节 Goldenhar 综合征

一、疾病简介

Goldenhar 综合征(Goldenhar syndrome)(眼-耳聋-脊柱发育异常综合征)又名半侧面部矮小症,眼-耳-脊柱发育不良综合征(oculo auriculo vertabral dysplasia syndrome),眼-耳-发育不全综合征,下颌骨面骨发育不全-上皮样囊肿(mandibulofacial dysostosis-epibulbar dermoids)。1845 年 Von Arlt 首先报道之后,1952 年 Goldenhar 又报道 3 例,并将其确定为一独立疾病,1963 年 Corlin 把它命名为眼-耳-脊柱发育不良综合征。我国有少数报道。Goldenhar 综合征是一种罕见的第一、二腮弓发育异常的遗传性先天缺陷,临床表现具高度多样性,表现为出生后即有的程度不等的听力障碍,眼部表现包括皮样瘤、视力障碍与畸形,还有脊椎骨,颅骨及神经系统的发育畸形。男孩发病约占 60%。

二、病因及发病机制

病因尚不明确,一般认为无家族性倾向。Mann 认为：位于视环边缘和外胚叶之间的多发性潜能胚细胞分化受阻所致；Virchow 认为耳部异常是第一腮弓的残余物所致；Keith 和 Staremers 认为由于耳芽未能愈合所致；另外还有认为是由于血管异常侵犯第一、第二腮弓、脊柱和眼造成胚胎发育异常；Henkincl 报道的 2 例是姨表兄弟,同时患先天性角膜皮样瘤。

三、临床表现

(一)头面部表现

1. 口腔畸形　上颌骨发育不良,腭盖高拱,腭裂,巨口畸形,牙列错𬌗。牙齿排列不齐,小颌,巨口(颊横裂),单侧面部发育不全或下颌支髁状突发育不良,颞下颌关节发育不全,颧骨发育不全。

2. 眼部异常　眼球结膜下皮样囊肿(70%)或皮脂腺囊肿(40%)。单侧或双侧发病,上脸缺损约 1/4 及眉毛缺损,睑裂向外下斜,恰与先天愚型相反,小眼或无眼球,鼻泪道阻塞,眼肌麻痹,Duane 退缩综合征,虹膜萎缩,角膜麻痹,白内障等。视力缺陷,不同程度的复视。

3. 耳部畸形　小耳,副耳,外耳道狭窄,耳屏前盲端瘘道,外耳道缺如,有不同程度的听力缺陷,由接近正常至失聪。

(二)其他相关临床表现

1. 喂养困难,10%病例轻度智力迟钝。

2. 半脊椎畸形,脊柱裂,脊椎融合,双侧萎缩者无脊柱异常,多额椎骨。

3. 楔形椎骨,胸腰椎过多,肋骨发育不良,副肋,骶椎发育异常,脊柱裂,脑膜膨出。

4. 20%可有足畸形,多指症。

5. 50%有心血管畸形,如先天性青紫四联症、主动脉狭窄、大血管错位、右位心、房室间隔缺损等。

6. 腹股沟疝。

四、诊断

根据临床表现,典型者诊断不难,非典型的若有家族史可诊断。须与第一鳃弓、第二鳃弓发育异常引起的其他综合征相鉴别。

五、治疗

早期诊断,配备助听器,防止因听力导致智力发育障碍或语言障碍。临床治疗主要采取外科美容整形手术的方法,在幼儿早期行手术干预,预后效果良好,需要儿科、外科、口腔科医师共同努力,同时要重视患儿的心理引导治疗。

参考文献

[1] Hacihamdioglu B, Unay B, Hacihamdioglu D O, et al. Goldenhar syndrome with duodenal atresia:A new finding[J]. Clinical Dysmorphology, 2008, 17(2):141-142.

[2] Verona L L, Damian N G C, Pavarina L P, et al. Monozygotic twins discordant for Goldenhar syndrome[J]. Jornal De Pediatria, 2006, 82(1):75-78.

[3] Wirth C, Brenner S, Oechsner M, et al. Goldenhar syndrome with arachnoid cyst and hydrocephalous[J]. Journal of Pediatric Neurology, 2008, 6(3):261-264.

[4] Verona L L, Damian N G C, Pavarina L P, et al. Monozygotic twins discordant for Goldenhar syndrome[J]. Jornal De Pediatria, 2006, 82(1):75-78.

[5] Mehta B, Nayak C, Savant S, et al. Goldenhar syndrome with unusual features[J]. Indian Journal of Dermatology, Venereology and Leprology, 2008, 74(3):254-256.

[6] 王璞,樊悦,陈晓巍.眼-耳-脊柱综合征的病因学研究进展[J].临床耳鼻咽喉头颈外科杂志,2015,29(24):2184-2188.

(王 涛 邢向辉)

第十二节 Mondini 综合征

一、疾病简介

1791 年 Carlo Mondini 报导了一种以耳蜗扩张、前庭扩张、蜗导水管短、螺旋器和神经不育为特征的内耳畸形。随后,不少作者对 Mondini syndrome 的解剖、临床、放射线学以及治疗等方面作了补充描述,Albrecht 等认为该综合征是一种常染色体异常的遗传性疾病。Mondini 畸形常伴有蛛网膜下腔与外淋巴间隙相通,由于迷路内压增高,可发生圆窗或卵圆窗脑脊液漏。蛛网膜下腔与外淋巴间隙的通路可在内耳道底,也可能在扩张了的耳蜗导水管。

二、病因及发病机制

先天性耳聋可分为两大类。一类是遗传因素所致,系内耳发育不全或畸形;另一类是由于产前因素,即在胚胎期中受到母体方面的影响所致(如孕期内药物中毒、感染、放射等)但不易确定是否与遗传有关。Mondini 聋属于遗传。有人认为是显性遗传。

三、临床表现

(一)头面部表现

1. 可有唇裂、腭裂。

2. 外耳及中耳畸形,轻者耳聋症状隐匿,可被家长忽略,轻度听力障碍,可持久不变,亦可呈顿挫型进展,甚至出现突发性耳掌;产重者听力可完全丧失,并可导致语言障碍。

3. 视网膜病变。

(二)其他相关临床表现

先天性心脏畸形。

四、诊断

根据听力学表现及必要的辅助检查,如听力计检查、瘘管试验、脑干电反应测听、多轨迹体层摄影等可以考虑本征。

五、治疗

口腔颌面部畸形可手术修复,对其伴发的外淋巴瘘,多采用手术修复,以防止复发脑膜炎。手术可采用填放纤维组织、移植物等进行瘘管封闭。

参考文献

[1] 刘宏建,董雪蕾,董明敏,等.Mondini 畸形的临床分析[J].临床耳鼻咽喉科杂志,2003,17(1):12-13.

[2] 钟乃川,郭学军,李擎天.Mondini 发育异常的诊断[J].临床耳鼻咽喉科杂志,2001,15(3):133-134.

[3] Shikano H, Ohnishi H, Fukutomi H, et al. Mondini dysplasia with recurrent bacterial meningitis caused by three different pathogens[J]. Pediatrics International, 2015, 57(6): 1192-1195.

[4] Griffith A J, Telian S A, Downs C, et al. Familial mondini dysplasia[J]. The Laryngoscope, 1998, 108(9): 1368-1373.

[5] Lien C H, Chang H Y, Liu Y P, et al. There is something in the ear: Mondini dysplasia[J]. The Journal of Pediatrics, 2014, 165(3): 638.

(王　涛　邢向辉)

第十三节 唇裂-眼畸形综合征

一、疾病简介

唇裂-眼畸形综合征(Bartholin-Potau syndrome)又名 13～15 三体综合征,三体型 13～15 综合征,染色体 13～15 三体综合征等。70%病例在出生后 3 个月内死亡,初生儿中发病率为 1/100 000～1/25 000。

二、病因及发病机制

本病为先天性疾病,常染色体异常,组型为 47 个,较正常人多 1 个,13～15 对(D1 组)出现一个额外染色体,染色体易位或有一个染色体长臂的异位所致。

三、临床表现

(一) 头面部表现

1. 小颌,腭裂,唇裂。

2. 先天性小眼球,眼距过宽,小睑裂。

3. 常有耳郭畸形、低位耳、耳聋。

(二) 其他相关临床表现

1. 出生时即反复发生呼吸道感染。

2. 神经系统发育障碍,智能低下,大脑发育不良。

3. 肌张力低下。

4. 多指(趾)畸形,指甲高度隆口,子指和手屈曲。

5. 弥漫性毛细血管瘤。

四、诊断

染色体检查有助诊断。

五、治疗

70%病例在出生后 3 个月内死亡,主要对症处理。

参考文献

[1] Kagan K O,Avgidou K,Molina F S,et al. Relation between increased fetal nuchal translucency thickness and chromosomal defects[J]. Obstetrics and Gynecology,2006,107(1):6-10.

［2］Gotsch F，Romero R，Espinoza J，et al. Prenatal diagnosis of truncus arteriosus using multiplanar display in 4D ultrasonography[J]. The Journal of Maternal-Fetal & Neonatal Medicine，2010，23(4)：297-307.

［3］潘玉萍，蔡爱露，赵一理.产前超声软标志筛查胎儿染色体异常的临床价值[J].中国临床医学影像杂志,2011,22(1)：31-33.

［4］黄欢,黎新艳,路婧,等.13、18 及 21 三体综合征胎儿产前超声表现对比分析[J].中国妇幼保健,2017,32(17)：4199-4202.

［5］朱若燕,李丽蟾,陈瑞玉,等.胎儿超声心动图产前诊断先天性心脏病准确性评价[J].中华心血管病杂志,2009,37(4)：343-346.

（王　涛　邢向辉）

第十四节　施提克勒综合征

一、疾病简介

施提克勒综合征又名 Marshall-Stickler syndrome，Wagner-Stickler syndrome 及遗传性关节眼病。本病为进行性结缔组织疾病,也可能静止稳定或关节症状随时间而减轻。儿童期发病,主要以眼部、关节、口面部及听力损伤为特征,但关节病变出生时即显,膝和髋关节受累较重,其他关节亦常受侵。

二、病因及发病机制

本病为常染色体显性遗传,有较高外显率及不同表现型,主要表现为 Robin 序列征。

由于近几年生物医学研究的高速发展,国外对该病的研究已进入分子生物学水平,通过对不同基因位点突变的检测,对该病做了不同的分型,常见分型如下：

Ⅰ型：也被称作遗传性进行性骨关节眼病,简称 AOM,是由于 12 号染色体上的 COL2A1 基因突变引起。典型的改变是 t(5：17)(q15；q23)的移位,临床表现有眼,关节和听功能不同程度的障碍。

Ⅱ型：是由于第 6 号染色体上的 COL1A2 基因突变引起。Ⅱ型原胶原基因三倍体螺旋线的小缺损,可导致骨发育异常的表现,临床上与Ⅰ型不同的是通常没有眼部的异常。

三、临床表现

（一）头面部表现

1. 腭裂,黏膜下裂,腭部动度异常。

2. 面中部扁平,上颌短,人中长,鼻扁平,颏缩小,下颌发育不足,舌下垂。

3. 突眼、内眦赘皮等眼畸形,可于 10 岁内渐进性近视,玻璃体和脉络膜变性,逐渐发展成视网膜剥离直至失明。还可伴有散光、白内障、斜视、继发青光眼。

4. 听力损失程度不同,持续性感觉神经性高音听力丧失。

（二）其他相关临床表现

部分患者伴关节病及全身轻度脊柱骨骺发育不良，关节骨结构改变，关节疼痛，脊柱侧凸、后凸，Marfan 综合征体形，儿童期常见关节活动过度。

四、诊断

本综合征应与 Robin 序列征、Kniest 发育不良、短身材-低鼻梁-腭裂综合征及感觉神经性听力丧失鉴别。Stickler 综合征的诊断主要以临床诊断为基础，目前尚无统一的临床诊断标准，一般应具备以下 4 项中的 2 项：

1. 眼部表现　高度近视、玻璃体异常等。
2. 颌面部表现　面中部扁平、低鼻梁、腭裂、小颌；Robin 序列征等表象。
3. 耳科表现　感觉性神经性或者传导性听力损伤；中耳系统活动度增强。
4. 关节异常　关节活动度过大。

五、治疗

（一）一般治疗

该综合征目前临床以对症治疗为主。当出现眼部病变时，正确诊断、及时治疗对恢复和保持患者视力至关重要。

（二）口腔颌面部异常相关的治疗建议

口腔颌面部可能出现的面中部扁平、低鼻梁、腭裂、小颌等畸形，可通过口腔正畸、正颌手术等改善患者面容。

参考文献

［1］Gueneuc A，Spaggiari E，Millischer A E，et al. Contribution of three-dimensional ultrasound and three-dimensional helical computed tomography to prenatal diagnosis of Stickler syndrome［J］. Ultrasound in Obstetrics & Gynecology，2019，54(2)：279-280.

［2］Vilaplana F，Muiños S J，Nadal J，et al. Stickler syndrome. Epidemiology of retinal detachment［J］. Archivos De La Sociedad Española De Oftalmología（English Edition），2015，90(6)：264-268.

［3］Kimura D，Sato T，Oosuka S，et al. Case report of a family affected by stickler syndrome in which rhegmatogenous retinal detachment occurred in five eyes of three siblings［J］. Case Reports in Ophthalmology，2018，9(1)：1-8.

［4］Gueneuc A，Spaggiari E，Millischer A E，et al. Contribution of three-dimensional ultrasound and three-dimensional helical computed tomography to prenatal diagnosis of Stickler syndrome［J］. Ultrasound in Obstetrics & Gynecology，2019，54(2)：279-280.

［5］李凤荣，睢瑞芳，赵家良.Stickler 综合征一家系［J］.中华眼底病杂志，2009，25(3)：225-227.

［6］Richards A J，Baguley D M，Yates J R W，et al. Variation in the vitreous phenotype of stickler syndrome can be caused by different amino acid substitutions in the X position of the type II collagen gly-X-Y triple helix［J］. The American Journal of Human Genetics，2000，67(5)：1083-1094.

［7］郭立斌,叶俊杰.Stickler 综合征［J］.国外医学(眼科学分册),2004(2)：73-76.

［8］李凤荣,周崎,李惠,等.Ⅰ型 Stickler 综合征家系临床和基因突变研究［J］.中华实验眼科杂志,2012,30 (10)：941-944.

［9］Abel F，Bajaj Y，Wyatt M，et al. The successful use of the nasopharyngeal airway in Pierre Robin sequence：An 11-year experience［J］. Archives of Disease in Childhood，2012，97(4)：331-334.

［10］Evans A K，Rahbar R，Rogers G F，et al. Robin sequence：A retrospective review of 115 patients［J］. International Journal of Pediatric Otorhinolaryngology，2006，70(6)：973-980.

［11］Printzlau A，Andersen M. Pierre Robin sequence in Denmark：A retrospective population-based epidemiological study［J］. The Cleft Palate-Craniofacial Journal，2004，41(1)：47-52.

（王　涛　韩生伟　邢向辉）

第十五节　下唇重叠-腭裂-唇裂综合征

一、疾病简介

下唇重叠-腭裂-唇裂综合征又名 Demarquay syndrome，Demarquay-Richet syndrome，下唇凹陷和唇裂和/或腭裂综合征（lippit-cleft palate/lip syndrome）、Van der Woude syndrome。本征系 1845 年由法国外科医生 Demarquay 首先报道，为罕见病征,发病率为 7.5/100 000～10/100 000,无性别差异。其特征是家族性下唇瘘复合唇裂或腭裂,1/4 的患者伴有缺牙。

二、病因及发病机制

本病是常染色体显性遗传,有高度的(80%)外显率。近期有学者发现该综合征由 1q32-1q41 区的 IRF6 基因突变引起,IRF6 基因与唇腭、牙齿发育密切相关。病理上可以在瘘管周围出现复层鳞状上皮细胞增大,但核变小,可存在浆液腺泡和黏液腺泡。

三、临床表现

(一)口腔颌面部表现

下唇的瘘管表现为在唇红部有多个窝凹或凸起,常与中线等距(偶有不对称),凹陷程度不一,常无症状或分泌少量的唾液,几乎所有病例有唇裂和/或腭裂,也有仅有腭裂者,唇凹陷比唇裂更为常见。家族中某些成员可能仅有双下唇。眼部翼状胬肉。

(二)其他相关临床表现

伴有其他的畸形,如四肢畸形,泌尿生殖系畸形等。

四、诊断

根据临床表现和家族史,可以诊断。

五、治疗

手术切除唇瘘,矫正唇裂或腭裂。

参考文献

［1］Ghassibé M, Revencu N, Bayet B, et al. Six families with van der Woude and/or popliteal pterygium syndrome: All with a mutation in the IRF₆ gene[J]. Journal of Medical Genetics, 2004, 41(2): e15.

［2］Koillinen H, Wong F K, Rautio J, et al. Mapping of the second locus for the Van der Woude syndrome to chromosome 1p34[J]. European Journal of Human Genetics, 2001, 9(10): 747-752.

［3］Wong F K, Koillinen H, Rautio J, et al. Genetic heterogeneity and exclusion of a modifying locus at 17p11.2-p11.1 in Finnish families with van der Woude syndrome[J]. Journal of Medical Genetics, 2001, 38(3): 198-202.

［4］杜新雅,汤炜,田卫东,等.Van der Woude 综合征家系 IRF6 基因突变分析[J].中华医学遗传学杂志, 2006(1): 82-83.

［5］Kondo S, Schutte B C, Richardson R J, et al. Mutations in IRF₆ cause Van der Woude and popliteal pterygium syndromes[J]. Nature Genetics, 2002, 32(2): 285-289.

（王　涛　邢向辉）

第十六节　胎儿酒精综合征

一、疾病简介

胎儿酒精综合征(fetal alcohol syndrome, FAS)是母亲在妊娠期间酗酒对胎儿所造成的永久出生缺陷性的疾病,其疾病的严重程度会受母亲饮酒的多少、频率及时间等因素的影响。当酒精会进入胎盘后,对胎儿的成长及体重会形成阻碍作用,从而形成患儿独特的脸部小斑,破坏神经元及脑部结构,并且对患儿的体质、心智或行为等也会造成不同程度的影响。智力障碍是胎儿酒精综合征的重要征状,该综合征在美国的发病率较高约0.02%至0.2%。

Kenneth Lyons Jones 及 David W. Smith 博士首先发现并报道了该综合征,随后有研究确认酒精是一种致畸胎物质,再次确认该综合征。为了跟直观的了解酒精的致畸胎作用,更好劝导孕妇戒酒,David W. Smith 就以普通的词汇胎儿酒精综合征来命名这个综合征。

二、病因及发病机制

胎儿酒精综合征与母亲在妊娠期间嗜酒有直接关系,当孕妇在妊娠期间嗜酒时,酒精作用于孕妇体内的胎儿身上,乙醇引起中枢神经系统损伤,进而造成胎儿在孕妇体内和出生之后的生长发育障碍。

三、临床表现

（一）口腔颌面部表现

胎儿酒精综合征在口腔颌面部的表现为唇裂，可伴有或不伴有腭裂。

（二）其他相关临床表现

1. 心脏杂音　一般在 1 岁后就会消失；室中隔缺损、房中隔缺损，其中室中隔缺损最为常见。

2. 骨骼　主要为关节的异常，关节位置及功能发生异常，另外掌、趾等小关节也可伴有异常。

3. 肾脏　马蹄铁肾、发育不全。

4. 眼　视力衰退、斜视、视神经发育不良或眼睛不自主运动。

5. 其他异常　主动脉窄缩、小眼畸形、法洛四联征、脊柱及脑水肿。

四、诊断

胎儿酒精综合征的诊断必须同时满足以下 4 个标准：

1. 生长缺陷　患儿出生之前或者出生之后存在生长缺陷。

2. 胎儿酒精综合征的面部特征　所有 3 个特征都存在（人中变平、上唇变薄及眼睑裂变小）。

3. 中枢神经系统破坏　神经性或者功能性损伤。

4. 出生前酒精暴露　确认或未知的出生前酒精暴露。

五、治疗

（一）一般治疗

由于中枢神经系统受损是不可逆的，目前对于胎儿酒精综合征还没有有效的治疗方法，但也不是不可治疗。不同的胎儿酒精综合征病人，由于中枢神经系统损伤有所不同，临床表现也不尽相同，对于不同患者应制定不同的治疗方案，从而可取得较为有效的治疗效果。

（二）口腔颌面部异常相关的治疗建议

伴有唇腭裂的胎儿酒精综合征患儿，以对症治疗为主，及时恢复患儿的口腔颌面部正常形态与功能。

参考文献

［1］孟东升,刘志中.胎儿酒精综合征［J］.实用儿科临床杂志,1991,6(6)：336-337.

［2］张俊士,邓锦波,贺维亚.胎儿酒精综合征及其中枢神经系统损害的研究进展［J］.中华预防医学杂志,2010,44(1)：78-81.

［3］王琳轶,田杰.胎儿酒精综合征的发病机制研究进展［J］.国际儿科学杂志,2011,38(3)：271-273.

［4］廖欢,李艺,彭英.胎儿酒精综合征的发病机制研究进展[J].中华脑科疾病与康复杂志(电子版),2015,5(4)：273-277.

［5］Rahul M，Kapur A，Goyal A. Management of prematurely erupted teeth in newborns[J]. BMJ Case Reports，2018：bcr-2018-225288.

（邢向辉）

第十七节　Sorsby 综合征

一、疾病简介

Sorsby 综合征（Sorsby syndrome）又名遗传性黄斑缺损综合征,其特征是双侧黄斑缺损并伴有眼球的水平震颤和严重的视力丧失,以及 B 型的短指畸形。手足的畸形缺陷包括第二到第五指中、末梢指骨短缩、指甲发育不全或缺失、拇指和前肢较宽,并指畸形或某些指关节发生弯曲。

二、病因及发病机制

病因不明,呈常染色体显性遗传。

三、临床表现

（一）口腔颌面部表现

有部分病例有腭裂情况发生。

（二）其他主要临床表现

1.脉络膜视网膜病变双侧黄斑缺损;2.手指远截指骨短小;3.B 型短指畸形。还有一些其他的畸形如:1.指甲发育不全或缺失;2.手指弯曲;3.肾脏发育不全;4.拇指远端指骨增多。

四、诊断

主要通过特征性的临床表现来进行诊断。

五、治疗

无特殊疗法,针对不同的临床症状进行对症治疗。

参考文献

［1］Thompson E M，Baraitser M. Sorsby syndrome：A report on further generations of the original family [J]. Journal of Medical Genetics，1988，25(5)：313-321.

［2］尹小芳,叶祖科,汤秀容,等.Sorsby 眼底营养不良一家系[J].中华眼底病杂志,2018,34(6)：546-551.

（邢向辉　臧睿觉）

第十八节　腭裂特殊面容智能低下肢畸形综合征

一、疾病简介

又名 Palant-Feingold-Berkman syndrome,是一种罕见的遗传病。

二、病因及发病机制

病因不明,常染色体隐性遗传。

三、临床表现

(一) 头面部表现

①蒜头鼻;②腭裂;③上唇唇弓异常凹陷。

(二) 其他临床表现

①第 4 第 5 指近端指间关节挛缩;②进行性的智力障碍或者严重的智力障碍;③神经迟钝;④身材矮小;⑤上睑裂。

四、诊断

特征性的发育迟滞和四肢畸形,同时伴有唇腭裂,可以作为诊断的依据。

五、治疗

针对不同畸形进行相应的手术治疗。

参考文献

[1] Palant D I, Feingold M, Berkman M D. Unusual facies, cleft palate, mental retardation, and limb abnormalities in siblings: A new syndrome[J]. The Journal of Pediatrics, 1971,78(4): 686-689.

[2] Feingold M, Trainer J. Syndrome identification case report 100: Unusual facies, cleft palate, short stature, and mental retardation[J]. The Journal of Clinical Dysmorphology, 1983,1(2): 22-23.

(邢向辉　臧睿觉)

第十九节　关节弯曲腭裂颅缝早闭综合征

一、疾病简介

又 名 craniosynostosis arthrogryposis cleft palate 或 Christian-Andrew-Conneally syndrome,是一种罕见的遗传病,其特征是颅缝早闭、腭裂和关节弯曲。

二、病因及发病机制

病因不明,为常染色体隐性遗传疾病。

三、临床表现

(一) 头面部表现

①颅骨过早融合;②腭裂;③颅骨的形状异常。

(二) 其他临床表现

关节挛缩。

四、诊断

通过特征性的临床表现来诊断疾病。

五、治疗

无特殊的治疗方法,针对各个畸形对症治疗。

参考文献

[1] Christian J C, Andrews P A, Conneally P M, et al. The adducted thumbs syndrome. An autosomal recessive disease with arthrogryposis, dysmyelination, craniostenosis, and cleft palate [J]. Clinical Genetics,1971, 2(2): 95-103.

(邢向辉　臧睿觉)

第二十节　颅缝早闭四肢畸形唇腭裂综合征

一、疾病简介

颅缝早闭四肢畸形唇腭裂综合征又名 Seathre-Chotzen syndrome。是一种常染色体遗传性疾病,主要临床表现为颅缝过早融合和四肢畸形。

二、病因及发病机制

病因不明,为常染色体显性遗传疾病,具有高外显率,也有一定的可变表达。发病率大致在 1/25 000 到 1/50 000 间,有时因临床表征过于轻微而被忽视。有研究表明变异的基因位于 7 号染色体的 p21-p22。

三、临床表现

（一）头面部表现

最常见的临床表现是因为冠状缝的早闭，造成的短头或者尖头畸形。早闭的颅缝常常是不对称的，形成菱形或者三角形，这样会造成囟门的闭合延迟，顶骨的骨化缺损，蝶鞍肿大等情况。同时有可能观察到椎体的畸形，包括一些进行性的椎体融合，在一些病例中会出现扁平的鼻额角和扁平的颅底骨。上颌骨的发育不足伴有下颌的前凸。在某些情况下面中份也会表现地更为扁平，鼻经常呈喙状，鼻中隔偏曲。有时候还会有腭的高拱状或腭裂的表现，这些同时会伴发一些牙齿的畸形，包括多生牙或牙发育不全。颌面部还有上眼睑下垂斜视等临床表现，可能出现眼裂下斜，视神经萎缩，屈光不正。轻度的外耳畸形，通常表现为小圆耳，有位置的偏移或伴有轻度的传导性耳聋。

（二）其他相关临床表现

智力一般正常也有偶尔发现的轻度智力障碍。四肢的畸形最主要的是外翻畸形，偶有报道包含 2 到 3 指的并指畸形。偶有一些发现包括尺桡关节滑膜炎、锁骨短、小舌、坐骨大、髋外翻、隐睾和先天性心脏缺陷等。

四、诊断

一般通过身体及面部畸形表现的临床检查，以及影像学检查来进行诊断，同时临床上可以通过 DNA 分析检测 7 号染色的 p21 位点的突变来明确诊断。

五、治疗

（一）一般治疗

对于椎体的畸形，有时因为患儿在发育阶段的进行性变化，所以治疗需要有定期的放射检查以明确病情变化，以进行合理的治疗。

（二）口腔颌面部异常相关的治疗建议

一般通过外科手术的办法矫正颅缝早闭畸形，同时对于面部畸形及四肢的并指外翻畸形进行手术治疗，同时因为个别病例会有听力障碍的发生，需要对患儿进行听力筛查，进行相应的治疗。

参考文献

［1］Lonsdale S, Yong R, Khominsky A, et al. Craniofacial abnormalities in a murine model of Saethre-Chotzen Syndrome［J］. Ann Anat, 2019, 225：33-41.

［2］Gallagher E R, Ratisoontorn C, Cunningham M L. Saethre-Chotzen Syndrome［M］. GeneReviews™. Springer Berlin Heidelberg, 2005.

［3］Hind Guenou, Karim Kaabeche, Cécilie Dufour. Saethre-Chotzen syndrome［J］. American journal of pathology, 2006, 169(4)：1303-1311.

（邢向辉　臧睿觉）

第二十一节　无眼唇裂多指综合征

一、疾病简介

无眼唇裂多指综合征又名 Ullrich Feichtiger syndrome，是一种罕见的遗传性疾病，其特征是融合的眼睑，手指和脚趾之间的皮肤融合，以及生殖器和泌尿道的异常。这些症状和体征在发育早期发生，还有些会发生呼吸道、肾脏、鼻耳畸形、唇腭裂、骨骼异常或智力残疾。严重的患者可能在出生后不久夭折，受累较轻的患者可以存活至成年以后。

二、病因及发病机制

病因不明，无眼唇裂多指综合征是一种常染色体隐性遗传疾病，它是由于三个不同的基因发生突变造成的疾病，包括 FRAS1、GRIP1 和 FREM2。

三、临床表现

（一）头面部表现

眼部：小眼畸形、眼睛缺失、泪道缺失或畸形、眼距增宽、视力减退。

面部：发际线异常、缺少眉毛和睫毛。

鼻子：鼻子形状小或形状异常、鼻梁扁平。

口腔：唇腭裂，牙齿拥挤。

（二）其他相关临床表现

Ullrich feichtiger 综合征最常见的症状：眼睑的融合、并指畸形、泌尿道及呼吸道异常。其他症状可能包括：

呼吸系统：呼吸功能不全发育异常。

胸部和腹部：脐疝。

泌尿生殖系统：尿道下裂、隐睾、肾脏缺失或异常。

骨骼：耻骨联合分离、脊柱侧弯、缺失肋骨。

神经系统：小头畸形、脊柱裂、智力障碍。

四、诊断

主要通过患者的体征和症状进行诊断。亦有指南认为通过一定数量的常见症状和可能出现的症状来进行诊断：一般要求出现 3 个常见症状，或者 2 个常见症状和 2 个可疑的症状，或者 1 个主要症状和 3 个可疑出现的症状来作为诊断标准。

五、治疗

无有效的治疗方法。主要针对病人的症状进行针对性的治疗，手术治疗畸形等。

参考文献

［1］Mazur B，Buszman Z. Ullrich-Feichtiger syndrome in a 3-year-old boy[J]. Polski Tygodnik Lekarski (Warsaw，Poland：1960)，1992，47(9/10)：234-235.

［2］Huguenin M，Godard C，Ferrier P E，et al. Two different mutations within the same sibship： Thanatophoric dwarfism and ullrich-feichtiger syndrome[J]. Helvetica Paediatrica Acta，1969，24(3)： 239-245.

［3］Sharma P，Panda A，Angra S K. Dyscranio-pygo-phalangea（Ullrich-Feichtiger syndrome）[J]. Indian Journal of Ophthalmology，1987，35(2)：84-87.

（邢向辉　臧睿觉）

第二十二节　Van der Woude 综合征

一、疾病简介

Van der Woude 综合征（Van der Woude syndrome）是一种罕见的家族性常染色体显性遗传病。典型的 Van der Woude 综合征以唇腭裂、先天性唇瘘、牙发育不全为特征。1845 年由 Dermaquqy 等最初报道，临床上又名 Dermaquqy-Richet 综合征、唇腭裂先天性唇瘘综合征（cleft lip-palate and congenital lip pits syndrome）。该疾病在活婴中发生率约为 1/100 000，且以女婴儿较多。该综合征以先天性下唇瘘、唇裂或腭裂、牙发育不全为独特临床表现，其中下唇瘘的发生率达到 88%，唇腭裂的发生率达到 21%，牙发育不全的发生率达到 25%。偶见伴发连颌畸形、睑球粘连、巨结肠症、房间隔缺损、并指（趾）、胸骨畸形的报道，但同时具有舌体瘘、口底瘘及多生牙的病例罕见。

二、病因及发病机制

Van der Woude 综合征是常染色体显性遗传性疾病，无性别差异，具有家族遗传的特点。它是由干扰素调节因子 6（IRF6）基因新生突变引起的，IRF6 参与颌面部及牙齿发育。研究表明吸烟可能影响叶酸生物合成过程而导致其突变，孕期进行 IRF6 基因检测对筛查 Van der Woude 综合征具有一定意义，这一理论解释了本病例中患儿家族中无该疾病记载的原因。

三、临床表现

（一）头面部表现

1. 几乎所有病例均有唇裂和或腭裂，亦有仅发生腭裂者。

2. 下唇唇红部双侧对称性凹陷，亦有不完全对称者，位于中线或上唇的一侧。偶尔有发生于下唇、唇珠、口角，上唇、唇系带等处者。凹陷通常为圆形或横裂状，临床无明显症状。凹陷与小唾液腺相连，故自发性的或受压时有少量唾液流出。

3. 在无唇裂的患者，上侧切牙缺如或发育不良，为圆锥状侧切牙。

4. 其他口腔表现有舌粘连、悬雍垂裂等。

5. 先天性眼睑粘连。

（二）其他相关临床表现

偶有并指。

四、诊断

唇腭裂合并先天性唇瘘即怀疑为该疾病患儿，结合家系调查，可以确诊。同时应当注意与口面指综合征，各种唇腭裂综合征相鉴别。

五、治疗

（一）一般治疗

Van der Woude 综合征主要以口腔颌面部唇腭裂等表现为主，临床以手术治疗为主。

（二）口腔颌面部异常相关的治疗建议

手术治疗主要包括下唇瘘切除术、唇腭裂多学科综合序列治疗、牙种植术等，需要根据患者的临床表现设计治疗方案矫治畸形。宜在学龄前外科切除唇瘘，唇腭裂按照序列治疗程序按阶段完成治疗。

参考文献

［1］高莺，齐鸿亮，令狐清溪.Vander Woude 综合征 1 例［J］.口腔医学研究，2015，31(1)：87-88.

［2］吕俊邦.van der Woude 综合征 1 例报告［J］.中国口腔颌面外科杂志，2003，1(1)：28.

［3］刘法昱，周青，徐中飞，等.Van der Woude 综合征家系 1 例报告［J］.口腔医学，2013，33(4)：286-287.

［4］Burdick A B，Ma L A，Gao N，et al. Genetic analysis of two families with van der Woude'ssyndrome（lip pits，cleft palate，and cleft lip syndrome）［J］. Journal of Genetics and Genomics，1988，15(5)：396-400.

［5］Janku P，Robinow M，Kelly T，et al. The van der Woude syndrome in a large kindred：Variability，penetrance，genetic risks［J］. American Journal of Medical Genetics，1980，5(2)：117-123.

［6］Gatta V，Scarciolla O，Cupaioli M，et al. A novel mutation of the IRF_6 gene in an Italian family with Van der Woude syndrome［J］. Mutation Research/Fundamental and Molecular Mechanisms of Mutagenesis，2004，547(1/2)：49-53.

［7］Wienker T F，Hudek G，Bissbort S，et al. Linkage studies in a pedigree with Van der Woude syndrome［J］. Journal of Medical Genetics，1987，24(3)：160-162.

（韩生伟　王志勇）

第二十三节　面部正中裂综合征

一、疾病简介

面部正中裂综合征（De Myer syndrome）又名额鼻发育不全—面正中裂综合征。为先天性第一、二腮弓发育畸形,是一个罕见的综合征,于 1967 年 De Myer 首先报道,我国于 1986 年亦有报道。

二、病因及发病机制

该病病因不明,有遗传倾向,遗传方式不明。

三、临床表现

(一) 头面部表现

颅面部畸形,额部发际低,呈"V"形。颅裂,正中脂肪畸形瘤,畸胎瘤,额脑膨出,鼻正中裂,唇裂,腭裂。眶距过宽,眦距过远,内眦赘皮,眼球上皮样囊肿,小眼,斜视。

(二) 其他相关临床表现

若伴有其他系统发育异常可伴有其他相应表现,部分患者伴精神缺陷 8%~12%。

四、诊断

根据先天性畸形和临床表现可以诊断。此综合征虽然是先天性第一、二腮弓发育畸形的一种,但与第一、二鳃弓综合征(hemifacial microsomia, HFM,也称先天性半侧颜面发育不全畸形)不同,前者主要表现为额鼻发育不全伴随着面正中裂;而后者主要表现为半侧颜面短小畸形,临床主要表现为面部不对称畸形、耳部畸形以及面裂等。

五、治疗

无特殊治疗方法,对症处理。可行整容手术。

参考文献

[1] Mishra S, Sabhlok S, Panda P K, et al. Management of midline facial clefts[J]. Journal of Maxillofacial and Oral Surgery, 2015, 14(4): 883-890.

[2] Zahra S E, Hassan M A. Tongue pearl: A novel technique for treatment of an infant with Median facial cleft and microcephaly[J]. The Saudi Dental Journal, 2012, 24(2): 115-118.

[3] van den Elzen M E P, Versnel S L, Wolvius E B, et al. Long-term results after 40 years experience with treatment of rare facial clefts: Part 2 — symmetrical Median clefts[J]. Journal of Plastic, Reconstructive & Aesthetic Surgery, 2011, 64(10): 1344-1352.

[4] Kolker A R, Sailon A M, Meara J G, et al. Midline cleft lip and bifid nose deformity: Description, classification, and treatment[J]. The Journal of Craniofacial Surgery, 2015, 26(8): 2304-2308.

[5] Miller P J, Grinberg D, Wang T D. Midline cleft. Treatment of the bifid nose[J]. Archives of Facial Plastic Surgery, 1999, 1(3): 200-203.

(贺智凤　杨旭东)

第二十四节 EEC综合征

一、疾病简介

先天性缺指(趾)-外胚叶发育不全-唇腭裂综合征(ectrodactyly，ectodermal dysplasia and clefting sydrom，EECS)是一类以先天性缺指(趾)、并指(趾)或手足裂,外胚叶发育不全和伴或不伴腭裂的唇裂三联征为主要临床表现的综合征。临床上又被称为唇腭裂虾爪综合征或Walker-Clodius综合征。该疾病首次是由Eckoldt和Martens于1804年报道。目前该病的病因尚不明确,有研究认为其主要以常染色体显性遗传为主,发病率约1/18 000,文献中可见散发病例报道。目前临床上存在较多与EEC综合征临床表现相似的综合征,给其正确诊断带来了困难。

二、病因及发病机制

EEC综合征早在1804年就被报道,但迄今为止其病因仍未十分明确,而随着分子遗传学技术的进步,有研究者先后提出了3个与EEC综合征有关的基因。迄今为止,EEC综合征患者中已发现31个基因突变,其中包括5个突变热点(R204、R227、R279、R280和R304)。而除R227外,其余4个相对应的p53基因氨基酸位点也是突变热点。这些突变中除1个发生在SAM结构域起始部分的移码突变外,其余均为错义突变,且绝大多数位于p63基因的DNA结合域,进而影响p63基因与DNA的结合,进而造成其转录活性的降低。SAM结构域在组织发育与分化过程中参与蛋白质之间的相互作用,因此推测发生于此结构的突变会抑制特异性蛋白质之间的相互作用。

三、临床表现

(一)口腔颌面部表现

该综合征的口腔颌面部主要临床表现为伴或不伴腭裂的唇裂,同时外胚叶发育不全可累计牙齿,造成牙齿发育异常,表现为乳牙和恒牙完全或部分缺失,牙齿形态异常且排列不齐。

(二)其他相关临床表现

该综合征的其他相关临床表现主要有先天性缺指(趾)、并指(趾)或手足裂,外胚叶发育不全。肢体异常主要表现为患者第3指或第3、4指缺如,后者的不对称掌面呈龙虾爪。而外胚叶发育不全的表现则涉及皮肤、毛发、指甲及牙齿。主要包括:①毛发发育异常,睫毛、眉毛和头发稀疏;②指甲浑浊、变厚、表面粗糙;③皮肤干燥、汗腺发育不全;④具有典型外胚叶缺损面容。除了典型的临床表现外,疾病还可以累及全身各个系统,包括泪囊炎、泌尿生殖系统畸形等。

四、诊断

EEC综合征有典型的三联征,依靠临床表现:先天性缺指(趾)、并指(趾)或手足裂,外胚叶发育不全和伴不伴腭裂的唇裂三联征可以诊断。

五、治疗

(一) 一般治疗

目前针对 EEC 综合征尚无有效的根治方法,主要以对症治疗和预防性治疗为主。

(二) 口腔颌面部异常相关的治疗建议

对颌面部出现的唇腭裂进行唇腭裂序列治疗,对牙齿发育异常对症治疗,通常可通过种植修复缺失牙,通过正畸纠正牙列不齐。

参考文献

［1］刘淑琴,胡仁梅,罗玉玲,等.EEC 综合征 1 例报告及文献复习［J］.实用口腔医学杂志,2015,31(4)：587-589.

［2］尹伟,叶晓茜,边专.先天性缺指(趾)-外胚叶发育不全-唇/腭裂综合征的临床和遗传学特点［J］.国际口腔医学杂志,2009,36(2)：243-246.

［3］Giampietro P F, Baker M W, Basechore M J, et al. Novel mutation in TP63 associated with ectrodactyly ectodermal dysplasia and clefting syndrome and T cell lymphopenia［J］. American Journal of Medical Genetics Part A, 2013, 161(6)：1432-1435.

［4］Bigatà X, Bielsa I, Artigas M, et al. The ectrodactyly-ectodermal dysplasia-clefting syndrome (EEC)：Report of five cases［J］. Pediatric Dermatology, 2003, 20(2)：113-118.

［5］Agrawal A, Agrawal R, Singh R, et al. Lobster claw deformity［J］. Indian J Dent Res, 2014, 25 (2)：243-247.

［6］Brunner H G, Hamel B C J, Van Bokhoven H. The p63 gene in EEC and other syndromes［J］. Journal of Medical Genetics, 2002, 39(6)：377-381.

［7］Bora A, Dhar R. Ectrodactyly-ectodermal dysplasia-cleft lip and palate syndrome［J］. Journal of Indian Society of Pedodontics and Preventive Dentistry, 2014, 32(4)：346-349.

［8］Iqbal Ali M, Aravinda K, Nigam N K, et al. Two interesting cases of EEC syndrome［J］. Journal of Oral Biology and Craniofacial Research, 2013, 3(1)：45-48.

［9］Koul M, Dwivedi R, Upadhyay V. Ectrodactyly-ectodermal dysplasia clefting syndrome (EEC syndrome)［J］. Journal of Oral Biologyand Craniofacial Research, 2014, 4(2)：135-139.

［10］Kumar H, Kugar T, Rao R, et al. EEC syndrome［J］. Indian Journal of Ophthalmology, 2007, 55(2)：162-163.

(韩生伟　王志勇　贺智凤)

第二十五节　口面指综合征

一、疾病简介

口面指综合征(oral-ficial-digital syndrome)又名口-指-面发育不良综合征,舌-面发育不全综合征,Grob 舌-面发育不良综合征,Papillon-Léage-Psaume syndrome(口面指综合征Ⅰ型),Mohr syndrome(口面指综合征Ⅱ型)。1941 年 Mohr 最早报道一例口面指综合征Ⅱ型患者,至 1968 年 Rimom、Edgerton 称其为 Mohr 综合征。1954 年 Papillon-Léage 和 Psaume 报道的病例称为口面指综合征Ⅰ型。1986 年 Baraitser 将本病分为四型。Ⅰ型为 X 连锁显性突变遗传,多为女性。部分病例可能与三体(6～12)染色体畸变有关,伴不同外显率。Ⅱ、Ⅲ和Ⅳ型均为常染色体隐性遗传。

二、病因及发病机制

该征病因不明。可有家族倾向,患者多为女性。

三、临床表现

(一) 头面部表现

1.80%患者有腭裂、上唇正中裂、上唇隐裂、舌裂、分叉或分叶舌、舌小结。系带增生肥厚,多个增生的颊系带向内延伸成沟,腭部被之分为前后两部分,厚牙槽带。牙齿错位、多生、埋伏、畸形,侧切牙和/或中切牙缺失,下颌骨发育不全,鼻翼发育不全。

2. 面部粟粒疹、粗皮细毛、有时秃头。眼距增宽,鼻翼发育不全。

3. 头发变稀且易折断、脱发、面部粟粒疹。前颅窝高度倾斜,大脑萎缩,智力迟钝,脑回畸形,脑积水,无脑畸形。

(二) 其他相关临床表现

1. 中枢神经系统　智力迟钝、大脑萎缩、脑穿通畸形、脑积水、积水性无脑畸形。

2. 骨骼肢体改变　包括单侧或不对称的多指畸形,皮或骨性并指(趾)、短指(趾)畸形、指(趾)顺斜。骨骼改变:四肢管状骨不规则短小、变粗并伴有骨质疏松。

3. 其他改变　可有多囊肾。皮脂溢出性皮疹,以及其他畸形。

Ⅱ型与Ⅰ型区别:双侧趾重复,耳聋,身材矮小,皮肤无粟粒疹,无严重脑病变。Ⅲ型与Ⅰ型区别:异常眼运动(双眼交替眨眼)。Ⅳ型与Ⅰ型区别:出现严重胫骨发育不全。

四、诊断

根据全身和颌面部主要表现特点可以诊断。应与 Joubert-Bollshauser 综合征鉴别。两者多指(趾)畸形和舌肿瘤等很难区别。后者有小脑蚓蚓部发育不全,精神发育迟缓,旋转性眼球震颤,交替性呼吸暂停或极度呼吸暂停,患者的遗传方式是常染色体隐性遗传。

五、治疗

无特殊治疗,预后多较好,对生存无大影响,对功能影响大小决定于畸形严重程度,必要时可进行整形手术。

参考文献

[1] Ozsarp E, Kilinc D D. Papillon-Léage and psaume syndrome patient with multiple dental and orofacial

anomalies[J]. Nigerian Journal of Clinical Practice，2019，22(6)：872-876.

[2] Al-Qattan M M，Hassanain J M A. Classification of limb anomalies in oral-facial-digital syndromes[J]. Journal of Hand Surgery，1997，22(2)：250-252.

[3] Monroe G R，Kappen I F，Stokman M F，et al. Compound heterozygous NEK1 variants in two siblings with oral-facial-digital syndrome type II (Mohr syndrome)[J]. European Journal of Human Genetics，2016，24(12)：1752-1760.

[4] Bouman A，Alders M，Oostra R J，et al. Oral-facial-digital syndrome type 1 in males：Congenital heart defects are included in its phenotypic spectrum[J]. American Journal of Medical Genetics Part A，2017，173(5)：1383-1389.

[5] Dave K，Patel S，Dudhia B，et al. Orofacial digital syndrome[J]. Indian Journal of Dental Research，2013，24(1)：132-135.

（王　翔　王文梅）

第十四章
伴色素沉着异常的口腔相关综合征

第一节　色素沉着息肉综合征

一、疾病简介

色素沉着息肉综合征(pigmentation-polyposis syndrome，PPS)又名普杰综合征(Peutz-Jeghers syndrome，PJS)，普杰病，Hutchison-Weber-Peutz syndrome，口周雀斑－肠息肉综合征，皮肤黏膜黑斑－胃肠道息肉综合征。1896 年由 Hutchinson 最先报道一对孪生女有口唇黑色素斑，1919 年 Weber 报道其中一个死于肠套叠。1921 年荷兰医师 Peutz 报道两个家族7 人患小肠息肉伴口唇黑色素斑。1949 年 Jeghers 等回顾文献共 22 例并作了详细讨论。我国于 50 年代起报道。

PJS 是一种肿瘤易感性常染色体显性遗传性疾病，以出生或儿童期皮肤/黏膜黑子和胃肠多发息肉为特征。多数有家族史，家族内发病率约为 30%，也有散发病例。新生儿发病率为 1/120 000。本征发病无性别差异。大约三分之一的 PJS 患者会在十岁前出现色素斑，而二十岁前出现的患者超过 60%，随年龄增长而色素斑可加深、增多，三十岁以后又逐渐变淡或消失，但是口腔黏膜色素斑不会消退。

二、病因及发病机制

PJS 为常染色体显性遗传病，研究表明该病是位于 19 号染色体短臂上的 LKB1 基因突变所致。丝氨酸、苏氨酸蛋白激酶基因 STK11 为一种抑癌基因，其突变与 PJS 患者胃肠道息肉恶变有关。

三、临床表现

(一)口腔颌面部表现

色素斑最常出现在口唇周围和颊黏膜，尤以下唇多见。其次见于舌、腭、牙龈。口腔色素斑可以发生于超过 90% 的患者，但是病损的范围和数目因人而异，变化很大。色素斑大小不一，平均为 1～6 mm，呈圆形、卵圆形或不规则形的黑褐色、深褐色、淡褐色色素沉着，可见散在或密集分布，可逐渐增大并融合成片，在口腔黏膜的色素斑面积可较大，一半患者无自觉症状。其数量与息肉数量并无关系。有的患者数年后才出现腹痛症状，口腔医师要认识

PJS 在口腔的表现。

（二）其他相关临床表现

1. 皮肤色素斑病变类似于雀斑，但是不会像真正的雀斑那样随着日晒而颜色加深。色素斑可发生于鼻唇沟、鼻前庭、脐周、前臂、手指、足趾间皮肤和眼睑、眼结膜上，少数在会阴部、腹壁皮肤，小肠或直肠黏膜上。随年龄增长色素斑可增大，数目增加，色泽加深，到成年后有时黑斑变浅或消失，而口腔黏膜色素沉着仍清晰可辨。

2. 胃肠道良性错构瘤性息肉伴有腹部疼痛和轻微腹胀，息肉多见小肠。大都为多发性，分散或群集分布，大小不等，小如针尖，大如鹅卵，一般如黄豆大，可带蒂或无蒂，圆形或卵圆形，息肉表面多呈分叶状，较大息肉表面可呈脑纹样。息肉可引起胃肠痉挛、过敏、蠕动过度及腹泻。伴发溃疡时可有出血、黑粪及呕血。此时患者常有贫血，以往认为 PJS 息肉病损为癌前病变，其癌变率为 20%～25%，后来发现息肉是错构瘤，目前对于 PJS 息肉病损的癌变倾向尚有争议。

患者患胃肠道癌和消化道外癌的风险增加。恶性肿瘤最常见于结肠、直肠和小肠。肠外恶性肿瘤主要是乳腺癌和妇科肿瘤，或者在较小程度上是胰腺癌。

四、诊断

家族史为重要依据之一。对口周多发性色素斑点并有腹痛史者，应进一步做肠息肉检查才能确诊。息肉检查可采用钡餐造影或胃或肠内镜检查。

本征应与下列疾病鉴别：①本病之黑色素斑点应与雀斑、Addison 病、Albright 综合征、Laugier-Hunziker 综合征等区别；②PJS 的息肉病损需与家族性结肠息肉病、Gardner 综合征、多发性内分泌腺瘤等鉴别。

五、治病

（一）治疗原则

早期进行肠道内镜检查，对于发现肠道息肉可手术切除或电灼术治疗。

（二）口腔颌面部异常相关的治疗建议

口腔黏膜的黑色素斑点一般不需治疗，若下唇的色素斑影响美观，可以激光或液氮冷冻治疗。

参考文献

[1] 刘静,周茂义,李丽新,等.色素沉着－胃肠道多发性息肉综合征的影像学综合诊断[J].中国医学影像学杂志,2008,16(6):464-465.

[2] 张卓超,李白荣,李欣,等.色素沉着息肉综合征患者多发性息肉的分布、生长和临床转归规律[J].中华消化杂志,2016,36(9):593-596.

[3] 黄启凌,戴立英,许红.皮肤粘膜色素沉着、胃肠多发性息肉综合征误诊[J].临床误诊误治,2000,13(6):404.

[4] Krishnan V, Chawla A, Wee E, et al. Clinics in diagnostic imaging. 159. Jejunal intussusception due to

Peutz-Jeghers syndrome[J]. Singapore Medical Journal，2015，56(2)：81-85.

[5] Duan N，Zhang Y H，Wang W M，et al. Mystery behind labial and oral melanotic macules：Clinical，dermoscopic and pathological aspects of Laugier-Hunziker syndrome[J]. World Journal of Clinical Cases，2018，6(10)：322-334.

[6] Catherine Tomas，Philippe Soyer，et al. Update on imaging of Peutz-Jeghers syndrome[J]. World J Gastroenterol，2014，20(31)：10864-10875.

（宋月凤 蒋红柳 段 宁）

第二节 黑色素瘤综合征

一、疾病简介

黑色素瘤综合征（molemelanoma syndrome）又名家族性非典型多发性痣黑色素瘤（familial atypical multiple mole melanoma），B-K syndrome，神经皮肤黑色素瘤综合征（neurocutaneous melanomatosis syndrome）。

本综合征由于多发性痣的临床特征而得名，是较罕见的家族性疾患。国内仅有少数病例报道，国外也不多见。该综合征是一种介于后天性色素痣与恶性黑素瘤之间的获得性痣，该综合征由 Clark 在 1978 年首先提出。大多数患者属于常染色体显性遗传疾病。临床也可见于无黑素瘤个人史或家族史的患者，因其具有发生恶性黑素瘤的倾向，往往预后较差，患者及家族成员发生恶性黑素瘤的发病率也较高。

二、病因及发病机制

目前本综合征的病因不明。有人认为是胚胎发育过程中部分体细胞发生变异的结果。红色素痣发生在真皮上层，而褐色素痣起源于外胚叶，与遗传有关。恶性黑色素瘤的遗传率在 0.4%～12% 之间。家族性眼内黑色素瘤为常染色体显性遗传，而本综合征亦是常染色体显性遗传。有关基因是否属同型、等位或在不同位点尚不清楚；一般认为正常人脑膜含有黑色素细胞，这种细胞在脑底、脑沟裂等处，由于患者的体质状况、激素水平、外界环境和遗传因素的影响，使黑色素细胞增生、恶化、形成肿瘤。

三、临床表现

（一）头面部表现

多发性痣是本病的主要特征，痣的大小不一（直径多在 3～10 mm 或更大）数量不等，甚至可多达数百个以上。痣的颜色有黑、褐、棕或粉红等。主要分布于头面、颈，可发展成皮肤黑色素瘤。

（二）其他相关临床表现

多发性痣亦可分布在躯干上部和四肢，进而可发展成皮肤黑色素瘤，少数病例可合并眼内原发性脉络膜恶性黑色素瘤，预后不佳。易发生转移。亦可原发于中枢神经系统。

四、诊断

主要依靠病理检查，同时应当与多发性痣相鉴别。发生于中枢系统的黑色素瘤综合征多须术后组织学检查才能确诊。

五、治疗

（一）一般治疗

目前无有效疗法。提倡早期诊断，早期手术，同时配合化疗。对于患病面积较大且有变化的先天性色痣应及时行外科手术全部切除，如果一次切除受限，临床可分次切除，并同时做病理检查。再根据组织病理改变指导进一步治疗，可在明确诊断的前提下，最大限度地达到美容效果。

（二）口腔颌面部异常相关的治疗建议

一般情况下，对于口腔颌面部的色痣应慎用激光、冷冻等措施，以免诊断不明确以及治疗不彻底发生恶变的情况。目前手术切除仍是该疾病首选治疗方法，手术切除范围应达皮损周边 2～3 mm。单个皮损可切除，对多发者可外用氟尿嘧啶或维 A 酸治疗。而有或无家族性恶性黑色素瘤者，如不易检查皮损进展者应做预防性切除。同时以上治疗均应终生定期随访，必要时活检。

参考文献

［1］Mize D E，Bishop M，Resse E，et al. Familial Atypical Multiple Mole Melanoma Syndrome［M］. Cancer Syndromes. 2009.

［2］Vasen H F A，Gruis N A，Frants R R，et al. Risk of developing pancreatic cancer in families with familial atypical multiple mole melanoma associated with a specific 19 deletion of p16（p16－Leiden）［J］. International Journal of Cancer，2000，118（4）：A641－A641.

［3］Lynch H T，Fusaro R M，Kimberling W J，et al. Familial atypical multiple mole-melanoma（FAMMM）syndrome：Segregation analysis［J］. Journal of Medical Genetics，1983，20（5）：342-344.

［4］李振虹，苗国英，王保梅，等.发育不良痣综合征 1 例报道［J］.皮肤病与性病，2012，34（2）：116-117.

［5］张继刚，杨维玲，张洁，等.发育不良痣综合征 1 例［J］.中国麻风皮肤病杂志，2013，29（9）：602-603.

（韩生伟　杨旭东）

第三节　缺失性色素失禁综合征

一、疾病简介

缺失性色素失禁综合征又名 Blook 氏综合征（Blook's syndrome）。属于罕见的神经皮肤综合征之一。常有家族史,且女性多见,男性患者罕见。

1926 年 Bardch 首次发现色素失禁综合征,其后由 Block 和 Sulzberger 分别发表了同一病例。

二、病因及发病机制

此病是单基因突变引起,染色体核型并无异常。15%～40%病例有家族史,男性患者病情重,常在宫内死亡,致病基因对男性致死,如Ⅳ1 出生后才患病致死的男性很少见。本家系致病基因为连续遗传,女性患者较多,但症状较轻,表现出 X-连锁显性遗传的典型特征。现代分子遗传学研究认为 Xp11 可能是其基因位点。有学者注意到Ⅱ2、Ⅲ2 还伴有头发异常脱落或胆囊炎等病症,约 20%的患者有此症状,是否此亦为致病基因所累,还有待研究。

三、临床表现

(一) 头面部表现

以皮肤、黏膜线条状或螺纹状色素沉着为特征。构形奇特的皮肤色素沉着为黄褐色或灰黑色,形状为螺旋状、线条状、网状或片状,或如大理石花纹,与神经走行无关。出生后即可发现。

(二) 其他相关临床表现

炎性或水疱形成,疣状增生,不规则斑点状、螺纹状、细长形、棕褐色色素沉着,躯干及肢体最显著,部分可呈对称性。伴有指甲发育不良、脱发与癫痫发作。

四、治疗

无可靠疗法,皮肤色素沉着有自发消退倾向。

参考文献

[1] 张立,朱霖,李建平,等.色素失禁症一家系调查[J].安徽医学,1994,15(5):62-63.

[2] Sun S C, Li F, Liu Y, et al. A novel inhibitor of nuclear factor kappa-B kinase subunit gamma mutation identified in an incontinentia pigmenti patient with syndromic tooth agenesis[J]. Archives of Oral Biology, 2019, 101:100-107.

[3] Faloyin M, Levitt J, Bercowitz E, et al. All that is vesicular is not herpes: Incontinentia pigmenti masquerading as herpes simplex virus in a newborn[J]. Pediatrics, 2004, 114(2):e270-e272.

[4] Pereira M A C, Mesquita L, Budel A R, et al. X-linked incontinentia pigmenti or Bloch-Sulzberger syndrome: A case report[J]. Anais Brasileiros De Dermatologia, 2010, 85(3):372-375.

[5] Fusco F, Valente V, Fergola D, et al. The Incontinentia Pigmenti Genetic Biobank: Study design and cohort profile to facilitate research into a rare disease worldwide[J]. European Journal of Human Genetics, 2019, 27(10):1509-1518.

[6] Greene-Roethke C. Incontinentia pigmenti: A summary review of this rare ectodermal dysplasia with neurologic manifestations, including treatment protocols[J]. Journal of Pediatric Health Care, 2017, 31 (6):e45-e52.

[7] Swinney C C, Han D P, Karth P A. Incontinentia pigmenti: A comprehensive review and update[J].

Ophthalmic Surgery，Lasers & Imaging Retina，2015，46(6)：650-657.

（段　宁　王文梅）

第四节　Laugier-Hunziker 综合征

一、疾病简介

Laugier-Hunziker 综合征(Laugier-Hunziker syndrome，LHS)又名色素沉着-黑甲综合征,是一种获得性良性口唇、颊黏膜和指(趾)甲的色素性疾病。本征系由 Laugier 和 Hunziker 于 1970 年首先报道而得名。从文献报道来看,中年女性最多,中位发病年龄是 50 岁。男女均可罹患,女性发病多于男性。

二、病因及发病机制

LHS 通常是在成年期获得的,病例一般是零星散发。迄今为止,LHS 的确切病因仍然未知。

三、临床表现

(一)口腔颌面部表现

口唇黏膜、结膜色素沉着:典型损害表现为浅棕色、褐色或黑色色素斑,表面平伏光滑,境界清晰或不清,直径约为 2～5 mm,单发或多发,可融合,外观呈扁豆状或不规则形,个别病例可表现为广泛弥散的色素沉着,其特点为界限不清,呈片状或带状,分布范围广泛但色泽较均匀,可波及整个唇黏膜或牙龈。色素部位一般呈现如下特点,口腔好发部位由高到低排序依次为:下唇、颊、舌背、上唇、舌腹、腭、牙龈及口底。

(二)其他相关临床表现

1. 纵向黑甲　包括单股、双股纵向黑甲、半侧指甲均一的色素沉着、全甲色素沉着四种类型,单股约为 1～2 mm 宽,双股约为 2～3 mm 宽,指甲比趾甲更易常见纵向黑甲症状,以上四种类型的指(趾)甲受累可能同时影响一个或多个指(趾)甲,然而需要注意地是指(趾)甲的色素沉着的程度并不对应于 Laugier-hunziker 综合征的不同阶段;

2. 指(趾)皮肤色素斑　多见于指腹、趾间区等大小不同的色素斑点。

3. 其他色素沉着　随着越来越多的病例报道,除了常见的口唇黏膜、结膜等色素沉着,肛门区域和生殖器区域色素沉着也逐渐增多。另外,咽部、食管、胸腹部等位置的色素沉着病例也偶有报道。

四、诊断

LHS 的诊断属于排他性诊断。根据临床特征表现为口唇色素斑块、纵行黑甲,皮肤镜检查呈现棕色颗粒状、点状、曲线模式,病理检查为黑色素积聚在上皮的基底层中,真皮浅层可见数量不等的噬黑素细胞,排除其他疾病,诊断为 LHS。

需与以下疾病鉴别诊断:

LHS 可以表现为口唇、指甲、皮肤的色素沉着,需要与多种疾病相鉴别。

1. Peutz-Jeghers 综合征 典型特征为口唇部、四肢末端皮肤黏膜黑素斑,而 LHS 的黑素斑除表现在口腔及口周黏膜外,还常伴有指/趾甲色素沉着。且 PJS 患者常伴有胃肠道多发性错构瘤性息肉,结肠及十二指肠息肉有发生恶性肿瘤的高风险,临床上可伴有腹痛、腹泻、呕吐、便血等症状,而 LHS 患者不伴有这些表现。

2. Carney 综合征 由黏液瘤、皮肤色素沉着、内分泌功能亢进所组成的综合征。多数人可见直径为 2～10 mm 的棕色或黑色斑点,常发生于唇、眼睑、耳和生殖器。

3. 艾迪生病(Addison's disease) 又名原发性肾上腺皮质功能减退症,是由肾上腺皮质功能低下引起的一种全身性疾病,表现为血压低,全身乏力,皮肤及黏膜色素沉着等。局部色素沉着多见,呈灰褐或黑褐色,亦可见广泛的弥漫性色素沉着,多见于暴露部位及易受摩擦部位,以四肢屈侧、腋窝、阴部、乳头周围、乳房下部为主。全身症状明显,乏力、低血压、体重减轻、肠胃功能紊乱、食欲减退、恶心呕吐、便秘,偶有腹泻,腹痛。心血管系统也可受累,有体位性低血压、低血糖、眩晕、昏厥。可发生休克。

4. Albright 综合征 是一种少见的皮肤斑片状色素沉着和多发性囊性骨纤维发育不良的先天性内分泌障碍临床综合征,属鸟核苷酸结合蛋白病(G 蛋白病)。其表现为性早熟、甲状腺功能亢进症、库欣综合征、催乳素瘤、生长激素分泌过多、皮质醇增多、抗维生素 D 性低磷血症和甲状旁腺增大,其中以性早熟最常见。女性发病率是男性的 2 倍。色素沉着一般不发生于指(趾)甲。

5. 药物性色素沉着 多发生于长期服用某种药物后数年,一旦停药后,色素沉着可缓解或消失。药物引起色素沉着的发病机制各有不同,可能涉及黑色素的沉积、药物或其代谢物的沉积、药物作用下色素的合成或皮肤血管损伤后的铁沉积。一旦停药后,部分色素沉着可缓解甚至消失。与色素沉着相关的最常见药物包括四环素(米诺环素),抗疟药(氯喹和羟基氯喹),抗心律失常药(胺碘酮)等。

6. 吸烟性色素沉着 吸烟者可发生口腔黏膜的黑色素沉着,部位多发生于唇侧牙龈,且吸烟所致的黑色素沉着不伴有指(趾)甲的病变。

7. 扁平苔藓 是一种可累及皮肤、黏膜、指甲和毛发的炎症性皮肤病。扁平苔藓在临床上有一定特点,典型的皮肤损害为紫红或暗红色帽针头至扁豆大小的多角形丘疹或斑片,可自行消退,多伴有明显瘙痒。约 60%～70%的扁平苔藓患者有口腔损害,口腔损害可呈乳白色斑点,斑细小孤立,排列成环状、线状及不规则的网状,亦可有斑块、萎缩、丘疹、侵蚀性溃疡和大疱。侵蚀性溃疡更常见于年长者,且易导致疼痛、烧灼感。颊、齿龈、舌黏膜是最常受累的部位。甲受累可占扁平苔藓的 10%～15%,甲板变薄、纵嵴和远端裂口是最常见的损害,也可见甲纵裂,甲下过度角化,甚至甲板消失。

8. 艾滋病 可伴有全身多个系统疾病。主要有发热、盗汗、淋巴结肿大、咳嗽、咳痰、咯血、呼吸困难、头痛、呕吐、腹痛腹泻、消化道出血、吞咽困难、食欲下降、口腔白斑及溃疡、各种皮疹、视力下降、失明、痴呆、癫痫、肢体瘫痪、消瘦、贫血、二便失禁、尿潴留、肠梗阻等。艾滋病患者在长期服用齐多夫定后可以引起皮肤、口腔黏膜、指甲色素沉着。实验室检查 HIV 抗体阳性。

9. 甲癣　主要表现为全甲变质、膨起、松脆，表面疣状，凹凸不平。

五、口腔颌面部异常的相关治疗建议

通常，由于缺乏相关的全身并发症或恶性转化，LHS 不需要治疗。基于美学考虑，患者可寻求治疗以去除唇色素沉着斑块。治疗可以选择冷冻手术，调 Q 的 Nd：YAG 激光和调 Q 的紫翠宝石激光。治疗后可能会复发。防晒是防止再次发生的关键。

参考文献

［1］Duan N，Zhang Y H，Wang W M，et al. Mystery behind labial and oral melanotic macules：Clinical，dermoscopic and pathological aspects of Laugier-Hunziker syndrome［J］. World J Clin Cases，2018，6（10）：322-334.

［2］Wei，Z，Li G Y，Ruan H H，et al. Laugier-hunziker syndrome：a case report. Journal of Stomatology Oral & Maxillofacial Surgery，2018，119（2）：158-160.

［3］Wang W M，Wang X，Duan N，et al. Laugier-Hunziker syndrome：a report of three cases and literature review. Int J Oral，2012，4（4）：226-230.

［4］王翔，王文梅，高雅凡，等.Laugier-Hunziker 综合征 40 例临床分析［J］.临床口腔医学杂志，2015，31（11）：674-676.

［5］Fernandes D，Ferrisse T M，Navarro C M，et al. Pigmented lesions on the mucosa：a wide range of diagnoses［J］. Oral Surg Oral Med Oral Pathol Oral Radiol，2015，119（4）：374-378.

［6］Cusick E H，Marghoob A A，Braun R P. Laugier-Hunziker syndrome：a case of asymptomatic mucosal and acral hyperpigmentation［J］. Dermatol Pract Concept，2017，7（30）：27-30.

［7］Nayak R S，Kotrashetti V S，Hosmani J V. Laugier-Hunziker syndrome［J］. J Oral Maxillofac Pathol，2012，16（2）：245-250.

［8］Zuo Y G，Ma D L，Jin H Z，et al. Treatment of Laugier-Hunziker syndrome with the Q-switched alexandrite laser in 22 Chinese patients［J］. Arch Dermatol Res，2010 ，302（2）：125-130.

（段　宁　王文梅）

第十五章
以皮肤症状为主的相关综合征

第一节　Ackerman 综合征

一、疾病简介

Ackerman 综合征（Ackerman syndrome）又名间质肉芽肿性关节炎（interstitial granulomatous dermatitis with arthritis，IGDA），是一种罕见且未被充分认识的疾病，主要表现为关节炎和皮炎，与各种自身免疫疾病有关，女性多见。这种罕见的疾病最初由 Ackerman 于 1993 年报道。

二、病因及发病机制

IGDA 是一种罕见的皮肤病，可能是其他疾病的继发病或某些药物的使用的原因。

三、临床表现

（一）头面部表现
表现为头部、太阳穴的水肿、红斑丘疹等皮肤病损。

（二）其他相关临床表现
1. 皮肤病损　表现多变，包括线形索状、丘疹样、结节，甚至位于四肢伸肌表面的大斑块。腋下"绳索征"是典型症状。
2. 关节表现　通常为非侵蚀性的关节炎或关节痛。

四、诊断

对于有皮肤和关节表现的患者，皮肤活检可以帮助诊断。主要表现为间质炎症浸润，由上皮样组织细胞组成，有时呈栅栏状，胶原变性，几乎没有黏液物质。通常见浸润物中的中性粒细胞和嗜酸性粒细胞，也可含有多核，甚至非典型组织细胞。

五、治疗

（一）一般治疗
对 IGDA 的治疗方案尚不明确。治疗包括局部或全身使用皮质类固醇，非甾体抗炎药等。

（二）口腔颌面部异常相关的治疗建议

按照治疗原则，全身及/或局部使用皮质类固醇，非甾体抗炎药，抗疟药，环孢素、甲氨蝶呤、氨苯砜、环磷酰胺和抗-TNKα。

参考文献

［1］Kroesen S，Itin P H，Hasler P. Arthritis and interstitial granulomatous dermatitis（Ackerman syndrome）with pulmonary silicosis［J］. Seminars in Arthritis and Rheumatism，2003，32(5):334-340.

［2］Verneuil L，Dompmartin A，Comoz F，et al. Interstitial granulomatous dermatitis with cutaneous cords and arthritis：A disorder associated with autoantibodies［J］. Journal of the American Academy of Dermatology，2001，45(2):286-291.

［3］Tebeica T，Voicu C，Patterson J W，et al. Interstitial Granulomatous Dermatitis（IGD）［J］. Journal of Medical Sciences,2017,5(4):543-544.

［4］Ucelli J L R，de Sousa Borges Rudolph F，Obadia D L，et al. Interstitial granulomatous dermatitis with arthritis［J］. Anais Brasileiros De Dermatologia，2017，92(3):434-436.

［5］Long D，Thiboutot D M，Majeski J T，et al. Interstitial granulomatous dermatitis with arthritis［J］. Journal of the American Academy of Dermatology，1996，34(6):957-961.

（冀 堃 邢向辉）

第二节 Moynahan 综合征

一、疾病简介

Moynahan syndrome 又名豹斑综合征（LEOPARD 综合征），是一种罕见的遗传性疾病，以多发性黑痣为主要表现。

二、病因及发病机制

病因不明，为常染色体显性遗传性疾病，有研究指出是位于 12q 24.1 带的 PTPN11 基因发生了突变造成的。

三、临床表现

（一）头面部表现

面部的异常表现在：下颌前突，广泛的鼻根，变形的颅骨，低耳的耳朵，牙齿异常，高腭弓，内眦皮肤褶皱，上睑下垂和角膜肿瘤。

（二）其他相关临床表现

LEOPARD 是疾病七个特征的首字母缩写，主要表现为多发性黑痣，心电图异常，眼部活动范围异常，肺动脉狭窄，生殖器异常，生长迟缓、耳聋等。也有研究者认为 LEOPARD 的主要特征为多发性黑痣。其他异常包括：心脏结构或心电图异常，泌尿生殖系统异常，内分泌异常，神经缺陷，头颅畸形，身材矮小，骨骼异常，其他皮肤异常。

四、诊断

诊断需要有多发性黑痣和其他两个次要的临床特征。或者在没有多发性黑痣的情况下需要满足三个以上的次要临床特征，并有可追溯的亲属患病史时可以确定诊断。

五、治疗

无特殊治疗方法，对症治疗。

参考文献

［1］Colmant C，Franck D，Marot L，et al. Patient with confirmed LEOPARD syndrome developing multiple melanoma［J］. Dermatol Pract Concept，2018，8(1)：59-62.

［2］Guliani A，Kumar S，De D，et al. Generalised lentiginosis and café noir spots leading to a diagnosis of LEOPARD syndrome［J］. Postgraduate Medical Journal，2018，94(1116)：605.

［3］Jurko T，Jurko A，Krsiakova J，et al. Importance of cardiovascular examination in patients with multiple lentigines：Two cases of LEOPARD syndrome with hypertrophic cardiomyopathy［J］. Acta Clinica Belgica，2019，74(2)：82-85.

［4］余时娟，王华. LEOPARD 综合征一例［J］. 中华皮肤科杂志，2018，51(12)：908.

（邢向辉　臧睿觉）

第三节　Bloom 综合征

一、疾病简介

Bloom 综合征(Bloom syndrome)又名 Bloom-Torre-Mackacek syndrome，面部红斑侏儒综合征，侏儒毛细血管扩张症，先天性毛细血管扩张红斑症伴生长矮小综合征等。

1954 年 Bloom 首先报告一例先天性毛细血管扩张性红斑，类似于红斑狼疮样皮损，同时伴侏儒症；与此同期，Torre 和 Mackacek 也对此征独立作了详细报道。此后文献相继报道，由此得名。该病以身材矮小，与阳光暴晒有关的皮疹，以及患恶性肿瘤概率明显增高为特征性表现，80% 以上病例为男性，多见于欧美犹太民族，非犹太族的患者则多有近亲血缘结婚家庭史，亚洲地区日本有报告，80 年代后国内开始相继出现报道。

二、病因及发病机制

本征为常染色体隐性遗传性疾病，其特点是产前和产后发育不足，皮肤光敏变化，免疫缺乏，胰岛素抵抗，以及癌症早期发病和多发性癌症的风险大大增加。编码螺旋酶的

blm 的功能丧失突变会导致 Bloom 综合征。缺乏功能性 blm 蛋白会导致染色体不稳定,同源重组过多,姐妹染色单体的交换数量大大增加。临床特征为身材矮小,与阳光照射有关的皮肤皮疹,而且从幼年开始患上所有类型癌症的可能性都很高。由于隐性的基因突变导致遗传性的染色体断裂和重排,属于典型的"染色体断裂综合征",检测本病征患者的染色体时,常见断裂和重排。有报道显示本征的淋巴细胞姐妹染色单体交换率(SCE)比正常人高 9～11 倍,差异有显著性。本征患者对日光敏感,可能是由于日光和紫外线照射损伤使 DNA 复制造成缺陷。近年来发现本征有免疫球蛋白异常,IgA 和 IgM 降低,而 IgG 正常。

三、临床表现

(一)头面部表现

大多于出生 15 天～3 个月发病,好发于鼻、颊、唇部等面部皮肤暴露部位。对阳光敏感,表现为阳光照射的面部毛细血管扩张性红斑,呈蝶形分布,类似红斑狼疮,伴有糜烂、渗出、结痂,糜烂面愈后留下色素脱失,长颅、小鼻、大耳、颧骨低、上切牙缺失、牙齿萌出不规则。

(二)其他相关临床表现

1. 临床上以出现手足背、四肢的光敏性毛细血管扩张性红斑为主,类似面部皮肤病变。夏季病情严重,冬季减轻,部分病人青春期后光敏可减轻或消失。

2. 患者虽为足月婴儿,但全部患者均为侏儒,身体明显矮小,表现为生长迟缓,体重低下。此类侏儒多从胚胎时期开始,称出生后低体重型侏儒或子宫内侏儒。约 3～4 岁后生长发育缓慢,与正常儿童差别越来越大,但身材比例尚好,骨骼小,有学者认为本病征智力发育不受影响。

3. 有脑小,发育不良等病症。

4. 另外常伴有深棕色色素斑、全身鱼鳞病、黑棘皮病、多毛症等。

5. 常伴有其他畸形,如并指(趾)、多指(趾)、腰椎短小、尿道下裂、下肢短小等。

6. 因先天性免疫缺陷而导致严重继发感染,常发生肺炎、败血症等。

7. 本病征还有恶性肿瘤倾向,和肿瘤的内在联系还不清楚,可能由于本征染色体不稳定性、易断裂的特点,促使了癌症的发生。其中多数为急性淋巴细胞白血病和黑色素瘤等。

四、诊断

主要根据临床上毛细血管扩张性红斑、日光过敏及侏儒症即可诊断,如伴有其他临床表现如畸形,免疫学异常,则更有助于诊断。确诊可采取遗传学分析及染色体检查等方法。

本征应与其他一些内分泌性或非内分泌性侏儒相鉴别,也要与系统性红斑狼疮、慢性盘状红斑狼疮、光敏性皮炎、皮肤卟啉病及 Rothmund 综合征等相鉴别。

五、治疗

(一) 一般治疗

Bloom 综合征是一种典型的染色体不稳定性综合征,由于这种不稳定性而产生的基因突变是导致癌症风险增加的原因。虽然目前没有针对潜在的基因异常的治疗,但是 Bloom 综合征患者受益于避光保护、对感染的积极治疗、胰岛素抵抗的监测和癌症的早期鉴定。

(二) 口腔颌面部异常相关的治疗建议

上切牙缺失者,可进行义齿修复或正畸治疗。

面部皮肤病变,采取对症治疗。由于对日光敏感,应局部避免日光暴晒,外涂擦防光剂,如 15%氧化锌软膏或乳剂或 2%硅霜等。夏季日光强烈时可试服氯喹或羟基氯喹。氯喹成人每日 2 次,每次 0.25 g,1～2 周后改为每晚一次;羟基氯喹成人每日 2 次,每次 0.1～0.2 g,1～2 周后改为每晚一次。可同时服用维生素 C 或 B 族。皮损已形成湿疹样皮炎改变者,可给予相应处理。

由于有恶性肿瘤倾向,应注意密切观察,随访,早期处理。

参考文献

[1] Cunniff C, Bassetti J A, Ellis N A. Bloom's syndrome: Clinical spectrum, molecular pathogenesis, and cancer predisposition[J]. Molecular Syndromology, 2017, 8(1):4-23.

[2] 吴莫龄,王秀敏,李娟,等.Bloom 综合征一家系的临床特征与 BLM 基因变异分析[J].中华儿科杂志, 2018,56(5):373-376.

[3] 林丽蓉. 医学综合征大全[M]. 北京:中国科学技术出版社,1994.

[4] 刘伟伟,顾安康,孔祥君.Bloom 综合征 1 例[J].临床皮肤科杂志,2016,45(10):727-729.

[5] Ricci G, Ferrari S, Calamelli E, et al. Heterogeneity in the genetic alterations and in the clinical presentation of acrodermatitis enteropathic: Case report and review of the literature[J]. International Journal of Immunopathology and Pharmacology, 2016, 29(2):274-279.

[6] 郭静,杨瑞,郝雁杰,等.Bloom 综合征 1 例[J].中国麻风皮肤病杂志,2014,30(6):375-376.

[7] Amor-Guéret M. Bloom syndrome, genomic instability and cancer:The SOS-like hypothesis[J]. Cancer Letters, 2006, 236(1):1-12.

[8] Manthei K A, Keck J L. The BLM dissolvasome in DNA replication and repair[J]. Cellular and Molecular Life Sciences, 2013, 70(21):4067-4084.

[9] Guo R, Xu D Y, Wang W D. Identification and analysis of new proteins involved in the DNA damage response network of Fanconi anemia and Bloom syndrome[J]. Methods, 2009, 48(1):72-79.

(蒋红柳　段　宁)

第四节　颞颥萎缩斑—额陷纹综合征

一、疾病简介

　　颞颥萎缩斑—额陷纹综合征又名 Brauer syndrome。目前认为是局灶性面部真皮发育不良（focal facial dermal dysplasia，FFDD）的一种类型。FFDD 是一组罕见的遗传性发育障碍，其特征是双颞区（FFDD-1、2、3）或耳前区（FFDD-4）的先天性瘢痕样萎缩性病变。FFDD-4 是一种常染色体隐性遗传，以耳前皮肤缺损为特征，无其他畸形表现。是一种罕见的外胚层疾病，其特征是先天性双颞部瘢痕样凹陷，类似于镊子痕迹，面部表现多样。

　　SETLEIS 综合征为一种少见的常染色体隐性遗传病。其临床表现也有双颞凹陷，并有皮肤先天发育不全，其他的临床特征如睫毛缺陷和突出的上唇。有文献认为 FFDD 和 SETLEIS 综合征是同一种疾病。

二、病因及发病机制

　　病因不明，可能为常染色体显性遗传。男女均可发病。

　　迄今为止，尚未发现 FFDD 的基因缺陷或基因位点。有文献中报道的相关的突变基因有 CYP26C1 突变。

三、临床表现

（一）头面部表现

　　1. 出生时一侧或双侧颞颥部有一到多个约 $1\sim1.5$ cm² 大小的色素沉着性瘢痕性萎缩斑。

　　2. 患侧眉毛外 1/3 稀少，额中下部有纵形状陷纹。

（二）其他相关临床表现

　　该综合征患者在幼年期时掌跖可角化。

四、诊断

　　根据临床特点可诊断。

五、治疗

（一）一般治疗

　　无特殊治疗，对萎缩斑可予按摩或蜡疗等。对掌跖角化可给 20% 尿素软膏或 10% 水杨酸软膏。

（二）口腔颌面部异常相关的治疗建议

　　对症治疗。

参考文献

［1］Lee B H，Morice-Picard F，Boralevi F，et al. Focal facial dermal dysplasia type 4：Identification of novel CYP26C1 mutations in unrelated patients［J］. Journal of Human Genetics，2018，63(3)：257-261.

［2］Graul-Neumann L M，Stieler K M，Blume-Peytavi U，et al. Autosomal dominant inheritance in a large family with focal facial dermal dysplasia（Brauer-Setleis syndrome）［J］. American Journal of Medical Genetics Part A，2009，149A(4)：746-750.

［3］Ward K A，Moss C. Evidence for genetic homogeneity of Setleis' syndrome and focal facial dermal dysplasia［J］. British Journal of Dermatology，1994，130(5)：645-649.

［4］林丽蓉.医学综合征大全［M］.北京：中国科学技术出版社，1994.

（蒋红柳　王文梅）

第五节　Sweet 综合征

一、疾病简介

Sweet 综合征（Sweet syndrome，SS）又名急性发热性嗜中性白细胞增多性皮病（hypereosinophilic dermatitis），1964 年由 Sweet 医生首先报道，与感染、恶性肿瘤、自身免疫性疾病、妊娠和吸毒等有关，也有多类药物诱发的报道。临床表现主要以面、颈和四肢突发疼痛性红斑、紫红色斑块或结节，伴发热为特征；也可影响皮肤之外的系统，如骨骼、中枢神经系统、耳、眼、肾、肝、心、肺、口腔黏膜、肌肉和脾脏等。

二、病因及发病机制

本病的发病机制尚未完全确定，目前认为是遗传因素、环境因素和感染因素相互作用所导致，部分病例已被证实与恶性肿瘤有关，药物也可诱发，常见药物包括粒细胞集落刺激因子、避孕药、硼替佐米、替卡格雷、肼苯哒嗪、硫唑嘌呤、加巴喷丁、阿扎胞苷和对乙酰氨基酚-可待因等。Sweet 综合征是一种慢性炎症反应性疾病，其发病机制涉及多个细胞因子和趋化因子，如粒细胞-巨噬细胞集落刺激因子(GM-CSF)、白细胞介素（包括 IL-1、IL-3、IL-6 和 IL-8）、中性粒细胞和其他炎性细胞。

三、临床表现

（一）头面部表现

根据病因目前将 Sweet 综合征分为三大类：特发性 Sweet 综合征、副肿瘤性 Sweet 综合征、药物诱发的 Sweet 综合征，除此之外，还有大疱性、坏死性、组织细胞性等一些特殊类型。口腔黏膜可出现糜烂、溃疡、水疱或脓疱。组织病理学特征表现皮肤中弥漫性中性粒细胞浸润，偶尔可见嗜酸性粒细胞，淋巴细胞或组织细胞存在，无白细胞碎裂性血管炎。

355

(二) 其他相关临床表现

前驱症状常有流感样上呼吸道感染、支气管炎、扁桃体炎、牙痛、咽痛等。特征性皮疹是本病的主要表现,皮疹好发于头面、颈部及四肢,呈非对称性双侧分布。初为渗出性红斑,数目不断增多,融合,形成立体地图样扁平隆起,边缘陡峭,表面常有粗大的颗粒状丘疹,渐演变成水疱或脓疱,皮损部疼痛,触之柔软,有触痛,治疗后留有暗褐色的色素沉着,但不形成疤痕。多伴有弛张热,可并发关节炎、血栓性静脉炎、虹膜睫状体炎和/或外阴溃疡。

四、诊断

诊断分为主要标准和次要标准,主要标准包括:①突然发作的疼痛性红斑或紫癜性斑块或结节;②主要是皮肤中性粒细胞浸润,没有白细胞碎裂性血管炎。次要标准包括:①发热或先前感染;②关节痛,结膜炎或恶性肿瘤;③白细胞增多;④对使用皮质类固醇治疗反应敏感。符合以上两个主要标准,再加上任意两个次要标准即可诊断。同时需要与多形红斑、结节性红斑、麻风病、坏疽性脓皮病、白细胞碎裂性血管炎和面部肉芽肿伴嗜酸性粒细胞增多症等进行鉴别诊断。

五、治疗

(一) 一般治疗

全身应用激素治疗被认为是治疗 Sweet 综合征的"金标准",皮肤病损通常在 3～9 天内消退。

(二) 口腔颌面部异常相关的治疗建议

口腔黏膜病损可以局部应用激素进行辅助治疗,皮疹通常不留疤痕,即使未经治疗,也可在 2～4 周自愈。

参考文献

[1] 郭涛,程晓蕾,张秀君,等.Sweet 综合征的临床研究进展[J].中国中西医结合皮肤性病学杂志,2019,18(1):89-91.

[2] 陈曼,齐蔓莉.Sweet 综合征系统受累研究进展[J].实用皮肤病学杂志,2018,11(4):214-216,220.

[3] Heath M S, Ortega-Loayza A G. Insights into the pathogenesis of sweet's syndrome[J]. Frontiers in Immunology, 2019, 10:414.

[4] 周淑华,林麟.Sweet 综合征的临床研究进展[J].中华皮肤科杂志,2001,34(4):67-68.

(林 琳 王文梅)

第六节 皮 肌 炎

一、疾病简介

皮肌炎(dermatomyositis,DM)于 1891 年由 Unverricht 命名,是特发性炎性肌病的一种

亚型,是以肌肉受损为主的慢性自身免疫病。

二、病因及发病机制

目前病因尚未完全明确,病因学说众多,包括感染学说、中毒学说、变态反应学说,感染变态反应学说、内分泌障碍学说、基于胶原病理论的自身免疫病学说等。当下较多学者支持自身免疫病学说,该学说认为本病在临床上与有代表性的自身免疫病的系统性红斑狼疮、泛发性硬皮病之间有许多共同之处,且免疫血清学检查,发现本病存在类风湿因子升高、抗核抗体阳性等。用荧光抗体组织学检查,见表皮基底膜、血管壁和其他部位有免疫球蛋白沉着。亦有不少研究支持恶性肿瘤是本病的病因,以乳腺癌、肺癌、鼻咽癌、胃癌、淋巴瘤等为多见,女性卵巢癌、子宫颈癌也可能为本病病因。恶性肿瘤作为机体的自身抗原可引起各种抗体的产生,体内正常的肌纤维、腱鞘、血管、结缔组织等与肿瘤组织发生交叉的抗原抗体反应,这就可以解释本病产生的肌肉、皮肤、血管病变。

三、临床表现

(一) 头面部表现

发病年龄 10~50 岁,以青年多见,女性较男性多见,约为 2 : 1。本病可以急性发作而迅速发展,或逐渐加重,慢性发病者症状较轻,有时可以缓解,起病前往往有肢端动脉痉挛现象(Raynaud 现象)。

面部以上眼睑为中心出现紫红色的所谓血玉(似淡紫红色的玉石)样的中度或高度浮肿的红斑,具有特征性诊断意义,口腔黏膜病变与皮肤病变类似。晚期病变皮肤发硬,可转变为硬皮病,即所谓"硬皮肌炎"。

皮肤病变病理表现为非特异性,有表皮萎缩,真皮水肿,血管周围淋巴细胞浸润,胶原纤维肿胀,纤维断裂呈类纤维蛋白变性。肌肉变化为弥漫性或局限性,主要为实质性和间质的改变。早期肌肉肿胀,有嗜碱性变性,横纹消失,肌纤维断裂,偶见肌纤维吞噬现象;以及肌束内细胞束增加及粒状透明的类纤维蛋白或空泡性变,间质内有水肿和血管周围淋巴细胞、组织细胞、浆细胞及成纤维细胞浸润。除血管腔扩大充血外,无血管硬化现象;晚期肌肉改变可类似硬皮病,众多萎缩的肌束被结缔组织代替而出现硬化;心肌有同样病变,此外尚可有浆膜、骨膜病变和内分泌器官萎缩。

(二) 其他相关临床表现

1. 全身皮肤症状

通常在面部、头皮、四肢、躯干等处出现对称性的大小不同的浮肿性红斑,皮损常弥漫性地逐渐向前额、头部、颊部、耳前部、耳下、上胸部等处扩大,上胸部皮疹多数与上胸三角区相一致,四肢伸侧,尤其是关节伸侧有大小不同的局限性浮肿性红斑,始终干燥而不湿润,通常无自觉症状。

2. 肌肉症状

肌肉炎症、变性、退化为本病的主要症状,呈多发性、对称分布,偶有局限于某一群或单独的肌肉。任何肌肉均可受累,但四肢近端常先受损。初起时,肌肉有进行性萎缩,肌力急骤减退,并感肌肉疼痛和触痛,因而出现动作困难。病肌初时柔软,继变坚硬,最后呈消瘦萎缩状态,或有钙质沉着。关节可发生继发性挛缩。除横纹肌外,眼、咽、食管、膈、肋间等肌甚至括约肌均可分别受累,以致产生复视、声嘶、吞咽或呼吸困难、大小便失禁等症状。心肌亦可受累,出现心力衰竭征象。皮肤症状和肌肉症状的关系,两者未必平行,即既有皮肤病变比肌肉病变显著者,亦有相反情况,因而分别称为皮肤型和肌肉型。一般以后者病情较重。预后亦差。不少病例并发恶性肿瘤。

3. 其他症状

可有不规则发热,偶有大量出汗和感觉异常的现象;关节痛占 25%;肢端动脉痉挛现象 12%～28%;消化系症状 32%。如恶心、呕吐、痉挛性腹痛、交替性便秘与腹泻、大便带血甚至大出血及消化道穿孔。X 线检查:常示小肠梗阻,肠道排空时间延长,甚至达数周,心机能异常(心电图异常改变)77%;钙质沉着 42%;骨质疏松症 11%;肝大 24%;浅表淋巴结肿胀,中枢和末梢神经亦可受损。肺部病变较为少见。

四、诊断

根据皮肤肌肉症状、血清酶测定、肌电图、皮肤及肌肉活检和肌酸尿酸测定等,可作出确诊。本综合征应与系统性红斑狼疮、系统性硬皮病、进行性肌营养不良、重症肌无力、类风湿性多发性肌炎等相鉴别。确定诊断后,须反复检查有无并发恶性肿瘤,对可疑病例应做剖腹探查术。

五、治疗

目前糖皮质激素被公认作为治疗皮肌炎的一线药物,但其剂量、疗程及减量方案尚未达成共识。对于严重的 DM 患者,常给予甲泼尼龙冲击治疗;对于病情中度或中度患者,在冲击治疗之后,可给予泼尼松口服直至临床症状得到控制,起始剂量常为 1～2 mg/(kg·d),每周减量 5～10 mg,维持剂量为 5～10 mg/d 或 15～20 mg/隔日。

除此之外,免疫抑制剂如甲氨蝶呤、硫唑嘌呤、他克莫司、来氟米特、霉酚酸酯等,静脉注射免疫球蛋白,生物制剂,血浆置换法也可以用来治疗 DM 并且已在临床上取得可靠疗效。

参考文献

[1] Sunderkötter C, Nast A, Worm M, et al. Guidelines on dermatomyositis-excerpt from the interdisciplinary S2k guidelines on myositis syndromes by the German Society of Neurology[J].JDDG: Journal Der Deutschen Dermatologischen Gesellschaft, 2016, 14(3):321-338.

[2] Ruperto N, Pistorio A, Oliveira S, et al. Prednisone versus prednisone plus ciclosporin versus prednisone plus methotrexate in new-onset juvenile dermatomyositis: A randomised trial[J]. The Lancet, 2016, 387 (10019):671-678.

[3] Betteridge Z, McHugh N. Myositis-specific autoantibodies: An important tool to support diagnosis of

myositis[J]. Journal of Internal Medicine, 2016, 280(1):8-23.

[4] Tansley S L. Antibodies in juvenile-onset myositis[J]. Current Opinion in Rheumatology, 2016, 28(6):645-650.

[5] Dalakas M C, Hohlfeld R. Polymyositis and dermatomyositis[J]. The Lancet, 2003, 362(9388):971-982.

[6] 胡炳彦,王金凤,高振辉.多发性肌炎/皮肌炎的现状研究[J].中外医疗,2017,36(1):195-198.

[7] 赵培珠,李玉叶.多发性肌炎/皮肌炎伴发恶性肿瘤的治疗[J].中国临床医生杂志,2016,44(7):8-10.

（林　琳　段　宁）

第七节　CRST 综合征

一、疾病简介

钙质沉着-雷诺现象-指/趾硬皮病-毛细血管扩张综合征,由 Winterbaue 于 1964 年首先描述的一种皮肤钙质沉着（calcinosis）-雷诺现象（Raynaud phenomenon）-指（趾）硬化（sclerodactyly）-毛细血管扩张（te1angiectasia）的综合征,简称 CRST 综合征（CRST syndrome）。

二、病因及发病机制

本病目前病因不明,可能属于胶原性疾病,无家族倾向。有学者认为本病是系统性硬皮病的一种较为良性的类型,亦有学者认为本病不是一种独立的疾病,而是硬皮病的变异类型。

三、临床表现

（一）头面部表现

口腔颌面部皮下可见钙质沉积斑,可出现毛细血管扩张伴有 Raynaud 现象,即雷诺综合征,由于寒冷或情绪激动引起发作性的手指（足趾）苍白、发紫然后变为潮红的一组综合征。病理表现为毛细血管和小静脉扩张,管壁缺少肌肉和弹力组织,为薄的上皮所覆盖,皮肤为硬皮样病变,真皮内胶原纤维增生及硬化,而不像典型的硬皮病。

（二）其他相关临床表现

本病目前主要见于女性,平均发病年龄 45 岁,慢性起病,即使有典型症状,亦缓慢进行,并有硬皮症者,5 年生存率为 50%。患者一般无毛细血管扩张症家族史,症状首发于手,为广泛毛细血管扩张伴有 Raynaud 现象,出血征象罕见,有吞咽困难,多部位皮下可见钙质沉积斑,常累及面部和手部,偶可累及黏膜。实验室检查显示血钙、血磷、碱性磷酸酶、总蛋白量和血蛋白电泳均正常,LE 细胞检查阴性,肝功能与肾功能一般正常。末梢血象检查无白细胞异常,亦无贫血,尿常规正常。X 线检查可见皮下钙质沉积,食道改变与硬皮病相同。

四、诊断

根据指端 Raynaud 征象、皮肤钙质沉积（皮下小结节）、毛细血管扩张及指（趾）硬化等症状及体征、实验室检查无阳性所见、X 线可见皮下钙质沉着、食道有硬皮病样改变等相关临床表现可以作出诊断。

五、治疗

尚无特殊疗法，若有 Raynaud 现象者可行交感神经切除术。

参考文献

［1］Jiménez-Caballero P E，Garrido-Robres J A，Cano-Vargas Machuca E，et al. CRST syndrome and polyneuropathy［J］. Revista De Neurologia，2004，38(11):1092-1093.

［2］Brazzelli V，Dell'Orbo C，Borroni G，et al. The role of the intercellular matrix in dermal calcinosis of the CRST syndrome. An electron-microscopic study［J］. The American Journal of Dermatopathology，1992，14(1):42-49.

［3］Kenesi-Laurent M，Chapelon-Abric C，Fattah Z A，et al. The first case of CRST syndrome associated with collagenous colitis［J］. The Journal of Rheumatology，1991，18(11):1765-1767.

［4］Ishikawa M，Okada J，Shibuya A，et al. CRST syndrome (calcinosis cutis，Raynaud's phenomenon，sclerodactyly，and telangiectasia) associated with autoimmune hepatitis［J］.Internal Medicine，1995，34(1):6-9.

［5］骆肖群，傅雯雯，陈彬.CRST综合征合并皮肤淀粉样变一例［J］.中华皮肤科杂志，1997，30(5):355.

［6］刘亦庸，张熙曾，华新民.CRST综合征1例［J］.中国肿瘤临床，1988，15(3):187.

（林　琳　段　宁）

第八节　黑棘皮病

一、疾病简介

黑棘皮病（acanthosis nigricans）是一种少见的皮肤疾病，主要表现为皮肤呈天鹅绒样灰黑色，粗糙，增厚，好发于特定部位，多发生于皮肤皱褶处，罕见累及口腔黏膜。黑棘皮病的发病原因目前认为与病毒感染、恶性肿瘤以及内分泌疾病相关，可以发生在恶性肿瘤之前或之后，也可以与肿瘤同时出现。

二、病因及发病机制

Ollendorff Curth 将黑棘皮病分为良性黑棘皮病和恶性黑棘皮病。

（一）良性黑棘皮病

良性黑棘皮病与内脏疾病无相关性，属于常染色体显性遗传病，可在出生时即发病，也可以从少儿期开始，持续至青春期的成长过程中发病，好发于腋下区、颈部、肘窝等部位，口腔黏膜罕见受累，可以表现为天鹅绒状乳头状增生，肢端不受侵害。皮肤和黏膜病损在青春期后既可维持原状不变，也可逐渐自发消退，常见于以下类型：

1. 良性黑棘皮病作为遗传综合征的表现形式

良性黑棘皮病可以与隐性遗传综合征相关联，出生时即发病，或青春发育期开始发病，伴发的黑棘皮病临床症状不明显或表现轻微，如 Berardinelli-Seip syndrome、Bloom syndrome、Crouzon syndrome、Lawrence syndrome、Miescher syndrome、Prader-willi syndrome、Rabson-mendelhall syndrome 等。

2. 良性黑棘皮病与获得性内分泌疾病

良性黑棘皮病可伴随获得性内分泌疾病同时发生，如垂体、肾上腺和卵巢肿瘤等，此时首次发病时间常在青少年期。常见相关的内分泌疾病包括：巨人症、伴生长激素上升的肢端肥大症、年轻患者的糖尿病、多囊卵巢综合征、Cushing 综合征、Addison 病等。

3. 化学性良性黑棘皮病

使用大剂量雌激素可诱导黑棘皮病的产生，主要是由于干扰脂代谢的化学物质与黑棘皮病的发生相关，同时，接受大剂量烟酸治疗的患者亦可发生一过性黑棘皮病。

4. 假性黑棘皮病

良性肥胖性黑棘皮病，具有症状性和可逆性。

（二）恶性黑棘皮病

恶性黑棘皮病几乎均与内脏肿瘤相关，通常发生于成年人，皮肤病损可在肿瘤去除后自行消退。约60%的患者可发现胃腺癌，亦可见食管、肠、胆囊、胰腺、乳腺、肺部、卵巢、子宫或前列腺肿瘤，恶性程度高，患者常在短期内死亡。

三、临床表现

（一）口腔颌面部表现

口腔黏膜变化主要表现为舌面灰黑色天鹅绒状损害，进行性增厚、粗糙，伴乳头样丘疹，可致全口黏膜增厚如杨梅状，病损可以累及所有口腔黏膜，甚至蔓延至咽喉部和食管黏膜。病理表现为黏膜部位的上皮增生及角化不全。

（二）其他相关临床表现

各型黑棘皮病的临床表现基本一致，皮肤病损好发区域包括：颈部、面部、眼睑、鼻前庭、腋窝、腘窝、肘窝、肚脐、乳晕、手背、大腿内侧、足、外阴等，皮损一般呈对称性，主要表现为疣状增生或乳头样增生，表皮角化过度，色素沉着。初起时为黄色、灰色或棕黄色，后随着色素的逐渐加深，与周缘皮肤的分界逐渐模糊不清。皮肤皱褶处表现为不同程度的角化过度，最终可发生疣状赘生物，过度增生见于病损中心区域，至边缘逐渐减轻，既可局限也可广泛。绝大部分患者无症状，部分恶性黑棘皮病者可产生瘙痒等主观症状。

四、诊断

根据色素增加、疣状增殖的临床表现，和皮肤皱褶的好发部位，以及乳头瘤样增生的组织病理即可诊断，诊断的重点是准确区分良恶性，同时应与 Darier 病、增殖性类天疱疮、增殖性天疱疮等相鉴别。

五、治疗

(一) 一般治疗

全身治疗的首要原则是对因治疗，即积极治疗原发肿瘤或控制内分泌疾患，对于肥胖者积极控制体重，同时停用可疑药物。对良性者其色素沉着或皮赘可酌情电烧灼治疗或外科手术切除。幼儿假性黑棘皮病需要积极控制并纠正肥胖，随着体重的逐渐下降，黑棘皮病即可不治而愈。

(二) 口腔颌面部异常相关的治疗建议

针对黑棘皮病的皮肤和黏膜病损可以进行对症治疗，例如局部外用维生素 AD 滴剂、维甲酸、维生素 E 等制剂，若出现继发真菌或细菌感染者可以对症治疗。

黑棘皮病的分类不同，预后也各不相同。良性黑棘皮病临床症状轻微，青春期后病情平稳，甚至趋于消退；假性黑棘皮病临床症状可随体重的下降而逐渐消退；恶性黑棘皮病的临床特征显著，在原发肿瘤完全去除之前，黑棘皮病的症状可持续进展。

参考文献

［1］Yasuda M，Morimoto N，Shimizu A，et al. Familial acanthosis nigricans with the FGFR3 mutation：Differences of pigmentation between male and female patients［J］.The Journal of Dermatology，2018，45（11）：1357-1361.

［2］王元丰，陈思远，钱悦，等.恶性黑棘皮病并发 Leser-Trélat 征［J］.临床皮肤科杂志，2008，37（10）：668-669.

［3］Fanning E，O'Shea D. Genetics and the metabolic syndrome［J］. Clinics in Dermatology，2018，36（1）：9-13.

［4］Chen W，Song Z，Yang C-C，et al. Symmetrical acral keratoderma revisited：Proposal for a new term，'pigmented carpotarsal hyperkeratosis'［J］. Journal of the European Academy of Dermatology and Venereology，2019，33（2）：277-280.

［5］Takasawa K，Tsuji-Hosokawa A，Takishima S，et al. Clinical characteristics of adolescent cases with Type A insulin resistance syndrome caused by heterozygous mutations in the β-subunit of the insulin receptor (INSR) gene［J］. Journal of Diabetes，2019，11（1）：46-54.

［6］Elango T，Sun J Y，Zhu C H，et al. Mutational analysis of epidermal and hyperproliferative type I keratins in mild and moderate psoriasis vulgaris patients：A possible role in the pathogenesis of psoriasis along with disease severity［J］. Human Genomics，2018，12（1）：1-21.

［7］Hsu R H，Lin W D，Chao M C，et al. Congenital generalized lipodystrophy in Taiwan［J］. Journal of the Formosan Medical Association，2019，118（1）：142-147.

［8］孙健,李东宁,杨静.恶性黑棘皮病并发 Leser-Trélat 征 1 例［J］.中国皮肤性病学杂志,2012,26(6):534-
535,547.

（林　琳　段　宁）

第九节　类脂质蛋白沉积症

一、疾病简介

类脂质蛋白沉积症(lipoid proteinosis，LP)是一种罕见的常染色体隐性遗传病,又名皮肤黏膜透明变性或 Urbach-Wiethe 病。婴儿时期即可发病,主要为皮肤、黏膜、内脏中出现无定形嗜伊红样透明物质大量沉积,临床可出现声音嘶哑,皮肤黏膜不同程度瘢痕形成,眼睑增厚伴串珠样丘疹。

二、病因及发病机制

遗传学研究发现,本病系常染色体隐性遗传疾病,主要是染色体 1q21 的 ECM1 基因发生突变导致蛋白功能紊乱,真皮结构发生异常而发病。ECM1 基因编码的细胞外基质蛋白是一种分泌性糖蛋白,在调节血管生成、表皮分化、真皮胶原和蛋白聚糖结合的过程中发挥着重要的生物学作用。ECM1 基因突变可导致糖脂类或鞘脂类降解受阻,纤维胶原合成减少,同时基膜胶原的合成增多,ECM1 蛋白和其他蛋白间结合力下降、细胞外基质的稳定性下降,继而细胞间的稳定性被削弱,最终造成皮肤或黏膜的易损。

三、临床表现

(一) 头面部表现

1.婴儿出生时或出生后不久即可出现声音嘶哑,此为婴儿期主要表现。首先在口腔、舌、扁桃体、悬雍垂、咽后壁和上呼吸道等黏膜出现黄白色的浸润斑。损害呈多形性,可有丘疹、结节、浸润性斑、萎缩性瘢痕、疣状损害,以致出现声音嘶哑、舌增大、伸舌困难等。面部有"痘疮样"萎缩性瘢痕,口角旁有数条放射状沟纹,对称分布,发展缓慢。当浸润部位压迫腮腺导管时,可导致复发性腮腺肿胀,伴腮腺疼痛。本病常伴牙齿异常。

2.约 2/3 患者双侧睑缘有沿睫毛排列成串珠状的小结节,50%患者有脉络膜基底层玻璃疣。

3.面部发生黄棕色小结节,头皮受累出现脱发,发生于眼睑或睑缘的皮疹可表现为念珠状丘疹、眼睑增厚,有时可伴睫毛脱落。

(二) 其他相关临床表现

1.皮肤改变　婴儿期轻微的皮肤损伤即可致瘢痕形成。在幼年期皮肤改变逐渐突出,位于肘部、膝部的皮损,表现类似黄瘤。外伤处皮肤可逐渐出现浸润的斑块,色变暗呈棕色,表面呈疣状,手背等处损害极似寻常疣。女性偶尔阴唇、阴道及尿道口黏膜也可受累,男性阴囊等处亦可累及。

2. 精神神经症状 类脂蛋白沉积脑部可导致癫痫或精神神经症状。颅脑影像检查可发现钙化灶病损。

四、诊断

根据婴儿期声音嘶哑、舌僵硬增厚、黄瘤样皮肤损害等临床表现,该病诊断一般不难。病理检查对确诊有帮助。皮肤活检 PAS 阿尔新蓝染色见透明物质呈强阳性反应即可诊断。

五、治疗

该病目前尚无特效治疗方法,早期明确诊断后,可对症处理以减轻临床症状。原发性类脂质蛋白沉积症病程呈进行性发展,至成年后自然静止。儿童期如若有喉部受累严重致呼吸困难者需行气管切开。继发性光感型者应避免日晒,避光处理后临床症状即可逐渐改善,目前有文献报道,应用阿维 A 酸类药物可减轻皮肤损害。为了进一步改善喉部及皮肤症状,也可二氧化碳激光、显微喉镜术、声带切开、眼睑整容术、皮肤磨削术等手术疗法。

参考文献

[1] Frenkel B, Vered M, Taicher S, et al. Lipoid proteinosis unveiled by oral mucosal lesions: A comprehensive analysis of 137 cases[J]. Clinical Oral Investigations, 2017, 21(7):2245-2251.

[2] Carnevale C, Castiglia D, Diociaiuti A, et al. Lipoid proteinosis: A previously unrecognized mutation and therapeutic response to acitretin[J]. Acta Dermato Venereologica, 2017, 97(10):1249-1251.

[3] Luo X Y, Li Q, Tan Q, et al. Treatment of lipoid proteinosis with acitretin in two patients from two unrelated Chinese families with novel nonsense mutations of the ECM1 gene[J]. The Journal of Dermatology, 2016, 43(7):804-807.

[4] Paller A S. Histology of lipoid proteinosis[J]. JAMA: the Journal of the American Medical Association, 1994, 272(7):564b-565.

[5] Quirici M B, da Rocha A J. Teaching NeuroImages: Lipoid proteinosis (Urbach-Wiethe disease): Typical findings in this rare genodermatosis[J]. Neurology, 2013, 80(9):e93.

[6] 苏冠羽,梁庆丰,李冬梅,等.眼部表现为串珠样丘疹的类脂质蛋白沉积症二例[J].眼科,2018,27(5):343,357.

[7] 于文君,付希安,孙乐乐,等.类脂质蛋白沉积症两家系调查及 ECM1 基因突变检测[J].中国麻风皮肤病杂志,2017,33(3):137-139.

[8] 李云霞,马丽晶,徐文,等.类脂质蛋白沉积症 1 例并文献复习[J].中国耳鼻咽喉头颈外科,2016,23(3):185-186.

[9] 张洁,李冬芹,尹光文,等.类脂质蛋白沉积症一例[J].中华皮肤科杂志,2008,41(12):809.

[10] TeiveH A, Ruschel E, Munhoz R P. Spontaneous intracerebral hemorrhage in Urbach-Wiethe disease[J]. Neurology, 2013, 80(18):1720-1721.

(林 琳 王 翔 王文梅)

第十节 Hanhart 综合征

一、疾病简介

掌跖角化病(palmoplantar keratosis，PPK)是一组以掌跖部弥漫性或局限性角化过度为特点的皮肤缺陷病。Hanhart syndrome 又名掌心-足底退化性角化综合征，属于 PPK 的一种。本征于 1938 年 Richner 就有报道，1947 年德国医师 Hanhart 又进一步描述，故而命名为 Hanhart 综合征。

二、病因及发病机制

本征为罕见常染色体隐性遗传综合征，是肝脏细胞溶质中酪氨酸转氨酶突变所致的血浆和泌尿中酪氨酸水平升高所致，常发生于近亲婚配者，该酶催化 1-酪氨酸转化为对羟基苯基丙酮酸，这种反应是酪氨酸和苯丙氨酸代谢所必需的。由于该酶缺乏，机体内酪氨酸积累，甚至在表皮角化和眼角膜上皮细胞可以看到结晶酪氨酸。

三、临床表现

(一) 头面部表现

口腔颌面部常表现为牙周病，小颌畸形，毛发稀少，睑裂狭小，眼睛呈畏光、巩膜炎症和假疱疹样角膜溃疡，树枝状角膜炎，但角膜知觉正常。

(二) 其他相关临床表现

此综合征典型的临床表现主要包括掌心和足底角化不全，呈弥漫性角化，指(趾)甲营养不良、指(趾)缺失。皮肤病损通常在出生后第一年就表现出来。如果没有治疗，这种疾病还可以造成不同程度的智力迟钝。

四、诊断

依据临床特征可诊断。

五、口腔颌面部异常相关的治疗建议

本病是 PPK 中唯一可以通过控制饮食(低酪氨酸和苯丙氨酸)得到有效治疗的疾病，早期诊断早期控制，可以降低发生严重的长期并发症如高酪氨酸血症的风险。

参考文献

[1] Čulic V，Betz R C，Refke M，et al. Tyrosinemia type Ⅱ (Richner-Hanhart syndrome)：A new mutation in the TAT gene[J]. European Journal of Medical Genetics，2011，54(3)：205-208.

〔2〕 Meissner T，Betz R C，Pasternack S M，et al. Richner-hanhart syndrome detected by expanded newborn screening〔J〕. Pediatric Dermatology，2008，25（3）:378-380.

〔3〕 McPherson F，Frias J L，Spicer D，et al. Splenogonadal fusion-limb defect "syndrome" and associated malformations〔J〕. American Journal of Medical Genetics Part A，2003，120A（4）:518-522.

〔4〕 Tallab T M. Richner-Hanhart syndrome：Importance of early diagnosis and early intervention〔J〕. Journal of the American Academy of Dermatology，1996，35（5）:857-859.

〔5〕 Ghadially R，Chong L P. Ichthyoses and hyperkeratotic disorders〔J〕. Dermatologic Clinics，1992，10（3）:597-607.

〔6〕 Charlton K H，Binder P S，Wozniak L，et al. Pseudodendritic keratitis and systemic tyrosinemia〔J〕. Ophthalmology，1981，88（4）:355-360.

〔7〕 谢文美，杜杰，赵小荣，等.掌跖角化病临床诊断及分子遗传学研究进展〔J〕.临床皮肤科杂志，2019，48（2）:124-128.

〔8〕 李光泽，张孟平，刘敏川.掌跖角化-牙周破坏综合征正畸治疗1例〔J〕.中国实用口腔科杂志，2011，4（7）:447-448.

〔9〕 吴越琳，赵蕾，吴亚菲.掌跖角化-牙周破坏综合征的研究进展〔J〕.口腔医学研究，2018，34（9）:928-931.

（林　琳　段　宁）

第十一节　早　老　症

一、疾病简介

早老症为一种罕见遗传病，特征为严重过早老化又名小儿早老症，早衰综合征，Hutchinson-Gilford syndrome，Gilford syndrome，Gilford 垂体性幼稚型侏儒症，Vriotpironneau syndrome，淋巴体质性侏儒症，由 Hutchinson 于 1886 年首先报道，又由 Gilford 于 1897 年详细描述。

二、病因及发病机制

早老症是一种严重的核纤层蛋白病，是由于人体第一对染色体上的 LMNA（Lamin A）基因突变所致，报道最多的突变位点为 c.1824C＞T（p.G608G），最后翻译成新的蛋白称为早老蛋白，其不具有正常 LMNA 的生理功能，大量堆积引起细胞提早衰老。

三、临床表现

（一）头面部表现
典型的早老容貌：额大膨出、下颌短小、鸟型脸、头发稀疏、出牙迟。

（二）其他相关临床表现
早老症可自婴儿期或幼儿期发病，可开始于某些疾病之后，患儿生长发育迟缓、身材矮小、体质量低、颈部短而细、手足小、胸狭、长骨骺部闭合早,但身体各部位对称;皮肤松弛多褶皱,皮下脂肪少,伴色素沉着;性器官发育不全,嗓音尖锐,青春期延续至中年期;与缩短的长骨相比,肌肉和软组织因过剩而呈现皱褶,第二性征缺如,其容貌相较于同龄人显得特别幼稚;极易并发高血压和冠状动脉粥样硬化,4~5 岁即患高血压,8~9 岁即患冠状动脉粥样硬化,心绞痛频繁发生,甚至出现心肌梗死;除此之外,还有脑血管意外、肾功能不全、肾动脉硬化等,早老症患者常在二十岁之前因上述各类并发症而死亡。

四、诊断

根据早老患者的特殊容貌表现以及幼年期心血管并发症即可诊断。

五、治疗

目前临床上尚无有效方法阻止其衰老进程,但已有临床前实验证实,抑制剂法尼基化抑制剂可以改善早老症患者的血管僵硬度及骨骼结构,基因治疗还处于摸索阶段。

参考文献

[1] Gordon L B, Kleinman M E, Miller D T, et al. Clinical trial of a farnesyltransferase inhibitor in children with Hutchinson-Gilford progeria syndrome[J]. PNAS, 2012, 109(41):16666-16671.

[2] Scaffidi P, Misteli T. Reversal of the cellular phenotype in the premature aging disease Hutchinson-Gilford progeria syndrome[J]. Nature Medicine, 2005, 11(4):440-445.

[3] Sarkar P K, Shinton R A. Hutchinson-Guilford progeria syndrome[J]. Postgraduate Medical Journal, 2001, 77(907):312-317.

[4] 程飞,陈梅,吴谨准,等.早老症一家系 2 例报告及文献回顾[J].临床儿科杂志,2017,35(12):898-901.

[5] 彭斌,郭圆圆,肖生祥,等.罕见突变引起的早老症 1 例及文献回顾[J].临床皮肤科杂志,2014,43(9):518-520.

（林　琳　段　宁）

第十二节　硬　肿　病

一、疾病简介

硬肿病(scleredema)是一种原发性黏蛋白病,临床少见,以全身或局部皮肤的非可凹性硬肿为典型特征,1902 年由 Buschke 首先报告,故又称 Buschke 病。

二、病因及发病机制

硬肿病目前病因不明,可分为 3 种亚型。其中第 1 型好发于儿童,通常发生于急性发热性疾病,多为链球菌感染,也可发生于流感、猩红热、麻疹等;第 2 型病程呈慢性,与第 1 型不同的是,第 2 型不伴有任何发热前的急性感染,可能发展为副球蛋白血症和多发性骨髓瘤;第 3 型多为男性,伴发于糖尿病。

三、临床表现

(一) 头面部表现

1. 面部皮肤的水肿、硬化,常在面部皮肤可出现非凹陷性实质性水肿,硬化在颌面部最明显,因皮肤僵硬而产生一种面具样容貌,皮肤不能皱起,表情呆板,无萎缩、炎症、毛发脱落、感觉障碍等改变,皮色正常,皮肤平润。

2. 舌肿胀而致吞咽困难。

(二) 其他相关临床表现

多见于成年人,尤以女性为多见,亦可见于儿童。通常始于头和额部并迅速扩大范围,呈非凹陷性实质性水肿,从颈部发展经面部向下遍及躯干,手足不受累,在四肢的远端自然隐退。硬化常在面部最明显,因皮肤僵硬而产生一种面具样容貌,皮肤不能皱起,表情呆板,无炎症、萎缩、毛发脱落、感觉障碍等改变,皮肤平润,皮色正常,点状红斑罕见。眼受累而造成眼球活动受限;胸膜、心包和腹膜可有渗出,可出现心电图改变。病程一般发展缓慢,一般2～6 周左右,1～2 年后一般消退而无后遗症。有间隔数年而复发者,一次发作持续两年以上可能有并发糖尿病的危险。

四、诊断

依据典型症状和组织学检查不难诊断。儿童患者要与新生儿硬化病、皮下脂肪坏死和新生儿水肿鉴别,成人病例则应与下列症病鉴别:①硬皮病:初期表现为肢端动脉痉挛,皮肤病损呈棕褐色或棕色,其中间杂有出血点或色素沉着,晚期可以出现紧贴于皮肤的板状硬化,最终形成萎缩,不具有自愈性。②皮肌炎:皮损开始多侵犯面部、四肢等部位,特别是上眼睑,皮损为水肿性紫红斑及类似皮肤异色症表现。常伴肌无力、肌肉疼痛、尿肌酸增高、肌电图不正常。③原发性黏液样水肿:皮肤粗糙干燥、呈淡黄或青铜色,毛发稀疏,常伴有智力减退、视力减弱、组织活检为真皮及皮下黏蛋白沉积。

五、治疗

一般无须特殊治疗,可自然消退,或行矿泉浴和热浴,有感染病灶者应清除病灶和抗感染治疗。

参考文献

[1] 张春梅,江翔,蔡艳艳,等.硬肿病 1 例[J].临床皮肤科杂志,2018,47(12):805-806.

[2] 杜伟,孙秋宁,苑勰,等.硬肿病的临床和组织病理特点[J].中国医学科学院学报,2009,31(1):42-44.

[3] 俞婉婷,刘白,姜祎群.成人硬肿病[J].临床皮肤科杂志,2017,46(9):607-609.

[4] 苑勰,李景德,刘杰文,等.60 例硬肿病临床分析[J].中国医学科学院学报,1989,11(2):107-111,157.

［5］Grodner C，Henn A，Lelièvre J D，et al. Successful improvement of Buschke-Löwenstein tumour in an HIV-infected patient with antiretroviral therapy alone［J］. BMJ Case Reports，2016，11（21）：1-2.

（林　琳　段　宁）

第十三节　先天性角化不良白内障综合征

一、疾病简介

先天性角化不良白内障综合征（congenital dyskeratoiscatarcts syndrome）又名 Schäfer syndrome，掌-跖角化障碍综合征，掌-跖过度角化综合征，系 1925 年由 Schmer 首先描述，是一种以皮肤颜色改变、甲营养不良、黏膜白斑、多系统的外胚叶和部分中胚叶改变为典型表现的先天性综合征。

二、病因及发病机制

先天性角化不良白内障综合征是一种常染色体显性遗传的外胚叶发育不良疾患，病因不明，属先天性病变。

三、临床表现

（一）头面部表现

有播散性滤泡性皮肤角化，口腔和咽峡部黏膜有角化白斑，伴先天性白内障、角膜上皮树枝状病变，但角膜知觉正常。

（二）其他相关临床表现

有播散性、滤泡性、皮肤角化、小头畸形、侏儒、精神发育不全、多汗症、生殖腺发育下全等。

四、诊断

以掌跖角化及先天性白内障为主要诊断依据。

五、治疗

（一）一般治疗

无特殊治疗。主要是对症处理。

（二）口腔颌面部异常相关的治疗建议

毛囊角化可用30%尿素脂、0.1%维生素 A 酸软膏或其他角质溶解剂。白内障可手术治疗。

369

参考文献

［1］马东来,王家璧,王宏伟.先天性角化不良 6 例［J］.临床皮肤科杂志,2002,31(11):712-714.

［2］Touzot F, Gaillard L, Vasquez N, et al. Heterogeneous telomere defects in patients with severe forms of dyskeratosis congenita［J］.Journal of Allergy and Clinical Immunology, 2012, 129(2):473-482.e3.

［3］Dokal I. Dyskeratosis congenita in all its forms［J］. British Journal of Haematology, 2000, 110(4): 768-779.

［4］Wang F, Du Y Q, Gong W, et al. Research progress of dyskeratosis congenita［J］. Zhonghua Kou Qiang Yi Xue Za Zhi, 2019, 54(2): 130-134.

［5］Sharma R K, Gupta M, Sood S, et al. Dyskeratosis congenita: Presentation of cutaneous triad in a sporadic case［J］. BMJ Case Reports, 2018, 11(1):e226736.

［6］Kojima S, Ehlert K. Reconsidering the indication of haematopoietic stem cell transplantation for dyskeratosis congenita［J］.British Journal of Haematology, 2018, 183(1):11-12.

［7］Bongiorno M, Rivard S, Hammer D, et al. Malignant transformation of oral leukoplakia in a patient with dyskeratosis congenita［J］. Oral Surgery, Oral Medicine, Oral Pathology and Oral Radiology, 2017, 124 (4):e239-e242.

［8］Fok W C, Niero E L D O, Dege C, et al. P53 mediates failure of human definitive hematopoiesis in dyskeratosis congenita［J］. Stem Cell Reports, 2017, 9(2):409-418.

［9］Sahoo N, Padhi S, Patra S, et al. Dyskeratosis congenita, bone marrow failure, and gastric adenocarcinoma:An insight into telomere biology［J］. The Turkish Journal of Gastroenterology, 2017, 28 (4):319-321.

［10］谢文美,杜杰,赵小荣,等.掌跖角化病临床诊断及分子遗传学研究进展［J］.临床皮肤科杂志,2019,48 (2):124-128.

［11］李慧珠.掌跖皮肤角化病与相关综合征［J］.国外医学.皮肤性病学分册,1996,22(4):228-230.

［12］张燕丽,段小红.常见伴随指/趾甲异常的口腔遗传性疾病［J］.实用口腔医学杂志,2011,27(4): 553-558.

［13］洪剑霞.与耳鼻咽喉科有关的综合征［J］.国外医学参考资料.耳鼻咽喉科学分册,1978,2(2):15-26.

（林 琳 王文梅）

第十四节　先天性厚甲症

一、疾病简介

先天性厚甲症(pachyonychia congenital, PC)是一种罕见的外胚叶缺陷病,由常染色体显性遗传引起,但也有常染色体隐性遗传的报道,特点是甲营养不良伴不同程度的外胚叶发育不良,由 Jadassohn 和 Lewandowsky 于 1906 年首先报道。PC 男女发病率大致相等,临床表现为指(趾)甲的过度角化增厚及其他外胚叶缺陷的症状。目前根据临床表现将 PC 分为四型:Ⅰ型最常见,为 Jadasshon-Lewandowsky 综合征;Ⅱ型为 Jackson-Sertoli 综合征;Ⅲ型称为 Schaferer-Branauer 综合征；Ⅳ型由 Tidman 等报道。此外还有一种特殊类型的先天性厚甲症，发病晚，称为迟发型先天性厚甲症(PC tarda)。

二、病因及发病机制

PC 的发病机制与 4 种角蛋白(KRT)基因 KRT6a、KRT6b、KRT16、KRT17 突变有关，其中致病突变多发基因为 KRT6a，占总突变数的 47.0%，其次为 KRT17、KRT16 和 KRT6b。KRT 致病突变以错义突变为主，约占 75.9%，其次为碱基缺失、剪接位点突变、无义突变和碱基插入。角蛋白是角质形成细胞形成表皮及其相关附属器的主要结构蛋白，角蛋白 6、16 或 17 特异表达在甲、毛囊、掌趾和舌等部位。由于角蛋白基因的错义突变、碱基缺失等改变导致角蛋白空间构象发生改变，引起角质形成细胞的功能障碍，从而形成 PC 一系列临床表现。

三、临床表现

(一) 口腔颌面部表现

男女均可发病，出生时症状即明显，或于婴儿早期发展加重。

Ⅰ型黏膜白斑多见于舌和口腔，偶尔累及喉部引起声嘶，白斑可恶化。

Ⅱ型无口腔黏膜白斑，可伴发胎生齿、新生儿齿。胎生齿即出生时就有的牙齿，发生率约为 1/10 000，有家庭聚集性。这种牙齿的结构异常，可自行松动或在出生后 1 年内脱落。脱落的牙齿会被婴儿吸入引起窒息和疼痛，而母亲在哺乳时也可引起疼痛。新生儿齿是指在出生后数日内长出的牙齿，与胎生齿相比，这种牙齿结构上是正常的，常在出生后 5 年内脱落。

Ⅲ型可发现口角干燥。

(二) 其他相关临床表现

1. 甲病变主要表现为三个方面，甲床过度角化、甲板增厚和弯曲变形。甲改变于出生后出现，但更多见于出生后几个月内，因角化过度导致甲远端向上翘起，出现特征性的门槛样远端角化过度。指(趾)甲常出现黄色楔样粗厚和突出的横曲线，常发生炎症和指(趾)甲脱落。

2. 2～3 岁时于足跖受压部可见胼胝，行走可导致水疱，出现掌跖角化、伴多汗症、四肢局部出现角化状丘疹，肘膝臀部出现毛囊角化过度性皮损，鱼鳞病、疣状斑片、多发性脂囊瘤等。

3. 角膜不全角化、角膜营养不良、视力障碍或白内障。

Ⅰ型最常见，由 KRT16 或 KRT6a 基因突变所致。除了口腔黏膜白斑，其临床特征还有甲增厚、变形或变色，掌跖角化，掌跖痛性水疱或溃疡，肢体疣状损害，多汗，甲沟炎，少毛或斑秃，偶有角膜角化不良、小眼及白内障等。

Ⅱ型由 KRT6b 或 KRT17 基因突变所致，除有Ⅰ型临床表现外，还伴有多发性脂囊瘤、表皮囊肿、毛发异常，此型无口腔黏膜白斑。

Ⅲ型除了具有Ⅰ型、Ⅱ型的临床表现以及口角干燥的口腔颌面部表现，还可发现角膜白斑。

Ⅳ型除了甲增厚和掌跖角化外,还伴有皮肤过度色素沉着和皮肤淀粉样变,广泛分布于颈部、腰腹部、腋窝、大腿、膝关节屈侧和臀部等多处皮肤。

迟发型 PC 发病晚,常在青少年或成年后发病,多于 40～50 岁发病。

四、诊断

根据黄色楔状指甲及其他临床表现、皮损特点、组织病理特征性即可诊断,家族史亦有助于诊断。

五、治疗

无特殊疗法。

(一) 一般治疗

甲损害常采用的治疗方法是将甲、甲床、甲母质全部切除,移植皮肤组织至切除部位,或拔甲后将甲母质和甲床完全刮除以阻止病甲再生长。

角化过度的皮肤损害可局部应用各种角质松解剂及皮质类固醇软膏治疗,如乳酸洗液、水杨酸和尿素制剂等角质溶解剂。

(二) 口腔颌面部异常相关的治疗建议

无特殊疗法。

有人主张将这胎生齿、新生儿齿拔除,这两种牙齿对儿童以后牙齿的发育没有影响。内服维生素 A、B、E 在一些病例中有效,口服维 A 酸能清除角化性丘疹和黏膜白斑,经其治疗后病变组织学方面的改善非常明显,但对掌跖角化无效。迟发型先天性厚甲症患者应注意黏膜白斑有可能恶性变。

参考文献

［1］杨科.母女同患先天性厚甲症 2 例［J］.临床皮肤科杂志,2011,40(1):53.

［2］Moger G,Shashikanth M C,Chandrashekar K T,et al. Pachyonychia congenita tarda:A rare case report ［J］. Contemporary Clinical Dentistry,2013,4(3):409-411.

［3］林志森,贺伟,李岩,等.伴皮角样损害的先天性厚甲症［J］.临床皮肤科杂志,2011,40(9):552-553.

［4］Gruber R,Edlinger M,Kaspar R L,et al. An appraisal of oral retinoids in the treatment of pachyonychia congenita［J］. Journal of the American Academy of Dermatology,2012,66(6):e193-e199.

(王文梅　宋月凤)

第十五节　红　皮　病

一、疾病简介

红皮病(erythroderma)又名剥脱性皮炎(exfoliative dermatitis),是一种皮肤病反应,其

特征是广泛的红斑和皮肤鳞屑继发于各种原因。一般认为红皮病与剥脱性皮炎为同一种疾病，前者以广泛和明显红斑浸润损害伴有糠秕状脱屑为特征，而后者存在广泛性水肿性红斑，伴有大量脱屑。

二、病因及发病机制

该病病因可能是：

1. 银屑病、湿疹、脂溢性皮炎、毛发红糠疹、扁平苔藓等恶化而引起。

2. 淋巴瘤及其他恶性肿瘤　如蕈样肉芽肿、霍奇金氏病、恶性淋巴瘤、白血病等可发生红皮病，预后严重。

3. 药物过敏所致　常见药物包括抗癫痫药物（如苯巴比妥、卡马西平和苯妥英钠）、抗生素（如青霉素、磺胺类药物和抗结核药物）、金、锂盐和别嘌呤醇。

三、临床表现

（一）头面部表现

1. 口腔红肿、溃疡、疼痛，吞咽时症状加重。

2. 黏膜症状较为明显，可出现眼结膜炎、眼睑缘炎、角膜炎、角膜溃疡，女阴、尿道、肛门部位的黏膜常常糜烂，有分泌物。

（二）其他相关临床表现

红皮病的典型表现是全身皮肤弥漫性的潮红、浸润、肿胀、脱屑，皮损受累面积达到皮肤的80%以上，但是红皮病不仅仅表现在皮肤，黏膜、皮肤附属器、淋巴结甚至内脏均有受累。

四、诊断

根据临床表现及皮肤刮片、直接免疫荧光等特异性检查等确诊。

五、治疗

（一）治疗原则

寻找病因，根据病因，分别给予相应的药物治疗。往往需要同时进行支持治疗，全身治疗和局部治疗，尽快控制病情，防止感染。

（二）治疗方法

1. 病因治疗

对于原因不明的红皮病患者，应力争寻找病因，并治疗或去除病因。原因已明确的，还要注意有哪些诱因可使病情加重，去除诱发因素。

2. 支持疗法

及时补充足量蛋白质、水及电解质十分关键。

3. 抗感染

红皮病患者皮损遍及全身,极易感染。一旦发现感染灶,要及时给以足量有效的抗生素,力争在短期内控制感染。

4. 激素治疗

使用激素的原则是足量,一般情况下每日给以强的松 40～60 mg。症状控制之后,应逐渐递减激素的用量,切不可突然自行停药。

5. 中医药治疗

根据中医辨证施治。

参考文献

［1］Jill Rothe M，Bialy T L，Grant-Kels J M. Erythroderma［J］. Dermatologic Clinics，2000，18（3）：405-415.

［2］Mistry N，Gupta A，Alavi A，et al. A review of the diagnosis and management of erythroderma (generalized red skin)［J］. Advances in Skin & Wound Care，2015，28(5):228-236.

［3］Cuellar-Barboza A，Ocampo-Candiani J，Herz-Ruelas M E. A practical approach to the diagnosis and treatment of adult erythroderma［J］. Actas Dermo-Sifiliográficas（English Edition），2018，109（9）：777-790.

［4］Zhang P，Chen H X，Xing J J，et al. Clinical analysis of 84 cases of erythrodermic psoriasis and 121 cases of other types of erythroderma from 2010—2015［J］. Journal of Huazhong University of Scienceand Technology［Medical Sciences］，2017，37(4):563-567.

［5］Maldonado-García C A，Orozco-Anahuati A P. Diagnostic approach of erythroderma in the adult［J］. Rev Med Inst Mex Seguro Soc 2017，55（3）：353-360.

［6］Doyon J B，Liu K J，Berman R A. Metoprolol-induced total body erythroderma［J］. Journal of General Internal Medicine，2017，32(2):221-222.

［7］Cesar A，Cruz M，Mota A，Azevedo F. Erythroderma. A clinical and etiological study of 103 patients. J Dermatol Case Rep，2016，10（1）：1-9.

［8］许素玲,石磊.红皮病 49 例临床分析［J］.浙江中西医结合杂志,2007,17(6):383-384.

（贺智凤　王志勇）

第十六节　着色干皮病-恶性肿瘤综合征

一、疾病简介

着色干皮病-恶性肿瘤综合征又名着色性干皮病（xeroderma pigmentosum，XP），De Sanctis-Cacchione 综合征,着色干皮病-神经病变综合征,着色性干皮病白痴综合征,干皮症痴呆（xerodermic idocy）,着色性皮萎缩,萎缩性着色性血管瘤等。

1870 年 Kaposi 首先描述着色干皮病（xeroderma pigmentosum,简称 XP）为具有光化性角化病、雀斑及皮肤癌的综合征。1907 年 Jefferys 在上海报道 1 例中国患者,1932 年

De Sanctis和 Cacchione 首先报道有神经系统损害的 XP,此后他们将伴有神经系统损害的 XP 称为 De Sanctis-Cacchione 综合征。

二、病因及发病机制

着色性干皮病(xeroderma pigmentosum,XP)是一种罕见的常染色体隐性遗传病,XP 有 7 个互补型(XP-A)到 G 和一个变异型(XP-V)。多数患者是由于先天性核苷酸切除修复功能缺陷,紫外线诱发 DNA 损伤后不能被修复,常引发抑癌基因突变,患者易出现光损伤相关疾病和皮肤恶性肿瘤。还有 20% 的患者是由于 DNA 聚合酶缺陷导致紫外线诱发损伤后 DNA 不能被修复。病人体细胞的 DNA 受紫外线损伤后不能修复时,其染色单体就呈现不稳定性,易发生各种畸变,姐妹染色单体交换率常增加,进而发生癌变。

三、临床表现

(一)头面部表现

1. 皮肤 有持久性雀斑状皮疹,毛细血管扩张、色素沉着、皮肤萎缩,干燥的疣状小丘疹及结节。按其过程可分为三期:①第一期为充血炎性期,皮肤出现斑点;②第二期为棕色疣与赘疣期;③第三期为恶性肿瘤期。各期进展缓慢,但患者多于早期死亡。皮肤肿瘤多为基底细胞癌和鳞状细胞癌,其他如肉样瘤、乳头瘤等,较少为恶性黑色素瘤。所以有人称本病为真性癌瘤前驱症,患者多于 15～20 岁因癌瘤而死亡。

2. 神经系统 小头畸形,大脑橄榄体和桥脑萎缩。语言障碍,智力低下,痉挛性瘫痪,惊厥。

3. 眼部症状 见于 80% 病例,以眼睛畏光出现最早,也最常见,睑短缩外翻,结膜炎,角膜炎;肿瘤有时可自睑部侵入眼眶。

(二)其他相关临床表现

1. 生长障碍,骨骼发育不全,尤以四肢为著。

2. 约半数病例有性腺发育不全。

四、诊断

根据自幼发病,并有日光曝晒史及家族史考虑诊断,智力障碍为本病特点,有助诊断。本病应与 Bloom 综合征、维生素 PP 缺乏症及雀斑、盘状红斑狼疮及恶性雀斑样痣等其他皮肤病相鉴别。

五、治疗

本病无良好的疗法。应避免日光暴晒,平时使用适当的润肤剂;积极治疗皮肤损害,预防恶变。内服维生素 A 及烟酰胺。外用 3% 奎宁软膏及 5% 氧化钛软膏或乳剂,亦可经常涂用无刺激的保护性软膏。肾上腺皮质激素之疗效未定。若已发现疣样增殖,应及时就诊,确诊后首选手术切除局部肿瘤,可以延长患者的生存时间。

参考文献

［1］赵亮,曾同祥,张彦秀,等.着色性干皮病继发恶性肿瘤8例临床及病理分析［J］.临床皮肤科杂志,2005,34(5):295-296.

［2］李桓,汪志山,王长欣.着色性干皮病并发面部皮肤癌的长期治疗观察［J］.中华皮肤科杂志,2014,47(1):64-65.

［3］胡延佳,李贤权.着色性干皮病伴舍格林综合征及基底细胞癌1例［J］.临床口腔医学杂志,2002,18(4):307.

［4］Lehmann A R, McGibbon D, Stefanini M. Xeroderma pigmentosum［J］. Orphanet Journal of Rare Diseases, 2011, 6(1):70.

［5］Kraemer K H, Lee M M, Scotto J. Xeroderma pigmentosum. Cutaneous, ocular, and neurologicabnormalities in 830 published cases［J］. Archives of Dermatology, 1987, 123(2):241-250.

［6］Kraemer K H, Patronas N J, Schiffmann R, et al. Xeroderma pigmentosum, trichothiodystrophy and Cockayne syndrome: A complex genotype-phenotype relationship［J］. Neuroscience, 2007, 145(4):1388-1396.

（段　宁　宋月凤）

第十七节　Pasini 综合征

一、疾病简介

Pasini 在 1923 年、Pierini 在 1936 年分别描述了这一在临床上有特色的色素性皮肤萎缩症。又名(progressive idiopathic atrophy of Pasini and Pierni, PIAPP)为 Pasini-Pierini 萎缩性皮病。Canizares、Weiner 等认为本病是一独立的疾病,亦有学者认为是局限性硬皮病的异型。尽管对于本病是否为一独立性疾病的意见尚不统一,但因其具有典型的临床特征,所以 PIAPP 这一病名不应放弃,目前仍使用 PIAPP 这一名称。

二、病因及发病机制

病因复杂,一般认为是常染色体显性遗传。感染因素、外伤、手术失血可能是诱发因素。

三、口腔颌面部表现及其他相关临床表现

本病多见于青春期女性。皮损好发于躯干部,亦可累及四肢及其他部位。皮损可单发或多发,大部分对称分布。皮疹一般呈圆形或不规则形、境界清楚的萎缩斑,直径较大,初为圆锥形,增大后表面扁平,局部轻微凹陷,呈青灰、紫棕或深褐色。每块皮损的色调可不一致。皮损触诊柔软,陈旧性皮损中央可轻度偏硬。慢性病程,可无自觉症状,发展缓慢。皮疹可融合成多种形状,可发生于全身,也常侵犯口腔。皮疹一旦出现不易消退,呈慢性经过。

四、治疗

无有效治疗方法。

参考文献

［1］Arif T，Adil M，Amin S S，et al. Atrophodermia pasini-pierini entlang der blaschko-linien［J］. JDDG：Journal Der Deutschen Dermatologischen Gesellschaft，2017，15(6)：662-664.

［2］Ruiz-Villaverde R，Sánchez-Cano D，Salvador-Rodriguez L，et al. Atrophoderma of pasini and pierini［J］. Sultan Qaboos University Medical Journal，2017：e373-374.

［3］Arif T，Adil M，Amin S S，et al. Atrophoderma of Pasini and Pierini in a blaschkoid pattern［J］. JDDG：Journal Der Deutschen Dermatologischen Gesellschaft，2017，15(6)：663-664.

［4］Vieira-Damiani G，Lage D，Christofoletti Daldon P É，et al. Idiopathic atrophoderma of Pasini and Pierini：A case study of collagen and elastin texture by multiphoton microscopy［J］. Journal of the American Academy of Dermatology，2017，77(5)：930-937.

［5］Ravic-Nikolic A，Djurdjevic P，Mitrovic S，et al. Atrophoderma of Pasini and Pierini associated with extramedullary plasmacytoma［J］. Clinical and Experimental Dermatology，2016，41(7)：837-839.

（段　宁　王文梅）

第十八节　Seeligman 综合征

一、疾病简介

Seeligman syndrome 又名新生儿薄屑状剥脱（ligator baby syndrome），先天性鱼鳞病（ichthyosis congenita），新生儿鱼鳞病，板层状鱼鳞病，胎儿性鱼鳞病，"丑胎"（harleguin fetus），全身性皮脂溢，胎儿普遍角化病，恶性角化病，恶性角质瘤综合征，Hebra 脂溢性鱼鳞病，层状鱼鳞癣综合征，鳄皮婴儿综合征，新生儿层状表皮剥脱综合征。临床上少见。

二、病因及发病机制

病因不明。是一种遗传病，常与父母近亲结婚有关。以往有学者认为因甲状腺与胸腺机能失常、维生素 A 利用不良，外胚叶先天性发育异常及植物性神经系统异常所致。现代医学认为：板层状鱼鳞病就是由于基因发生了变异而产生的疾病。已报道的致病的 FLG 基因突变位点近 20 个，这些突变具有种群特异性。国外 FLG 基因突变位点及分布：2282del4，R501X（美国）；R1474X，5360delG，6867delAG，11029delCA，11033del4，Q3683X，7267delCA，R2447X(欧洲)；S2889X，S3296X（日本）；Q2417X，E2422X，R4307X，441delA，1249insG，7945delA（新加坡华裔）；Q1745X，Q1790X，G2788X，Q2417X，E2422X，R2447X，R3657X(中国)。

病理表现为表皮过度角化,粒层增厚,棘层上份细胞有网状空泡化现象,有时桥粒仅与一侧棘细胞相连,棘突松解,有水疱或大疱,真皮浅层有炎细胞浸润。

三、临床表现

(一)头面部表现

重症患婴面部损害尤其明显,颜面丑陋,鱼状嘴、鼻孔狭窄、眼球深陷。具有诊断意义的表现是睑外翻,几乎发生在每个病例,经常皮肤细菌感染,发生于头皮现瘢痕性秃发。

(二)其他相关临床表现

出生后不久就出现全身发红,呈弥漫性。红斑基础上有大片棕褐色鳞屑。中央粘着,边缘游离。在大关节周围鳞屑常堆积很厚,呈疣状,掌跖部位多有严重的角化过度,由此而发生皲裂,引起明显疼痛,并妨碍手足功能。指(趾)甲增厚,表面不平。由于腺体阻塞,常导致无汗。重症者生殖器萎缩,轻症者生殖器轻度畸形或无改变。

四、诊断

该病在出生时或生后不久即发生。皮损特点显著:灰棕色的粗大板状鳞屑,四方形,边缘游离翘起,中央黏着。伴有大面积或弥漫性红斑。掌跖见中度角化过度。1/3 患者存在睑外翻现象。根据典型临床表现,皮损的特点,特征性的组织病理特点即可诊断。应与先天性梅毒、异常性鱼鳞病、先天性鱼鳞病样红皮病相鉴别。

五、治疗

本病迁延不愈。随年龄增长,症状可逐渐缓解。成年时仅表现为全身轻度发红,少量鳞屑。即所谓的鱼鳞病样红皮病。

本病无特效疗法。重症者多死亡。轻型出生时应清除鼻孔内角质碎片以免引起堵塞窒息死亡。使用甲状腺素及 VitA 疗效不著,局部搽油脂以滋润皮肤,3% 水杨酸软膏虽有角质分离作用,但久搽时应注意避免吸收太多引起刺激。对于先天性骨骼畸形者可施行矫形术。

参考文献

[1] Takeichi T, Akiyama M. Inherited ichthyosis: Non-syndromic forms[J].The Journal of Dermatology, 2016, 43(3):242-251.

[2] Rodríguez-Pazos L, Ginarte M, Vega A, et al. Autosomal recessive congenital ichthyosis[J].Actas Dermo-Sifiliográficas (English Edition), 2013, 104(4):270-284.

[3] Sethuraman G, Marwaha R K. Vitamin D, bone health and congenital ichthyosis[J]. Indian Journal of Dermatology, Venereology and Leprology, 2016, 82(3):249-251.

[4] Glick J B, Craiglow B G, Choate K A, et al. Improved management of harlequin ichthyosis with advances in neonatal intensive care[J]. Pediatrics, 2017, 139(1):e20161003.

[5] Sugiura K, Akiyama M. Update on autosomal recessive congenital ichthyosis: MRNA analysis using hair

samples is a powerful tool for genetic diagnosis[J]. Journal of Dermatological Science，2015，79(1)：4-9.

（段　宁　王文梅）

第十九节　先天性皮肤异色病

一、疾病简介

先天性皮肤异色综合征又名先天性皮肤异色病(poikiloderma congenitale)，Rothmund-Thomson 综合征，是一种较少见的常染色体隐性遗传疾病。由一组性质各异的病变构成，包括皮肤异常、骨骼缺陷、幼年性白内障、早年衰老、骨肉瘤、皮肤癌和其他肿瘤的易感性。先天性血管萎缩皮肤异色病、萎缩性皮肤异色病和白内障。1865 年由 Rothmund 首次报道。先天性血管萎缩皮肤异色病是一种具有皮肤异色病、身材矮小、幼年白内障、毛发稀少、光敏等表现的常染色体隐性遗传病。男性多发，男女之比为 2：1。

二、病因及发病机制

RTS 的病因尚未明确，多认为属常染色体隐性遗传性疾病，由单基因突变所致，可能与近亲结婚有关。RTS Ⅰ型至今没有发现 RECQL4 基因突变，RTS Ⅱ型是由于 RECQL4 解旋酶基因纯合或复合杂合突变所致(有 60%～65% RTS 患者出现)。

DNA 代谢过程中 RECQL4 的多种作用，RECQL4 基因突变的 RTS 患者体内可能存在 DNA 复制缺陷、对氧化剂敏感性增高和无法修复的 DNA 损伤，必然导致 DNA 的不稳定性持续存在。对一些处于发育阶段的组织而言，RECQL4 可能极为重要，比如正在发育的骨组织和皮肤组织，所以 RTS 患者 RECQL4 缺陷主要影响这些组织。通过基因型表位分析发现 RECQL4 基因突变阳性的 RTS 患者比无基因突变者更易患骨肉瘤。

三、临床表现

(一)口腔颌面部表现

1. 牙齿异常

RTS 患者常有牙齿异常，包括各种类型牙齿畸形，如细小牙、退化牙、不全牙和多样反验等。RTS 患者牙龈超微病理检查结果显示有结缔组织的结构异常，X 线检查可有全部恒牙的异常，上颌骨有浅根牙齿，而第三磨牙仅有部分长出。研究发现越来越多 RTS 患者伴有龋齿，牙齿异常的发病率约为 27%～59%。

(二)其他相关临床表现

本病首先累及外胚层组织，常由皮肤科医生先发现。一般最早出现的是皮肤、头发、指甲和牙齿的病变，而这些器官属于来自内胚层和外胚层的表皮和真皮组织。发育迟缓和由此引起的身材矮小为 RTS 第二主要特征。骨骼系统病变与 RTS 的发病机制密切相关，可表现为先天性骨骼异常,有部分患者只有通过 X 线检查才能发现轻微骨骼异常。白内障可能是 RTS 患者特异性表现。并发恶性肿瘤也是 RTS 的主要特征。常见的肿瘤为:骨肉瘤,好发于儿童和青少年,皮肤肿瘤与好发于成年人。同时,消化、呼吸和血液系统异常偶尔也有报道,其还可伴有性腺发育不全、性发育迟缓或不成熟。由于患者病情严重程度与受累组织的不同,每种体征的严重程度及伴随症状也可能不一样。RTS Ⅰ型表现为伴有外胚层发育缺陷和幼年白内障的皮肤异色病,RTS Ⅱ型为伴有先天性骨骼发育缺陷和儿童骨肉瘤/老年皮肤癌高发风险的皮肤异色病。

1. 皮肤损害

本病皮损特点为毛细血管扩张、色素沉着、皮肤萎缩。患儿出生时皮肤正常,出生后 3～6 月发病。初为面部的水肿性红斑、水疱,随后扩散到四肢(先是伸侧再到屈侧)和臀部,而躯干和腹部皮疹一般较少。暴露部位更明显。随着红斑的消退,皮疹由急性期发展为慢性期,皮肤上出现不同程度的点状或者网状萎缩,伴毛细血管扩张、色素减退和色素沉着等,呈网状改变。对光敏感,年龄越小,光敏感越明显,轻度日晒后即可发生水疱或者严重红斑,光敏亦可发生于非暴部位。大约 89% 患者在 1～2 岁期间发病,但也有报道在更大年龄段才出现皮肤异色症。3～5 岁后皮肤损害不再发展,但这种皮肤异色样皮损可持续终生。

部分患者在青春期后由于手腕足踝部发生角化过度和疣状损害或出现活动受限。皮肤钙化和汗孔角化较罕见。有部分患者有皮肤老化的表现,有 1/3 患者可有掌跖角化过度,其组织病理表现为弥漫性层状角化过度。

2. 毛发受累

约 1/2 患者毛发受累,表现为头发、腋毛、阴毛稀细,眉毛、睫毛亦可稀疏,皮损处毳毛缺如。有研究者对 41 例 RTS 患者进行分析后发现 50% 患者存在头发稀少、易脆、细小或缺如,73% 患者存在睫毛和/或眉毛稀少。

3. 指甲损害

主要为甲营养不良及甲发育不全,缺甲亦是一个常见的体征。

4. 生长发育迟缓

至少 2/3RTS 患者出生时低体重、体重增加缓慢和径向性生长缺陷。约半数患者伴四肢细小,小手、小足的匀称性侏儒症。绝大多数身材矮小的患者生长激素水平是正常的,但亦有报道部分患者生长激素分泌不足。

5. 精神智力障碍

RTS 患者神经发育和智力多是正常的,对 202 例 RTS 患者的研究发现其中有 6 人存在智力迟钝,表现为语言滞后、智力低下、进行性脑萎缩。

Klippel-Feil 综合征和骨肉瘤可能是 RTS 患者智力低下的原因。

6. 听觉障碍

有学者报道 1 例 RTS 患者伴发感音性神经性耳聋。

7. 骨骼异常

约 68% RTS 患者有骨骼异常表现,包括额骨突出、鞍状鼻和长骨畸形,后者常表现为先天性径向性发育不全,如单侧或双侧短径异常尺骨或者缺如、拇指缺如或者畸形、髌骨发育不全、并指和弥漫性或局限性骨质疏松。有学者报道在做过放射性骨检查的 RTS 患者中约 75%存在骨骼异常,但这些骨骼缺陷并未表现出异常的临床体征。一项对存在 RECQL4 基因突变的 28 例 RTS 患者的影像学研究也得出了相同结论。最常见的骨骼异常包括干骺端骨小梁异常、短中指/趾畸形、拇指缺如或发育不全、破坏性骨损伤(骨髓坏死)、桡骨头脱位、桡骨发育不全和髌骨骨化不良等。基因型-表型关联分析结果表明所有存在 RECQL4 基因突变的患者都有骨骼异常,进一步证实了 RECQL4 基因突变可能提示着骨肉瘤的高发风险。

8. 眼部损害

25%～40%患儿在 3～6 岁间发生双侧白内障,为儿童最常见的眼部病变。部分患者成年后可发展为全盲。可出现的其他眼部疾患有突眼症、角膜萎缩、先天性双侧青光眼、视网膜萎缩或残缺、斜视、畏光、蓝色巩膜和虹膜发育不全等。

9. 消化系统病变

RTS 患者可有食管狭窄、肛门闭锁、环状胰腺和直肠阴道瘘,婴幼儿可能出现进食困难。幼儿可出现消化功能紊乱,表现为慢性呕吐和腹泻。

10. 呼吸系统病变

RTS 患者很少伴发下呼吸道感染。最近有学者报道了 2 例 RTS 患者发生复发性肺炎并伴有支气管扩张,其中 1 例检测发现 RECQL4 基因突变,提示支气管扩张可能是 RTS 的一个新的临床特征。

11. 血液系统病变

RTS 患者可发生进展性白血病和需要输血治疗的慢性低色素性贫血,也可发生骨髓增生异常、再生障碍和白血病等恶性血液系统疾病。

12. 肿瘤

有学者对伴发肿瘤的 RTS 患者进行详细总结分析,归纳出 RTS 患者可能发生的肿瘤疾病谱及发病年龄。骨肉瘤好发于 14 岁左右的儿童,而皮肤肿瘤(如鳞状细胞癌、基底细胞癌和鲍温病)则好发于 34 岁左右的成人。两类肿瘤的发病时间均较一般人提前。骨肉瘤和皮肤肿瘤在 RTS 患者中患病概率分别为 30%和 5%。在间叶组织肿瘤中除了最常见的骨肉瘤外,恶性纤维瘤已有多例报道。

鳞状细胞癌是最常见的皮肤肿瘤,目前学者们开始关注到血液系统肿瘤,发现 RTS 患者可伴有骨髓增生异常。RTS 患者并发的单发性骨肉瘤与散发性骨肉瘤的临床特征相类似,譬如肿瘤的好发部位为股骨和胫骨,其组织类型主要为成骨细胞瘤。然而,作为恶性肿瘤易感综合征之一,RTS 患者单发性骨肉瘤的发病年龄多小于散发患者(其平均年龄分别为 14 岁和 17 岁)。通常 X 线检查可发现 RTS 患者干骺端骨小梁的异常,因此多认为骨肉瘤始发于干骺端。

除单发性骨肉瘤外,迄今已报道了 10 例并发多发性骨肉瘤的 RTS 病例。在所有骨肉瘤患者中,多发性骨肉瘤与散发性骨肉瘤分别占 0.4% 和 10%。然而,在 RTS 患者中,多发性骨肉瘤较单发性骨肉瘤发病率高,所占比例分别为 25.6% 和 17.9%,表明 RTS 患者存在多发性骨肉瘤的高发风险。事实上,RTS 患者高发多个相同或不同类型肿瘤的现象表明本病属于易患肿瘤综合征。然而,没有证据表明 RTS 患者带有杂合突变的父母亲患癌风险增高。

四、诊断

RTS 是一种好发于儿童的疾病,临床上主要根据发病时间、病情进展以及皮损特点等进行诊断。出生后 1 年内发病,特定部位(面、耳郭、手、足、臀等)的典型异色病样皮损,伴有萎缩性毛细血管扩张,以曝光部位为主而又不局限于曝光部位的光敏感以及幼儿发生的双侧性白内障等是诊断本病的主要依据。其组织病理呈非特异性改变,可有基底细胞液化变性,真皮上部带状炎性细胞浸润,毛细血管扩张等,早期与色素失禁症相似。

如果患者皮损不典型,但出现了以下情况中的两种以上即可诊断 RTS:头发稀疏,眉毛、睫毛稀少或缺如,身材矮小和先天性骨骼发育缺陷(包括仅在 X 线检查发现的轻微异常),牙齿和指甲异常,皮肤角化过度,白内障和肿瘤。

对所有骨肉瘤患者,尤其是伴有皮肤病变的患者进行诊断时都应考虑 RTS。目前可采取分子诊断手段,对有典型皮肤异色样皮损和其他症状体征的患者,应该采取 RECQL4 基因分析结合其他各种可能的诊断方法来进行确诊。RECQL4 突变可导致三种常染色体隐性遗传综合征:RTS,BGS 和 RAPADILINO,伴有两种不同的 RECQL4 综合征临床表现的患者都应该进行 RECQL4 基因检测。

RECQL4 基因检测也应该用于与 RTS 患者具有相似临床症状的 RTS 鉴别诊断中,这些鉴别诊断或者是由于皮肤异常改变或者是因为它们属于不同组的染色体不稳定所致的 DNA 修复缺陷性疾病。只有 2/3 临床诊断为 RTS 的患者携带 RECQL4 基因突变。迄今为止,尚未在没有 RECQL4 基因突变的 RTS 患者中发现其他致病基因。RECQL4 突变阴性的患者目前包括有皮肤异色症但常伴有幼年性白内障的 RTS Ⅰ型和其他不典型、不明确或独特表现的 RTS。

五、治疗

(一) 一般治疗

RTS 尚无特殊治疗。

RTS 累及多个脏器及组织,治疗应由皮肤科、肿瘤科等多个科室的医生进行综合性治疗,并长期随访。对 RTS 患者的治疗包括:毛细血管扩张可以行脉冲激光治疗、白内障可行手术治疗和对患癌者进行规则抗癌治疗等。

(二) 口腔颌面部异常相关的治疗建议

RTS 是可伴发早发型牙周病的全身性疾病,在缺乏其他常见的临床表现时,应该建议对可疑患者进行牙科影像学检查作为诊断依据。牙根异常缩短被认为与牙根重吸收有关,因此所有可引起受累牙齿顶端结构进一步损伤的因素都应该避免，包括咀嚼摩擦力、牙齿修复术和龋齿或牙周病。

参考文献

［1］李艳嫦.一例先天性皮肤异色病致病基因的突变分析［D］.武汉：华中科技大学，2013.

［2］Taylor W B. Rothmund's syndrome；Thomson's syndrome；congenital poikiloderma with or without juvenile cataracts［J］. A. M. A. Archives of Dermatology，1957，75(2)：236-244.

［3］Shuttleworth D，Marks R. Epidermal dysplasia and skeletal deformity in congenital poikiloderma (Rothmund-Thomson syndrome)［J］. British Journal of Dermatology，1987，117(3)：377-384.

［4］Kassner E G，Qazi Q H，Haller J O. Rothmund-Thomson syndrome（Poikiloderma congenitale）associated with mental retardation，growth disturbance，and skeletal features［J］. Skeletal Radiology，1977，2(2)：99-103.

［5］Katoulis A C，Rigopoulos D，Tzima K，et al. Poikiloderma of Civatte：A review［J］. Expert Review of Dermatology，2012，7(4)：377-382.

［6］Cardin-Langlois E，Hanna D，St-Amant M，et al. Invasive squamous cell carcinoma of the hand in a patient with kindler syndrome：Case report and literature review［J］. Canadian Journal of Plastic Surgery，2010，18(3)：41-43.

［7］Werder E A，Mürset G，Illig R，et al. Hypogonadism and parathyroid adenoma in congenital poikiloderma (rothmund-Thomson syndrome)［J］. Clinical Endocrinology，1975，4(1)：75-82.

［8］韩德奎，伍继军，尹桂艳，等.先天性皮肤异色综合症两例报告［J］.空军总医院学报，1991，7(2)：95.

［9］夏珏.Rothmund-Thomson 综合征 1 例［J］.中国麻风皮肤病杂志，2007，23(2)：156-158.

［10］邓伟平，莫友，王建琴.先天性角化不良研究进展［J］.国际皮肤性病学杂志，2007，33(5)：299-301.

（黎景景　段　宁）

第二十节　副肿瘤肢端角化症

一、疾病简介

Bazex 等于 1965 年描述了一种称为"肢端角化过度型副肿瘤性综合征"的疾病，后又于 1967 年称其为"癌源性肢端银屑病样皮肤病"。自 1968 年以来普遍应用"副肿瘤性肢端角化症"(acrokeratosis paraneoplastica)这个名称。

二、病因及发病机制

副肿瘤性肢端角化症是指以累及耳部、鼻、肢端的丘疹鳞屑性损害和角化过度性损害为主的疾病，是较罕见的副肿瘤性皮肤病。常见于 40 岁以上的男性，常伴发于膈肌以上的消化道和呼吸道鳞状细胞癌，皮损与肿瘤密切相关，属于恶性肿瘤的皮肤标志之一。

本病临床少见，发病机制尚不清楚，研究认为与体内癌病灶有密切关系。一种假设是皮肤与肿瘤存在某种交叉抗原,当免疫系统被激活时,皮肤发生损害。另一个假设机制为肿瘤细胞的分泌作用,如表皮生长因子、转化生长因子 - α 和胰岛素样生长因子等导致皮肤过度增殖引起副肿瘤性皮肤病变。

三、临床表现

(一) 头面部表现

本病是内脏恶性肿瘤特别是喉癌的重要标志,多见于 40 岁以上的男性,皮肤症状往往先出现,比内脏癌要早几个月到几年。其特征为皮损位于肢端,呈对称性,主要累及手、足、鼻和耳部,较少见于面、颈部,极个别的可累及膝、肘甚至躯干,未见全身泛发者。面部皮损似脂溢性皮炎样或红斑狼疮样;头皮或躯干部损害似银屑病;耳、鼻部也常受累,均为皮肤增厚,呈暗红色粘连的干性鳞屑。

(二) 其他相关临床表现

Bazex 等认为单凭甲的病变就可考虑为本病,并将本病分为以下 3 期:①红斑始于手指及足趾,很快累及指甲,甚至鼻部,指(趾)甲有甲下角化过度及甲分离;②掌跖呈紫红色皮肤角化,鼻部损害累及双颊及整个耳郭,这时潜在肿瘤通常出现症状;③皮损蔓延至四肢末端、躯干及头皮,呈银屑病样皮损。本病多伴发上呼吸道和上消化道鳞癌,另外皮肤、泌尿生殖道、乳腺、肝脏、口腔等亦有伴发恶性肿瘤的报告,并且皮损与癌肿的演变往往相平行。皮损病理为非特异性改变,可见表皮角化过度伴灶性角化不全,棘层轻度肥厚或呈银屑病样增生,真皮浅层血管周围有炎性细胞浸润。

皮肤症状往往先出现,比癌的早期主观症状早几个月,甚至几年。皮损的分布部位是一个基本特征。位于肢端,呈对称性,主要累及手、足、鼻和耳部,较少见于颌面部,极个别的可累及膝、肘、甚至躯干。未见全身泛发者。皮损为境界不清之红斑鳞屑,一般无痒感。红斑常呈紫红色,有苍白色角化鳞屑,粘连性,厚度不等。剥除鳞屑引起小出血。损害极少结痂或渗出。手部皮疹好发于手指,局部肿胀粗大,呈紫红色,指背有粘着很紧的角化过度性鳞屑,在指关节处形成疣状指垫,手指末端二节有时呈银屑病样表现,在手指掌面,角化较薄而红斑则较明显。手掌角化过度,有时累及大鱼际和小鱼际。皮损也好发于足趾,角化过度常较手明显,受压部位更突出。耳部经常受损,双侧对称性。表现为皮肤增厚,盖有厚薄不一的鳞屑,紧密粘连,剥除鳞屑致出血。损害主要位于耳郭边缘及其周围部分,耳郭体积增大。鼻部尤其鼻梁的损害与耳相似,呈暗红斑,上有薄而紧粘的干性鳞屑。指趾甲亦常早期受累,Baezx 等强调其临床意义,认为单凭甲的病变就可考虑副肿瘤性肢端角化症。损害往往很明显,甲部分甚至全部增厚或破坏,但有时损害较轻,表现为纵行沟纹,甲下角化过度。

四、诊断

发病年龄在 40 岁以上,男性多见,有肺部、咽喉部、舌部、颈部等肿瘤病史,皮损通常始发于手指、足趾,呈对称性鳞屑性,皮损与内脏肿瘤的演变有密切的关系,肿瘤消失,皮损消退,肿瘤复发时皮损加重,皮肤病理检查并无特异性改变,根据以上特征可以做出诊断。

Baezx 等开始就强调本病的某些病理组织象的特异性。皮肤损害象变应性血管炎,表皮细胞变性,胞浆早期为嗜酸性,以后消失呈空腔变性。并非在所有报导的病例均见到这些组织变化。对于临床表现典型者就是缺乏这些病理变化也可肯定诊断。

五、治疗

(一)一般治疗

最重要的治疗手段是治疗潜在的恶性肿瘤,潜在恶性肿瘤切除后皮疹能缓解。

(二)口腔颌面部异常相关的治疗建议

肿瘤无法切除和治疗时,可口服维 A 酸药物;另外补骨脂素联合长波紫外线照射治疗、外用水杨酸、糖皮质激素治疗都有报道。

治疗上切除肿瘤后一般可使皮损消退,如若癌肿在原位复发或转移到头颈和纵隔淋巴结时,皮疹可再度出现,但如转移到其他部位时则皮疹不再复发。局部使用皮质类固醇制剂或角质剥离剂可使皮损获暂时改善,每天口服阿维 A 酯 30~40 mg 或阿维 A 25 mg 也可使皮损好转。

参考文献

[1] Bazex J, ElSayed F, Cadilhac H, et al. Acrokeratosis paraneoplastica (Bazex syndrome) and inappropriate antidiuretic hormone secretion associated with epidermoid and anaplastic bronchial cancer[J]. Journal of the European Academy of Dermatology and Venereology, 1994, 3(4):529-534.

[2] Aoshima Y, Karayama M, Sagisaka S, et al. Synchronous occurrence of bazex syndrome and remitting seronegative symmetrical synovitis with pitting edema syndrome in a patient with lung cancer[J]. Internal Medicine (Tokyo, Japan), 2019, 58(22):3267-3271.

[3] Zhao J, Zhang X L, Chen Z, et al. Case report: Bazex syndrome associated with pulmonary adenocarcinoma[J]. Medicine, 2016, 95(2):e2415.

[4] Jacobsen F K. Acrokeratosis paraneoplastica (Bazex' syndrome)[J]. Archives of Dermatology, 1984, 120 (4):502-504.

[5] Bolognia J L. Bazex syndrome: Acrokeratosis paraneoplastica[J]. Seminars in Dermatology, 1995, 14(2): 84-89.

[6] Lechien J R, Khalife M, Saussez S. Acrokeratosis paraneoplastica (bazex syndrome)[J]. Ear, Nose & Throat Journal, 2017, 96(10-11):413-414.

[7] Conde-Montero E, Baniandrés-Rodríguez O, Horcajada-Reales C, et al. Paraneoplastic acrokeratosis (Bazex syndrome): Unusual association with in situ follicular lymphoma and response to acitretin[J]. Cutis, 2017, 100(2):E3-E5.

[8] 王爱民,成建新,赵松林,等.副肿瘤性肢端角化症[J].临床皮肤科杂志,1995,24(6):377-378.

[9] 刘永生,邹铭西.副肿瘤性肢端角化症一例[J].中华皮肤科杂志,1989,22(5):334-335.

[10] 姜兰香,云雪飞,王增文.副肿瘤性肢端角化病误诊一例[J].中华皮肤科杂志,2008,41(2):134.

(杨旭东 黎景景)

第二十一节 局灶性皮肤发育不全

一、疾病简介

局灶性皮肤发育不良又名 Goltzs syndrome，由 Goltz 等于 1962 年首先提出，是中胚叶发育障碍所致的进行性皮肤、骨骼缺陷的疾病。系基因突变所致，10%～15% 患者有家族史，呈 X 染色体显性遗传。也有少数患者为常染色体遗传。该病主要见于女性，绝大多数患者核型正常，个别存在 22q11 缺失或 9q31 缺失。

二、病因及发病机制

该病为 X 性联显性遗传，因男性患者仅有一条 X 染色体，病情较严重易死于子宫而形成自然流产。而女性患者受到另一条正常 X 染色体保护，故临床上女孩患者多见。一些病例存在 PORCN 基因的变异。

三、临床表现

（一）口腔颌面部表现

1. 牙齿发育不良。

2. 口腔部位皮肤出现乳头瘤状皮疹，也有报道因咽部乳头状淋巴增生引起咽部阻塞。

（二）其他相关临床表现

1. 皮肤多见黄红色结节状线状排列的皮下脂肪疝；臀、股、腋部表现为线状、涡纹状、网状萎缩的褐色斑，毛细血管扩张性红斑，呈皮肤异色改变，有些部位缺如似皮肤再生不良。

2. 黏膜部位进行性发展的乳头状瘤，易误诊为尖锐湿疣。

3. 骨骼发育异常可有无指、缺指、并指（趾）、侧凸、后凸、脊柱裂、头颅不对称、三角形或小颅等，长骨干骺端 X 线条纹状改变及耻骨联合变宽等改变。

4. 可出现眼球缺陷，如视网膜缺损等。

5. 毛发稀疏、指（趾）缺甲、匙状、钩甲等异常或缺陷，也可引起生长发育迟缓等。

四、诊断

X 线检查特征性改变为长骨干骺端呈现条纹状改变和耻骨联合变宽，这对局灶性皮肤发育不良有诊断价值。

Goltzs 综合征为多系统疾病，皮肤、骨骼系统、面部、眼睛、口腔等均可受累，最初被报道时主要有皮肤、指/趾和眼相关临床表现。随着患者例数的增多，多种其他临床表现也相继被报道，该病的诊断需具备至少 3 种典型的外胚层相关组织器官改变及一种典型的肢体畸形，PORCN 基因检测有助于确诊。

五、治疗

（一）一般治疗

局灶性真皮发育不良以对症治疗为主，目的在于提高患者生活质量。

对可能引起感染的皮肤症状进行治疗，对可能引起严重胃食管疾病的咽喉、气管、食管巨大乳头瘤样损害进行手术治疗，对影响功能的并指（趾）、缺指（趾）进行功能训练及物理治疗，对截断面缺陷的患者进行假体移植等，并定期随访。

（二）口腔颌面部异常相关的治疗建议

骨骼畸形可整形外科处理，冷冻治疗和激光治疗可使乳头状瘤样损害和色素改变等得到改善。同时，加强口腔卫生管理有助于改善龋齿。

参考文献

［1］Goltz R W. Focal dermal hypoplasia syndrome. A review of the literature and report of two cases［J］. Archives of Dermatology，1970，101(1):1-11.

［2］Kunze J，Heyne K，Wiedemann H R. Diaphragmatic hernia in a female newborn with focal dermal hypoplasia and marked asymmetric malformations（Goltz-Gorlin Syndrome）［J］. European Journal of Pediatrics，1979，131(3):213-218.

［3］Kiliç A，Soylu S，Arslan E，et al. Focal Dermal Hypoplasia（Goltz Syndrome）:Case Report［J］. 2009，54(1): 27-29.

［4］Chandran S，Madayi A，Pillay H. Unilateral labial mass in a neonate:A rare clinical presentation of focal dermal hypoplasia［J］. Journal of Clinical Neonatology，2014，3(3):167-169.

［5］Aoyama M，Sawada H，Shintani Y，et al. Case of unilateral focal dermal hypoplasia（Goltz syndrome）［J］. The Journal of Dermatology，2008，35(1):33-35.

［6］Ghosh S K，Dutta A，Sarkar S，et al. Focal dermal hypoplasia（goltz syndrome）:A cross-sectional study from eastern India［J］. Indian Journal of Dermatology，2017，62(5):498-504.

［7］Durmaz C D，McGrath J，Liu L，et al. A novel PORCN frameshift mutation leading to focal dermal hypoplasia:A case report［J］. Cytogenetic and Genome Research，2018，154(3):119-121.

［8］刘蕾，王亚娟，钟雁，等.男性新生儿局灶性真皮发育不良综合征一例及文献复习［J］.中华围产医学杂志，2018，21(11):753-758.

［9］刘元香，梁源，徐教生，等.儿童局灶性真皮发育不良 2 例及 PORCN 基因突变分析［J］.临床皮肤科杂志，2015，44(9):543-547.

［10］赵会亮，倪文琼，季艳芳，等.局灶性真皮发育不良 1 例［J］.中国皮肤性病学杂志，2014，28(12):1262-1264.

［11］徐丹丹，陆炜，郑章乾，等.PORCN 基因嵌合突变致男性局灶性真皮发育不全 1 例并文献复习［J］.中国循证儿科杂志，2017，12(5):373-377.

（黎景景 段 宁）

第二十二节　Csillag 综合征

一、疾病简介

Csillag 综合征（Csillag syndrome）又名慢性萎缩性苔藓样皮炎，萎缩性硬化性苔藓（lichen sclerosus et atrophicus），白苔藓，萎缩性扁平苔藓，硬皮病样扁平苔藓，白斑综合征，白点病（whitespot disease），滴状硬斑综合征，滴状硬皮病综合征，Hdllopea Ⅰ型综合征，点状硬斑病（gullate morphea），点状硬皮病（guttale scteroderma），硬化性苔藓（lichen sclerosus）。本病于 1887 年由 Haillopeau 首先报道，1940 年 Montgomery 及 Hill 对其临床及病理特征作了较为详细的描述。男女均可发病，好发于女性，男女之比为 1∶6。该病以中年患者最为多见，但也见儿童发病者。平均发病年龄，男性为 43 岁，女性为 50 岁。该征多发于绝经后的老年妇女，亦可发生于 2～6 岁的幼女。病程缓慢，常持续多年，成人损害多呈进行性，儿童损害则随年龄增长而减轻。有的在月经初潮时或之前自行消退。

二、病因及发病机制

本征病因尚未明确，一般认为可能与外伤、感染、自身免疫等因素有关，亦有母女或姐妹同患本病之报道，可能与遗传性因素有一定联系。

三、临床表现

（一）口腔颌面部表现

极少数病例有口腔黏膜损害。损害表面呈疣状，或为水疱及大疱。可有同形反应。

（二）其他相关临床表现

1. 皮肤改变　躯干上部皮肤为损害好发部位，如颈部、锁骨上窝、胸前区、双侧乳房、腋窝、前臂及脐周。而外生殖器病损更多见，占 50%～75%。早期皮损常无自觉症状，易被忽视。初发损害为米粒至扁豆大小的圆形或不规则形粉红色平顶丘疹，伴红色边缘，质地柔软，散在或成簇，后逐渐发展为典型皮损。典型皮损丘疹呈象牙或瓷白色，中央凹陷，嵌有黑头粉刺样角质栓，除去后呈小坑状凹陷，可相互融合成斑片状而质地变为坚硬，缺乏弹性，境界清楚。后期皮肤损害中央萎缩，可融合成界清的白色斑片，白色斑片中央可出现大疱，大疱性损害消退后可形成萎缩瘢痕。

2. 泌尿生殖系统表现　女性患者病损多为阴部及肛门处，男性患者病损多为龟头或包皮处，因硬化皮损而致阴茎勃起功能障碍。一般病损呈界限不清的象牙白色或蜡黄色扁平坚实丘疹，融合成白色斑片，分布形态呈哑铃状，可有羊皮纸样皱褶，表面角质增生，可见角质栓。损害严重者可出现潮红、糜烂、水疱，甚至出血。晚期病损可发生萎缩面积扩大，尿道口狭窄，包皮硬化不能上翻，或因糜烂与龟头粘连，可有疼痛、排尿困难、性交困难和便秘。约 10% 的病例可发生鳞癌。

四、诊断

根据临床皮损特征结合组织学检查可以诊断。主要应与扁平苔藓、女阴白斑、滴状硬斑病、闭塞性干燥性龟头炎及盘状红斑狼疮等相鉴别。

五、治疗

(一) 一般治疗

1. 消除诱因　去除可能的诱发因素，避免局部刺激因素。可口服止痒、脱敏剂。注意加强外阴清洁，避免搔抓及使用有刺激性药物。积极治疗滴虫性或霉菌性阴道炎。

2. 给予口服维生素 E 和维生素 A。瘙痒者给予抗组胺药。成人可口服雌激素，对更年期女性外阴损害有效。对于未成年的女性患者可外用丙酸睾酮霜剂。亦可选用阿维 A 酯。

3. 水煎中药熏洗外阴。更年期妇女病损剧烈瘙痒，用醋酸曲安奈德病损内注射有效，但用量要酌情减少，间隔时间适当延长。对萎缩型病损可用丙酸睾丸素鱼肝油膏外用，可使皮损变软，粘连松解。

4. 对增生型可用激素软膏。

5. 物理治疗　针灸和穴位注射可试用。激光治疗可止痒，促进创面愈合。冷冻治疗也可具有止痒缩小病损的疗效。

6. 外阴癌前病变和癌变可手术治疗。尿道口狭窄和包茎可行整形手术。

(二) 口腔颌面部异常相关的治疗建议

口腔局部对症治疗。

参考文献

［1］高瑞雪，柏冰雪.硬化萎缩性苔藓的治疗进展［J］.实用医学杂志，2015，31(23)：3817-3819.

［2］褚美琴.硬化性萎缩性苔藓 1 例［J］.中国皮肤性病学杂志，2012，26(12)：1150.

［3］Hasegawa M，Ishikawa O，Asano Y，et al. Diagnostic criteria，severity classification and guidelines of lichen sclerosus et atrophicus［J］.The Journal of Dermatology，2018，45(8)：891-897.

［4］Guliani A，Kumar S，Aggarwal D，et al. Genital lichen sclerosus et atrophicus：A benign skin disorder with malignant aftermath［J］. Urology，2018，117：e7-e8.

（王　翔　王文梅）

第二十三节　Jacobi 综合征

一、疾病简介

Jacobi 综合征(Jacobi syndrome)又名 Jacobi 病，血管性萎缩性皮肤异色症(poikiloderma vasculare atrophicans，PAV)，Pitges-Celjat syndrome，Petges-Jacobi 血管性萎缩性皮肤异色综合征，

异色性皮肌炎(poikiloderma tomyositis),萎缩性副银屑病(atrophic parapsoriasis),苔藓样副银屑病(parapsoriasis lichenoides),大斑块型副银屑病(large plaque type of parapseriasis),苔藓样型蕈样肉芽肿(lichenoid form of mycosis fungoides)。1906 年 Jacobi 总结几种不同皮肤病的表现命名该综合征。Jacobi 综合征是一种蕈样肉芽肿,表现为以皮肤混杂异色为典型特征的色素沉着、色素减退、皮肤进行性萎缩和毛细血管扩张。本病青年男性多见。

二、病因及发病机制

病因尚未明确。相当一部分患者源于长期接触某些物理和化学刺激因素,如射线(包括日光)、冷、热、焦油,还有相当部分的患者继发于皮肌炎、淋巴瘤等疾病。一部分皮肤异色病并发于其他炎症性疾病,如扁平苔藓。还有一些患者继发于遗传性皮肤病,如着色性干皮病、先天性皮肤异色病(Rothmund-Thomson 综合征)及砷剂引起的皮肤表现。

三、临床表现

(一)口腔颌面部表现
面部皮肤对称性广泛分布类圆形的苔藓样小丘疹和猩红色毛细血管扩张,口腔黏膜亦可出现类似病损。

(二)其他相关临床表现
1. 皮肤改变　本病皮肤损害好发于四肢屈面、腋下、乳房及臀部,常呈广泛对称。皮损表现为范围不一的色素沉着、毛细血管扩张、网状斑片和进行性皮肤萎缩,可见程度各异的色素减退斑点和点状出血性紫癜,表面为细小鳞屑及羊皮纸样细皱纹损害外观。皮损常持续存在且多年不变,或发展缓慢而症状轻微。可伴有瘙痒症状,发生斑块状浸润,演变为蕈样肉芽肿。病情加重时皮肤毛细血管破裂出血,甚至发生溃疡。往往因色素沉着、皮肤萎缩及毛细管扩张等同时存在而外观类似慢性放射性皮炎。也可有剧烈瘙痒。

2. 其他表现　肌肉酸软无力等症状。

四、诊断

根据典型的皮损特征和组织病理学特点即可诊断。但关键是首先确定其原发病,做各种相应辅助检查。如疑似皮肌炎者,可作皮肤肌肉活检、肌电图、血清转氨酶、乳酸脱氢酶、肌酸磷酸等检查;如疑似红斑狼疮,可作抗核抗体、DNA 抗体、狼疮细胞等检查。

本征应与下列具有血管萎缩性皮肤异色表现的疾病相鉴别:

1. 先天性皮肤异色症　于出生后不久即开始出现皮损,局限于面部、四肢和臀部,伴有侏儒症及性发育障碍。

2. Bloom 综合征　异色症样皮肤损害见于婴幼儿,局限于面部、前臂和手背,对日光过敏,伴有侏儒症。

3. 先天性角化不良　皮损表现为广泛的网状色素沉着,指甲破坏,牙缺陷,口腔黏膜白斑及多系统的外胚叶甚至中胚叶发育异常。

五、治疗

(一) 治疗原则

应尽早确定可能的原发性疾病,针对原发疾病进行积极治疗。

(二) 治疗方法

1. 皮质类固醇激素可暂时缓解症状。也可外用糖皮质激素药膏。

2. 抗组胺药物缓解瘙痒症状。

3. 维生素 E 口服 50 mg,3 次/d。

4. 有报道可应用砷剂及局部放疗。

参考文献

［1］孟凡海,王雪萍,吴满平,等.血管萎缩性皮肤异色病一例［J］.中华皮肤科杂志,2008,41(3):169.

［2］Errichetti E, Stinco G. Usefulness of dermoscopy in poikiloderma vasculare atrophicans/parakeratosis variegata［J］.European Journal of Dermatology, 2016, 26(3):300-302.

［3］Jeon J, Kim J H, Ahn J W, et al. Poikiloderma vasculare atrophicans showing features of ashy dermatosis in the beginning［J］. Annals of Dermatology, 2015,27(2):197-200.

［4］ChoiM S, Lee J B, Kim S J, et al. A case of poikiloderma vasculare atrophicans［J］. Annals of Dermatology, 2011, 23 Suppl 1:S48-S52.

［5］Mahajan V K, Chauhan P S, Mehta K S, et al. Poikiloderma vasculare atrophicans:A distinct clinical entity? ［J］. Indian Journal of Dermatology, 2015,60(2):216.

(王 翔 王文梅)

第二十四节 弹性假黄瘤病

一、疾病简介

弹性假黄瘤病(pseudoxanthoma elasticum,PXE)是以皮肤、眼、心血管等系统的弹性纤维进行性钙化和断裂为特征的多系统遗传性结缔组织疾病,发病率为 1/70 000~1/100 000。该病主要病理学改变是真皮中部弹性纤维变性肿胀、断裂,数目增多并发生钙化。基于遗传学特征,PXE 可分为两型,即常染色体显性遗传和隐性遗传。两型又各分成两组:显性 I 组有典型皮疹,脉络膜视网膜炎和心血管并发症;显性 II 组皮疹不典型,无心血管系统并发症,脉络膜视网膜炎少见;隐性 I 组临床表现介于显性 I 组和显性 II 组之间;隐性 II 组罕见。

二、病因及发病机制

据研究,PXE 发病与三磷酸腺苷-结合盒转运子基因(ATP-binding cassette,subfamily,

member 6，ABCC6）的突变有关。

三、临床表现

（一）头面部表现

1. 口腔表现　黏膜损害很常见，尤其在口腔，损害常局限于下唇内侧。

2. 眼特征性改变为眼底乳头四周出现放射状血管样纹，少数病人可有眼底出血，视力不同程度受到影响，严重者视力丧失。

（二）其他相关临床表现

1. 皮肤损害　常见发病部位是肢体屈曲侧，如颈侧部、肘窝、腋窝、腹股沟和腘窝，呈对称性分布特征。皮损均始于颈侧部，后腋窝和肘窝等部位渐出现皮损，最后腹股沟和腘窝常于多年后才出现皮肤损害。在病程长、病损严重患者的皮肤变得松弛，易下垂，形成明显皱褶。PXE原发皮损呈2 mm直径的橙色菱形或不规则形丘疹。皮损边缘性扩展，并逐步融合成斑块。陈旧性损害色素沉着增加。

2. 心血管系统病变　主要累及中等管径的动脉，中膜结缔组织退行性变和钙化，可引起脉搏减弱或缺如，间歇性跛行。

3. 其他改变　胃肠道症状常见，严重可出现消化道出血。该患者即有便血症状出现。黏膜的组织病理学表现基本上与皮肤相同，肛门生殖器病变较口腔损害少见。

四、诊断

根据典型的皮损、眼和心血管系统异常表现可作出诊断。

五、治疗

本病迄今为止仍无特效治疗方法。广泛皮肤松弛可行整形美容治疗。应密切监控心血管系统异常。

参考文献

［1］王传珍,刘岩松,杨磊.弹性纤维性假黄瘤1例[J].中国麻风皮肤病杂志,2011,27(7):505-506.

［2］Camacho M, Rengel C, López-Herrero E, et al. Approach to the management of pregnancy in patients with pseudoxanthoma elasticum: A review[J]. Journal of Obstetrics and Gynaecology, 2016, 36(8): 1061-1066.

［3］Moawad S, Martin L, Liegeon A L, et al. Pseudoxanthoma elasticum and coeliac disease: A fortuitous association? [J]. European Journal of Dermatology, 2017, 27(2):179-181.

［4］Zhang Z Y, Liu X M. Pseudoxanthoma elasticum[J]. Medical Journal of Australia, 2014, 201(9):544.

（王　翔　王文梅）

第二十五节　厚皮性骨膜病

一、疾病简介

厚皮性骨膜病(pachy dermo periostosis,PDP)又名骨膜增生厚皮症,特发性肥大性骨关节病。该病是一种罕见的发育异常的遗传性疾病。其临床特征包括皮肤增厚、杵状指(趾)和骨膜增厚、骨赘形成。1868 年,Friedreich 首先报道该病。1935 年,Touraine 较系统描述该病,并命名为原发性肥大性骨关节病。厚皮性骨膜病多为常染色体显性遗传,有明显的家族性发病倾向,家族性发病患者占 25%～40%。该病男女发病比例为 9∶1。

二、病因及发病机制

确切发病机制不明。最近的研究发现该病患者编码前列腺素降解关键酶蛋白的 HPGD 基因纯合突变,致前列腺素降解发生障碍,而引起一系列临床异常表现。

三、临床表现

(一)头面部表现
该病眼部表现主要为上睑下垂和睑板慢性炎。颜面部皮肤增厚重叠而呈脑回状皮肤。
(二)其他相关临床表现
1. 骨骼肌肉系统改变　初发症状为杵状指(趾),出现掌跖皮肤增厚。四肢关节可随病情加重出现肿痛,X 线检查结果表现为短管状骨对称性骨膜增生,骨皮质增厚,也可累及扁状骨或不规则骨。
2. 其他异常　面部多出现痤疮。汗腺增生肥大导致手足部皮肤易出汗。

四、诊断

PDP 可分为临床三型:完全型,不完全型和顿挫型。诊断标准及分型:三条主要标准(皮肤增厚、杵状指/ 趾和骨膜增生)和九条次要标准(皮脂溢出、多汗、毛囊炎、脑回状头皮、指/趾端骨质溶解、关节炎/关节痛、胃炎/胃溃疡、肥厚性胃病、植物神经综合征)。完全型为符合三条主要标准和数条次要标准。不完全型为符合二条主要标准和数条次要标准。顿挫型为符合一条主要标准和数条次要标准。

五、治疗

尚无特效治疗方法,仍以对症治疗为主。非甾类抗炎药、糖皮质激素或秋水仙碱等可用于改善关节肿痛症状。异维 A 酸可改善皮肤增厚及皮脂腺增生等症状。整形美容治疗可改善严重的面部皮肤增厚。若眼部症状严重,可采用整形手术改善外观和提高功能。该病有自限性特点,常于数年后病情趋于稳定,预后良好。

参考文献

［1］孙祺琳,刘洋,陈向东,等.厚皮性骨膜病一例[J].实用皮肤病学杂志,2016,9(2):143-144.

［2］丁静文,李冬梅,郝磊,等.厚皮性骨膜病致上睑下垂一例[J].中华眼科医学杂志(电子版),2013,3(4):232-233.

［3］Castori M, Sinibaldi L, Mingarelli R, et al. Pachydermoperiostosis: an update[J]. Clinical Genetics, 2005, 68(6):477-486.

［4］Martinez-Lavin M. Miscellaneous non-inflammatory musculoskeletal conditions. Pachydermoperiostosis [J].Best Practice & Research Clinical Rheumatology, 2011, 25(5):727-734.

［5］Kumawat D C, Ahmed S, Singh P D, et al. Pachydermoperiostosis[J]. Journal of Clinical Dermatology, 2003, 35(12):847.

（王　翔　王文梅）

第二十六节　脓疱型银屑病

一、疾病简介

脓疱型银屑病又名 Von Zumbusch 型银屑病,全身性疱性银屑病,泛发性脓疱性牛皮癣,急性全身性脓疱型银屑病。脓疱型银屑病少见,仅占银屑病总体患者的 0.77%。男女均可发病,男多于女。任何年龄均可发病,发生部位比较广泛,甚至包括掌跖。

二、病因及发病机制

病因未明,可能由遗传、感染、内分泌、生活环境及精神压力、药物等众多因素诱发。有学者认为本病可能与连续性肢体皮炎(全身或恶性型)、细菌性脓疱疹、疱疹样脓疱病、落屑性红皮病及 Reiter 综合征有关,但有争议。其他如疫苗接种、上呼吸道感染、精神创伤、药物(如阿斯匹林等)或刺激性外用药可为诱发因素。该病的组织病理学特点为颗粒层或棘层上部上皮细胞水肿空泡性变的基础上中性粒细胞聚集性的多房性脓疱,称 Kogoj 微脓肿。

三、临床表现

(一)口腔颌面部表现

颌面部皮肤可出现潮红、肿胀,出现群集的小脓疱。伴有口唇干燥皲裂发红,舌质淡红,常有地图舌或沟纹舌表现。

(二)其他相关临床表现

1. 皮肤改变　本病发病急骤。一般为在慢性红斑皮损上出现密集的针头大小的脓疱。脓疱可在数日或数周能波及全身。脓疱在皱褶部位及四肢屈侧更多见。疱内脓液镜检及培养均为阴性,有的脓疱上覆盖银白色多层的鳞屑。指甲有"顶针"状凹陷,光泽较差。

2.其他表现　常伴高热、关节肿痛和全身症状。以后皮疹逐渐干燥结痂,基底呈褐红色,仍有轻度浸润,恢复原来的银屑病样的损害,极易反复发作。脱皮屑后,脓疱又重新发作,病程常常达数月或更久。本病症状严重,预后较差,尤以小儿患者死亡率更高,多因并发肝、肾功能损害、继发细菌性感染、中毒及电解质紊乱所致。

四、诊断

根据临床症状、体征可以诊断。血常规检测结果可见白细胞增多。组织学检查结果显示在表皮上部有特征性海绵样小脓疱。须与Hallopeau连续性肢端皮炎、疱疹性脓疱病、脓性卡他性角化病等相鉴别。

五、治疗

1.应给支持疗法,注意护理,物理降温疗法或药物退热。

2.可采用维A酸类药物、抗疟药、皮质类固醇激素、氨苯砜等免疫抑制剂、雷公藤总苷等药物治疗。

3.近年来,肿瘤坏死因子抑制剂、吸附疗法和光动力疗法均应用于治疗,取得一定疗效。

4.中西结合治疗可提高疗效。病情急性发作期,可应用清瘟败毒饮加减。若病情控制后则按清热补血气,活血化瘀的原则治疗。

参考文献

[1] 张亚南,吴闽枫,金性秀,等.泛发性脓疱型银屑病易感基因研究进展[J].中国皮肤性病学杂志,2016,30(7):751-752,764.

[2] Varman K M, Namias N, Schulman C I, et al. Acute generalized pustular psoriasis, von Zumbusch type, treated in the burn unit. A review of clinical features and new therapeutics[J]. Burns, 2014, 40(4): e35-e39.

[3] Trent J T, Kerdel F A. Successful treatment of Von Zumbusch pustular psoriasis with infliximab[J]. Journal of Cutaneous Medicine and Surgery, 2004, 8(4):224-228.

[4] Ganesan R, Raymond E L, Mennerich D, et al. Generation and functional characterization of anti-human and anti-mouse IL-36R antagonist monoclonal antibodies[J]. mAbs, 2017, 9(7):1143-1154.

[5] Benjegerdes K E, Hyde K, Kivelevitch D, et al. Pustular psoriasis: Pathophysiology and current treatment perspectives[J]. Psoriasis (Auckland, N.Z.), 2016, 6:131-144.

(王　翔　王文梅)

第十六章
代谢内分泌类的相关综合征

第一节 黏多糖病

一、疾病简介

黏多糖病(mucopoly asccharidosis)是因蛋白聚糖降解酶先天性缺陷所引起的蛋白聚糖分解代谢障碍。其特征是过多的寡聚糖堆积与排泄。黏多糖病Ⅰ(H)型患者面容丑陋,形似中国古建筑屋檐下天沟(承霤)上的怪物,故也有承霤病之称。患者中男性多于女性,多见于近亲结婚者的后代,多有家族史。无特效治疗,只有对症和支持疗法。因酶缺陷的类型不同,预后不一。一般情况下,患儿多于出生1年后发病,10岁左右死亡,但有的病人可存活到50多岁。

二、病因及发病机制

根据致病基因及其所编码的酶的差异将黏多糖病分为了7大型17种亚型:Ⅰ型(ⅠH、ⅠS、ⅠH/S),Ⅱ型(ⅡA、ⅡB),Ⅲ型(ⅢA、ⅢB、ⅢC、ⅢD),Ⅳ型(ⅣA、ⅣB),Ⅵ型(ⅥA、ⅥB),Ⅶ型,Ⅸ型(HYAL1、HYAL2、HYAL3)。我国多见Ⅰ、Ⅱ、Ⅳ、Ⅵ四型。除Ⅱ型为X-连锁隐性遗传外,其余均为常染色体隐性遗传。

黏多糖即氨基多糖,属直链多糖,多由氨基己糖与糖醛酸组成二糖单位,重复连接呈长链。黏多糖中含有糖醛酸及硫酸基团,故呈酸性。结缔组织中常见的黏多糖有透明质酸、软骨素、硫酸皮肤素、肝素及硫酸角质素等。正常情况下,黏多糖与蛋白质牢固结合,是结缔组织中的非纤维成分,广泛地分布于软骨、角膜、血管壁和皮下组织。在体内黏多糖靠溶酶体中多种酶的催化而降解,任何一种核苷酶及磷酸酯酶的先天性缺陷都可影响某种黏多糖的分解,使黏多糖在溶酶体内积聚。肝、脾、软骨、骨、心肌及神经组织内黏多糖大量堆积后,这些器官便发生营养障碍和功能异常。由于黏多糖降解过程中缺陷的酶不同,器官组织中沉积的黏多糖种类亦不同,临床表现亦异。黏多糖病可分为7型,各型间有一定差别。

三、临床表现

该综合征临床表现复杂,分型较多,口腔颌面部表现将在下面分型描述,详见下文。

黏多糖病(MPS)是由于溶酶体中某些酶的缺乏使不同的酸性黏多糖不能完全降解,在各种组织内沉积而引起的不完全相等的一组疾病。多以骨骼的病变为主,还可累及中枢神经系统、心血管系统以及肝、脾、关节、计件、皮肤等。黏多糖实名为氨基葡聚糖,是骨基质和结缔组织细胞的主要成分,它是由糖醛酸和 N-乙酰己糖胺或其硫酸酯组成的双糖单位的重复序列大分子,是多阴离子多聚体的糖胺多糖,其中的主要成分有硫酸皮肤素(DS)硫酸类肝素(HS),流散角质素(KS),硫酸软骨素(CS)和透明质酸(HA)等。这些多糖的降必须在溶酶体中进行,目前已知有 10 种溶酶体糖苷酶、硫酸酯酶和乙酰转移酶参与其降解过程,任何一种酶缺陷会造成氨基葡萄糖链的分解障碍面积聚体内并自尿中排出。根据临床表现和酶缺陷,MPS 可分为Ⅰ～Ⅶ等 6 型,其中 V 型已改称为 IH/S 型,每型又有若干亚型。以Ⅰ型为的见,临床表现亦最典型。除Ⅱ型为 X-连锁隐性遗传外,其余均为常染色体隐性遗传病。

(一) 黏多糖病Ⅰ型

黏多糖病Ⅰ型有 2 个亚型,均为 α-1 艾杜糖醛酸苷酶(α-Iduronidase)缺乏症,系因该酶的某种等位基因的突变所致。

黏多糖病 I-H 型(MPS-IH 型),又称 Hurler 综合征,Hurler 基因位于 1 号染色体上。在黏多糖中硫酸皮肤素和硫酸肝素中有 L-艾杜糖醛酸的成分,其降解需要 α-L-艾杜糖醛酸苷酶。由于此酶缺乏,其前体物的降解受阻而在体内堆积。硫酸皮肤素和硫酸肝素为角膜、软骨、骨骼、皮肤、筋膜、心瓣膜和血管结缔组织的结构成分,多为细胞膜外层的结构成分,细胞死亡后可释放出堆积的黏多糖。

根据临床表现和 X 线骨片的改变,结合以下实验室检查可以诊断。①末梢血白细胞,淋巴细胞和骨髓血细胞中可见到异染的大小不等、形状不同的深染颗粒,有时呈空泡状,颗粒称 Reilly 氏颗粒,经证实为黏多糖;②患者尿中排出大量酸性黏多糖,可超过 100 mg/24 h(正常为 3～25 mg/24 h),确诊指标为证实尿中排出的为硫酸皮肤素和类肝素。患者白细胞,成纤维细胞或肝细胞和尿中缺乏 α-艾杜糖醛酸酶。

诊断时需与骨骼发育落后所致的矮小症相鉴别,如果小症(先天性甲状腺功能减低症),多发性硫酸酶缺乏症(尿中硫化物和硫化胆固醇增多)。

(二) 黏多糖病Ⅱ型

黏多糖病Ⅱ型(unter syndrome)为 X 连锁隐性遗传。

病因是艾杜糖醛酸-2-硫酸酯酶缺乏。临床上有重型(A)和轻型(B)。由于酶缺乏使硫酸皮肤素(DS)和硫酸类肝素降解障碍,在体内储留并由尿中排出,二者的排出量比为 1∶1。

临床上重型表现与黏多糖 I-H 型相似,多在青春期前死亡。起病在 2～6 岁,有特殊面容和骨骼畸形,但脊椎无鸟嘴样畸形。角膜内皮细胞虽有黏多糖沉积而无角膜云翳,皮肤呈结节性增厚以上臂和胸部为著。幼儿期始有听力损伤,呈进行性耳聋,视网膜变性,心脏增大可闻收缩期与舒张期杂音。最后可发生充血性心力衰竭或心肌梗死,常是死亡的原因。智能落后的差异较大或严重或轻度落后。肝脏肿大,和关节强直。轻型无智能障碍,临床症状亦较轻。

诊断依据尿中排出硫酸皮肤素与硫酸类肝素之比为 1∶1。成纤维细胞培养,35S 黏多糖积蓄,加入纯化的 Hunter 综合征因子可得到纠正,此可间接证明为艾杜糖硫酸酯酶活性缺乏。如能直接测血清和细胞内酶活性更可确诊。此类型可在产前测羊水细胞的酶活性，以指导计划生育。

（三）黏多糖病Ⅲ型

黏多糖病Ⅲ型（Sanffilippo 综合征）其特点为Ⅲ型有不均一性。其酶的缺乏各亚型不同。ⅢA 型为硫酸酰胺酶（旧名称类肝素-N-硫酸酯酶）缺乏，ⅢB 为 α-N-乙酰葡糖胺酶缺乏，ⅢC 为 N-乙酰基转移酶缺乏，ⅢD 为葡糖胺-6-硫酸酯酶缺乏，都是硫酸肝素降解所需要的酶，因此以上酶的缺乏均可引起硫酸（类）肝素（HS）在体内的蓄积，由尿中排出 HS 增多。此类酶缺乏主要引起神经系统不同程度的破坏，神经原呈气球样变，脑室扩大，脑组织内硫酸类肝素、糖酯和 GM-神经节苷脂含量增加，基底神经节损伤等。

临床表现在出生后一岁内精神运动发育正常。2～3 岁时逐渐出现行为、语言等障碍，智能障碍，面容粗糙，关节强直和毛发过多。肝脾肿大。神经系症状表现为进行性手指徐动，四肢痉挛性瘫痪等。四种亚型的临床表现无区别，只ⅢA 型临床进展较快。本型无角膜混浊，无心脏异常。

诊断根据尿中排出硫酸类肝素增多，甲苯胺蓝试验常为阴性。分析成纤维细胞、白细胞和血清酶活性，可以确诊。临床上用 P-硝基苯底物测定白细胞或血清的 α-N-乙酰氨基葡糖苷酶，方法简单可靠。

（四）黏多糖病Ⅳ型

黏多糖病Ⅳ型（Morquio 氏病），有两个亚型。其病因为ⅣA 为半乳糖-6-硫酸酯酶缺乏，ⅣB 为 β-D 半乳糖酶缺乏。硫酸软骨素（CS）和硫酸角质素（KS）的降解障碍，而在细胞内沉积，硫酸角质素与软骨素-4/6-硫酸由尿中排出增多，但黏多糖总量不增多。随着年龄的增长硫酸角质素的浓度下降，至成年时排出量可正常。由于黏多糖在骨和软骨细胞沉积，骨发育障碍最为明显。Ⅳ型为常染色体隐性遗传。

Ⅳ型的临床特点为明显的生长迟缓，步态异常和骨骼畸形且逐渐显著。骨骼的畸形表现和 I-S 型相似，脊椎的鸟嘴突，椎骨扁平，飘带肋骨，还可有鸡胸，骨质疏松，髂骨外翻，股骨头变平，腕和膝关节肿大，但无关节强直。颜面呈颌骨突出，鼻矮，口大，牙间隙宽及牙釉质发育不良。学龄期出现角膜混浊，皮肤增厚且松弛。智力发育基本正常为Ⅳ型的特点。青春期发育可正常。逐渐出现脊髓压迫症状，晚期出现麻痹性截瘫和呼吸麻痹。病人寿命多为 20～30 岁。

诊断需测尿中黏多糖和测白细胞等组织细胞酶活性。

（五）黏多糖病Ⅴ型

Ⅴ型与黏多糖贮积综合征 I-H 型相似，但较轻，最早表现为视力下降，角膜云雾状病变，易患色素性视网膜炎。6～8 岁开始有关节症状，以手足关节强直。活动受限最为突出，可以进展未腕管综合征。关节僵硬加重，呈爪形手，引起手指疼痛、刺激、烧灼感症状。对疑似患者进行酶学检查、尿检硫酸皮肤增加，可确诊。

（六）黏多糖病Ⅵ型

黏多糖病Ⅵ型又称 Maroteaux-Lamy 综合征。为 N-乙酰半乳糖胺-4-硫酸酯酶缺乏，临床上分重型和轻型。本型为常染色体隐性遗传,基因在 5 号染色体长臂 5q13.3 区。酸性黏多糖以硫酸皮肤素(DS)沉积为主,约占尿排出酸性黏多糖的 70%～95%,其余可能为硫酸软骨素和硫酸类肝素。

临床重型表现多从 2～3 岁开始生长迟缓,关节活动严重受限,颈短,角膜混浊发生较早,颅骨蝶鞍呈鞋型,颅骨缝早闭合可引起神经系症状,出现脑积水和痉挛性偏瘫。骨骼畸形的程度个人间差异较大,逐渐发生骨骼畸形如 I-H 型上肢长骨受累比下肢重。可有肝脾肿大。智力正常,但可有眼失明和耳聋。心脏亦可有异常可引起死亡,寿命多不超过 10 岁。

诊断依尿中排出酸性黏多糖以硫酸皮肤素为主,分析白细胞的酶活性可以确诊。

(七) 黏多糖病Ⅶ型

黏多糖病Ⅶ型是 β-D-葡糖醛酸酶缺乏,为常染色体隐性遗传,该酶基因位于 7q21.2-q22 区。Ⅶ型临床上少见。

临床表现在出生后不久即出现特殊面容,眼距宽,鼻梁低平,上颌骨突出,眼内眦赘皮小。骨骼畸形可有鸡胸和鸟嘴形脊椎启弯,椎体扁平。上肢短,骨骼发育增速,皮肤粗糙,而松弛,肝脾肿大逐渐加重。神经系损伤不明显。主动脉可有缩窄。

诊断根据临床和尿中排出酸性黏多糖增多。确诊需测定组织细胞和血清,尿液中缺乏 β-D-葡糖醛酸酶活性。羊水细胞培养后测酶活性可以产前诊断。

(八) 黏多糖病Ⅷ型

黏多糖病Ⅷ型 1978 年开始报道,病因是由于 N-乙酰氨基葡糖-6-硫酸酯酶缺乏,体内蓄积大量的硫酸角质素(KS)和硫酸类肝素(HS),二者在尿中以 3：1 的量排出。

临床表现有黏多糖病Ⅲ型和Ⅳ型的共同特征,有侏儒,智能落后,脏器受累和骨骼畸形,无角膜混浊。

诊断依据尿中排出酸性黏多糖为 KS 和 HS 且呈 3：1 的量排出,确诊需测细胞或血清酶活性。

以上各类黏多糖病目前尚无治疗方法,除对症治疗外,基本的治疗期望今后能采用基因治疗。

(九) 黏多糖病边缘性疾病

近年来由于生物化学以及酶的代谢方面的不断深入研究,又表明了一些异于上述六型的黏多糖病边缘性疾病,其症状与黏多糖病类似,但尿中排出黏多糖不增加,简述如下:

1. 类风湿型黏多糖病　Winchester 等于 1969 年表明两例同胞病儿,他们的临床表现与黏多糖病 I(H)型相似,而骨骼变化似类风湿性关节炎,X 线照片表现为进行性溶骨性破坏,尿中排出的黏多糖量正常。通过皮肤纤维母细胞组织培养证实为粘脂质代谢障碍。

2. 甘露糖累积病　Kjellman 等于 1969 年表明 1 例临床表现很似黏多糖病 I(H)型而 X 线骨骼病变很轻微,生化检查表明病儿肝内缺乏 α-甘露糖酶,造成甘露糖代谢障碍以致大量沉积于中枢神经系统。男性较多。均有骨骼变化和智力发育延迟。

3. 岩藻糖或去氧半乳糖累积病(fucosidosis)　Durand 等于 1966 年报告两例同胞兄妹(年龄为 3 岁和 4 岁)表现为进行性智力发育障碍,脊柱变形,肌力减低,进行性痉挛和去大脑皮质性强直,消瘦,皮肤变厚,大量出汗,心脏增大以及经常发生呼吸道及中耳感染。其生化的基本变化是缺少 α-L-去氧半乳糖酶,造成皮肤、淋巴细胞以及其他组织积累糖脂,是一种神经内脏的累积病。为常染色体隐性遗传。

4. 粘脂质累积病Ⅰ型(mucolipidosisI)　症状和骨病变很像 Hurler 综合征,但较轻,且进展缓慢,以后出现肌张力减低,共济失调及周围神经症状,年长儿可有惊厥。无角膜混浊。周围血淋巴细胞和骨髓细胞有空泡形成或颗粒。肝内 β-半乳糖苷酶的活性增高。遗传方式为常染色体隐性遗传。

5. 粘脂质累积病Ⅱ型(mucolipidosisⅡ)　又名包涵体细胞病,Leroy 氏于 1969 年报告两例,他们的临床表现和 X 线所见与黏多糖病 I(H)型相似外,还好发髋关节脱位,而尿中黏多糖的排出量是正常的。皮肤组织培养表明纤维母细胞胞浆内有黑色的包涵体,因此称为包涵体细胞病。为常染色体隐性遗传。

6. 粘脂质累积病Ⅲ型(mucolipidosisⅢ)　又名 Pseudo-Hurler polydystrophy,临床表现和骨骼变化与黏多糖病 I(H)型或Ⅱ型相似,有些病人可见髋关节脱位,头颅表现正常。内脏和间质组织中有糖脂和黏多糖累积,尿中黏多糖的排出量正常。为常染色体隐性遗传。

四、诊断

鉴于各型黏多糖病的发病机理不同,临床表现也有差异,故对之应区分开来。每一型中亦可见有不典型的病例,这是考虑诊断时须加注意的。

Ⅰ型　是黏多糖病的原型,最为常见。可分为 MPSⅠ-H、MPSⅠ-S、MPSⅠ-HS 三种亚型。其中Ⅰ型 Hurler 综合征最典型,是由于 α-L-艾杜糖苷酸酶(α-L-iduronidase IDUA)缺陷,临床症状最严重,可导致严重并发症,预后也是最差,常于 10 岁左右前死亡。其特点是身材矮小,面容丑陋,表情迟钝,角膜混浊,智力低下,脊柱后突,腹部膨隆,尿中硫酸软骨素B 和硫酸肝素明显增多,在白细胞及骨髓细胞中可以找到异染性颗粒(Reilly 小体),肝脾肿大并伴多发性骨病变。此型 X 线提示头颅增大,呈舟状畸形,蝶鞍增大,似横置的小提琴状,腰椎椎体前下缘呈鸟嘴状凸出,四肢长骨骨干发育障碍变得粗短,尺桡骨远端关节面互相倾斜,四肢长骨的改变被认为最有诊断价值。

Ⅱ型　因此型为 X 染色体连锁隐性遗传,患者均为男性,临床和 X 线表现与Ⅰ型相似,程度较Ⅰ型轻,常伴有进行性耳聋、股骨头骨软骨炎,角膜混浊发生的时间比较晚,且程度较轻,无脊柱后凸表现。

Ⅲ型　患者有明显的智力低下及听力损害,无角膜病变,无腹外疝。X 线表现轻微,可有颅底变厚,椎体呈卵圆形,尿中有硫酸类肝素。

Ⅳ型　身材矮小为突出表现,面容及智力正常。胸腰段椎体普遍变扁,横径和前后径增大,X 线的特征主要表现在椎体前方中部舌状向前凸出。股骨头骨骺端小且股骨颈变短增宽,胫骨骨干粗短,腕骨骨化中心延迟出现。

Ⅴ型　智力发育正常,骨骼改变比较轻微,可有腰骶部椎体向前滑脱,尿中可检测到硫酸软骨素 B 和硫酸类肝素,现已将此型归为 MPSI-HS 型。

Ⅵ型　呈侏儒状,头部增大显著,可有脑积水,角膜混浊症状明显,但智力正常,骨骼畸形与Ⅰ型相似但程度较Ⅰ型轻,尿中可检测有硫酸软骨素 B。

Ⅶ型　十分罕见。此型主要特征为特殊面容及肝脾肿大。特殊面容出生后即可出现,智力正常,多有肝脾大,骨骼发育不良。骨干端发育不规则,肋骨端膨大,髂骨嵴及肩胛骨边缘不规则。无扁平椎和唇样增生。

Ⅷ型　目前只有个例报告,骨骼改变与 MPS Ⅳ型相似。可表现为脊椎扁平、舟状头、漏斗胸。

Ⅸ型　仅有个例报道。此型患者临床表现很轻,仅有轻度的身材矮小和关节周围有软组织肿块,无神经系统及内脏受累表现。

在上述各型中Ⅰ型和Ⅳ型较为常见,二者鉴别要点是:Ⅰ型,面容丑陋,智力低下,角膜混浊,听力进行性下降和肝脾肿大,而Ⅳ型通常智力正常;X 线上,Ⅰ型无广泛椎体变扁,椎体前方鸟嘴样改变发生在椎体下缘,而Ⅳ型中发生在椎体前方中部呈唇样突出,股骨头骨骺发育差甚至缺如;Ⅰ型中颅骨形态有改变,舟状头畸形,蝶鞍多呈“J”形扩大,锁骨内端膨大,外端发育不良。

五、治疗

本病大多为常染色体隐性遗传,在患者及其杂合子亲属的成纤维细胞培养中,可表明黏多糖增多。对有阳性家族史者,孕妇可在妊娠 16～20 周做羊水检查,测定羊水中的黏多糖含量,也可做羊水细胞培养,测定酶活性。若产前明确诊断,及时终止妊娠,防止黏多糖病宝宝出生。

本症目前缺乏根治方法。虽然在某些治疗领域上已取得了了一定进展,但大多还处于研究阶段,尚未在临床治疗中广泛应用。目前黏多糖病的治疗中心仍是特异性酶替代治疗和造血干细胞移植。两者可改善患者的临床表现及生存情况。

该病对于口腔颌面部异常相关的治疗建议如下:

1. 对症治疗

（1）血浆治疗

文献中提及输入正常人血浆治疗可使尿中黏多糖排泄减少,原理为血浆中可供给适量的酶。有人以 50 mg/kg 血浆每 4～12 周输注一次可改善临床症状,且治疗越早,效果更好。但价格昂贵且手续繁杂。

（2）青霉胺治疗

因黏多糖为成纤维细胞所产生,而青霉胺可能使成纤维细胞成熟过程受阻,进而能使黏多糖减少。曾有研究表明使用青霉胺先后治疗 4 例黏多糖病患儿,观察患者的尿中黏多糖排泄均明显减少,但因观察期短,临床疗效尚待继续观察,目前相关文献较少,还有待深入研究。

2. 酶替代治疗（Enzyme replacement therapy，ERT）

自 2003 年来,酶替代疗法（ERT）已经投入使用,经常用作 MPS Ⅰ型的主要治疗手段。近年来国外有研究表明 ERT 已被证明是一种安全、有效治疗的治疗,能改善患者呼吸功能,关节的灵活性、行走能力，以及生活质量。然而因 laronidase 并不穿过血脑屏障，因此在 MPS Ⅰ 型中不能防止认知能力下降。也有文献提到长期酶替代治疗对心肌有益处，但对心脏瓣膜病变却无明显改善。

理论上，移植前行 ERT，可以改变供体移植骨髓微环境，国外也有报道在进行骨髓移植术等待过程中，有患者同时接受 ERT 治疗，但没有进行 ERT 与 HSCT 疗效的对比研究。总之，目前 ERT 和 HSCT 治疗方法仍然是 MPS 患者的治疗中心。

3. 造血干细胞移植（hemopoietic stem cell transplantation，HSCT）

异基因造血干细胞移植可以替代 MPS 各型酶的缺陷，能明显改善黏多糖病人病情及延长寿命，是黏多糖病最有效的治疗手段。各类型的 MPS 因累及的系统及组织存在差异，因此造血干细胞移植疗效也不同。异基因造血干细胞移植治疗黏多糖病疗效包括缺乏的酶活性的增加、肝脾等脏器的回缩、认知能力的恢复、视力、角膜混浊改善、听力恢复，骨骼发育异常在一定程度上可纠正，因骨生长和重建过程中起重要作用的软骨细胞和成骨细胞可能来源于宿主，这成为移植后骨骼恢复差的重要原因，需通过整形手术等来纠正骨骼畸形症状。国外文献中提到 HSCT 对改善 MPS 患者眼部问题，如角膜湿润或视力的改善相对于 ERT 稳定。但移植并不能阻止疾病在所有器官系统的进展，有研究表明，如视网膜退化可进展至视觉缺损，心脏瓣膜增厚可导致闭合不全等。临床症状的改善需要更长时间随访。

对于 MPS Ⅰ 型患者，HSCT 治疗方法是唯一运载酶进入大脑，防止神经疾病的症状进展的方法，但对于 MPS Ⅵ 型患者，HSCT 不能确保酶渗透到患者的骨和眼睛等远端组织。因此对于各种类型的 MPS 患者，HSCT 的风险和优点必须仔细权衡。HSCT 并发症包括感染、移植物抗宿主病、捐赠者基因不嵌合等。国外文献回顾性研究了 1982 年至 2007 年 45 名 MPSVI 患儿接受 HSCT 治疗后，在 100 天内急性移植物抗宿主反应累积发生率 95%，100 天内存活率是 78%，1～3 年生存率为 66%。这些数据给临床医生评估治疗的相对风险及益处提供参考。移植前后应注意加强免疫抑制治疗，减低剂量的预处理方案，以及适当增加供者造血干细胞输注数量，有利于促进植入、降低减少移植物衰竭以及移植物抗宿主病（GVHD）发生。早期诊断、早期移植干预治疗是取得了良好疗效的关键。

4. 基因治疗

因酶替代疗法、造血干细胞移植等都有一定的局限性，因此真正意义上的基因治疗已成为该研究领域的主攻方向。目前，MPS Ⅰ 的基因治疗主要是采用基因的修饰和替代疗法，动物实验和临床试验已获得了安全的结果，其临床治疗效果也得到了肯定。

真正的基因治疗包括正常基因替代疗法和原位修复 IDUA 基因，而后者是治疗 MPS Ⅰ 型患者及携带者的根本手段。文献中提到分离正常的 IDUA 的基因导入细胞内，让细胞表达正常基因，而理论上原位修复可以诊断基因突变的类型来纠正畸形，如纠正置换或颠换的碱基，添加缺失的 DNA 片段等。

基因修复难度大，目前基因治疗仍处于研究实验阶段。另外国内也有学者对 MPS Ⅰ、Ⅳ、Ⅵ 进行基因突变类型检测，扩增了我国该病的基因谱。这对 MPS 疾病在基因水平上更加深入了解，为其他 MPS 类型疾病患者进行基因治疗打下基础。

5. 其他治疗

外科手术可治疗某些躯体和器官的缺陷,比如心脏瓣膜置换术、角膜移植、严重的脊椎压缩矫形等,还可进行言语治疗,听力康复、牙科矫正等。木黄酮是天然异黄酮中的一种,可用于 MPS 的辅助治疗。动物实验表明,反复向脑脊液注入重组的溶酶体酶蛋白,可使酶蛋白广泛分布于脑组织,可起到良好的酶替代作用。但目前临床仍有很多问题未解决,如不良反应、剂量问题、免疫反应等,尚待研究。

参考文献

[1] Baker E，Guo X H，Orsborn A M，et al. The Morquio A syndrome（Mucopolysaccharidosis IVA）gene maps to 16q24. 3[J]. The American Journal of Human Genetics，1993，52(1):96-98.

[2] Martin R，Beck M，Eng C，et al. Recognition and diagnosis of mucopolysaccharidosis Ⅱ（Hunter syndrome)[J]. Pediatrics, 2008，121(2):e377-e386.

[3] Wraith J E，Clarke L A，Beck M，et al. Enzyme replacement therapy for mucopolysaccharidosis I：A randomized，double-blinded，placebo-controlled，multinational study of recombinant human α-L-iduronidase (laronidase)[J]. The Journal of Pediatrics, 2004，144(5):581-588.

[4] Jolly R D，Allan F J，Collett M G，et al. Mucopolysaccharidosis ⅢA（Sanfilippo syndrome）in a New Zealand Huntaway dog with ataxia[J]. New Zealand Veterinary Journal，2000，48(5):144-148.

[5] Viskochil D，Muenzer J，Guffon N，et al. Carpal tunnel syndrome in mucopolysaccharidosis I：A registry-based cohort study[J]. Developmental Medicine & Child Neurology，2017，59(12):1269-1275.

[6] Guffon N，Froissart R，Fouilhoux A. A rare late progression form of Sly syndrome mucopolysaccharidosis [J]. JIMD Reports，2019，49(1):1-6.

[7] Kubaski F，Yabe H，Suzuki Y，et al. Hematopoietic stem cell transplantation for patients with mucopolysaccharidosis Ⅱ[J]. Biology of Blood and Marrow Transplantation，2017，23(10):1795-1803.

[8] Harmatz P，Whitley C B，Wang R Y，et al. A novel Blind Start study design to investigate vestronidase Alfa for mucopolysaccharidosis Ⅶ，an ultra-rare genetic disease[J]. Molecular Genetics and Metabolism，2018，123(4):488-494.

[9] 张慧玲.黏多糖病 11 例病例报告及文献复习[D].南宁:广西医科大学,2017.

[10] 畅智慧,刘兆玉.黏多糖病影像学的多系统表现 1 例[J].医学影像学杂志,2010,20(4):476.

[11] 徐春玲,周胜利,苗重昌,等.黏多糖病的 X 线、MRI 影像特征与临床表现[J].医学影像学杂志,2009,19(10):1354-1356.

[12] 沈笛颖,俞俊春.小儿黏多糖病 14 例临床分析[J].浙江预防医学,2007,19(7):54.

（张　倩　黎景景　邢向辉）

第二节　Fabry 综合征

一、疾病简介

Fabry 综合征(Fabry syndrome)一种 X 连锁隐性鞘脂病,由溶酶体水解酶(α-半乳糖苷酶 A)的全部或部分缺乏引起。由于该酶缺失,导致体内的糖脂代谢异常,它导致一种逐渐普遍存在的未被缺失酶降解的鞘糖脂。皮肤、神经、心脏、肾脏、胃肠道、血液系统受累是受该疾病影响的受试者死亡率增加和生活质量显著受损的原因。

二、病因及发病机制

血管内皮和肾内部衰老的红细胞中的神经酰胺三己糖苷蓄积在细胞内部,正常时神经酰胺三己糖-α-半乳糖苷酶在肝、肾、脑、脾内都存在,而以小肠黏膜中最多,该酶缺乏时使体内的糖脂代谢异常,全身血管壁的内皮和平滑肌有糖脂沉积、血管腔狭窄。肾血管和肾小球上皮有糖脂沉积。脑和末梢神经系统也有血管改变,神经元本身也有少量沉积。甚至心肌、肌肉、肝、脾、骨髓、淋巴结、角膜中均有沉积,造成相应的功能障碍。

三、临床表现

(一) 头面部表现

1. 儿童期或青春期起病,最早为 6 岁。早期双颊黏膜可出现少数红疹。

2. 眼部症状较多见,有时候是早期出现的特征性变化之一,特别是女性患者 70%~80%可以仅表现出该病的眼部体征。眼科检查在 Fabry 病的诊断中应起着非常重要的作用。所有的杂合子和大多数的半合子都可出现角膜混浊,可出现有晶状体前、后部异常,白内障及视网膜血管迂曲、扩张、角膜混浊、角膜漩涡状沉积物,部分患者不影响视力或轻微影响视力,因此当眼科医师发现患者有晶状体的改变或角膜变性时,应警惕 Fabry 病,要建议患者去做基因检查,以便发现该患者的其他家庭成员是否也患有此病。

(二) 其他相关临床表现

1. 肾脏表现　肾脏受累主要表现为肾性高血压、蛋白尿、血尿或脂肪尿,50%的患者可伴有全身不同程度的水肿。

2. 皮肤血管角质瘤　儿童期皮肤可出现黑色痣样小丘疹,常见于脐周、骶部、肘、手指、髋两侧和口腔黏膜等易摩擦部位,呈散在性或成簇分布,皮损通常不累及面部和眼。皮肤损害常与疼痛发作同时发生。部分男性病人和少数杂合子女性病人出现血管角质瘤。

3. 自主神经系统功能失常　Fabrys 病患者常常在冷热变化、劳动、运动后,手掌和足底间歇发作性刺痛、烧灼痛,向四肢近端放射,严重的周期性发作持续数分钟到数周,称为发作性痉挛掌痛(Fabrys 危象)与四肢蚁爬感。

4. 心脏损害　主要表现为心脏传导障碍,心肌病,冠状动脉功能不全或阻塞,心脏受损常常是 Fabry 病患者的死因之一。

5. 骨、关节损害　骨骼变化少见,可出现关节运动受限。肘或腕关节运动受限可引起局部肌肉失用性萎缩。部分病例手指挛缩。急性发作期,多有关节及肌肉疼痛。

6. 性腺发育不良。

四、诊断

根据典型的临床表现来诊断,对于不典型的轻症,或杂合子女性病例则可根据肠黏膜活检标本的酶检查确诊。出现皮疹的小儿患者应与风湿热等胶原性疾病鉴别。

五、治疗

(一) 一般治疗

替代疗法,2003 年美国生物学评估和研究中心(CBER)批准了 Genzyme 公司生产的 Fabrazyme,并用于 Fabrys 病患者。Fabrazyme 是经基因工程制出的 α-半乳糖苷酶 A,代替了患者体内缺乏脂肪代谢酶。临床试验显示 Fabrazyme 能通过弥补溶酶体酶的缺陷,使积聚在体内的脂质分解,定期使器官、细胞内的沉积的脂肪被清除,缓解患者的临床疼痛症状,改善心脏功能和稳定肾功能,但仍不能逆转已存在的肾脏损害。

(二) 口腔颌面部异常相关的治疗建议

目前对 Fabry 综合征的口腔颌面部异常尚无有效预防措施,临床上积极对症治疗可有效控制病情进展,眼部病损可通过全身积极治疗 Fabry 综合征而缓解。

参考文献

[1] 戴秀娟,吴杰,吕小萌,等.肾活检发现 Fabry 病一例分析[J].临床肾脏病杂志,2020,20(3):254-256.

[2] 余扬.Fabry 病的筛查确诊及家系基因和临床特点研究[D].苏州:苏州大学,2019.

[3] 杨曦,米悦,谢院生.法布里病(Fabry 病)的诊断与治疗[J].中国中西医结合肾病杂志,2019,20(4):360-362.

[4] 林丽蓉.医学综合征大全[M].北京:中国科学技术出版社,1994.

[5] 何泳,胡采红,张新,等.Fabry 病 1 例报道并文献复习[J].内科急危重症杂志,2016,22(5):398-399.

[6] 纪永松,王朝晖,潘晓霞,等.一个法布里病家系报道并文献复习[J].诊断学理论与实践,2015,14(1):51-57.

[7] 叶明,王丽,饶向荣,等.Fabry 病 1 例报告[J].北京医学,2012,34(4):324-325,338.

(蒋红柳 王文梅)

第三节 Wagenmann-Froboese 综合征

一、疾病简介

Wagenmann-Froboese 综合征(Wagenmann-Froboese syndrome)是多发性内分泌肿瘤的一类,多发性内分泌腺瘤病(multiple endocrine neoplasia,MEN)为一组遗传性多种内分泌组织发生肿瘤综合征的总称,有 2 个或 2 个以上的内分泌腺体病变。内分泌肿瘤可为良性或恶性,良性一般不分泌激素,无功能,恶性常常分泌活性激素并造成特征性临床表现,可同时出现或先后发生,间隔期可长可短,病情可重可轻,病程可缓可急。MEN 可分为两种类型:MEN 1 及 MEN 2,后者又分为 2 种亚型:MEN 2A,MEN 2B。而 Wagenmann-Froboese 综合征是多发性内分泌腺瘤病的 MEN 2B 型。

MEN 2B 是一种非常罕见的常染色体显性遗传性肿瘤综合征,迄 2017 年为止,最大的已发表的 MEN 2B 描述性研究仅基于 44 名患者,100%伴有甲状腺髓样癌(mtc),50%伴有嗜铬细胞瘤和多种内分泌外征,其中许多可致残。MEN 2B 的主要特点是早期发生 mtc,这导致美国甲状腺协会建议在 1 岁之前进行预防性甲状腺切除术。

二、病因及发病机制

MEN 2 的发病机制系 ret 原癌基因(RET)发生突变所致。RET 为一单链穿膜含酪氨酸激酶的蛋白,在许多起源于神经嵴的细胞(如甲状腺、肾上腺、肠内部神经系等)中表达,在机体的发育上起重要作用。

MEN 2B 与 MEN 2A 类似,是由于 RET 原癌基因的常染色体显性、激活生殖系突变所致,MEN 2B 主要是由于 ret 酪氨酸激酶结构域 918 密码子处蛋氨酸与苏氨酸的取代。m918t-ret 突变是 men2b 最常见的病因。

三、临床表现

(一) 头面部表现

MEN 2A 的临床表现包括甲状旁腺功能亢进症、嗜铬细胞瘤、甲状腺髓样癌;MEN 2B 甲状旁腺功能亢进症少见,出现包括甲状腺髓样癌、嗜铬细胞瘤等身体异常表现。唇、舌等口腔黏膜和眼睑出现大小不一的神经瘤。

(二) 其他相关临床表现

1. 颈部无痛性、单侧、孤立的甲状腺肿物,可伴有声音嘶哑、喘鸣、上气道梗阻或者吞咽困难。

2. 遗传性病例发病年龄较早,少数患者由于多中心或者双侧甲状腺受累,血浆降钙素水平增高,出现腹泻和面部潮红。

3. 其他非甲状腺器官的临床症状,如嗜铬细胞瘤引发的头痛、多汗、阵发性高血压、心悸、晕厥和眩晕;甲状旁腺机能亢进导致的钙离子紊乱;由肿瘤产生的 ACTH 或者垂体腺瘤多肽产物引发的 Cushing 综合征;由胰腺内分泌肿瘤多肽分泌物引起的胃肠症状等。

四、诊断

通常偶然发现甲状腺疾病,实验室检测发现血清降钙素水平不同程度升高,钙离子失调,即可确诊。生殖细胞 RET 突变的检测对诊断和预后有重要的参考意义。

五、治疗

(一) 一般治疗

积极治疗原发病灶,外科切除原发病灶,必要时进行颈淋巴结清扫。对于生殖细胞 RET 突变(RET 表型特异性)的病人预防性甲状腺切除;对于特定的 RET 突变患者在建议的年龄段实施甲状腺切除;对于密码子 883、918 及 922 突变的患者,在 12 个月之前给予甲状腺切除;对于密码子611、618、620及634突变患者,在5岁之前给予甲状腺切除;对于其他密码子突变患者:在出现五肽胃泌素刺激降钙素反应异常之后给予甲状腺切除。

只有在4岁以前确诊的患者才得以治愈。在 MEN2 患者中,MEN 2B 患者预后较差,10 年生存率为 75.5%,而 MEN 2A 患者为 97.4%。改善 MEN 2B 的结果主要是基于对儿科医生和其他卫生保健专业人员的适当教育,以认识疾病的早期、非内分泌表现。其特征是身材较高、四肢较长、面部细长、手指和脚趾呈蛛网膜状。其他骨骼异常,如前凸、后凸、脊柱侧凸、关节过度活动、下腔静脉畸形、漏斗胸(与肋骨过度生长有关)、高腭弓和滑脱的股骨头骨骺(SCFE)也可能相关。

(二)口腔颌面部异常相关的治疗建议

手术或激光切除唇、舌、眼睑的神经瘤。

参考文献

[1] Nagaoka R, Sugitani I, Sanada M, et al. The reality of multiple endocrine neoplasia type 2B diagnosis: Awareness of unique physical appearance is important[J]. Journal of Nippon Medical School, 2018, 85(3):178-182.

[2] Morrison P J, Nevin N C. Multiple endocrine neoplasia type 2B (mucosal neuroma syndrome, Wagenmann-Froboese syndrome)[J]. Journal of Medical Genetics, 1996, 33(9):779-782.

[3] Gundgurthi A, Dutta M, Pakhetra R, et al. Missed diagnosis of multiple endocrine neoplasia type 2 B[J]. Medical Journal Armed Forces India, 2010, 66(3):295-297.

[4] 杨绍忠.多发性内分泌腺肿瘤综合征Ⅱ型临床分析[D].济南:山东大学,2009.

[5] 宁志伟.多发性内分泌腺瘤和甲状旁腺功能亢进症与癌基因突变的家系研究[D].北京:中国协和医科大学,2003.

（蒋红柳　王文梅）

第四节　库欣综合征

一、疾病简介

库欣综合征(Cushing syndrome)又名皮质醇增多症(Hvpercortisolism)或柯兴综合征。1912 年,由 Harvey Cushing 首先报道。本征是由多种病因引起的以高皮质醇血症为特征的临床综合征,典型表现有满月脸、躯干肥胖,四肢瘦小、皮肤菲薄,多有紫纹,痤疮,高血压,和骨质疏松等等。

二、病因及发病机制

常见的病因是垂体分泌过多的促肾上腺皮质激素(adrenocorticotropic hormon, ACTH),其次是肾上腺皮质肿瘤和异位 ACTH 综合征。长期口服大量的糖皮质激素可引起类似库兴氏综合征的临床表现,称为医源性库兴氏综合征。饮用大量酒精饮料也可引起类似表现。

三、临床表现

(一) 口腔颌面部表现

口腔黏膜可出现棕褐色色素沉着,舌和咀嚼肌活动度减退,口腔易发生念珠菌感染。

(二) 其他相关临床表现

1. 脂肪代谢障碍 特征性表现为向心性肥胖——满月脸、水牛背、球形腹,但四肢瘦小。

2. 蛋白质代谢障碍 蛋白质大量分解形成负氮平衡状态。因蛋白质过度消耗病人出现皮肤菲薄,皮肤紫纹等临床表现。

3. 糖代谢障碍 表现为血糖升高,糖耐量降低。

4. 电解质紊乱 大量皮质醇有潴钠,排钾作用。病人表现为轻度水肿或低钾血症。

5. 心血管病变 高血压。

6. 神经精神障碍 病人易出现不同程度的激动,烦躁,妄想等神经精神的改变。

四、诊断

本综合征的诊断分三个面:确定疾病诊断、病因诊断和定位诊断。

疾病诊断即根据典型临床表现及实验检查如 24 小时尿 17 羟皮质类固醇(17-OHCS)、血清(ACTH)测定进行诊断。病因诊断即查找病因,检查是否垂体肿瘤引起的皮质增生,或肾上腺皮质腺瘤、非垂体肿瘤或异源性 ACTH 分泌肿瘤引起的皮质增生。定位诊断主要是肾上腺皮质肿瘤的定位,以利手术切除。但定位的同时,也常解决了病因诊断。

五、治疗

(一) 一般治疗

通过病因诊断和定位诊断区别对待,根据病变性质、病变部位和是否依赖于 ACTH 制定治疗方案。治疗的方法有手术治疗,行小垂体肿瘤摘除术和肾上腺皮质肿瘤摘除;放疗或同位素治疗、药物治疗。其中放射治疗疗效较差且易复发;药物治疗副作用大,主要适用于无法切除的肾上腺皮质腺癌病例。

(二) 口腔颌面部异常相关的治疗建议

对于出现口腔症状的库欣综合征患者,保持口腔卫生,防止念珠菌感染。经上述治疗仍未获满意疗效者可用阻滞肾上腺皮质激素合成的药物,必要时行双侧肾上腺切除术,术后激素替代治疗。

参考文献

[1] Findling J W, Raff H. DIAGNOSIS OF ENDOCRINE DISEASE: Differentiation of pathologic/neoplastic hypercortisolism (Cushing's syndrome) from physiologic/non-neoplastic hypercortisolism

(formerly known as pseudo-Cushing's syndrome)[J]. European Journal of Endocrinology, 2017, 176 (5):205-216.

[2] Raff H, Carroll T. Cushing's syndrome: From physiological principles to diagnosis and clinical care[J]. The Journal of Physiology, 2015, 593(3):493-506.

[3] Laws E R Jr. Challenges and future developments for improvement in the diagnosis and management of Cushing's disease[M]. Cushing's Disease. Amsterdam:Elsevier, 2017:201-204.

[4] Pivonello R, de Leo M, Cozzolino A, et al. The treatment of Cushing's disease[J]. Endocrine Reviews, 2015, 36(4):385-486.

[5] Schernthaner-Reiter M H, Siess C, Gessl A, et al. Factors predicting long-term comorbidities in patients with Cushing's syndrome in remission[J]. Endocrine, 2019, 64(1):157-168.

（蒋红柳　王文梅）

第五节　脑肝肾综合征

一、疾病简介

脑肝肾综合征又名 Smith-Lemli-Opitz syndrome。1964 年 Smith、Lemli 及 Opitz 分别报道了三例患者。故该综合征用三位发现者的名字命名为 Smith-Lemli-Opitz 综合征（SLOS），也有人用最初报道患有该综合征的三个患者的姓名缩写命名为 RSH 综合征（史-伦-奥三氏综合征），又称为小头-小颌-并趾综合征。该综合征为常染色体隐性遗传疾病，直到 1993 年 Lancet 报道发现此类患者体内 7-脱氢胆固醇（7-dehydrocholesterol, 7DHC）水平增高伴胆固醇水平降低，人们才第一次认识到该病是一种代谢综合征。该疾病患者主要临床特点为脑小、肝大、肝内胆管发育不全和肾小，在胎儿期即可发病。

二、病因及发病机制

本病病因不明，男女均可发病，是常染色体隐性遗传病，无特殊预防措施，有人认为是由于胎盘铁转运功能障碍。

有研究表明，Smith-Lemli-Opitz 综合征与机体发育基因 Shh（sonic hedg ehog）密切相关，该基因主要编码影响身体发育的信号蛋白，该信号蛋白在人类的脑、四肢及生殖器发育中起到重要的作用。而由于 Shh 蛋白需要与胆固醇连接后才有活性，因此推测该疾病可能与机体缺乏胆固醇有关，缺乏胆固醇导致 Shh 蛋白丧失功能，所以在生命的早期影响了机体的正常发育，进而导致患者出现多发的畸形。

三、临床表现

（一）头面部表现
1. 小颌，弓形腭以及后部腭裂。

2. 小头畸形。

3. 耳道小及低位耳。

4. 鼻孔朝上。

5. 内眦赘皮、上睑下垂、斜视等,少数患者伴有白内障及视神经脱髓鞘病变。

(二)其他相关临床表现

1. 主要特征为智力迟钝。

2. 表现为分娩时胎儿活动微弱小,体重较轻。

3. 出生后生长迟缓、瘦弱。

4. 肌张力过强,精神发育不全。

四、诊断

该综合征的诊断主要针对有家族史的胎儿进行气相色谱质谱联用测定绒毛或羊水中 7-DHC 和胆固醇的含量,通过计算两者的比值并结合超声波检查进行诊断。而对没有家族史的胎儿,如果胎儿母亲血清雌三醇低,且中期超声检查发现胎儿生长迟缓、多指时应测定绒毛或羊水中 7-DHC 和胆固醇水平。

五、治疗

(一)一般治疗

由于 SLOS 患者体内缺乏胆固醇进而导致其 Shh 蛋白丧失功能,所以在生长发育早期影响了机体的功能,致使出现多发的畸形。目前认为由于大部分 SLOS 患者血清中胆酸减少,如果直接从食物中补充胆固醇吸收效率不高,而采用了同时补充胆酸的方法,临床研究发现患儿的生长发育有明显的改善,检测发现患者血浆中的胆固醇水平有明显的提高。

(二)口腔颌面部异常相关的治疗建议

口腔颌面部异常相关的治疗主要通过食疗,针对儿童推荐的结晶体胆固醇的摄入剂量为每天 100 mg/kg。通过补充胆固醇的方法可以达到生长改善、发育加快、行为问题减轻、更耐感染、胃肠症状减轻、光敏感性和皮疹减少等效果。另一方面由于胆固醇不能通过血脑屏障,目前食疗的方法尚不能改善患者脑组织可能出现的生化缺陷。同时对于已经出现颅颌面畸形的患儿可以通过颌面外科手术的方法改善面容。

参考文献

[1] 孟英韬.Smith-Lemli-Opitz 综合征研究进展[J].中华儿科杂志,2009,47(11):842-845.

[2] Seller M J, Russell J, Tint G S. Unusual case of Smith-Lemli-Opitz syndrome "type Ⅱ"[J]. American Journal of Medical Genetics,1995,56(3):265-268.

[3] Yu H, Patel S. Recent insights into the Smith-Lemli-Opitz syndrome[J]. Clinical Genetics,2005,68(5):383-391.

[4] Martin A, Koenig K, Scahill L, et al. Smith-lemli-opitz syndrome[J]. Journal of the American Academy of Child & Adolescent Psychiatry, 2001, 40(5):506-507.

［5］Mcgaughran J，Donnai D，Clayton P，et al. Diagnosis of Smith-lemli-opitz syndrome[J]. New England Journal of Medicine，1994，330(23):1685-1687.

［6］Opitz J M，Penchaszadeh V B，Holt M C，et al. Smith-Lemli-Opitz (RSH) syndrome bibliography：1964-1993[J]. American Journal of Medical Genetics，1994，50(4):339-343.

［7］Kazmi S S，Nejat F，Tajik P，et al. The prenatal ultrasonographic detection of myelomeningocele in patients referred to Children's Hospital Medical Center:A cross sectional study[J]. Reproductive Health，2006，3(1):1-4.

［8］McCormack J，Baker E，Crowe K. The human right to communicate and our need to listen：Learning from people with a history of childhood communication disorder[J]. International Journal of Speech-Language Pathology，2018，20(1):142-151.

（韩生伟　王　涛　邢向辉）

第六节　Sipple 综合征

一、疾病简介

Sipple 综合征(Sipple syndrome)又名多发性内分泌腺瘤综合征Ⅱ型(multiple endocrine neoplasma syndrome typeⅡ)简称 MENS-Ⅱ，1961 年由 Sipple 首先报道,是一种罕见的可累及多种内分泌器官同时或相继出现病变的家族性癌症综合征,主要表现为以甲状腺髓样癌为基础,伴/不伴嗜铬细胞瘤、原发性甲状旁腺功能亢进症中一种或两种,同时因激素的异常分泌,常可累及非内分泌器官同时或相继出现病变,如肠、黏膜、角膜、骨骼等。

二、病因及发病机制

Sipple 综合征是一种常染色体显性遗传疾病,具有很高的外显率和可变表达率,可进一步分为两个子类：MENS-ⅡA 和 MENS-ⅡB,这两种类型都涉及甲状腺和肾上腺,MENS-ⅡA 也有 20%～30%的概率会导致原发性甲状旁腺功能亢进。

三、临床表现

(一) 头面部表现

口腔神经瘤病变的发生常早于其他病症,也可在出生时即出现,临床表现复杂多样,常见为口唇、舌部、眼睑的结节样表现。

(二) 其他相关临床表现

1. 病变主要波及甲状腺、肾上腺及甲状旁腺。

2. 甲状腺髓质癌与嗜铬细胞瘤合并存在,甲状腺髓质癌能转移而致死;并发甲状旁腺功能亢进,甲状旁腺的变化可能是继发性的。

3. 肾上腺的嗜铬细胞瘤引起儿茶酚胺增加,而出现衰弱、心悸、感觉异常、四肢苍白、多汗、头痛、恶心、腹泻等症状。

4.有些患者可伴发皮下或黏膜下神经瘤,增厚的神经束衣包绕着弯曲的神经纤维。

四、诊断

由于本征临床表现十分复杂,不易及时明确诊断。当病例以某一个腺体病变为主要表现而掩盖其他内分泌异常的临床症状时,应详细检查血液中激素的浓度,如降钙素、甲状旁腺激素、升血糖素、24小时尿5-羟吲哚酸(5-HIAA)、血浆5-羟色胺、血钙等,以便及早发现本综合征的存在。而一旦发现多发性内分泌腺瘤患者,应常规进行家族史调查并检查有关亲属,以便及时发现其他患者。

五、治疗

本综合征治疗比较困难。基本治疗原则是手术切除肿瘤或行放射治疗,不能手术治疗的恶性肿瘤可采用化疗。

参考文献

［1］Qi X P, Zhao J Q, Cao Z L, et al. The clinical spectrum of multiple endocrine neoplasia type 2A with cutaneous lichen amyloidosis in ethnic Han Chinese［J］. Cancer Investigation, 2018, 36(2):141-151.

［2］Grey J, Winter K. Patient quality of life and prognosis in multiple endocrine neoplasia type 2［J］. Endocrine-Related Cancer, 2018, 25(2):T69-T77.

［3］王鸥,邢小平,孟迅吾,等.MEN患者甲状旁腺功能亢进症的临床表现［J］.中华内分泌代谢杂志,2004, 20(4):296-299.

［4］黄岸豪,黎土轩,谢建兴,等.Sipple综合征1例并文献复习［J］.中国医药导报,2019,16(11):154- 156,160.

［5］Machens A. Early malignant progression of hereditary medullary thyroid cancer［J］.New England Journal of Medicine, 2004, 350(9):943.

［6］Schiavi F, Demattè S, Cecchini M E, et al. The endemic paraganglioma syndrome type 1:Origin, spread, and clinical expression［J］. The Journal of Clinical Endocrinology and Metabolism, 2012, 97(4):E637-E641.

［7］Persu A, Lannoy N, Maiter D, et al. Prevalence and spectrum of SDHx mutations in pheochromocytoma and paraganglioma in patients from Belgium:An update［J］. Hormone and Metabolic Research, 2012, 44 (5):349-353.

(王 涛 林 琳 邢向辉)

第七节 黑棘皮病-多毛-抗胰岛素糖尿病

一、疾病简介

黑棘皮病-多毛-抗胰岛素糖尿病又名Rabson-Mendenhall syndrome。抗胰岛素现象是指由于受体障碍导致胰岛素的生理效应发生小程度的减弱,包括对胰岛素不敏感、对胰岛素不反应或两者兼有,其中以合并黑棘皮病最为突出。以本征即属于这类疾病中的一种。

本征的抗胰岛素现象不能用生长激素、皮质醇、胰高糖素等来解释,其受体后功能正常。在不同种类细胞中其胰岛素受体的数目与亲和力亦不同,有的受体数目与亲和力均降低,有的仅亲和力降低或仅数目降低且具有松果体增生。

二、病因及发病机制

病因不明。

三、临床表现

(一)口腔颌面部表现
累及口腔的主要为牙萌出过早、牙发育不全、舌呈裂纹沟状等。

(二)其他相关临床表现
具有黑棘皮病、多毛、抗胰岛素糖尿病,尚有异常面容、指甲厚,腹部前突,易感染。伴有男性化,男孩阴茎大于正常,但睾丸不大且无阴毛;女孩阴蒂大,有多尿,最多有尿崩症状,可有酮症酸中毒,胰岛素用量高达极高才能控制住血糖。

四、诊断

根据黑棘皮病、多毛、抗胰岛素糖尿病及松果体增殖的体征可以诊断。

五、治疗

无特效疗法。垂体切除术仅有短暂效果,作卵巢楔状切除术可使该病暂时好转。

参考文献

[1]包美珍.抗胰岛素糖尿病合并黑棘皮病[J].国外医学(儿科学分册),1989,16(4):171-175.

[2]崔克勤,房红梅.黑棘皮病合并抗胰岛素糖尿病1例报道[J].河北职工医学院学报,2000,17(4):77.

[3]Musso C, Cochran E, Moran S A, et al. Clinical course of genetic diseases of the insulin receptor (type A and Rabson-Mendenhall syndromes): A 30-year prospective[J]. Medicine, 2004, 83(4):209-222.

[4]Longo N, Wang Y, Pasquali M. Progressive decline in insulin levels in Rabson-Mendenhall syndrome[J]. The Journal of Clinical Endocrinology and Metabolism, 1999, 84(8):2623-2629.

[5]余淑芳.抗胰岛素糖尿病合并黑棘皮病1例[J].大理医学院学报,2000(2):74.

(段 宁 宋月凤)

第八节 自毁容貌综合征

一、疾病简介

自毁容貌综合征(choreo - athetosis - self mutilation syndrome)又名 Lesch-Nyhan syndrome,次黄嘌呤–鸟嘌呤磷酸核糖基转移酶缺乏症(HGPRT ase deficiency)。Lesch 和 Nyhan 1964 年首先发现本病,是一种以强迫性自毁行为为特征的先天性嘌呤代谢缺陷。其主要特点为高尿酸血症及高尿酸尿症,智力及生长发育迟滞,痉挛性大脑性瘫,自伤性肢体残缺。

二、病因及发病机制

本病为遗传性 X 连锁隐性遗传。本病因先天性次黄嘌呤–鸟嘌呤磷酸核糖基转移酶(HGPRT)完全缺失而引起。腺嘌呤、鸟嘌呤均为合成核糖核酸或脱氧核糖核酸及辅酶所必需的物质,这些物质的终末代谢产物为尿酸、由肾脏排除。嘌呤类物质由食物中获得或嘌呤的代谢物(次黄嘌呤等)再合成。这一再合成而重新利用的过程必须有 HGPRT 参加才能完成,当 HGPRT 缺乏时,这一再合成发生障碍,造成嘌呤合成增加,尿酸过量形成。

三、临床表现

(一) 头面部表现

患者全部为男性,而无女性。强迫性自伤为本病症的突出临床表现,面部由于咬唇而明显变形。患儿在牙齿萌出后强烈磨牙,咬自己的唇、舌,颊黏膜及手指,致使唇部明显伤残,特别是下唇。有时上唇破坏类似唇裂。由于唇部破坏,发音困难。年长儿童可用手撕扯或用其他物品挖割身体一些部分,导致耳、颜面、头、肢体多出疤痕。因痛觉完好,故自伤时常常一边发出大声痛苦的嘶叫,一边仍继续咬。这些行为是强迫性的,患儿不能自制。与此同时可出现攻击他人的行为。

(二) 其他相关临床表现

患儿均有严重的运动障碍,但在新生儿期往往不被发现。出生后 3～6 个月出现运动性发育迟滞,如抬头困难,四肢无力,吞咽困难,呕吐等。有的患儿烦躁不安,舞蹈性手足徐动症和智力发育障碍。常见角弓反张样痉挛,亦可见轻度双侧瘫,严重的痉挛性四肢轻瘫较少见,中枢神经系统表现与基底神经节功能异常有关。几乎所有病人尿酸生成过剩,患儿生后数天即出现高尿酸血症及高尿酸尿症,尿中常排出橘红色的尿酸结晶物,数年后可发生痛风性关节炎,痛风结节。大多数患者形成肾结石,引起血尿、肾绞痛,腹痛,最后导致肾功能衰竭、尿毒症而早期死亡。

四、诊断

根据神经系统症状,强迫性自伤行为,血、尿中尿酸含量明显增加,不难做出诊断。

应与先天性无痛觉症及自残性疾病相鉴别。本病患者因高尿酸血症出现痛风性关节炎及痛风石的临床表现,但痛风患者无大脑性瘫痪强迫性自伤等神经症状,故不难鉴别。有些智力障碍的疾病会表现自我伤残行为,但造成组织损伤的仅限于本病。

五、治疗

本病主要采取药物治疗:使用别嘌呤醇使血及尿中尿酸降低;腺嘌呤及叶酸。本病培养的纤维母细胞缺乏 HGPRT 转移酶的活性,用此方法检出携带者,可作出产前诊断。

参考文献

［1］徐炎,胡雪.HGPRT 酶缺失病—自毁容貌综合征的酶学诊断［J］.遗传与疾病,1991(1):34-35.

［2］朱荣林.痛风、自毁容貌综合征的分子基础［J］.生命的化学(中国生物化学会通讯),1985,5(2):25-26.

［3］Urbach A,Schuldiner M,Benvenisty N. Modeling forlesch-nyhan disease by gene targeting in human embryonic stem cells［J］. Stem Cells, 2004, 22(4):635-641.

［4］Visser J E, Bär P R, Jinnah H A. Lesch-Nyhan disease and the basalGanglia［J］. Brain Research Reviews, 2000, 32(2/3):449-475.

［5］Nyhan W L. The lesch-nyhan syndrome［J］. Developmental Medicine & Child Neurology, 2008, 20(3): 376-380.

(杨旭东　蒋红柳　宋月凤)

第九节　高磷酸血症型家族性类肿瘤钙质沉积

一、疾病简介

高磷酸血症型家族性类肿瘤钙质沉积(hyperphosphatemic familial tumoral calcinosis, HFTC)是罕见的常染色体隐性遗传性疾病,表现为进行性皮肤和皮下钙盐增多,伴随循环系统磷水平增加。该病的相关基因为 GALNT3(glycosyltransferase, ppGalNacT3),GALNTS 基因突变也与骨质增生-高磷酸盐血症综合征(hyperostosis-hyperphosphatemia syndrome, HHS)有关。GALNTS 有牙本质发育不良,表现为短球状牙龈、髓石、髓室部分闭塞。最近研究显示,HFTC 患者可出现定位于 12p13.3 的纤维细胞生长因子 23(fibroblast growth factor, FGF23)的隐性功能缺失,FGF23 编码磷酸盐蛋白,有趣的是 FGF23 基因显性获得性功能突变可引起常染色体显性低血磷佝偻病。FGF23 基因突变可引起恒牙萌出延缓,牙根变短,当临床诊治中遇到这种情况下,分子诊断可作为辅助检查帮助医生判断。作为口腔医生,要意识到牙根畸形可能是高磷血症的一个潜在迹象,牙科 X 线片可能是这一疾病重要的检查手段之一。

二、病因及发病机制

其病因和发病机制尚不明确,可能的病因有钙磷代谢障碍、炎症、创伤、常染色体基因突变,该病的相关基因为 GALNT3,该基因编码糖基转移酶。

三、临床表现

(一)口腔颌面部表现

HFTC 的患者多数在早期无明显自觉症状,病变范围大者才可出现疼痛及关节活动受限等症状,而牙根畸形可能是高磷血症的一个潜在迹象,因此,口腔检查尤为重要。

1. 牙根畸形 可表现为牙根变短、畸形,髓腔闭塞或充满髓石,部分患牙可出现牙根吸收征象;病变发展呈渐进性,随着时间推移,牙根中段膨大,根尖变薄,冠根比明显下降。

2. 牙釉质 牙冠颜色、大小和外形正常,但表面粗糙度增加。

(二)其他相关临床表现

1. 关节病变 病变好发于四肢大关节附近,以髋关节最为多见,其次是肩、肘关节等。临床主要表现为:大关节附近的肿块,生长缓慢,质地硬,约 2/3 呈多发或对称发作,多数患者无明显自觉症状,病变范围大者可出现疼痛及关节活动受限。HFTC 的典型影像表现为:大关节旁软组织内多发性钙化性肿块,钙化呈结节状,常融合为菜花状,其间以透明带分隔。一般不累及附近骨骼或关节。当诊断与鉴别诊断困难时,可通过病理检查判断。病理特征性表现为:成纤维组织及胶原纤维组织包膜内填充黄白色或乳白色糊状钙化物,边缘为增生活跃的巨噬细胞、纤维母细胞、多核细胞及炎性细胞。此外,血液和尿液检查也可以辅助诊断。

2. 皮肤病变 少数患者可出现皮肤溃疡及瘘管形成,排出白垩色内容物。

四、诊断

在没有系统症状的情况下,患者表现为明显的牙冠变短,根尖钝化,髓腔闭塞,很容易被误诊为牙本质发育不良,除了牙根中部隆起外,临床检查和影像学表现均与牙本质发育不全Ⅰ型(DGI-Ⅰ)型相似。因此,当口腔检查发现患者短球状牙龈、髓石、髓室部分闭塞,或恒牙萌出延缓,牙根变短时,可询问患者全身系统病史,有无关节疼痛和受限。结合患者的家族遗传倾向,临床表现及相关的辅助检查可进行综合判断,必要时需进行基因检测。一旦确诊为高磷酸血症型家族性类肿瘤钙质沉积,应建议患者就诊综合医院进行磷酸盐结合药物治疗。

五、治疗

临床中如发现牙根异常,可对患者进行基因检测,对于无自觉症状的患牙,应定期随访拍摄 X 线片。当 HFTC 患者有正畸需要时,短根牙的正畸运动往往会产生较高的牙根吸收风险,这可能是受根冠比(R/C)比值较低的影响。临床检查时要评估牙齿松动的程度,因为如果松动过度,就会限制正畸运动的开始或持续。在松动严重的情况下,禁止行正畸治疗。正畸过程中建议使用较长时间间隔的轻间歇力来控制牙齿吸收,并定期进行 X 线片检查,以监测具有临界根长牙齿的正畸运动,矫治结束后甚至需要永久固定短根牙。

参考文献

[1] 徐炎,胡雪.HGPRT 酶缺失病—自毁容貌综合征的酶学诊断[J].遗传与疾病,1991(1):34-35.

[2] 朱荣林.痛风、自毁容貌综合征的分子基础[J].生命的化学(中国生物化学会通讯),1985,5(2):25-26.

[3] Urbach A, Schuldiner M, Benvenisty N. Modeling for lesch-nyhan disease by gene targeting in human embryonic stem cells[J]. Stem Cells, 2004, 22(4):635-641.

[4] Visser J E, Bär P R, Jinnah H A. Lesch-Nyhan disease and the basal Ganglia[J]. Brain Research Reviews, 2000, 32(2/3):449-475.

［5］Nyhan W L. Thelesch-nyhan syndrome［J］. Developmental Medicine & Child Neurology，2008，20（3）：376-380.

（刘　婷　杨卫东）

第十节　家族性腺瘤性息肉病

一、疾病简介

家族性腺瘤性息肉病（familial adenomatous polyposis，FAP）又名腺瘤性结肠息肉病（adenomatous polyposis coli，APC），目前认为 FAP 包括：无肠外表现的家族性结肠息肉病（familial polyposis coli，FPC）和伴有肠外表现的 Gardner 综合征、伴发中枢神经系统的恶性肿瘤 Crails 综合征（过去称 Turcot 综合征）以及轻表型 FAP（AFAP）。调查显示，每 1 万个新生儿中大约有 1 人，或每 3 万人群中有 1 人患 FAP，国内至今尚无该病的流行病学报道。据不完全统计，我国约有 12 万例患者，但由于对该病的表现型认识不足，实际的患病人数可能远多于此。

二、病因及发病机制

FAP 是少见的消化道常染色体显性遗传性疾病之一，FAP 患者的染色体 5q21 缺失，基因连锁分析发现其中的 APC 基因是 FAP 的致病基因，其临床表型主要与 APC 基因突变位点有关。

三、临床表现

（一）头面部表现

FAP 在口腔内的表现主要为：

1. 骨瘤为最主要表现　常发生在颅骨、长骨尤其是下颌骨角，生长缓慢，大小各异，常因骨瘤的增长引起颌面部畸形。

2. 牙齿发育异常　17%患者会伴发此症状，先天性缺牙、多生牙、牙骨质增生、磨牙融合根、牙源性囊肿、磨牙长锥形根、牙发育不全、组合性牙瘤等表现。

3. 表皮囊肿　主要位于四肢末端、头皮及面部；脂肪瘤以及皮脂腺囊肿。

（二）其他相关临床表现

在大肠内临床表现主要为结肠腺瘤性息肉，为 FAP 的共同特征，息肉开始生长的平均年龄是 15 岁，在患者青少年期整个大肠内有非常多的腺瘤性息肉，直径一般小于 1 cm，多数基底较宽，直径大于 2 cm 的息肉通常有蒂。组织学类型主要包括管状、管状绒毛状或绒毛状腺，建议早期预防性切除大肠，否则，结局都会发展成癌变。

大肠外临床表现主要为 FAP 常伴发两种类型胃息肉：基底腺息肉和腺瘤性。其他症状

417

包括四肢末端、腹壁和肠系膜发生的硬纤维瘤(DT)。此外,FAP 患者可伴有先天性视网膜色素上皮细胞肥大(CHRPE)是一种特征性的黑素沉着性眼底病变。临床上通过眼底镜检查可以帮助发现病灶。

四、诊断

约有 80%～90% FAP 患者可检测出 APC 基因突变,如果先证者带有胚系突变的 APC 基因,对其家系成员进行基因诊断和筛查是有意义的。结肠镜及 X 线检查可辅助诊断是否有多发性息肉。1980 年 Blair 等首先报道 FAP 患者中有 CHRPE 的眼底改变,并指出 CHRPE 可作为早期诊断 FAP 的标志。

五、治疗

因 FAP 在口腔内的表现属于伴有肠外表现的 Gardner 综合征,因此治疗原则与伴有肠外表现的 Gardner 综合征相似。

1. FAP 治疗主要考虑对症治疗　对于骨瘤、皮脂腺囊肿等口腔颌面部的异常表现的患者,如果临床症状明显或颌面部外观受到影响时可考虑手术治疗,切除骨瘤的范围应包括病变周围 1～2 cm 正常组织。软组织肿瘤的治疗也可考虑冷冻疗法,具有一定的效果。患者往往由于牙骨质增生导致牙周膜丧失,拔牙和正畸治疗变得困难,另外,埋伏牙的存在,也使正畸治疗中牙齿的移动成为难点,因此,需要口腔颌面外科医生与正畸科医生协同制定综合诊疗计划。

2. 牙齿缺失　多数年轻患者由于牙齿缺失而影响美观,因此大多都合并有严重的精神及心理问题,牙齿缺失导致患者咀嚼功能减弱,效率降低,引起消化系统不适,及时修复缺失牙是非常有必要的。然而,由于下颌骨骨瘤、含牙囊肿、阻生牙及埋伏牙等因素的限制,使得我们能够选择的修复方式极为有限。当颌骨中存在多个埋伏牙以及囊肿时,种植修复和固定修复方式是不可取的。对于多颗牙齿缺失的患者,可摘局部义齿是一种较为理想的修复方式。

参考文献

［1］于恩达,徐晓东,孟荣贵.家族性腺瘤性息肉病的临床特点及研究现状[J].第二军医大学学报,2006,27(4):349-352.

［2］唐粟,张国权,黄盛兴.Gardner 综合征诊疗现状及进展[J].口腔疾病防治,2017,25(10):677-680.

［3］Juhn E, Khachemoune A. Gardner syndrome:Skin manifestations, differential diagnosis and management[J]. American Journal of Clinical Dermatology, 2010, 11(2):117-122.

［4］Pereira D L, Carvalho P A, Achatz M I W, et al. Oral and maxillofacial considerations in Gardner's syndrome:A report of two cases[J]. Ecancermedicalscience, 2016, 10:623.

［5］Wijn M, Keller J, Giardiello F, et al. Oral and maxillofacial manifestations of familial adenomatous polyposis[J]. Oral Diseases, 2007, 13(3):360-365.

［6］Soravia C, Berk T, Madlensky L, et al. Genotype-phenotype correlations in attenuated adenomatous polyposis coli[J].The American Journal of Human Genetics，1998，62(6)：1290-1301.

（陶　荣）

第十一节　维生素 D 依赖性佝偻病(家族性低血磷维生素 D 抗性偻病)

一、疾病简介

维生素 D 依赖性佝偻病是一种发生率较低的常染色体的遗传疾病，又可以分为两种类型：①维生素 D 依赖性佝偻病Ⅰ型；②维生素 D 依赖性佝偻病Ⅱ型。Ⅰ型是由于 1α 羟化酶基因突变所致，Ⅱ型是由于维生素 D 受体基因突变所致。维生素 D 依赖性佝偻病Ⅰ型患者通常发病时间较早，大多在 1 岁左右发病，早期也可于出生后 2～3 个月时即发病，也有少数在儿童期(3 岁以上)才出现症状。患儿出生时与其余儿童区别不大，随着生长发育渐渐产生佝偻病症状。其中一部分患儿还可发生癫痫或者低钙手足抽搐，甚至可能是首发症状。实验室检查的指标主要表现为血清钙、磷的含量低于正常水平，产生继发性甲亢。临床上如发现以上指证应当高度怀疑本病的发生，应当提醒患者进一步检查。

二、病因及发病机制

维生素 D 依赖性佝偻病Ⅰ型和维生素 D 依赖性佝偻病Ⅱ型是因为维生素 D 生物合成和作用的遗传疾病。另外一个原因是成纤维生长因子(Fibroblast Growth Factor，FGF)，FGF23 相关或与 FGF23 无关的原因导致肾小管磷酸盐重吸收受损。

三、临床表现

(一)口腔颌面部表现

维生素 D 依赖性佝偻病儿童因钙、磷代谢失调，维生素 D 及钙、磷等元素含量不足等原因可导致牙齿发育障碍，有以下异常表现：牙齿发育不全、牙齿缺失、牙髓腔增大和复发性自发性脓肿。

(二)其他相关临床表现

Ⅰ型的临床表现　通常在 1 岁左右发病，也可于出生后 2～3 个月时即发病。患儿出生时与其余儿童无二样，随着生长发育才产生严重的佝偻病症状。其中一部分患儿还可发生癫痫或者低钙手足抽搐等症状。

Ⅱ型的临床表现　大部分患者有秃发表现，程度轻者表现为头发稀疏，重者表现为头发、体毛、阴毛甚至眉毛的全部缺失。患者治疗需要静脉注射补钙，而常规口服补钙效果不佳。

四、诊断

结合家族遗传倾向、临床表现以及实验室检查，诊断往往并不难。患者如果有以上特征性的临床表现则可以进行实验室检查:其中维生素 D 依赖性佝偻病 I 型可以检测出低血钙、低血磷、碱性磷酸酶及甲状旁腺激素升高、氨基酸尿等,其中特征性改变就是 1,25 - $(OH)_2D$ 水平较低或者测不到。维生素 D 依赖性佝偻病 II 型可表现为头发稀疏,重者表现为头发、体毛、阴毛甚至眉毛的全部缺失。血清中 1,25 - $(OH)_2D$ 水平往往是升高的。

五、治疗

5 岁以下儿童正处于发育阶段,此时患者较易罹患乳牙龋病。导致龋齿的原因是多种多样的,防治其发展也应从病因考虑,比如可以窝沟封闭新生牙齿,涂氟处理等。早期预防和治疗,提高患儿牙齿存留率,对于牙釉质剥脱较多的乳牙可以使用金属预成冠修复,治疗应当根据根管的解剖结构入手。

参考文献

[1]陈晓阳,赵正言.维生素 D 依赖性佝偻病[J].中国儿童保健杂志,2017,25(5):478-480,48.

[2]马辉.儿童乳牙龋病患病率及与佝偻病关联性调查[J].中国妇幼保健,2010,25(18):2507-2508.

[3]苏吉梅.抗维生素 D 佝偻病患者牙齿特点的研究[C].全国第三次牙体牙髓病学临床技术研讨会论文集.重庆,2009:120-121.

[4]Fan H Z, Zhang R, Tian T, et al. CYP24A1 genetic variants in the vitamin D metabolic pathway are involved in the outcomes of hepatitis C virus infection among high-risk Chinese population[J]. International Journal of Infectious Diseases,2019,84:80-88.

[5]Thacher T D, Fischer P R, Pettifor J M. Vitamin D treatment in calcium-deficiency rickets:A randomised controlled trial[J]. Archives of Disease in Childhood,2014,99(9):807-811.

(晏子衡　杨卫东)

第十二节　抗维生素 D 佝偻病

一、疾病简介

抗维生素 D 佝偻病是一种因为肾小管遗传有缺陷引起的疾病,发病率极低,约 1/25 000 万。分为低血磷性和低血钙性。临床上比较常见的分型是低血磷性,又称为肾性低血磷性佝偻病。它主要是家族遗传,后天获得的极其罕见。它的临床表现主要有低磷酸盐血症,肠道吸收钙功能不全,骨质疏松等。女性患者症状较轻,有时仅表现为低磷酸盐血症。临床上发现有以上临床症状的患者应当高度警惕,让患者作进一步检查。

二、病因及发病机制

本病是一种发生在肾小管的遗传缺陷疾病,发生率仅仅 1/25 000 万。

三、临床表现

（一）口腔颌面部表现

抗维生素 D 性佝偻病儿童因钙、磷代谢失调,维生素 D 及钙、磷等元素含量不足等原因可导致牙齿发育障碍,有以下异常表现:

发生在乳牙的表现:①多发性龋齿。患者的多数乳牙可因钙、磷等元素的缺乏导致乳牙易于患龋;②无明显诱因的乳牙脱落。本临床表现可能与本病患者体内牙槽骨钙化受阻,牙槽骨中钙储量低有关;③影像学表现:全景片示所有乳牙牙髓腔明显增大,根管宽大,乳磨牙髓角高耸直达牙釉质,牙根发育不良等。

发生在恒牙的表现:①恒牙过早脱落,罹患本病的患者都有不同数量的恒牙缺失;②无龋的牙齿亦可有根尖周疾病;③影像学表现:全景片示恒牙牙髓腔明显增大,根管粗大,恒磨牙髓角高耸直达牙釉质,有的呈牛牙样,牙根发育不良。

（二）其他相关临床表现

1. 皮肤系统表现　出现枕部秃发。

2. 骨骼系统表现　颅骨内陷,有乒乓球征。方颅,前囟大及闭合延迟或不闭合。肋串珠。漏斗胸,肋骨外翻;脊柱后突、侧突等临床表现。

3. 肌肉系统的表现　肌肉韧带松弛无力,平卧时呈"蛙状腹",两腿无力容易跌跤。

4. 其他表现　大脑功能遗传,反应较正常儿童慢,神情较为淡漠,语言系统发育缓慢,免疫力较为差,易于发生贫血。

四、诊断

诊断依据维生素 D 缺乏的病因、临床表现、血生化及骨骼 X 线检查,血生化与骨骼 X 线的检查为诊断的"金标准",不论婴儿还是儿童,血浆 25-OH-D3 浓度应当≥50 nmol/L (20 ng/mL)。早期的神经兴奋性增高的症状无特异性。

五、治疗

0～5 岁儿童正处于发育阶段,此时患者较易罹患乳牙龋病。导致龋齿的原因是多种多样的,防治其发展也应从病因考虑,比如可以窝沟封闭新生牙齿,涂氟处理等。早期预防和治疗,提高患儿牙齿存留率,对于牙釉质剥脱较多的乳牙可以使用金属预成冠修复,治疗应当根据根管的解剖结构入手。

参考文献

[1]戴延忠.遗传性抗维生素 D 佝偻病 8 例报告[J].中外医疗,2012,31(30):71-73.

[2]谢君,谢晓红.低血磷抗维生素 D 佝偻病的临床研究[J].中国医药科学,2011,1(10):159.

[3]苏吉梅.抗维生素 D 佝偻病患者牙齿特点的研究[C].全国第三次牙体牙髓病学临床技术研讨会论文集.重庆,2009:120-121.

［4］Lambert A S, Linglart A. Hypocalcaemic and hypophosphatemic rickets［J］. Best Practice & Research Clinical Endocrinology & Metabolism，2018，32(4)：455-476.

［5］Molin A, Wiedemann A, Demers N, et al. Vitamin D-dependent rickets type 1B（25-hydroxylase deficiency）：A rare condition or a misdiagnosed condition？［J］. Journal of Bone and Mineral Research，2017，32(9)：1893-1899.

（晏子衡　杨卫东）

第十三节　糖原贮积病Ⅰb型

一、疾病简介

糖原贮积病Ⅰb型(glycogen storage disease Ⅰb, GSD Ⅰb)是因葡萄糖-6-磷酸转位酶(glucose-6-phosphatetransporter，G6PT)缺陷引起的遗传代谢病，常染色体隐性遗传，临床表现以低血糖、肝和肾中糖原过度积累以及代谢血清谱异常为特征的代谢紊乱及以中性粒细胞减少和髓系功能障碍为特征的免疫紊乱为主，发病率约为1/500 000。目前其基因型与临床表型的关系尚不明确。

二、病因及发病机制

G6PT基因（或SLC37A4）突变导致GSD Ⅰb型的发生。SLC37A4在肝脏、肾脏、十二指肠、小肠等中普遍表达，突变可导致G6PT缺乏或功能异常，不能对葡萄糖-6-磷酸完成转运，造成以低血糖、肝和肾中糖原过度积累以及代谢血清谱异常为特征的代谢紊乱，同时导致依赖G6PT/G6Pase-β复合物产生内源性葡萄糖来维持稳态和功能的中性粒细胞数目减少、功能障碍，引发以中性粒细胞减少和髓系功能障碍为特征的免疫紊乱。

三、临床表现

（一）口腔颌面部表现

关于GSD Ⅰb型的口腔表现，既往的文献报道的症状有龋病、牙齿迟萌、牙齿发育异常、复发性口腔溃疡、念珠菌病、牙龈炎、牙周炎、牙龈出血、牙龈增生、牙龈瘤等。然而关于糖原贮积病是否增加龋病发生率，一项对60个不同类型糖原贮积病患儿口腔表现的研究发现，糖原贮积病的患儿与正常人相比龋病的发病率并没有增加，特别是对于受益于当前营养治疗的患儿。牙齿迟萌和牙齿发育异常发生的风险在所有类型的糖原贮积病中都有增加。

（二）其他相关临床表现

代谢紊乱的具体临床特征是空腹低血糖、肝大、肾肿大、高脂血症、高尿酸血症、高乳酸血症、鼻出血、出血倾向和生长发育迟缓。未经治疗的长期并发症包括身材矮小症、骨质疏松症、痛风、肺动脉高压、胰腺炎等以及肝腺瘤与恶性肿瘤、肾功能衰竭的风险。

免疫紊乱的具体临床表现有：口腔和肠道黏膜溃疡、反复细菌感染、炎症性肠病、自身免疫性甲状腺疾病、甲状腺功能减退、生长激素缺乏、自身免疫性重症肌无力等。

四、诊断

患者如果有以下临床、实验室和组织病理学特征，提示可能患有 GSD Ⅰb 型，如需确诊，则需要基因检测或肝脏活检。

当患者出现低血糖、肝肿大和生长发育迟缓和反复感染（GSD Ⅰb 患者也可能没有反复感染的症状）等的征象，应进行进一步检查。

实验室检查结果：①低血糖症：空腹血糖浓度＜60 mg/dL；②乳酸性酸中毒：血乳酸＞2.5 mmol/L；③高尿酸血症：血尿酸＞5 mg/dL；④高脂血症：甘油三酯＞250 mg/dL，胆固醇＞200 mg/L；⑤胰高血糖素或肾上腺素激发试验很少或根本没有引起血糖浓度的增加，但两者都显著增加血清乳酸浓度；⑥中性粒细胞计数减少，需要注意的是，中性粒细胞减少也可见于 GSD Ⅰa。1 岁以内患有 GSD Ⅰb 的婴儿中性粒细胞计数有可能是正常的。

病理检查结果：肝细胞由糖原和脂肪所致扩张，且并未纤维化；与其他类型肝脏 GSD（尤其是 GSD Ⅲ 和 GSD Ⅸ）相比，糖原正常或仅略有增加。由于肝活检具有侵入性，因此只能在不能用分子遗传学检测做出诊断的情况下进行。

GSD Ⅰb 是通过基因检测确定 SLC3A4 中的双等位基因致病性突变，或检测到肝脏 G6PT 酶缺乏来确诊的。

五、治疗

（一）一般治疗

治疗应由熟悉 GSD 患者的长期管理相关的医学问题的团队协作完成。团队至少应该包括：熟悉 GSD Ⅰb 多系统性质的代谢专家代谢、营养学家、卫生保健提供者（护士、遗传顾问、医师助理等）、社会医务工作者和心理学家等。

（二）口腔颌面部异常相关的治疗建议

1. 血液疾患的治疗

人粒细胞集落刺激因子（human granulocyte colony stimulating factor，hG-CSF）可用于治疗中性粒细胞减少的 GSD Ⅰb 患者，特别是患者已经有反复感染或小肠结肠炎等情况时。为避免脾肿大、脾功能亢进、肝大、骨痛加重，hG-CSF 应使用最低有效剂量。hG-CSF 应从每天或每隔一天皮下注射 0.5～1.0 μg/kg 开始，剂量应以大约 2 周的间隔逐步增加，直到中性粒细胞计数超过 0.5～1.0×10⁹/L。

研究发现长期 hG-CSF 治疗可能导致骨髓异常增生综合征或急性髓性白血病的风险增加，这可能是由于骨髓应激增加导致端粒缩短。同时近来有病例报道发现高剂量 hG-CSF 治疗的 GSD Ⅰb 患者口腔表现为外周巨细胞肉芽肿性的牙龈增生、牙龈瘤，并伴随严重的牙周破坏，是否因为 hG-CSF 的细胞生长刺激作用导致尚未被证明。接受 hG-CSF 治疗的患者，应该大约每 3 个月进行一次血细胞计数检查，并评估血液中是否存在原始粒细胞。除非患者的血细胞计数发生异常变化，否则不建议进行骨髓检查。在进行肝脏检查（例如，超声、

CT 或 MRI)时都应该包括脾脏大小的测量以监测脾肿大。

2. 口腔疾患治疗

从小养成良好的口腔卫生习惯和定期的口腔检查和专业的牙菌斑清除可以有效降低龋齿和牙周病的风险。牙龈健康可以最大限度地减少牙科手术出血的风险。

由于患者出血倾向,局部浸润麻醉优于下牙槽神经阻滞,因为出血可能进入颌下区域以及纵隔,危及患者的气道。外科手术需要考虑这些患者出血和代谢失衡(低血糖和高乳酸血症)的风险,在术前术中术后必须维持血糖水平(10%葡萄糖的静脉滴注),并且应避免含乳酸盐的溶液,如乳酸林格氏液。治疗前及治疗过程中应做好充分准备,以预防并发症的发生。

参考文献

[1] 袁裕衡,刘妍,邱正庆. 3 例糖原累积症 Ib 型 SLC37A4 基因分析[J].临床儿科杂志,2017,35(3):179-182.

[2] Kim S Y, Jun H S, Mead P A, et al. Neutrophil stress and apoptosis underlie myeloid dysfunction in glycogen storage disease type Ib[J]. Blood, 2008, 111(12):5704-5711.

[3] 邱正庆,卢超霞,王薇,等.糖原累积症Ⅰb型 15 家系 SLC37A4 基因分析研究[J].中华儿科杂志,2011,49(3):203-208.

[4] Bartoli A, Bossù M, Sfasciotti G, et al. Glycogen Storage Disease type Ib:A paediatric case report[J]. European Journal of Paediatric Dentistry, 2006, 7(4):192-198.

[5] Ma R, Moein Vaziri F, Sabino G, et al. Glycogen storage disease ib and severe periodontal destruction:A case report[J]. Dentistry Journal, 2018, 6(4):53.

[6] Duplan M B, Hubert A, le Norcy E, et al. Dental and periodontal manifestations of glycogen storage diseases:A case series of 60 patients[J]. Journal of Inherited Metabolic Disease, 2018, 41(6):947-953.

[8] Chou J Y, Jun H S, Mansfield B C. Neutropenia in type Ib glycogen storage disease[J]. Current Opinion in Hematology, 2010, 17(1):36-42.

[9] Kishnani P S, Austin S L, Abdenur J E, et al. Diagnosis and management of glycogen storage disease type I:A practice guideline of the American College of Medical Genetics and Genomics[J]. Geneticsin Medicine, 2014, 16(11):e1.

[10] Li A M, Thyagu S, Maze D, et al. Prolonged granulocyte colony stimulating factor use in glycogen storage type 1b associated with acute myeloid leukemia and with shortened telomere length[J]. Pediatric Hematology and Oncology, 2018, 35(1):45-51.

[11] Mortellaro C, Garagiola U, Carbone V, et al. Unusual oral manifestations and evolution in glycogen storage disease type Ib[J].The Journal of Craniofacial Surgery, 2005, 16(1):45-52.

[12] 罗宁,吴娟,李厚轩.与牙周相关的糖原贮积病Ⅰb型研究进展[J].中国实用口腔科杂志,2019,12(5):271-274.

(罗 宁 李厚轩)

第十七章

遗传类的相关综合征

第一节　Kohlschutter-Tonz 综合征

一、疾病简介

Kohlschutter-Tonz 综合征（Kohlschutter-Tonz syndrome）最早由 Kohlschutter 于 1974 年提出，又名癫痫 - 智力迟钝 - 釉质发育不全（epilepsy，dementia，and amelogenesis imperfect），是一种罕见的遗传性疾病，伴有癫痫、精神运动障碍和牙釉质严重缺损。

二、病因及发病机制

有报道称这种疾病可能是由于 ROGDI 基因突变导致的常染色体隐性遗传疾病。但是不能排除遗传异质性，其分子基础尚未阐明。

三、临床表现

（一）口腔颌面部表现

1. 釉质缺损　乳、恒牙皆可发生。除小部分区域外，釉质全部缺失，整个牙呈黄色。由于釉质缺失，多数牙相互无接触，牙间隙增大。有的釉质极软，用锐利器械即可将初萌牙的釉质刮去。

2. 恒牙可有萌出延迟　X 线片可见未萌出牙在牙槽骨内被吸收。

（二）其他相关临床表现

1. 神经退行性疾病，出现癫痫、痉挛、共济失调和精神运动性退行性变，可有智力障碍。该病发作期 1～2 年，儿童期和成年期可发生死亡。患者出生时正常，1～4 岁开始出现癫痫，严重癫痫发作后患儿出现痉挛和少汗。

2. 大多数病人表现出严重的全身发育迟缓，在癫痫发作后变得更加明显。

3. 婴幼儿期可见指（趾）甲远端由甲床上分离 1/4～1/2，进入成年，所有的指（趾）甲均受累。

4. 其他临床表现变异较多，包括近视、心室扩大、小脑蚓部发育不良、皮肤干燥、宽大拇指或脚趾。

四、诊断

1. 同时出现神经系统及牙齿的典型表现可考虑本疾病。

2. 汗液中钠、氯含量轻微升高,钾含量明显升高,血钠、血氯略有升高,血钾明显升高。

3. 本病特有表现为癫痫和指(趾)甲剥离。诊断时需与各种类型的釉质发育不全和外胚叶发育不全性疾病相鉴别。

五、治疗

(一)一般治疗

主要为对症治疗。该病癫痫的治疗存在很大困难,药物治疗效果不佳。

(二)口腔颌面部异常相关的治疗建议

由于釉质发育不全,牙齿易早期发生龋坏,需加强口腔卫生护理,预防龋病发生,对已发生龋坏或牙髓根尖周疾病的患牙及时治疗。重度磨损的牙齿进行相应的修复治疗,以恢复正常咬合。无法保留的患牙拔除后行修复治疗或间隙保持。

参考文献

[1] 段小红.口腔遗传病学[M].北京:人民卫生出版社,2012.

[2] Schossig A,Wolf N I,Kapferer I,et al. Epileptic encephalopathy and amelogenesis imperfecta:Kohlschütter-Tönz syndrome[J]. European Journal of Medical Genetics,2012,55(5):319-322.

[3] Schossig A,Wolf N I,Fischer C,et al. Mutations in ROGDI cause kohlschütter-tönz syndrome[J]. The American Journal of Human Genetics,2012,90(4):701-707.

[4] Riemann D,Wallrafen R,Dresbach T. The Kohlschütter-Tönz syndrome associated gene Rogdi encodes a novel presynaptic protein[J].Scientific Reports,2017,7(1):1-14.

[5] Morscher R J,Rauscher C,Sperl W,et al. Seizures,enamel defects and psychomotor developmental delay:The first patient with Kohlschütter-Tönz syndrome caused by a ROGDI-gene deletion[J]. Seizure,2017,50:118-120.

[6] Lee H,Jeong H,Choe J,et al. The crystal structure of human Rogdi provides insight into the causes of Kohlschutter-Tönz Syndrome[J]. Scientific Reports,2017,7(1):3972.

[7] Schossig A,Bloch-Zupan A,Lussi A,et al. SLC13A5is the second gene associated with Kohlschütter-Tönz syndrome[J]. Journal of Medical Genetics,2017,54(1):54-62.

[8] Mory A,Dagan E,Shahor I,et al. Kohlschutter-tonz syndrome:Clinical and genetic insights gained from 16 cases deriving from a close-knit village in northern Israel[J]. Pediatric Neurology,2014,50(4):421-426.

[9] Tucci A,Kara E,Schossig A,et al. Kohlschütter-tönz syndrome:Mutations in ROGDI and evidence of genetic heterogeneity[J]. Human Mutation,2013,34(2):296-300.

(姜国涛 冀堃 邢向辉)

第二节 Alport 综合征

一、疾病简介

Alport 综合征又名眼－耳－肾综合征,遗传性出血性肾炎,出血性家族性肾炎,Dickinson 综合征,慢性遗传性肾炎,遗传性家族性先天性出血性肾炎,先天遗传性血尿,特发性遗传性血尿,遗传性间质性肾盂肾炎等。在 1927 年,Alports 首先报告遗传性肾炎合并耳聋及眼部异常改变。此后,国内外均有报道。本病是一种少见的遗传性疾病,表现为三联征:出血性肾炎,神经性耳聋和眼部特殊改变。

二、病因及发病机制

X 连锁显性遗传 Alport 综合征(约占 80%)的基因突变主要发生在编码 Ⅳ 型胶原 α5 链的基因(COL4A5)。常染色体隐性遗传 Alport 综合征(约占 15%)的基因突变则发生在 2 号染色体上编码 Ⅳ 型胶原 α3 链或者 α4 链的基因(COL4A3/COL4A4)上。

三、临床表现

(一)头面部表现

1. 眼部改变　主要是晶状体呈球形,晶状体呈前锥状或后锥状改变,有的晶状体前囊或后极部发生混浊。据文献报道还可出现眼球震颤,圆锥角膜,角膜青年环,角膜色素沉着,视网膜剥离,白点状网膜病变,视网膜发育不全,黄斑变性,视乳头玻璃疣,假性视神经炎,近视等。

2. 听力异常　感音耳聋症状表现为无明显原因的进行性听力下降,双侧不完全对称,初为高频区听力下降,须借助助听器,逐渐波及全音域,最终影响对话交流。

(二)其他相关临床表现

1. 泌尿系统改变　肾小球基底膜改变导致血尿(大多为肾小球性血尿)和肾功能进行性减退等出血性肾炎表现。

2. 其他表现　Alport 综合征青少年型患者可伴有显著的平滑肌肥大,最常累及气管、食管和女性生殖道,而出现呼吸困难和吞咽困难等功能障碍。

四、诊断

眼－耳－肾三联征典型特征,不难诊断。诊断主要依据临床表现、体征、家族史、肾组织活检、免疫荧光检查、电镜检测及基因检测分析。需要与一般肾炎、单纯神经性耳聋以及球形晶状体短指综合征(Marchesani 综合征)相鉴别。

五、治疗

迄今,尚无有效治疗改善 Alport 综合征的临床异常。对于终末期肾病患者,有效治疗措施是实施肾移植术。

参考文献

［1］黎磊石,刘志红.中国肾脏病学[M].北京:人民军医出版社,2008.

［2］Kruegel J，Rubel D，Gross O. Alport syndrome：Insights from basic and clinical research[J]. Nature Reviews Nephrology，2013，9(3)：170-178.

［3］Nozu K，Nakanishi K，Abe Y，et al. A review of clinical characteristics and genetic backgrounds in Alport syndrome[J]. Clinical and Experimental Nephrology，2019，23(2)：158-168.

［4］Brunini F，Zaina B，Gianfreda D，et al. Alport syndrome and pregnancy：A case series and literature review[J]. Archives of Gynecology and Obstetrics，2018，297(6)：1421-1431.

［5］Vos P，Zietse R，van Geel M，et al. Diagnosing alport syndrome：Lessons from the pediatric ward[J]. Nephron，2018，140(3)：203-210.

（王　翔　王文梅）

第三节　Klinefelter 综合征

一、疾病简介

Klinefelter syndrome 又名先天性睾丸发育不全或原发性小睾丸症,克氏综合征 1942 年 Klinefelter 等首先报道而命名。1956 年 Brandbury 等在这类病人的体细胞内发现了一个 X 染色质(正常男性 X 染色质阴性),1959 年 Jacob 和 Strong 等证实患者的核型为 47,XXY, 因此本病亦称为 XXY 综合征。

二、病因及发病机制

Klinefelter 综合征主要表现为 X 染色体的多体型,在男性新生儿中占 0.1% ～0.2%, 占无精子症男性的 10%,严重少精子症的 5%。克氏综合征最为常见的核型为 47,XXY,约 占克氏综合征的 80%。

三、临床表现

(一) 口腔颌面部表现

口腔中表现主要伴发牛牙样牙。牛牙样牙(taurodontism)是一种少见的牙体畸形,发病 机制尚不完全清楚,Hertwig 上皮根鞘未能在适当的水平内折或者断裂延迟是牛牙样牙发 生的重要原因,表现为牙冠外形基本正常,但在釉牙骨质界处缺乏收缩,釉牙骨质界至根分 叉的距离增加,髓室底向根方移位,髓腔增大形成矩形髓室,根柱变长,相应牙根变短。可单 独发生,亦可伴有其他综合征同时存在,通常无明显临床症状,大多数通过拍摄 X 线片得以 发现。

（二）其他相关临床表现

Klinefelter 综合征以身材高大,睾丸小而硬,第二性征发育不良为主要特征。骨骼较细,四肢相对较长,体征女性化,胡须及阴毛稀少,小阴茎,睾酮低,轻到中度智力障碍等。有研究表明 Klinefelter 综合征患者更容易患睾丸外生殖细胞源性肿瘤,同时也易于发生自身免疫性疾病,Klinefelter 综合征患者发生系统性红斑狼疮的风险是正常男性的 14 倍。

四、诊断

染色体核型分析是 Klinefelter 综合征诊断的金标准。目前通过无创性产前筛查(NIPT)可对胎儿性染色体数目异常进行提示。经羊膜腔穿刺获取羊水细胞行 STR、FISH 等可快速检测,但确诊仍需行染色体核型分析。

五、治疗

（一）一般治疗

Klinefelter 综合征是一种染色体异常疾病,目前没有有效的治疗方法。所以目前只能建议 Klinefelter 综合征患者尽早诊断,在染色体分析确诊后,于青春期用雄激素替代治疗,以维持男性表型,改善患者心理,提高患者的生活质量。如果患者发现早,提前储备精子,那么大大增加拥有自己后代的概率。

（二）口腔颌面部异常相关的治疗建议

牛牙症发生龋病,牙髓病或根尖周病进行相应的充填或根管治疗和修复。

参考文献

［1］Joseph M. Endodontic treatment in three taurodontic teeth associated with 48，XXXY Klinefelter syndrome：A review and case report［J］. Oral Surgery, Oral Medicine, Oral Pathology, Oral Radiology, and Endodontology, 2008，105(5):670-677.

［2］Maier C, Duman č i J, Brki č H, et al. Tooth crown morphology in Turner and klinefelter syndrome individuals from a Croatian sample［J］. Acta Stomatologica Croatica, 2019，53(2):106-118.

［3］Williams A, Chandrashekar L, Srivastava V M, et al. Incontinentia pigmenti, an x-linked dominant disorder, in a 2-year-old boy with Klinefelter syndrome［J］. Indian Journal of Pathology & Microbiology,1900，60(3):424-426.

［4］D'Alessandro G, Armuzzi L, Cocchi G et al. Eruption delay in a 47 XXY male：a case report［J］.Eur J Paediatr Dent. 2012,13(2):159-60.

［5］叶强,高雪彬,王晓,等.牛牙样牙文献综述［J］.口腔医学,2019,39(5):464-467.

［6］张正果,陈斌.Klinefelter 综合征研究的新进展［J］.中国优生与遗传杂志,2010,18(10):7-9.

（姜国涛 李 姮 冀 堃 邢向辉）

第四节　Kallmann 综合征

一、疾病简介

Kallmann 综合征(Kallmann syndrome，KS)是性幼稚嗅觉丧失综合征又名促性腺激素分泌不足的性腺功能减退伴嗅觉丧失症,是一种先天性遗传疾病,根据遗传模式可分为 X 连锁、常染色体显性和隐性遗传。KS 多见于男性,男性患病率明显高于女性,男性发病率约为 1/10 000,女性发病率约为 1/50 000。呈家族性或散发性。KS 的主要发病机制与胚胎早期促性腺激素释放激素(GnRH)神经元和嗅神经元共享的神经迁移通路出现障碍有关,该病有很强的临床表型异质性和遗传异质性。大多数患者到成年期仍处于未发育成熟状态,缺乏第二性征发育,到了生育年龄无生育能力,因此,早期诊断、治疗至关重要。

二、病因及发病机制

在人类胚胎发育的过程中,鼻腔内的嗅神经将嗅觉传递到下丘脑及脑的其他部位。嗅神经在胚胎发育的第 25 天左右完成。发生于鼻腔内的 GnRH 细胞在胚胎发育的过程中沿着嗅神经上行到下丘脑,停止于下丘脑的弓形核。在那里 GnRH 神经原分泌 GnRH,刺激垂体分泌 LH 和 FSH。后二者刺激性腺产生睾酮(或雄激素)和精子(卵子)生成。当嗅神经发育不全或不能到达下丘脑时,GnRH 神经原也就不能到达下丘脑,从而不能在正常的部位分泌 GnRH。因此影响了生殖生理功能。

三、临床表现

(一) 口腔颌面部表现

个体差异较大,部分患者可出现以下临床表现:

1. 面中线发育不良,中线颅骨异常,出现唇腭裂和腭部不完全融合,鼻中隔缺如。

2. 牙先天缺失或牙齿发育不全、高腭弓。

(二) 其他临床表现

1. 性幼稚体型,性腺发育不良或不发育,缺乏第二性征,无阴毛、腋毛,男性为童声、小阴茎、无精子、隐睾或睾丸萎缩,女性乳房不发育、原发性闭经、外阴幼稚、幼稚型子宫。

2. 嗅觉丧障碍或丧失。

3. 合并多种先天畸形,如色盲或视神经萎缩、眼球运动异常;听力减退;肾脏发育不全、孤立肾;骨骼肌肉畸形、短指(趾)、并指(趾)畸形以及较常见的运动共济失调、先天性心脏病等;少部分患者垂体生长激素缺乏,智力落后,生长缓慢。

4. 头颅 MRI 显示缺乏嗅球和嗅管,不同程度的大脑嗅沟发育不全。

5. 实验室检查,化验外周血发现 LH、FSH 和性激素(雌二醇或睾酮)水平低下。

四、诊断

典型的临床表现及实验室检查：青春发育期后无性发育或发育不全、外周血黄体生成素和卵泡刺激素、性激素水平均低下，低促性腺功能低下伴嗅觉缺陷则确诊为 KS。

KS 的早期诊断非常困难，婴幼儿期缺乏性征发育表型，3 月龄左右婴儿阶段的"小青春期（minipuberty）"，是早期诊断单纯性低促性腺激素性腺发育不良（IHH）的最佳"窗口"时机。

五、治疗

（一）一般治疗

KS 的成功治疗取决于早期诊断，具有一定的年龄依赖性。临床治疗宗旨在于维持体内正常性激素水平及性腺组织功能，不同程度地改善性腺组织功能，以达到正常启动青春发育和保存成年后生育功能的目的。

1. 性激素替代治疗　对于生长发育阶段患儿尤为重要，男孩可采用长效睾酮。

2. GnRH 脉冲注射泵　以模拟自然 GnRH 合成分泌。可予静脉或皮下给药。

3. HCG、FSH/HMG　幼儿期男孩 IHH 临床大多采用 HCG 肌注治疗。

（二）口腔颌面部异常相关的治疗建议

早期激素替代疗法，可促进第二性征发育，采用促性腺激素或脉冲式释放性激素治疗，能够使患者重获生育能力，提高生活质量。

参考文献

［1］Trabado S，Maione L，Bry-Gauillard H，et al. Insulin-like peptide 3（INSL3）in men with congenital hypogonadotropic hypogonadism/kallmann syndrome and effects of different modalities of hormonal treatment：A single-center study of 281 patients［J］. The Journal of Clinical Endocrinology & Metabolism，2014，99（2）：e268-e275.

［2］Bick D，Franco B，Sherins RJ，et al，X chromosome-Linked Kallmann syndromg：Stopmutations Validate the Candidate gene［J］. N Engl JMed，1992，36，1752-1755.

［3］Madan R，Sawlani V，Gupta S，et al. MRI findings in Kalimann Syndrome［J］. Neurol India，2004，52（4）：501-503.

［4］王伟.Kallmann 综合征研究进展及儿科早期诊断［J］.临床儿科杂志，2008，26（12）：1010-1012.

［5］刘梦莹，邬玲仟.Kallmann 综合征遗传学研究进展［J］.国际生殖健康/计划生育杂志，2014，33（3）：186-190.

［6］周希，李卫巍，吴秋月，等.SOX10 基因突变致合并耳聋的 Kallmann 综合征的研究进展［J］.中华男科学杂志，2017，23（9）：838-841.

［7］陈娇，袁珂，何敏菲，等．5 例 Kallmann 综合征患者的临床及遗传学分析［J］.中国当代儿科杂志，2018，20（11）：925-929.

（李　雯　周宇翔　杨卫东　邢向辉）

第五节　Wolf-Hirschhorn 综合征

一、疾病简介

　　Wolf-Hirschhorn 综合征(Wolf-Hirschhorn syndrome，WHS)是由于 4 号染色体短臂末端 p16.3 缺失或复杂的重排，所引起的一种较为罕见的涉及心脏、骨骼、生殖、泌尿和免疫等多个系统发育障碍的染色体病。患者的体征表现形式与基因型密切相关，目前认为与多个基因有关。表现为产前、产后的发育迟缓，特殊面容，脑结构异常智力低下、癫痫、先天性心脏病、骨骼畸形、肾功能异常等。2/3 的患者 2 岁以内死亡，偶有存活到中年。85%～90%的 WHS 患者为散发，4 号染色体的缺失源自新发生的突变，且 85%为父源性染色体的缺失。10%～15%是家族遗传性的。

二、病因及发病机制

　　Wolf-Hirschhorn 综合征是由缺失引起的遗传物质靠近染色体 4 的短臂(p)末端。删除的大小存在个体差异。研究表明，更大的删除往往会导致更严重的智力残疾和身体异常。

三、临床表现

(一) 头面部临床表现

1. 延伸至前额的宽鼻梁，眼距宽，内眦赘皮，眉弓高，呈头盔鼻。
2. 唇裂，腭裂，人中短，上下颌骨发育不良，嘴角下垂，牙齿发育不全。
3. 小头畸形，耳朵发育不良等。

(二) 其他相关临床表现

1. 出生前后均生长发育迟缓　出生时低体重，出生后生长缓慢，肌肉发育差，肌张力减低，坐、站、走延迟，运动能力的发育明显落后于同龄儿童，身材矮小。

2. 智力障碍　先天性进行性智力低下，与其他智障人群相比，其社会技能较强，但语言表达、交流较差。

3. 癫痫　患儿 3 个月起即可有癫痫发作，发病高峰在 9～10 月龄，2 周岁后发作减轻，随年龄增长可消失。

4. 其他方面异常　骨骼畸形，出现脊柱侧弯和后凸，手足畸形；先天性心脏病，房间隔缺损；听力丧失、尿道下裂畸形和脑结构异常等。

四、临床诊断

1. 典型的临床表现　特征性面容；生长发育迟缓；智力低下；癫痫；多器官脏器发育畸形。

2. 主要靠细胞分子遗传学方法明确诊断　①染色体检测；②荧光原位杂交；③比较基因

组杂交。

五、治疗

(一) 一般治疗

临床医生需通过详细询问病史及体格检查发现疾病临床特点,运用恰当的细胞遗传学检测技术,对 WHS 的发病机制及遗传特点进行深入研究,为临床治疗及预后提供依据。

(二) 口腔颌面部异常相关的治疗建议

1. 对于该疾病中的唇腭裂患者,应在恰当的年龄段选择成熟的时机进行唇腭裂手术,以免错过最佳的手术时机影响颌面部的生长发育。

2. 牙发育迟缓患者应注意补充营养,必要时正畸牵引治疗或开窗助萌。

参考文献

[1] Paradowska-Stolarz A. Wolf-hirschhorn syndrome (WHS)—literature review on the features of the syndrome[J]. Advances in Clinical and Experimental Medicine, 2014, 23(3):485-489.

[2] Ferrara P, del Bufalo F, Nicoletti A, et al. Wolf-Hirschhorn syndrome with improvement of renal function[J]. American Journal of Medical Genetics Part A, 2010, 152A(5):1283-1284.

[3] Engbers H, van der Smagt J J, van 't Slot R, et al. Wolf-Hirschhorn syndrome facial dysmorphic features in a patient with a terminal 4p16.3 deletion telomeric to the WHSCR and WHSCR 2 regions[J]. European Journal of Human Genetics, 2009, 17(1):129-132.

[4] Izumi K, Okuno H, Maeyama K, et al. Interstitial microdeletion of 4p16.3:Contribution of WHSC1 haploinsufficiency to the pathogenesis of developmental delay in Wolf-Hirschhorn syndrome [J]. American Journal of Medical Genetics Part A, 2010, 152A(4):1028-1032.

[5] Zollino M, Murdolo M, Marangi G, et al. On the nosology and pathogenesis of Wolf-Hirschhorn syndrome:Genotype-phenotype correlation analysis of 80 patients and literature review[J]. American Journal of Medical Genetics Part C:Seminars in Medical Genetics, 2008, 148C(4):257-269.

[6] Bergemann A D, Cole F, Hirschhorn K. The etiology of Wolf-Hirschhorn syndrome[J]. Trends in Genetics, 2005, 21(3):188-195.

[7] 佟彤.Wolf-Hirschhorn 综合征研究进展[J].中国优生与遗传杂志,2011,19(4):119-120.

[8] 张金,尚聪,李朔,等.以生长发育迟缓为表现的 Wolf-Hirschhorn 综合征的临床特点及文献复习[J].中国儿童保健杂志,2018,26(5):540-543.

[9] 李静,陈雪,王兴,等.Wolf-Hirschhorn 综合征一例及研究进展[J].中国优生与遗传杂志,2015,23(10):42.

[10] 辜楠,胡平,邱玉芳,等.Wolf-Hirschhorn 综合征 1 例[J].中国实用儿科杂志,2013,28(8):638-640.

(李 雯 杨卫东 周宇翔 邢向辉)

第六节　外胚叶发育不全综合征

一、疾病简介

外胚叶发育不全综合征（ectodermai dysplasias syndrome, EDs）是一组外胚叶结构发育不良而导致的发育缺陷，表现为少汗症、毛发稀少、指甲异常、先天缺牙或无牙。是一种先天性遗传性疾病。目前已发现超过132种不同类型的基因突变形式，遗传方式多种，包括常染色体显性、隐性遗传及X性染色体连锁隐性遗传，其中X性染色体连锁隐性遗传最为常见。外胚叶发育不全在家族内或家族之间存在着临床异质性。男性发病率远高于女性。根据患者发育异常是否累及汗腺，可分为有汗型和少汗型/无汗型两种。少汗型/无汗型外胚叶发育不全综合征又称为X-linked disorder（XLEDA），最为常见，约占该种疾病的80%；有汗型外胚叶发育不全又称为毛发-指甲-牙齿综合征。患者常常因少牙或无牙而就诊。遗传性外胚叶发育不全综合征具有典型的三联征：毛发稀少（无毛或少毛）、牙齿缺如（无牙或少牙）、汗腺缺少而不能出汗（无汗或少汗症）。

二、临床表现

（一）头面部表现

1. 口腔中最突出表现是先天缺牙，乳牙和恒牙均有缺失，仅有寥寥无几的牙齿，甚至全部缺失，余留牙间隙增宽，无牙的部位无牙槽嵴；牙形小，呈圆锥状，釉质发育不良，釉质薄，横纹明显或出现小陷窝。

2. 患者前额和眶上部隆起增宽，鼻梁塌陷，眶距增大呈马鞍状，面中部发育不良，部分伴有眶周色素沉着；下颌前突，唇部外翻肥厚突出，口干，唾液量减少，易发生龋齿，耳郭明显。

（二）其他相关的临床表现

1. 全身毛发纤细干枯，色浅，稀疏或缺如，皮肤干燥而多皱纹，尤其眼周皮肤，呈早老型面容；指（趾）甲发育不良；躯体发育迟缓，矮小；无汗型外胚叶发育不全患者汗腺缺失或缺少，不出汗或很少出汗，体温调节障碍。

2. 乳头、乳腺发育不全或缺如；神经瘤；眼葡萄膜炎；横纹肌肉瘤；急性膜性支气管炎；骨发育不良等症状。

三、诊断

1. 患者典型的特殊面容及临床表现，皮肤组织病理诊断。

2. 女性携带基因而男性发病，不存在"男—男"传递现象的遗传特征。

3. 基因诊断。

四、治疗

尽早进行全口或部分义齿修复,来恢复咀嚼功能,促进颌面部达到正常垂直高度,维持颌面软组织功能。一般建议 2～3 岁就开始修复义齿,定期修改或半年更换一次。

参考文献

[1] Yin W, Bian Z. The gene network underlying hypodontia[J].Journal of Dental Research, 2015, 94(7): 878-885.

[2] Wu Y Q, Wang X D, Wang F, et al. Restoration of oral function for adult edentulous patients with ectodermal dysplasia: A prospective preliminary clinical study[J]. Clinical Implant Dentistry and Related Research, 2015, 17: e633-e642.

[3] Itin P H. Etiology and pathogenesis of ectodermal dysplasias[J]. American Journal of Medical Genetics Part A, 2014, 164(10): 2472-2477.

[4] Trzeciak W H, Koczorowski R. Molecular basis of hypohidrotic ectodermal dysplasia: An update[J]. Journal of Applied Genetics, 2016, 57(1): 51-61.

[5] Poziomczyk C S, Recuero J K, Bringhenti L, et al. Incontinentia pigmenti[J]. Anais Brasileiros De Dermatologia, 2014, 89(1): 26-36.

[6] 尹伟,邓双,叶晓茜,等.遗传异质性是无汗型外胚叶发育不全的重要特点[J].口腔医学研究,2008,24(3):290-293.

[7] 徐东伟,林垚.无汗型外胚叶发育不全伴乳头发育不良家系遗传特点和表型分析[J].口腔医学研究,2018,34(9):995-997.

[8] 李思洁,赵琪,肖雪,等.外胚叶发育不全患儿的颅颌面影像学分析[J].中山大学学报(医学科学版),2017,38(5):797-801.

[9] 白忠诚,尹伟,边专.X 连锁隐性遗传无汗/少汗型外胚叶发育不全家系表型和基因型分析[J].口腔医学研究,2014,30(11):1092-1095.

(周宇翔 邢向辉)

第七节 Edwards 综合征

一、疾病简介

Edwards 综合征(Edwards syndrome)又名 E-三体综合征,17—18 三体综合征。本病由 Edwards J 于 1960 年首先报道。

二、病因及发病机制

Edwards 综合征是仅次于先天愚型(唐氏综合征)的最常见第二种染色体异常病,可出现多种畸形,如先天性心脏结构缺陷、头、耳、四肢畸形、胃肠畸形和泌尿、生殖系统缺陷等。

由于严重的心脏缺陷、呼吸衰竭和上气道阻塞等原因,有超过90%的患者在出生后一年内死亡。分析18-三体综合征的核型常见第18号染色体出现第三条染色体,这种额外的染色体,很少易位到另一个染色体上。它的染色体类型有下列四种表现:①典型18-三体表现,(47XY+18);②双三体性,曾报道有(48,XXX+18)、(48,XXY+18)及(48,XY+18+21);③易位型,通常为散发的,亦有遗传的报道;④嵌合型(约占10%),此型临床表现可能不典型。

三、临床表现

(一)头面部表现

本综合征主要表现有幼儿发病,口腔颌面部可表现为下置耳、畸形耳;颏部后缩、下颌小、腭弓高且窄;枕部后突;突眼。

(二)其他相关临床表现

患儿生存期短,智力及发育迟缓,反应差,喂食困难,其他多发性畸形包括:胸骨短,多伴有先天性心脏畸形,腹部有脐疝、腹股沟疝、消化道畸形(包括有食道闭锁、Meckel憩室、异位胰腺、结肠蠕动差、肝外胆管闭锁),手指过度弯曲、紧握拳状、不能伸直、并指;足畸形(马蹄内翻足、摇篮底样足);脊椎裂及脑膜膨出;脑或小脑发育畸形,先天性血小板减少症等。

典型的Edwards综合征患儿生存期短,多在三个月内死亡,早期死亡的主要原因多为心脏畸形;易位型和嵌合型生存时间较长,个别病例可生存到5.5~7.5岁,甚至有存活到20多岁者。

四、诊断

根据临床特征不难诊断,但应与D-三体综合征作鉴别,染色体检查可确诊。

五、治疗

本征无特殊疗法。以产前诊断,优生优育为主。

参考文献

[1] Crawford D, Dearmun A. Edwards' syndrome[J]. Nursing Children and Young People, 2016, 28 (10):17.

[2] Amano T, Jeffries E, Amano M, et al. Correction of Down syndrome and Edwards syndrome aneuploidies in human cell cultures[J]. DNA Research, 2015, 22(5):331-342.

[3] Chuchracki M, Janiak J, et al. Edwards syndrome—most frequent indications for genetic amniocentesis. Analysis of the last 5 years[J]. Przegl Lek. 2012, 69(10): 1007-1010.

[4] Leszczyńska M. Phenotype-genotype discordance in congenital malformations with communication disorders resembling trisomy 18 (Edwards syndrome)[J]. American Journal of Case Reports, 2014, 15: 41-44.

[5] 林丽蓉.医学综合征大全[M].北京:中国科学技术出版社,1994.

［6］韩丽丽.Edwards综合征的产前诊断［J］.国外医学.妇产科学分册,2005,32(1):63.

［7］郭欢欢,林元.先天性心脏病与染色体异常的关系研究进展［J］.生殖与避孕,2015,35(11):781-785.

(蒋红柳　王文梅)

第八节　Werner 综合征

一、疾病简介

Werner 综合征(Werner syndrome,WS)又名成人早老症(adult progeria),皮肤硬化综合征。本病系常染色体隐性遗传性疾病,多见于有血缘婚姻的子代,尤以堂兄妹间结婚者的子代居多。本病基因定位于 8p12-p11。由于编码 DNA 解旋酶 recq 家族成员的 wrn 基因突变引起的。而 wrn 螺旋酶参与了多种 DNA 行为,包括 DNA 修复、重组、复制和转录。

二、病因及发病机制

Werner 综合征是一种罕见的常染色体隐性遗传疾病,其特征与加速老化一致。最初是由德国医学院学生 Otto Werner 在 1904 年描述的。这是为数不多的加速衰老的成人发病综合征之一。

三、临床表现

(一) 头面部表现

1. 患者面部无表情,显著衰老。有脱发、白发。

2. 口小,牙齿常发育不良。

3. 白内障。

(二) 其他相关临床表现

患者通常在进入青春期前发育正常。第一个症状,通常是回顾性地认识到,是缺乏生长速度和相对矮小的身材作为成年人。从生命的第三个十年开始,病人开始出现衰老现象,包括皮肤萎缩、皮下脂肪减少、头发变白和脱落。在 20 岁晚期或 30 岁早期出现严重的白内障。在中年时期出现包括 2 型糖尿病、性腺功能减退、骨质疏松、动脉粥样硬化和恶性肿瘤等疾病。一些研究报告称,30%～40%的 WS 患者 30 多岁就性腺萎缩,早期丧失生育能力。同时广泛的皮下钙化导致脚或下肢截肢。在 WS 中常见的其他特征包括高音嘶哑的声音(通过电话可以识别)、特征性的面部特征(捏紧的面部外观)、瘦弱的四肢、躯干肥胖和扁平足。最常见的死亡原因是癌症和心肌梗死。

四、诊断

根据临床表现结合家族史即可诊断。根据对 146 名临床诊断为 WS 的日本患者进行的全国性调查，一套相关的诊断标准列出了毛发、白内障、硬皮病样皮肤改变、顽固性皮肤溃疡、软组织钙化、鸟样相和异常声音等方面的进展性变化。临床诊断的确认需要 wrn 基因检测。

五、治疗

对症治疗，牙齿发育不良的行牙周维护，义齿修复，白内障可行手术或药物治疗。

参考文献

［1］ Oshima J, Sidorova J M, Monnat R J Jr. Werner syndrome：Clinical features, pathogenesis and potential therapeutic interventions［J］. Ageing Research Reviews, 2017，33：105-114.

［2］ Lauper J M, Krause A, Vaughan T L, et al. Spectrum and risk of neoplasia in Werner syndrome：A systematic review［J］. PLoS One, 2013，8(4)：e59709.

［3］ Oshima J, Hisama F M. Search and insights into novel genetic alterations leading to classical and atypical Werner syndrome［J］. Gerontology, 2014，60(3)：239-246.

［4］ Muftuoglu M, Oshima J, Kobbe C, et al. The clinical characteristics of Werner syndrome：Molecular and biochemical diagnosis［J］. Human Genetics, 2008，124(4)：369-377.

［5］ 林丽蓉.医学综合征大全［M］.北京：中国科学技术出版社,1994.

［6］ 任军,刘晓坤,李新生,等.伴神经性耳聋的 Werner 综合征 1 例国内首报［J］.中国皮肤性病学杂志,2012,26(1)：1-5.

［7］ 曹彦飞,赵宏敏,王勇,等.罕见病 Werner 综合征一例报告［J］.临床误诊误治,2012,25(4)：23-24.

［8］ 陈志强,后藤,真.Werner 综合征［J］.国外医学(皮肤性病学分册),1999(5)：270-273.

［9］ 王泽华,李洪宇,曲静,等.人类早衰症的发病机制及干预方法［J］.生物化学与生物物理进展,2018,45(9)：926-934.

（蒋红柳　王文梅）

第九节　Turner 综合征

一、疾病简介

先天性卵巢发育不全又名 Turner 综合征（Turner syndrome, TS），由 Turner 于 1938 年报道而得名，为女性缺少一条 X 染色体所致的表型变异，更易发生内分泌、自身免疫和结构异常，典型的临床表现为身材矮小、原发性闭经、卵巢早衰、颈蹼、肘外翻等。

二、病因及发病机制

该综合征在女性新生儿中的发病率约为 2/10 000～4/10 000,但在自发性流产的胚胎中其发生率可高达 7.5%。

主要由三种不同的核型异常所导致：

1. 单体型　整个 X 染色体（核型 45，XO）的丢失，约发生在 57% 的病例中；

2. X 染色体结构畸变型　一条 X 染色体长臂和/或短臂缺失，如 46，Xdel(Xq) 或 46，Xdel(Xp)，46，Xi(Xq) 或 46，Xi(Xp)，约发生在 14% 的病例中；

3. 嵌合型　45，X0/46，XX，以 46，XX 细胞为主者症状一般较轻，其中 20% 患者可出现青春期发育，部分患者有生育能力，但其所孕育的胎儿中自然流产率和死胎率均高于正常人群，且子代患染色体畸变的风险率可高达 29%。

多种因素可造成染色体畸变，如遗传因素、物理因素、化学因素、生物因素、自身免疫性疾病、母龄效应等等。

三、临床表现

（一）头面部表现

Turner 综合征患者的典型口腔表现为双上颌反流、高腭弓、小颌和Ⅱ类错颌畸形。牙齿呈现结构和形状的改变，如短根，薄牙釉质，易特发性牙根再吸收，颊舌径和近远中径减少，牙体积小于正常人群。虽然患者的龋病指数较低，但口腔卫生较差，牙菌斑指数高，牙龈炎的发生率较高。患者的颌面部可出现眼睑下垂、内眦赘皮、后发际低、低位大耳、颈蹼和黑色素痣等表现。

（二）其他相关临床表现

生长衰竭在 Turner 综合征患者中几乎是普遍存在的，身材矮小为本病最恒定的特征，通常伴有智力低下，常并有骨骼畸形。如果不接受治疗，患者的平均身高将比正常成年女性矮 20 厘米，身材矮小是患者最大的负担之一，可能会对心理社会健康和完成各种日常生活活动的能力产生负面影响。患者外生殖器呈幼女型、性腺未发育、子宫小、输卵管小、卵巢条索状、卵母细胞缺如、囊状卵泡缺如、阴毛稀少、阴道黏膜薄而无分泌物、原发性闭经甚至不育。

四、诊断

分子生物学的发展，使得越来越多的 Turner 综合征胎儿可在产前得到筛查及诊断。目前，产前筛查的方法主要有血清学方法、超声影像学方法及无创产前检测等，其中羊膜腔穿刺取羊水细胞进行胎儿染色体核型分析是产前诊断 Turner 综合征的金标准。

五、治疗

（一）一般治疗

该综合征目前治疗重点是改善其成人期的最终身高，促进第二性征发育，同时关注并保证患儿心理健康发育。

1. 早期确诊，常规使用重组人生长激素，若其骨龄明显落后实际年龄，可合并使用司坦唑醇口服，效果更好。

2. 定期检测甲状腺功能,检测骨龄发育情况,当骨龄≥12 岁时,酌情给予口服小剂量雌激素并根据临床疗效逐步调整用量,以促进乳房、外生殖器的发育。

（二）口腔颌面部异常相关的治疗建议

口腔颌面部异常表现早期诊断和早期正畸矫形治疗,必要时外科手术治疗。

参考文献

［1］Viuff M, Skakkebæk A, Nielsen M M, et al. Epigenetics and genomics in Turner syndrome［J］. American Journal of Medical Genetics Part C: Seminars in Medical Genetics, 2019, 181(1):125-132.

［2］Klein K O, Rosenfield R L, Santen R J, et al. Estrogen replacement in Turner syndrome: Literature review and practical considerations［J］. The Journal of Clinical Endocrinology and Metabolism, 2018, 103(5):1790-1803.

［3］Cazzolla A P, Lo Muzio L, di Fede O, et al. Orthopedic-orthodontic treatment of the patient with Turner's syndrome: Review of the literature and case report［J］. Special Care in Dentistry, 2018, 38(4): 239-248.

［4］Noordman I, Duijnhouwer A, Kapusta L, et al. Phenotype in girls and women with Turner syndrome: Association between dysmorphic features, karyotype and cardio-aortic malformations［J］.European Journal of Medical Genetics, 2018, 61(6):301-306.

［5］程琳,张元珍.Turner 综合征的产前诊断及遗传咨询［J］.中国产前诊断杂志(电子版),2017,9(3): 43-47.

（林　琳　段　宁）

第十节　Noonan 综合征

一、疾病简介

Noonan 综合征(Noonan syndrome)又名翼状颈综合征,是一种累及多系统的遗传性疾病,由 Jacqueline Noonan 于 1963 年首次报道。Noonan 综合征表现为特殊面容、发育迟缓、智力低下、先天性心脏病、肾功能异常、淋巴管畸形、有出血倾向等。因与 Turner 综合征有很多相似的临床特征,曾被认为是 Turner 综合征的一种,并被命名为男性特纳(Turner)综合征(male Turner syndrome)。Noonan 综合征和 Turner 综合征的重要鉴别点在于 Noonan 综合征的核型正常。国外文献报道发病率是 1/1 000~1/2 500,比 Turner 综合征患病率高,男女均可罹患。

二、病因及发病机制

Noonan 综合征的病理生理机制还不是很明确,但是其与 RAS-MAPK 信号转导通路上的部分基因突变相关。RAS-MAPK 信号转导通路为细胞生长的重要调控因素,其中与

Noonan 综合征密切相关的基因包括 PTPN11、SOS1、KRAS、NRAS、RAF1、BRAF、SHOC2 和 CBL 这 8 个基因。大约 50%的患者存在 PTPN11 的错义突变或功能获得型突变。另外 10%～13%和 5%～17%的患者有 SOS1 和 RAF1、RIT1 的突变。KRAS、NRAS、BRAF 和 MAP2K1 上的突变也有被发现,但是患者数量比较少。

Noonan 综合征遗传方式不明,目前认为是一种正常染色体核型的遗传性疾病,可能为伴性显性和常染色体显性遗传。

三、临床表现

(一) 头面部表现

口腔颌面部表现会随着年龄的增长发生变化。婴儿期仅通过面部表现很难识别 Noonan 综合征。到童年早期,面部表现很明显,但随着年龄增长,面部表现会再次变得很隐匿。对受累患者的父母仔细检查可能能发现他们轻度受累。

1. 面部 新生儿发际线低,婴儿期头大,额高且凸;儿童期面部拉长;青春期呈肌病性面容;成人期特殊面容逐渐不明显,皮肤变薄甚至透明。

2. 眼部 新生儿眼距过宽,内眦赘皮,睑裂下斜;婴儿期出现上睑下垂。所有年龄段均存在蓝绿色虹膜、拱形或菱形眉毛。功能受损可表现为弱视,近视,散光,斜视,眼球运动受限,角膜神经突出,立体视觉异常,后部角膜弓。

3. 耳部 所有年龄段均表现为低位后旋耳伴耳轮增厚。听觉特征为进行性高频感音神经性耳聋。

4. 鼻 新生儿鼻短且宽,鼻根部下陷,鼻尖上翘,青春期鼻梁高且窄,成人期鼻唇沟明显。

5. 口腔 唇峰高且宽,人中沟深,小颌症,牙列不齐,咬合紊乱,悬雍垂正常,腭弓高尖。

6. 颈部 婴儿期颈部皮肤过伸;青春期蹼颈明显。

7. 部分患者有 Noonan 样/多发巨细胞病变综合征(NS/MGCLS),以通常出现在下颌的良性、肿瘤样病变为特征。这一情况以前被认为独立于 Noonan 综合征,但是现在认为是 Noonan 综合征的一种。NS/MGCLS 与 PTPN11 和 SOS1 基因突变相关。

(二) 其他相关临床表现

临床表现为精神发育异常、生长发育障碍,男性生殖器分化不全或完全缺如,女性可性腺发育不良或正常发育,生长激素可正常或部分缺如,常伴有各种不同类型先天性异常。

1. 早期喂养困难;无胡须;腋毛、阴毛稀少。

2. 大多数患者有中-轻度智力低下。

3. 心血管系统 80%的患者有心脏缺陷,特征性的表现为肺动脉瓣发育不良/狭窄;肥厚性心肌病(梗阻型或非梗阻型)见于 30%的患者,可出现于出生时、婴儿期或儿童期;其他还包括房间隔和室间隔缺损、肺动脉分支狭窄、Fallot 四联征和主动脉缩窄。

4. 骨骼系统 青春期发育迟缓,身材矮小;胸骨畸形,盾状胸/漏洞胸,乳距宽;脊柱发育不良,脊柱侧凸;50%的患者有关节松弛;骨龄落后;指甲形成不全;马蹄内翻足、桡尺骨融合、颈椎融合和关节挛缩等不常见。

5. 血液淋巴系统　凝血机制障碍，可伴有血小板减少症和出血倾向；肠道淋巴管扩张。

6. 泌尿生殖系统　肾脏异常见于10%的患者。女性患者可有青春期延迟，卵巢功能和第二性征发育基本正常。男性患者约半数睾丸功能正常，其余可有隐睾、无精子、青春期延迟、第二性征发育不全。

7. 神经系统　肌张力低；癫痫；无法解释的周围神经病（不常见）。

8. 皮肤　淋巴水肿；手指和脚趾有突出的指垫；面部和伸侧皮肤毛囊角化；多发雀斑样痣。

四、诊断

根据临床典型特征，结合 X 线、B 超、染色体和基因分析进行诊断，注意与 Turner 综合征的鉴别。掌指纹图像分析是筛查本征的有用工具。用 B 超可作出胎儿颈后水囊瘤的产前诊断。

五、治疗

Noonan 综合征性腺发育程度不一，一般无需治疗。如性腺发育受到明显障碍可考虑用雄激素治疗，如丙酸睾丸酮等。生长激素可用于促进未成年患者的身体长高，在开始用药的一段时间内有效。如有性激素缺乏，应该及时进行雄激素替代治疗，连续地或周期地补充，可以改善患者的体力和第二性征。有心血管畸形者需要择机进行手术矫治，一般预后较好。如果严重心血管畸形者可因并发心力衰竭继发感染而死亡。

参考文献

［1］Roberts A E, Allanson J E, Tartaglia M, et al. Noonan syndrome［J］. The Lancet, 2013, 381(9863): 333-342.

［2］Romano A A, Allanson J E, Dahlgren J, et al. Noonans yndrome: Clinical features, diagnosis, and management guidelines［J］. Pediatrics, 2010, 126(4): 746-759.

［3］Tajan M, Pernin-Grandjean J, Beton N, et al. Noonan syndrome-causing SHP2 mutants impair ERK-dependent chondrocyte differentiation during endochondral bone growth［J］. Human Molecular Genetics, 2018, 27(13): 2276-2289.

［4］Alexsandra C Malaquias, Alexander AL Jorge. Developmental Syndromes of Ras/MAPK Pathway Dysregulation［M］. John Wiley & Sons, Ltd, 2014.

［5］曹昊天，杨运强，郑谦，等.RAS 信号通路相关综合征的口腔颅颌面部特征［J］.中华口腔医学杂志, 2018,53(12):858-861.

［6］刘霞,苏喆.Noonan 综合征的诊断治疗进展［J］.中华实用儿科临床杂志,2014,29(20):1531-1533.

（段　宁　宋月凤）

第十一节　视网膜色素变性-性机能低下-智能低下-耳聋及糖尿病综合征

一、疾病简介

视网膜色素变性-性机能低下-智能低下-耳聋及糖尿病综合征（retinosis-hypogonadism-hypophreniadeafness-diabets syndrome）由 1976 年 Edwards 等报道，1983 年项坤三等报道一例 4 名同胞兄弟患本病。有家族倾向。

二、病因及发病机制

病因不明。

三、临床表现

（一）头面部表现

患者在婴儿期出现视力下降；10 岁以后听力减退。青春期开始出现早秃，鼻梁塌陷、宽鼻，牙齿过早脱落；具有典型的视网膜色素变性；神经性耳聋。

（二）其他相关临床表现

高促性腺激素性性机能低下；非胰岛素依赖型糖尿病；智力发育迟缓，中度智力低下；生长发育缓慢，身材矮小；皮肤过度角化；蛋白尿；男性患者阴茎短小，睾丸小而软，腋毛及阴毛呈女性型分布；无多指（趾）畸形。

四、诊断

根据临床特点，即可诊断，但应与肥胖生殖无能综合征（Laurence-Moon-Biedl syndrome）、Alstrom 综合征鉴别。

五、治疗

无特殊治疗。

（段　宁　宋月凤）

第十二节　面肩肱型肌营养不良

一、疾病简介

面肩肱型肌营养不良（facioscapulohumeral muscular dystrophy，FSHD）最早是由 Louis

Landouzy 和 Joseph Dejerine 发现并报道的。绝大多数患症状出现在青少年期。

二、病因及发病机制

该病是一种常染色体显性遗传病，致病基因位于 4 号染色体长臂末端着丝粒区域 4q35-ter，该区域串联重复序列 D4Z4 片段部分缺失。

三、临床表现

（一）口腔颌面部表现

1. 患者呈噘嘴面容，表现为腭盖高拱，鼓腮困难，口腔卫生一般差，开口度小，下颌角平，呈近中错殆畸形，咀嚼功能低。

2. MRI 检查咬肌、翼内肌、翼外肌可见外形改变不对称和脂肪浸润。

（二）其他相关临床表现

肩带显著的特征是肩胛高拱，即翼状肩脚。前胸壁扁平，偶尔可见漏斗胸。早期特征可见胸大肌和胸锁乳突肌萎缩，肱二头肌肱三头肌也可萎缩。腹部肌肉无力是本病的另外一个早期特征，Beevor 征阳性。

下肢最常累及骨盆带肌、踝背屈肌和腿部后群肌肉，其次是胫骨前肌和腓肠肌内侧的肌肉，表现为“鸭步”。

面肩肱型肌营养不良可以持续影响大多数骨骼肌如椎旁肌肉无力，该症状也有可能为首发症状。罕见累及呼吸道、视网膜血管病变和听力损失。

四、诊断

诊断 FSHD 最可靠的方法是检测 4 号染色体上 DNA 片段的缺失。本病于肌电图异常仅在有限的肌肉中显示改变，如前锯肌和胸肌，显示为一种慢性肌病的特征改变。实验室检查主要为血清肌酶表现为正常或轻微升高。肌组织病理活检非诊断所必需。但 MRI 在诊断中仍有决定性的意义。FSHD 的最终诊断还是需要依靠基因检测。

五、治疗

目前还没有有效的治疗方法。未来的治疗方向：一是增加肌肉的体积和力量，二是阻止疾病进展。

有氧锻炼是有益的。但单独进行肌肉锻炼是没有作用的。

可以通过外科手术复位的方法固定肩胛骨，有助于提高生活质量。首选的手术类型是骨移植术的肩胛固定术。

参考文献

[1] 秦文玲，曹红，孙晓培.面肩肱型肌营养不良误诊为线粒体脑肌病 1 例分析[J].中国误诊学杂志，2010，10(22)：5425.

［2］马跃霄.面肩肱型肌营养不良的口腔颌面部临床特征及 MRI 表现［D］.石家庄：河北医科大学,2016.

［3］沈乃君.面肩肱型肌营养不良患者临床特点［D］.上海：复旦大学,2008.

［4］DeSimone A M，Pakula A，Lek A,et al. Facioscapulohumeral Muscular Dystrophy［J］. Compr Physiol. 2017,7(4)：1229-1279.

［5］Gerevini S，Scarlato M，Maggi L，et al. Muscle MRI findings in facioscapulohumeral muscular dystrophy ［J］.European Radiology，2016，26(3)：693-705.

［6］Savcun Demirci C，Onursal Kılınç Ö，Yıldız T İ，et al. Effect of taping on scapular kinematics of patients with facioscapulohumeral muscular dystrophy［J］. Neurological Sciences，2019，40（8）：1583-1588.

（段　宁　王文梅）

第十三节　Kearns-Sayre 综合征

一、疾病简介

Kearns-Sayre 综合征(Kearns-Sayre syndrome,KSS)在大多数情况下自发出现。该病为线粒体疾病,最早是在 1958 年,由 Kearns 及 Sayre 所提出。多数为偶发案例,因线粒体 MTTL1 基因发生缺失(deletion)所导致。临床上表现为眼外肌麻痹,色素性视网膜病变及心脏传导的障碍三联症。

该病没有种族或性别的差异,并没有任何已知的危险因素。多发于 3～20 岁间的病人。KSS 患者通常在幼年期或青少年期(<20 岁)即因眼外肌麻痹及视网膜色素变性,而影响到视力,并常合并有多个系统,包括：中枢神经、心脏及内分泌等系统的异常。由于一开始的症状并不明显,患者常因此延误就医及诊断。

二、病因及发病机制

本病可能通过线粒体遗传,常染色体显性遗传,常染色体隐性遗传。

三、临床表现

(一) 头面部表现

1. 本病的首发症状是单侧上睑下垂,逐渐发展到双侧上睑下垂。眼外肌麻痹、色素视网膜病变、夜盲、近视。

2. 耳聋。

3. 面肌软弱无力,中度肌力减退。

(二) 其他相关临床表现

1. 中枢神经系统异常,临床表现为运动失调、智力受损(智能障碍或失智)、听力受损。

2. 四肢无力,造成运动耐受力不足。

3. 食道括约肌的异常伴有吞咽困难。

4. 心脏传导障碍。

5. 内分泌异常,糖尿病、甲状旁腺功能低下、月经失调、生长激素功能不足、身材矮小、生长迟缓。

6. 肾小管酸血症。

四、辅助检查

1. 脑脊髓液中的蛋白质升高(>100 mg/dL)。

2. 血液中肌酸酐激酶、乳酸和丙酮酸升高。

3. 检测血糖、甲状旁腺激素、生长激素等的内分泌数值。

4. 核磁共振　评估脑部的损伤状况。

5. 心电图　可能出现心脏 PR 间距的传导异常。

6. 多焦视网膜电图　评估视网膜的退化程度。

五、治疗

目前还没有药物能治愈,只能提供支持性治疗或对症治疗。当出现心脏传导障碍、糖尿病或其他内分泌疾病时,则需定期追踪治疗,有的患者需装上心脏节律器,以防猝死的发生。患者平时可服用抗氧化物,包括:辅酶 Q10 及维生素 C。

参考文献

［1］Finsterer J，Zarrouk-Mahjoub S. Kearns-Sayre syndrome in the absence of a mtDNA deletion？［J］. Andrologia，2017，49(10)：e12810.

［2］Finsterer J，Zarrouk-Mahjoub S. Kearns-Sayre syndrome is genetically and phenotypically heterogeneous［J].La Pediatria Medica e Chirurgica,2018,40(1)：10.

［3］Finsterer J，Zarrouk-Mahjoub S. Diagnosing kearns-sayre syndrome requires genetic confirmation［J］. Chinese Medical Journal,1900，129(18)：2267-2268.

［4］Krishna M R. Kearns sayre syndrome：Looking beyond A-V conduction［J］. Indian Pacing and Electrophysiology Journal，2017，17(3)：78-80.

［5］Tsang S H，Aycinena A R P，Sharma T. Mitochondrial disorder：kearns-sayre syndrome［M］. Advances in Experimental Medicine and Biology. Cham：Springer International Publishing，2018：161-162.

（段　宁　王文梅）

第十四节　遗传性出血性毛细血管扩张症

一、疾病简介

遗传性出血性毛细血管扩张症(hereditary hemorrhagic telangiectasia，HHT)又名

Osler-Rendu-Weher 病，以全身血管发育异常为基本特征，以出血和血管扩张为主要表现。

二、病因及发病机制

HHT 是一种常染色体显性遗传性血管发育异常性疾病，发病与 Endoglin（ENG）基因突变及活化素受体样激酶 1（activin receptor-like kinase 1，ALK1）基因突变引起，两者分别引起 I 型与 II 型 HHT。

HHT 具有显著遗传异质性，TGF-β 信号转导通路中 ENG 和 ACVRLI 基因可分别编码内皮糖蛋白（endoglin）和激活素 I 型受体（activin a receptor like type 1，ALK1），二者突变可分别导致 HHTI 型（OMIMI 87300）和 HHT2 型（OMIM600376），共占约 85% 病例。此外，SMAD4（small mothers against decapentaplegic 4）基因突变表现为 HHT 和青少年息肉病（juvenile polyposis，JP）组成的综合征（JP/HfIT）＜OMIM175050），约占 2% 病例。近来据报道，染色体 5q31 和 7p14 位置突变与 HHT 相关，但尚未准确定位基因。另外，TGF-β 信号转导通路中骨形态发生蛋白-9（bone morphogenetic protein 9，BMP9）基因，也称为生长分化因子-2（growth differentiation factor 2，GDF2），位于染色体 10q11。该基因突变可导致少数患者具有与 HHT 类似或者重叠的表型。尽管多种致病基因及突变点不断被发现，但在所有临床确诊为 HHT 的患者中，约 15% 仍未检测出致病基因突变。

三、临床表现

（一）头面部表现
口腔黏膜多发性毛细血管扩张。

（二）其他相关临床表现
儿童期可发病，年龄越大，出血症状越重。临床表现具有多样性。具体可为：

1. 反复难治性出血，以鼻出血最常见。

2. 部分患者伴胃肠道毛细血管扩张、肝动静脉畸形、肺动静脉畸形、眼底血管扩张以及脑动静脉畸形等多脏器毛细血管扩张。

3. 出现咯血、黑便、血尿、眼底出血等。

4. 严重者出现脑出血。

四、诊断

1. 鼻出血　反复自发性鼻出血。

2. 皮肤黏膜毛细血管扩张　如口腔黏膜、鼻部、手指等处的多发毛细血管扩张。

3. 内脏受累　包括胃肠毛细血管扩张（伴或不伴出血）、肺、肝、脑和脊椎动静脉畸形。

4. 家族史　患者一级亲属中至少有 1 人为 HHT 患者。

符合以上 3 条或 3 条以上条件者可确诊为 HHT，符合 2 条者为疑似病例，少于 2 条者暂不考虑 HHT。

五、治疗

针对该病仍无有效的针对性治疗。目前,对于 HHT 患者,临床治疗为对症处理:

1. 针对出血部位采用激光、手术、硬化剂治疗。

2. 贫血患者,采用输血和补充铁剂治疗。

3. 肺、脑动静脉畸形患者采用经导管血管栓塞治疗。

4. 有报道称沙利度胺、噻吗洛尔、抗纤溶药物与抗血管内皮生长因子单克隆抗体对减少该病引起的出血有一定作用,但具体作用机制仍不清楚。

参考文献

[1] 黄子贤,黄志权.4 种与动静脉畸形相关的遗传性综合征[J].中国口腔颌面外科杂志,2015,13(5): 470-473.

[2] 阮志兵,焦俊,闵定玉,等.肝脏遗传性出血性毛细血管扩张症的 CT 表现特点及漏诊、误诊分析[J].临床放射学杂志,2018,37(8):1314-1319.

[3] 刘兆臣.肝脏遗传性出血性毛细血管扩张症遗传和临床特征及外科治疗策略[D].济南:山东大学,2017.

[4] 李东梅,刘勇.累及肝脏的遗传性出血性毛细血管扩张症的超声表现1例[J].中国超声医学杂志,2017, 33(6):576.

[5] Kim S T. Genetic mutation analysis can supplement clinically confirmed hereditary hemorrhagic telangiectasia populations[J]. Clinical and Experimental Otorhinolaryngology, 2019, 12(4):333-334.

[6] Pawlikowska L, Nelson J, Guo D E, et al. The ACVRL1c. 314-35A>G polymorphism is associated with organ vascular malformations in hereditary hemorrhagic telangiectasia patients with ENG mutations, but not in patients with ACVRL1 mutations[J]. American Journal of Medical Genetics Part A, 2015, 167 (6):1262-1267.

[7] Kim D, Seo E J, Song Y S, et al. Current status of clinical diagnosis and genetic analysis of hereditary hemorrhagic telangiectasia in south Korea:Multicenter case series and a systematic review [J]. Neurointervention, 2019, 14(2):91-98.

[8] Dupuis-Girod S, Pitiot V, Bergerot C, et al. Efficacy of TIMOLOL nasal spray as a treatment for epistaxis in hereditary hemorrhagic telangiectasia. A double-blind, randomized, placebo-controlled trial [J]. Scientific Reports, 2019, 9(1):11986.

(段 宁 王文梅)

第十五节 遗传性良性上皮内角化不良症

一、疾病简介

遗传性良性上皮内角化不良症是以口腔黏膜出现无症状的白色斑片,及在充血的球结膜上显现疱样胶状的斑片为特征的先天性综合征。系常染色体显性遗传。先天性角化不良（dyskeratosis congenita，DC）是一种罕见的遗传性骨髓衰竭（bone marrow failure，BMF）综合征，发病率约为 1 / 1 000 000，由某些端粒酶相关基因突变引起。

二、病因及发病机制

通常先天性角化不良的患者会在 20 岁前出现骨髓衰竭。除了骨髓衰竭之外，这些患者出现肺纤维化、肝脏疾病、恶性肿瘤的概率也很大，这些也是造成患者死亡的主要原因。

先天性角化不良（DC）是由端粒酶相关基因突变所致的先天遗传性疾病，多起病于儿童期，具有皮肤色素沉着，指趾甲发育不全和口腔黏膜白斑等特征性临床"三联征"表现。此外，常可伴有其他各种畸形，以及继发造血功能衰竭，因此也是先天性再生障碍性贫血（以下简称再障）的主要类型之一。

DC 是一组可由多种基因突变所导致的先天遗传性综合征。由 Zinsser 于 1906 年首次报道，此后 Engman 和 Cole 等又相继进行了更为全面的临床描述，故又曾被称为 Zinsser-Engman-Cole 综合征。现已表明共有 8 种端粒酶相关基因突变与 DC 发病相关，包括 DKCl、TERC、TERT、NOPIO、NHP2、TINF2、TCABl 和 C160rf57，其功能均与编码端粒酶复合体、维持端粒蛋白复合体稳定性和端粒长度相关。基因突变导致端粒酶活性降低，致使细胞端粒缩短和功能不全，是 DC 的主要发病机制，故 DC 患者端粒较正常同龄人明显缩短。其中突变基因 DKCl 编码角化不良蛋白引起的端粒酶活性下降为常见的 DC 亚型。

三、临床表现

（一）头面部表现
损害主要发生在口腔和眼部。

1. 口腔损害

主要以颊黏膜、唇红缘，舌腹及口底为主。损害呈无症状的柔软、白色海绵状皱褶。当病变向黏膜伸展时，可见不透明的针尖大的隆起。口腔的损害在出生即有或生后不久发生。

2. 眼的损害

在出生后一年内均已出现，在球结膜充血的基底上发生小的类似结膜黄斑。畏光是常见症状之一。特别在儿童期尤为明显，随着角膜的血管形成可发生永久性失明。

（二）其他相关临床表现
特征性临床表现为异常皮肤色素沉着、甲营养不良、口腔黏膜白斑三联征。

DC 是典型的遗传性短端粒综合征，除特征性临床三联征外，还可导致生长发育落后、相关脏器畸形和继发骨髓造血功能衰竭。此外，DC 患者的恶性肿瘤发生率也明显高于正常人群。皮肤色素沉着，指趾病变和黏膜白斑等三联症是 DC 最为典型和直观的临床表现，常可伴有其他脏器或组织结构畸形，尤其是多数患者随着病程演进，可继发骨髓造血功能抑制、肺纤维化和恶性肿瘤，而危及生命。

四、诊断

如果患者表现为典型的三联征或具有其中1～2个症状并伴有骨髓衰竭、肺纤维化等症状可考虑诊断为DC，必要时可结合活检及端粒酶相关基因检测进行诊断。根据临床表现，皮损特点，组织病理特性即可作出诊断。

皮肤、指甲和黏膜病变等三联征，是DC最为明显和直观的特征性表现，是临床早期表明和诊断的重要线索。同时，询问患者家族史常可表明或追溯相似临床表现者，患者双亲也可能为相同类型基因突变携带者或患者。DC的诊断依据包括：①皮肤活检提示，角化过度或角化不全，表皮萎缩；真皮层黑素颗粒沉着及噬黑素细胞聚集。②端粒酶及相关基因检测结果显示，包括DKCl、TERC、TERT、NOPIO、NHP2、TINF2、TCABl和C160rf57等基因突变。③端粒长度测定提示，端粒长度较正常同龄儿童明显缩短。此外，应注意患者可能存在的其他畸形，如存在外周血细胞下降，尤其是血小板较少者，需进一步进行骨髓检查，以明确是否存在造血功能降低，同时年长患者应考虑可能存在的肺部影像学改变，警惕继发恶性肿瘤。出现造血功能异常者，需要与相关疾病鉴别。

五、治疗

（一）治疗原则

DC三联征和常见畸形尚无有效药物治疗。血细胞下降是危及DC患者生命的主要因素，因此也是目前药物治疗重点。

（二）治疗建议

针对DC患者出现的血细胞下降症状，治疗方法有小剂量雄性激素、小剂量糖皮质激素、异基因造血干细胞移植等。对于DC口腔的病损，一方面口腔医生应注意筛查可能存在口腔癌症；另一方面应教会患者自我筛查的方法，定期复诊。此病例的组织病理检查结果未表明癌变征象，但由于有癌变的风险，我们建议患者密切观察并定期随访。

参考文献

[1] Alter B P, Giri N, Savage S A, et al. Cancer in dyskeratosis congenita[J]. Blood, 2009, 113(26)：6549-6557.

[2] Knight S, Vulliamy T, Copplestone A, et al. Dyskeratosis congenita (dc) registry：Identification of new features of DC[J]. British Journal of Haematology, 1998, 103(4)：990-996.

[3] 邓伟平，莫友，王建琴.先天性角化不良研究进展[J].国际皮肤性病学杂志,2007,33(5):299-301.

[4] 王建琴，许剑荣，孙广政，等.先天性角化不良2例[J].中国皮肤性病学杂志,2002,16(4):260-262.

[5] Kirwan M, Dokal I. Dyskeratosis congenita：A genetic disorder of many faces[J]. Clinical Genetics, 2008, 73(2)：103-112.

[6] Goldman F D, Aubert G, Klingelhutz A J, et al. Characterization of primitive hematopoietic cells from patients with dyskeratosis congenita[J]. Blood, 2008, 111(9)：4523-4531.

[7] He C X, Jing S, Dai C L, et al. Telomerase insufficiency induced telomere erosion accumulation in

successive generations in dyskeratosis congenita family[J]. Molecular Genetics & Genomic Medicine, 2019,7(7):e709.

[8] 王非,杜玉琦,龚旺,等.先天性角化不良的研究进展[J].中华口腔医学杂志,2019,54(2):130-134.

[9] 蔡丙杰,尹光文,李冬芹,等.先天性角化不良[J].临床皮肤科杂志,2008,37(6):379-380.

（黎景景　段　宁）

第十六节　Johanson-Blizzard 综合征

一、疾病简介

Johanson-Blizzard 综合征(Johanson-Blizzard syndrome，JBS)是属消化系统先天性罕见病症,有时 JBS 综合征能是致命的,其属常基因显性遗传的多系统疾病。其特征为生长不良、智力发育迟缓和各种畸形包括鼻翼发育不全、毛发发育不全、异常或头皮缺陷和少齿症。其他特征包括甲状腺功能减退、感音神经性听力丧失、肛门闭锁和胰腺外分泌功能不全。1971 年由 Johanson 和 Blizzard 等首次报道。

二、病因及发病机制

JBS 综合征应是由 UBR1 基因的突变所诱发的,UBR1 基因应是编码 N 端通路其中的几种泛素连接酶中的一种。UBR1 基因的突变可以毁坏或阻断制备泛素连接酶。UBR1 基因在胰脏腺泡细胞里表达高于其在身体其他的部位的表达,UBRI 基因应是造成肌肉组织的替代、渐进型的炎性损伤以及胶原纤维的增生等等的原因。UBR1 基因也可以影响身体的其他区域:如肌肉、骨骼、颅面部、牙列、脏器以及神经系统。剪接基因突变及无义、错义突变的 UBR1,在病人家人的基因中已经被得知与 JBS 有关。

三、临床表现

（一）头面部表现

JBS 病人可能出现头部、面部、牙周组织以及牙的异样。包括:外胚层皮肤缺陷,头发稀疏,奇怪纹样的毛发生长,前额部头发稀少而且向上卷曲,头皮发育不全,大囟,额头外凸,眉毛和睫毛较少,小头畸形,发育不良的乳牙以及恒牙缺如。

（二）其他相关临床表现

1. 外分泌系统

JBS 最为突出的影响是胰腺外分泌基本功能不太全。脂肪酶分泌不同程度的降低,胰液比如胰蛋白酶、胰蛋白酶原等等,及脂肪的吸取不良,胰高血糖素分泌的中断及其影响激素活性引发的低血糖是诊断 JBS 的主要根据。主要与产前胰腺发育异样,损害细胞核增殖,慢性炎性损伤,胰腺腺泡的坏死及纤维化有关。已有报道 JBS 中的胰腺外分泌基本功能可以经由脂肪组织等等替代。那应是一个进步,然而有些病例呈致命性结果。

2. 内分泌系统

JBS 病人胰腺的内分泌功能不太全不及外分泌功能不太全普遍及影响显著。胰脏的内分泌基本功能包含开释胰高血糖素、生长抑素以及胰岛素。胰脏的内分泌功能障碍常致使胰岛素抵抗和糖尿病,糖尿病被当作 JBS 的并发症。

JBS 病人还存有一些其余的内分泌异样,比如甲状腺功能减退,激素缺乏症及垂体机能减退。一些 JBS 患者发生垂体功能异常,包括发生神经胶质错构瘤,先天性垂体前叶发育不全。JBS 病患生长缓慢以及身材矮小(侏儒)可归因于垂体之前叶基本功能的下滑从而引发的激素缺少以及脂肪的吸取不良。

3. 鼻

JBS 病人的主要畸形是鼻腔的发育不全(100%),即鼻部某一区域的结构性软骨及组织发育不全,及其下层肌肉的缺失,是病症的主要特性。这些畸形让鼻子及鼻孔呈现奇怪的外形。鼻泪管的表皮出现瘘管(66%)。

4. 神经系统

大多数 JBS 病人存有从轻度到严重的智力发育迟滞(极严重者占到 67%),已有研究证实有导致 JBS 的诱变剂在中枢神经系统的发育过程中对其产生影响。

5. 听力

JBS 病人存有内耳框架结构异样以及双侧感觉神经导致的听力缺失。在耳蜗及前庭中形成囊性组织,招致这些细微框架结构的扩张及畸形。颞骨的变形,对于内耳的神经支配及发育产生了不良影响,还招致了这种类型听力的巨大损失。

6. 其他器官系统

肛门的闭锁,膀胱输尿管的返流,双阴道以及双子宫;新生儿胆汁淤积,肝硬化以及门静脉高压;扩张型心肌病,心脏右位,房间隔以及室间隔缺损;出生时体重低;产后死亡;肌张力减退,骶骨缝隙(骶椎框架结构缺陷);先天性白内障;牛奶咖啡斑;第 5 指弯曲,通贯掌。

四、诊断

JBS 最突出的表现为鼻部不发育,具体表现为鼻子这一区域的结构性软骨和组织发育不全(部分或完全不存在)以及其下层的肌肉缺失,发病率几乎为 100%。另外,JBS 最为突出的影响是胰腺外分泌基本功能不太全。脂肪酶分泌不同程度的降低,胰液比如胰蛋白酶、胰蛋白酶原等等,及脂肪的吸取不良,胰高血糖素分泌的中断及其影响激素活性引发的低血糖是诊断 JBS 的主要根据。

五、治疗

(一) 一般治疗

虽然没有治愈 JBS 的方法,但对这种疾病的特定症状和特征的治疗和管理是有效的,而且往往可以取得成功。JBS 严重程度的变异性决定了所选择的任何治疗的需求和有效性。

（二）口腔颌面部异常相关的治疗建议

对恒牙缺如的 JBS 患者可考虑义齿修复治疗。

颅面部和骨骼畸形可能需要手术矫正,使用包括骨移植和截骨术在内的技术。使用助听器和专门为听力受损人士提供的教育服务可以控制 bb1 感音神经性听力损失。

参考文献

［1］Trellis D R，Clouse R E. Johanson-Blizzard syndrome［J］. Digestive Diseases and Sciences，1991，36(3)：365-369.

［2］Al-Dosari M S，Al-Muhsen S，Al-Jazaeri A，et al. Johanson-Blizzard syndrome：Report of a novel mutation and severe liver involvement［J］. American Journal of Medical Genetics Part A，2008，146A (14)：1875-1879.

［3］Corona-Rivera J R，Zapata-Aldana E，Bobadilla-Morales L，et al. Oblique facial clefts in Johanson-Blizzard syndrome［J］. American Journal of Medical Genetics Part A，2016，170(6)：1495-1501.

［4］Holcomb M A，Rizk H G，Morris N S，et al. Bilateral cochlear implantation in a child with Johanson Blizzard Syndrome［J］. International Journal of Pediatric Otorhinolaryngology，2017，95：69-71.

［5］Atik T，Karakoyun M，Sukalo M，et al. Two novel UBR1 gene mutationsın a patient with Johanson Blizzard Syndrome：A mild phenotype without mental retardation［J］. Gene，2015，570(1)：153-155.

（沈树平　杨卫东）

第十七节　Down 综合征

一、疾病简介

Down 综合征（Down syndrome，OMIM ＃190685）即唐氏综合征,又名先天愚型。1866 年,Dr. John Langdon Down 首次对患儿具有相似的面部特征进行完整的描述并发表,因此命名为 Down 综合征。本病的主要特征为明显的特殊面容和智力低下,发病率约 1/650～11 000(活产儿),60%患儿在胎内早期即流产。

二、病因及发病机制

Down 综合征是由于第 21 号染色体异常而导致的疾病,分为三体型(多一条完整的 21 号染色体)、嵌合体型和异位型,因此也叫 21-三体综合征。

三、临床表现

（一）头面部表现

1. 患者具有明显的特殊面容体征,眼距宽、鼻根低平、睑裂斜向外上、内眦赘皮、虹膜布鲁士菲尔德斑、耳朵小、折耳、传导性耳聋,枕部平而呈扁头。

2. 96%～100%的患者有牙周炎的表现,其他的口腔表现还包括巨舌、伸舌、裂纹舌、腭部高拱、下颌前突、铲形门牙、上颌尖牙呈乳头状、磨牙面褶皱和先天性缺牙等。

(二)其他相关临床表现

1. 患者身材矮小,智力低下。颈短,颈部皮肤松弛。关节松弛,肌张力减退,惊跳反射弱。手指短粗,小指中节骨发育不良,有贯通掌纹。

2. 患者常伴有先天性心脏病,十二指肠狭窄/闭锁,肛门闭锁,先天性巨结肠,甲减等系统疾病。由于免疫缺陷,易患感染,白血病发生率比普通人高。如存活至成人,常在 30 岁后出现阿尔兹海默病。

四、诊断

根据患者的特殊面容体征和智力低下可为临床诊断提供重要参考,确诊需依赖染色体核型分析和 FISH 技术。

五、治疗

(一)治疗原则

目前尚无有效的治疗方法,产前筛查及产前诊断尤为重要。这类患者需注意预防感染,如伴有先天性心脏病、胃肠道或其他畸形,可考虑手术对症治疗。预后不良。

(二)口腔颌面部异常相关的治疗建议

针对患者的牙周炎表现,需要尽早开展牙周序列治疗。由于这类患者缺乏对口腔卫生的理解力和执行力,因此口腔卫生指导应给予家庭成员/监护人,并由家庭成员/监护人督导或代为实施。牙周基础治疗应早期进行,且要增加复诊频率。由于患者存在伴放线聚集杆菌及其他牙周致病菌感染的高发生率,可辅助使用抗菌药物。

参考文献

[1] Scalioni F A R, Carrada C F, Martins C C, et al. Periodontal disease in patients with Down syndrome: A systematic review[J]. J Am Dent Assoc, 2018, 149(7): 628-639.

[2] Ferreira R, Michel R C, Greghi S L A, et al. Prevention and periodontal treatment in down syndrome patients: A systematic review[J]. PLoS One, 2016, 11(6): e0158339.

[3] Deps T D, Angelo G L, Martins C C, et al. Association between dental caries and down syndrome: A systematic review and meta-analysis[J]. PLoS One, 2015, 10(6): e0127484.

[4] Agarwal Gupta N, Kabra M. Diagnosis and management of down syndrome[J]. The Indian Journal of Pediatrics, 2014, 81(6): 560-567.

[5] Frydman A, Nowzari H. Down syndrome-associated periodontitis: A critical review of the literature[J]. Compendium of Continuing Education in Dentistry, 2012, 33(5): 356-361.

[6] Roizen N J, Patterson D. Down's syndrome[J]. The Lancet, 2003, 361(9365): 1281-1289.

(李厚轩　柯晓菁)

第十八节　视网膜色素变性-肥胖-多指综合征

一、疾病简介

视网膜色素变性-肥胖-多指综合征(Laurence-Moon-Biedl syndrome，LMBS)又名色素性视网膜炎多指畸形综合征。该综合征临床特点为色素性视网膜炎、肥胖、智力低下、性腺发育不良、多指(趾)畸形及其他异常等。该综合征和 Bardet-Biedl 综合征具有重叠特点。

罕见,欧洲报告的患病率为 1/125 000～1/160 000。但在一些血缘关系较高或地理上孤立的人群中发病率要高得多,有文献报道在纽芬兰发病率达 1/13 000,在科威特发病率达 1/17 000。1886 年劳伦斯和穆恩报道了已知的第一例这种疾病。Bardet Biedl 在 1920 年提出了另一个具有相似症状的综合征。由于两种情况的相似性,我们认为 Bardet-Biedl 综合征和 Laurence-Moon 综合征是同一疾病的不同表现形式。因此,Laurence-Moon-Biedl syndrome 被普遍用来描述这种疾病。

二、病因及发病机制

本病病因和发病机制不完全清楚,根据家系调查分析符合常染色体隐性遗传疾病的传递规律,患者常有家族史和近亲婚配史,最近的研究表明,Laurence-Moon-syndrome 和 Bardet-Biedl syndrome 是罕见的遗传病,两者都被认为是不同的综合征,因为它们表现出不同基因的突变。Laurence Moon syndrome 涉及 PNPLA6 基因的遗传缺陷。相反,Bardet-Biedl 综合征与编码 BSS 蛋白的 BSS 基因突变有关。临床上,LMBS 通常与痉挛和多指畸形有关。由于两者临床症状具有一定的相似性,本书仍将这两种综合征合而叙之。

三、临床表现

(一) 头面部表现

儿童期发病,男性多见,其主要临床特征包括视网膜色素变性、肥胖、智力发育迟缓、多指/并指畸形和生殖功能减退。患有 LMBS 的患者在其生命的头十年内出现症状。通常以夜间视力低下、眼球震颤作为首发症状。

1. 颅骨畸形,尖头、小头,毛发稀少或缺如。

2. 视网膜色素营养不良、变性。常有"夜盲"、视力减弱,严重者甚至失明,检查原因为色素性视网膜炎所致。其他可见如圆锥角膜、虹膜缺损、眼球震颤、斜视、近视或远视、上睑下垂、内眦赘皮、白内障、婴儿性青光眼等眼部症状。

3. 牙齿畸形,如牙缺失,小牙缺失,短根。82.9%的 LMBS 患者存在牛头状牙。最常见于下颌第二磨牙(72.3%),下颌第一磨牙的牛头状牙病患病率最低(58.2%)。

（二）其他相关临床表现

1. 多指（趾）畸形　大多有多指（趾）或并指（趾），少数出现指端分叉等其他畸形。

2. 性腺功能不全　外阴呈幼稚型，50%女患者出现原发性或继发性促性腺功能低下。男婴常呈小阴茎、小睾丸或隐睾。至青春发育期不出现第二性征。

3. 出现肥胖症、高血压、糖尿病和肾病和心脏病的比率高。

4. 其他如智力低下、生长发育缓慢，可呈侏儒状态，可伴有骨质疏松、皮肤色素斑等。

四、诊断

本综合征临床症状多变，必须具有四个主要特征或三个主要特征和两个次要特征才可临床诊断。

主要特征包括多指畸形、肥胖、学习障碍、肾功能异常和性腺功能减退。次要特征可能是发育迟缓、短促、言语障碍、共济失调、糖尿病、痉挛、听力丧失、左心室肥厚和多尿/多饮。

本症须与以下疾病相鉴别：①青年性黑内障性痴呆（Spielmyer-Vogt 病）；②梅毒性网膜脉络膜炎（syphilitic chorioretinitis）；③Cushing综合征等。

五、治疗

可针对性腺功能不全治疗，药物治疗眼底病变往往无效。其他视情况可予以手术治疗，如指（趾）畸形的治疗和眼部治疗等、先天性心脏病的手术治疗，惊厥时给予止惊剂治疗。

症状管理，定期监测脂质、葡萄糖、肾脏和内分泌系统至关重要。保持体重和血压，以及定期的眼部检查，是确保疾病得到控制的必要条件。定期检查是否有退行性变，早期诊断及对症、支持和康复措施可减少残疾。包括饮食调整、口服降糖药、补充睾酮等。患者亲属应进行肾脏异常筛查。

尚无特殊治疗，对症治疗。

参考文献

［1］林丽蓉.医学综合征大全［M］.北京:中国科学技术出版社,1994.

［2］de Oliveira Andrade L J, Andrade R, França C S, et al. Pigmentary retinopathy due to Bardet-Biedl syndrome: Case report and literature review［J］. Arquivos Brasileiros De Oftalmologia, 2009, 72(5): 694-696.

［3］Asif M, et al. Laurence Moon Bardet Biedl Syndrome with anaemia［J］. J Ayub Med Coll Abbottabad, 2014, 26(4): 625-627.

［4］Andersson E M, Axelsson S, Gjølstad L F, et al. Taurodontism: A minor diagnostic criterion in Laurence-Moon/Bardet-Biedl syndromes［J］. Acta Odontologica Scandinavica, 2013, 71(6):1671-1674.

［5］Desai H H, et al. Laurence Moon Bardet Biedl syndrome associated with dyslipoprotein aemia［J］. J Indian Med Assoc, 2011, 109(9): 678.

（蒋红柳　王文梅）

第十九节 阔拇指巨趾综合征

一、疾病简介

阔拇指巨趾综合征又名 Rubinslein-Tabyi syndrome（RST），Rubinslein syndrome，阔拇指（趾）综合征（broad thumb-great toe syndrome），拇指粗大和大脚趾综合征。1963 年 Rubinslein 和 Tabyi 首先报道，较罕见。

二、病因及发病机制

病因尚不明确。常染色体显性遗传方式遗传，是一种罕见的自体显性遗传条件，一些严重的病例是 16 号染色体短臂的遗传物质缺失。已知有两个基因会导致 RST，60% 的病例出现 CREBBP，8%～10% 的临床诊断病例出现 EP300。大多数病例都是新的异构突变。

三、临床表现

（一）头面部表现

1. 上颌骨发育不全，高腭弓。枕骨扁平，面部异常。

2. 先天性愚型样外形，睑下垂，内眦赘皮，可有外斜视，不能注目，晶体和脉络膜异常，视神经萎缩，眼球震颤等。

3. 宽鼻梁，钩鼻，鼻泪道阻塞。

（二）其他相关临床表现

1. 本征最基本、最主要的特点 巨指（趾）畸形，手足掌指（趾）粗短，拇指宽阔，末端形似铲刀，尚可见轻度反甲，四肢畸形，关节松弛，关节过度屈曲，多发性骨骼异常。呈刮勺形或短棒形，中间略向外弯曲，第 5 指内弯，常有 2～3 趾并趾。

2. 侏儒，具有典型的异常步态，智力不全，精神活动发育迟缓，语言能力差。产前生长通常是正常的，然后身高、体重和头围百分位数在出生后的头几个月迅速下降。身材矮小是成年人的典型特征。肥胖可能发生在儿童或青少年时期。平均智商在 35 到 50 之间；但是，发育结果有很大的不同，一些 EP300-RST 患者智力正常。其他特征包括：眼部异常、听力丧失、呼吸困难、先天性心脏缺陷、肾脏异常、隐睾、进食问题、反复感染和严重便秘。

3. 先天性心脏病，听诊有杂音。

4. 缺肾。

四、诊断

具有特征性临床特征（拇指/趾/粗短与特异面容并存），可考虑诊断，如果临床特征不确定，CREBBP 或 EP300 中杂合子致病性变体的鉴定可证实诊断。其他拇指（趾）粗短疾患，则没有特异性面容,可以区别。

五、治疗

(一) 一般治疗

在大多数情况下,有 RST 基因的个人的父母不受影响。当父母在临床上未受影响时,由于杂合子父母或父母体细胞和/或生殖系嵌合体中存在轻度表型的可能性,兄弟姐妹仍被认为有较高的 RST 风险。同胞的经验复发风险小于 1%。有 RST 的个体很少繁殖,对后代的风险是 50%。一旦在受影响的家庭成员中发现致病性变体,就有可能对高危妊娠进行产前检测并进行植入前基因诊断。

早期干预计划、特殊教育、处理发育障碍的职业培训、转介给行为专家/心理学家、家庭成员的支持小组/资源;眼睛异常、听力损失、SLEEE 的标准治疗呼吸暂停、心脏异常、肾异常、隐睾和牙齿异常;积极治疗胃食管反流和便秘;外科修复明显成角的拇指或重复的拇趾。监测:监测生长和喂养,特别是在出生后的第一年;每年进行眼和听觉评估;对心脏、肾脏和牙齿异常进行常规监测。

(二) 口腔颌面部异常相关的治疗建议

无特殊疗法,对症治疗,有口腔感染者予以控制感染,增强机体抵抗力。如有屈光不正可配镜矫正,若并发白内障可以手术摘除。

参考文献

[1] Stevens C A. Rubinstein-Taybi Syndrome[J]. GeneReviews, 2009, 8(20):1817-1824.

[2] López M, García-Oguiza A, Armstrong J, et al. Rubinstein-Taybi 2 associated to novel EP300 mutations: Deepening the clinical and genetic spectrum[J]. BMC Medical Genetics, 2018, 19(1):36.

[3] 罗爱武,邹玮,马恒颢.Rubinslein-Tabyi 综合征伴抽搐样发作一例[J].中华医学遗传学杂志,2003,20(3):240.

[4] Wood V E, Rubinstein J. Duplicated longitudinal bracketed epiphysis "kissing delta phalanx" in Rubinstein-Taybi syndrome[J]. Journal of Pediatric Orthopedics, 1999, 19(5):603-606.

[5] 林丽蓉.医学综合征大全[M].北京:中国科学技术出版社,1994.

(蒋红柳 王文梅)

第二十节 猫叫综合征

一、疾病简介

猫叫综合征,由 5 号染色体短臂缺失引起的遗传性疾病。患者第 5 号染色体短臂缺失,故又名 5p-综合征,为最常见的缺失综合征,因婴儿时有猫叫样啼哭而得名,其原因在于患儿的喉部发育不良或未分化所致,发病率约为 1/50 000,女患者多于男患者。临床表现、严重程度和进展取决于 5 号染色体短臂缺失区域的大小及位置，该病主要通过染色体核型确认。

二、病因及发病机制

大多数 5p 缺失是发生了新突变，其中 80%～90%来源于父系，是其在配子形成过程中，染色体断裂而引起，10%～15%是父母非平衡易位引起。此外，80%～90%的猫叫综合征是因 5 号染色体短臂末端缺失造成，占其中绝大部分，只有 3%～5%是因中间缺失引起，而嵌合体、倒置和环状染色体比较罕见。

诱发因素为母亲在怀孕前后接触大量化学物品（如油漆）、放射线，引起胎儿发育中染色体变异，此外病毒感染也是一个重要因素。

三、临床表现

（一）头面部表现

具有特殊面容，头小、圆月脸，且不对称，呈现出惊恐状；眼距增宽，斜视，内眦赘皮，视神经萎缩，白内障，眼角下斜；鼻梁宽，颈短，发育不良，小下颌，错𬌗畸形，偶见唇腭裂，耳位低。

（二）其他相关临床表现

该病最明显的症状是婴儿出现微弱、哀鸣、似猫叫的哭声，在呼气时发生，吸气时不明显，随着年龄的增长，猫叫样哭声消失。考虑哭声似猫叫与婴儿期喉软骨发育不良有关。大多数患儿均有小头、圆脸、眼裂下斜、眼距宽、鼻梁低平、面部不对称、低位畸形耳等特殊面容。通贯手，常伴心脏畸形等。新生儿期可出现窒息、发绀、喂养困难等，常有反复呼吸道感染，并可能多次因肺炎住院，病程长，治疗效果不佳。

1. 猫叫样哭声

婴幼儿期特征性表现。

2. 神经系统

新生儿期肌力低下，明显的智力低下、智力发育迟缓，如 2 岁后才能坐稳，4 岁后才能独立走路，成人期后多动及破坏性行为。

3. 其他

生长发育落后，先天性心脏病（50%）；掌骨短，并指，通贯掌纹，髋关节脱位，半椎体，脊柱侧凸；肾脾缺如，尿道下裂，隐睾，腹股沟疝等。

四、诊断

本病发病率虽不高，但一旦出生则会给家庭带来经济与精神的双重打击，也给社会带来沉重负担，因此对此类胎儿一定要引起充分重视，特别是已妊娠过异常胎儿的夫妻，再次妊娠时，务必做好遗传优生咨询及产前诊断，可有效减少有缺陷的胎儿出生。

在临床上一旦发现可疑病例，首先进行核型分析。如果核型分析结果与临床表型不符时，再进行进一步的分子细胞遗传学分析，如荧光原位杂交、比较基因组杂交、基因芯片等。

近年来基因芯片的使用,不仅可以对全基因组进行检测,而且分辨率也得到了极大的提高。目前,用商业化的猫叫综合征关键区基因位点特异性探针进行可以检测其关键区域是否缺失。

五、治疗

目前对于猫叫综合征还没有特异的治疗方案,但一些症状可以通过手术和药物进行治疗、纠正和改善。

先天性心脏病可以得到有效的手术治疗,斜视、畸形足可以通过手术纠正,睾丸未降可以进行睾丸固定术。另外一些慢性疾病如呼吸道感染、耳炎等也可以得到适当的治疗。改变下颌腺管位置的手术可以减轻流涎问题。猫叫综合征患者在婴儿期会出现便秘的问题,且儿童和青少年期可能仍然存在。鼓励孩子多吃水果、蔬菜、谷类食物以补充食物纤维,是防止便秘很好的方法。

猫叫综合征的主要特征之一是语言发育缓慢,说话特别迟。但是以往和现有的研究均表明,其理解能力远比其语言表达能力发展得好,不能说话并不妨碍交流。英国和美国的研究表明,猫叫综合征孩子能够用非语言方式(手势及符号)交流,因此应采取容易接受的方式鼓励这些患者去说话和交流。

参考文献

[1] Niebuhr E. The Cri du Chat syndrome: Epidemiology, cytogenetics, and clinical features[J]. Human Genetics, 1978, 44(3):227-275.

[2] Niebuhr E. Localization of the deleted segment in the cri-du-chat syndrome[J]. Humangenetik, 1972, 16(4):357-358.

[3] Cerruti M P, Spunton M, Arcuri V, et al. The Cri du Chat syndrome: A study on the quality of care[J]. Minerva Pediatrica, 2012, 64(4):395-400.

[4] Collins M S R, Laverty A, Roberts S, et al. Eating behaviour and food choices in children with Down's syndrome, autistic spectrum disorder or cri du chat syndrome and comparison groups of siblings[J]. Journal of Learning Disabilities, 2004, 8(4):331-350.

[5] Denny M, Marchand-Martella N E, Martella R C, et al. Using parent-delivered graduated guidance to teach functional living skills to a child with cri du chat syndrome[J]. Education and Treatment of Children, 2000, 23(4):441-454.

[6] Ridler M A C, Faunch J A. Long arm measurements of chromosomes 4 and 5 with special reference to the cri du chat syndrome[J]. Annals of Human Genetics, 1969, 32(4):375-381.

[7] Cornish K M, Munir F. Receptive and expressive language skills in children with cri-du-chat syndrome[J]. Journal of Communication Disorders, 1998, 31(1):73-81.

[8] 白萌萌,孟林,李文,等.新生儿期猫叫综合征一例[J].中华儿科杂志,2018,56(7):554.

[9] 贺文凤,陈贺,牟海燕,等.一例不典型新生儿猫叫综合征的遗传学分析[J].中华医学遗传学杂志,2018,35(1):104-106.

［10］靖吉丽,何晶,姜雨婷,等.羊水染色体诊断猫叫综合征伴多发畸形一例［J］.中华医学遗传学杂志,
2019,36(4):411.

（黎景景　王文梅）

第二十一节　主动脉瓣上狭窄综合征

一、疾病简介

主动脉瓣膜上狭窄综合征又名为"小鬼面容"综合征,儿童特发性高钙血症(idiopathic infantile hypercalcemia, IIH),Williams syndrome 等,是由第七条染色体长臂近端(7q11.23)区域的缺失所导致的一种神经性发育障碍。是一种先天性疾病,涉及心血管、内分泌和中枢神经等多个系统,是结缔组织遗传性疾病的症状之一。

二、病因及发病机制

虽属于常染色体显性遗传疾病,但大部分为散发病例,极少有家族史,在一些病例中可以表明不同的大脑损伤问题,其疾病发生率约为 1/20 000,最新的数据估计其发病率高达 1/7 500。

该综合征由 7 号染色体长臂近端(7q11.23)缺失引起,常见缺失区域约为 1.55～1.83 Mb,涉及包括 ELN 在内的 26～28 个基因,几乎都是新发病例,但也有家族史的报道。

Williams 综合征患者缺失的染色体被称为 Williams 综合征染色体区域,该区域两侧是由高度同源的基因簇和假基因组成的低复制重复区域,由于这些侧翼重复区域之间高度的序列同源性以及它们之间的邻近性,使得配子在减数分裂过程中容易发生错位;如果出现不对等交叉,则该区域就会被删除。

三、临床表现

(一) 头面部表现

综合征分为完全型和不全型。"小鬼面容"综合征属完全型,它的主要表现是主动脉瓣膜上狭窄或主动脉其他部位的缩窄、特殊脸形、智力发育迟缓和部分患婴的高钙血症。在不全型中可表现为单纯性的主动脉瓣膜上狭窄或主动脉缩小;或者仅具有特殊面容的主动脉狭窄,而无智力缺陷,或有智力低下而无特殊面容。

(二) 其他相关临床表现

Williams 综合征患者临床表现具有多样性,主要为发育迟缓、伴随有多种疾病、认知方面的障碍、情绪以及行为方面的问题等。这类儿童适应能力较差,孩子也许会觉得周围环境的变化很可怕。

Williams 综合征患者的心血管异常大多数为狭窄性病变,是患者发病和死亡的主要原因。

大约80%的Williams综合征患者存在心血管缺陷,在1岁以内的患者群体中比例增加到93%。

主动脉瓣上狭窄(supravalvular aortic stenosis,SVAS)是Williams综合征患者最常见的心血管异常。Williams综合征患者的SVAS发生率为45%～75%,其中最常见的两种类型为:主动脉窦管连接处局限性沙漏样狭窄和升主动脉弥漫性长段狭窄,以前者更为常见,占75%。

肺主动脉狭窄是Williams综合征中另一常见的心血管异常。Williams综合征患者肺主动脉狭窄的发病率取决于患者的年龄,在出生后的第1年发病率最高。据报告,Williams综合征患者的肺主动脉狭窄发病率为37%～75%,大多数研报告的发病率约为40%。肺主动脉狭窄最常见于分支和周围肺动脉,也可发生肺动脉瓣上狭窄,但较少见,约有12%的Williams综合征患者发生肺动脉瓣上狭窄,其中20%发生在出生后第1年。

四、诊断

(一) 临床症状诊断

两大评分系统对比(表1)经Lowery等提出的WS表现型评分大于3分及美国儿科学诊断评分法大于等于3分者可应用遗传学检测手段验证,两大评分法中,后者敏感性较高。

表1　WBS的表现型评分系统对比

表现型	Lowery评分法	美国儿科学诊断评分法
典型的面容特征	3	3
智力障碍/发育迟缓	1	2
SVAS[①]	2	5(包括PAS[②])
非SVAS的心脏问题	1	1(包括高血压)
腹股沟疝	1	2
高钙血症	2	2(包括高尿钙)
总分	10	15

注:Lowery评分法总分10分:0～3分者属"可疑"类,4～10分者属"典型"类;美国儿科学诊断评分法总分15分:若<3分,可排除WS;若≥3分可考虑行基因检测明确诊断;①主动脉瓣上狭窄(Supravalvular aortic stenosis,SVAS);②肺动脉狭窄(Pulmonary arterial stenosis,PAS)。

(二) 病因学诊断

病因学诊断染色体微缺失是目前较为公认的手段,目前已报道基因包括28种。荧光原位杂交技术仍是目前实验室使用最广泛的检测方法,其他检测方法还包括:染色体芯片分析技术、多重链接探针扩增技术、定量聚合酶链式反应技术,其中CMA技术可检出存在"非典型"缺失患者的缺失基因。随着技术的发展,目前已实现快速产前诊断的能力。

五、治疗

WS的治疗方法主要为综合对症治疗,包括药物、手术、心理及认知行为治疗等,目的是改善WS累积的各系统的功能。基因治疗目前处于实验阶段,尚未见临床报道。

药物治疗:比如高血压、高血钙、高血糖的治疗。

外科手术：针对 SVAS 的治疗，目前较常用的手术方法：Mc Goon 法（单片法），Doty 法（倒Y 法），Brom 法（三片法）。Mc Goon 法是最早普遍采用的术式，Doty 法不仅可以较好地保持主动脉瓣的几何形态和功能，还可以尽量避免冠状动脉开口处狭窄及主动脉关闭不全，是目前最常用的术式。Brom 法较复杂，目前少用。针对 PAS 的治疗，有球囊扩张术或血管成形术。

心理及认知行为治疗。

基因治疗：目前研究发现 WS 与多种基因微缺失有关。最新国外 Borralleras 等研究利用 GTF2I 基因改善 WS 小鼠认知水平的基因治疗。国内基因治疗研究尚缺乏。

参考文献

［1］ Karmiloff-Smith A，Grant J，Berthoud I，et al. Language and williams syndrome：How intact is "intact"?［J］. Child Development，1997，68(2)：246-262.

［2］ Karmiloff-Smith A，Thomas M，Annaz D，et al. Exploring the Williams syndrome face-processing debate：The importance of building developmental trajectories［J］. Journal of Child Psychology and Psychiatry，2004，45(7)：1258-1274.

［3］ Meyer-Lindenberg A，KohnP，Mervis C B，et al. Neural basis of genetically determined visuospatial construction deficit in williams syndrome［J］. Neuron，2004，43(5)：623-631.

［4］ Temple C M，Almazan M，Sherwood S. Lexical skills in Williams Syndrome：A cognitive neuropsychological analysis［J］. Journal of Neurolinguistics，2002，15(6)：463-495.

［5］ Pani J R，Mervis C B，Robinson B F. Global spatial organization by individuals with williams syndrome［J］. Psychological Science，1999，10(5)：453-458.

［6］ Lowery M，Morris C，Ewart A，et al. Strong correlation of elastin deletions，detected by FISH，with Williams syndrome：Evaluation of 235 patients［J］. American Journal of Human Genetics，1995，57(1)：49-53.

［7］ Galaburda A M，Bellugi U. V. Multi-level analysis of cortical neuroanatomy in Williams syndrome［J］. Journal of Cognitive Neuroscience，2000，12 Suppl 1：74-88.

［8］ 朱巧昀.威廉姆斯综合症（Williams Syndrome）中缺失蛋白 WBSCR22 对核糖体 RNA 基因转录的表观遗传调控机制研究［D］.北京：北京大学，2012.

［9］ 孟强，孙立忠，常谦，等.Williams 综合征合并先天性心血管病的外科治疗［J］.中华外科杂志，2005，43(10)：644-646.

［10］ 赵晓丹.Williams 综合征的基因型及临床表型分析（附 1 例病例报告）［D］.遵义：遵义医学院，2018.

（黎景景　王文梅）

第二十二节　鱼鳞病样红皮病—侏儒综合征

一、疾病简介

鱼鳞病相关综合征又名 Rud syndrome，侏儒—鱼鳞病样红皮病—智能缺陷综合征（dwarfismichthyosiform erythroderma-mental deficiency syndrome），智力不全—癫痫—鱼

鳞病综合征。大多为常染色体隐性遗传方式。除累及多个器官和/或组织外，伴有不同程度的鱼鳞病样损害，也是这些综合征的重要组成部分。临床症状各不相同的 IAS，可能是基因多效性的一种表现。由 Rud 于 1927 年首报，Rud 综合征是一种十分罕见的遗传性皮肤病，Rud 于 1927 年首次表明 1 例 22 岁的丹麦病人，至 2014 年，该病在全世界仅表明 55 例，而国内仅有数例报告。为常染色体隐性遗传或 X 连锁遗传，自婴儿起病，男女均可发病，男女比例 2∶1。

二、病因及发病机制

这是一个由鱼鳞病样红皮病、侏儒、智能障碍和痉挛性瘫痪构成的综合征。本征病因不明，可能是常染色体隐性遗传或伴有性遗传，与父母近亲婚姻有关，是由于先天性神经外胚叶发育不良所致。

三、临床表现

（一）头面部表现

本病可累及多个系统，主要特点是先天性鱼鳞病、癫痫、智力低下、身材矮小、生殖腺发育不全。少数病例可有白内障、青光眼、视网膜色素变性、眼球震颤、斜视、上睑下垂；蜘蛛样指/趾、颅面部畸形、肌萎缩；神经性耳聋、多发性神经炎、少汗、痉挛性双瘫、精神发育迟滞、嗅觉异常、大脑皮质发育不良、人格障碍；黑棘皮病、巨幼细胞性贫血、秃发、牙齿缺如或缺陷。

（二）其他相关临床表现

1. 皮肤损害　好发于肢体伸侧的鱼鳞病，皮疹轻重不一；可出现黑棘皮病；可有斑秃；皮肤因皮脂腺、顶泌汗腺机能不全而使皮肤菲薄、柔软和苍白。

2. 其他系统表现　出生或生后不久即发病；神经系统损害表现为智力迟钝、频繁发作的癫痫及肥大性多发性神经损害；骨骼系统损害为侏儒、蜘蛛脚样指（趾）、牙齿缺如和发育异常等；嗅觉丧失；眼部损害包括色素性视网膜炎、斜视、上睑下垂、眼睑痉挛、眼球震颤和白内障；性腺机能发育不全，主要表现为第二性征缺乏，如阴茎短小、阴囊皮肤缺少皱褶、胡须、腋毛及阴毛缺乏、前额发际呈直线、鬓角处发际低下、肌肉发育不良、胸部和腰部脂肪堆积、因骨骺闭合延迟使上肢和下肢相对较长等。

四、诊断

根据临床表现及基因水平检测可诊断。

五、治疗

（一）一般治疗

目前无特殊治疗。

（二）口腔颌面部异常相关的治疗建议

对皮损可口服维生素 A 或维 A 酸，外用润肤剂和角质溶解剂，避免因肥皂及热水的洗擦而引起的皮炎或皲裂。

参考文献

[1] Marxmiller J, Trenkle I, Ashwal S. Rud syndrome revisited: Ichthyosis, mental retardation, epilepsy and hypogonadism[J]. Developmental Medicine & Child Neurology, 1985, 27(3):335-343.

[2] Franzoni E, Lambertini A, Scanabissi E. Rud syndrome. A case report[J]. Italian Journal of Neurological Sciences, 1982, 2(4): 399-401.

[3] Pavani K, Reddy B S N, Singh B. Rud's syndrome[J]. Indian Dermatology Online Journal, 2014, 5(2): 173-175.

[4] 季秀梅, 王丽英, 曲东. Rud 综合征一例[J]. 中华儿科杂志, 2002, 40(5):298.

[5] Marconi S, Cantalupo G, Marliani F, et al. Rud syndrome with focal cortical dysplasia: A case report[J]. Brain and Development, 2011, 33(8):683-686.

[6] Nissley P S, Thomas G H. The Rud syndrome: Ichthyosis, hypogonadism, mental retardation[J]. Birth Defects Original Article Series, 1971, 7(8):246-247.

[7] Marxmiller J, Trenkle I, Ashwal S. Rud syndrome revisited: Ichthyosis, mental retardation, epilepsy and hypogonadism[J]. Developmental Medicine & Child Neurology, 1985, 27(3):335-343.

[8] 丁玉兰, 肖雪. Rud 综合征 1 例[J]. 包头医学院学报, 2018, 34(10):115-116.

[9] 刘样满, 陈晓红, 隋佳佳, 等. Rud 综合征 1 例[J]. 临床皮肤科杂志, 2011, 40(1):36-37.

（黎景景　段　宁）

第二十三节　Rapp-Hodgkin 综合征

一、疾病简介

Rapp-Hodgkin syndrome 又名 Rapp-Hodgkin 外胚叶发育不良综合征。1968 年 Rapp 和 Hodgkin 首先报道 1 例妇女及其子女表现为少汗、毛发稀疏、指甲发育不良和腭裂。1971 年 Sunmitt 和 Hiatt 又报道了类似病例，1982 年 Sfillengo 报道 1 家母女具有头发扭曲特殊表现的 Rapp-Hodgkin 外胚叶发育不良综合征。

二、病因及发病机制

本征为病因不明的外胚叶发育不良。一般认为系常染色体显性遗传。

三、临床表现

(一)头面部表现
上颌骨发育不良。小口，薄唇、腭裂、悬雍垂裂、锥形齿和狭形鼻。

(二)其他相关临床表现
1. 指(趾)甲发育不良　指(趾)甲混浊, 粗糙、甲板中央出现的凹陷、干燥松脆甚至脱落，可有慢性再生性甲周炎。

2. 汗腺与皮脂腺少　与正常人相比，汗腺与皮脂腺较少，皮肤干燥、薄、掌跖出现角化过度。

3. 毛发稀少　毳毛细弱、稀少甚至缺如，眉毛、睫毛稀少。头发粗糙无光或秃发，可成扭曲发。

4. 其他　身材矮小，智力正常。皮纹轻度异常。

四、诊断

根据毛发、甲板、汗腺的异常，锥形牙齿有助于本病的诊断有帮助，可以进行汗腺功能检查，必要时进行皮肤病理可明确诊断。应与其他综合征如外胚叶发育不良 Björnstad 综合征、毛发-齿-骨综合征等鉴别。

五、治疗

无特殊治疗，对症处理。

参考文献

［1］ Brueggemann F B, Bartsch O. A recurrent TP63 mutation causing EEC3 and Rapp-Hodgkin syndromes［J］. Clinical Dysmorphology, 2016, 25(2):50-53.

［2］ 王爱琴,李莉,毛立亭.Rapp-Hodgkin 综合征 1 例［J］.临床皮肤科杂志,2003,32(7):410.

［3］ Clements S E, Techanukul T, Holden S T, et al. Rapp-Hodgkin and Hay-Wells ectodermal dysplasia syndromes represent a variable spectrum of the same genetic disorder［J］. British Journal of Dermatology, 2010, 163(3):624-629.

［4］ Theiler M, Frieden I J. High-potency topical steroids: An effective therapy for chronic scalp inflammation in rapp-Hodgkin ectodermal dysplasia［J］. Pediatric Dermatology, 2016, 33(2):e84-e87.

［5］ O'Donnell B P, James W D. Rapp-Hodgkin ectodermal dysplasia［J］. Journal of the American Academy of Dermatology, 1992, 27(2):323-326.

（段　宁　王文梅）

第二十四节　颅-眶-眼神经管闭合不全综合征

一、疾病简介

颅-眶-眼神经管闭合不全综合征（cranio-orbito-oculardysraphia syndrome）又名 Blatt syndrome,颅-眶-眼球-神经管闭合不全和脑膜突出综合征（craniooculoorbital dysrhia-meningocele syndrome）。本征系 Blatt 于 1961 年首先报道而得名。

二、病因及发病机制

病因不明，男女均可罹患。有人认为是常染色体显性遗传，遗传的外显率较低。有认为与营养不良有关。

三、临床表现

1. 出生时即发现颅面宽大和眶畸形，眶距过远，小眼。双行睫毛，头颅畸形，颅脑和面骨畸形。

2. 双眼屈光不正。

四、诊断

根据临床特征可以诊断。

五、治疗

无特殊疗法，生存率很低。

参考文献

[1] 林丽蓉. 医学综合征大全[M]. 北京：中国科学技术出版社，1994.

（蒋红柳）

第二十五节　共济失调毛细血管扩张症

一、疾病简介

共济失调毛细血管扩张症（ataxia-telangiectasia，AT）又名 Louis-Bar syndrome，是一种累及神经、血管、皮肤、网状内皮系统、内分泌系统的罕见常染色体隐性遗传病，其主要表现为易患肿瘤、基因组不稳定性、辐射敏感性、免疫缺陷、渐进性小脑退变、免疫缺陷及性腺萎缩等。本病发病率约 1/40 000，突变基因在一般人群中广泛分布，本病在多地区多种族均有报道发生，家族性患病率高。

二、病因及发病机制

AT 为常染色体隐性遗传病。该症累及多器官、多系统，亦有人将之归为 DNA 修复缺陷病。发病原因可能是控制细胞分裂周期和 DNA 修复的 ATM 基因发生突变所致。

三、临床表现

（一）头面部表现

1. 眼部改变　2～5 岁隐匿性发病，病情缓慢发展。首发症状为血管损害、眼结膜毛细血管扩张、神经系统损害。伴假性眼球麻痹,眼球运动障碍。

2.其他改变　皮肤不规则色素沉着,皮下脂肪少,头发失光泽,呈早老性改变。

（二）其他相关临床表现

1.神经系统异常　小脑性共济失调（走路不稳）、言语性构音障碍。

2.肿瘤易感性（血液系统肿瘤）,对电离辐射较敏感。

3.免疫内分泌系统异常　如胰岛素抵抗、葡萄糖不耐受、胸腺发育不良、生长发育迟缓和血清免疫球蛋白显著缺乏。

4.其他异常　皮肤毛细血管扩张、免疫缺陷、反复感染（鼻窦炎、气管或肺炎）。

四、诊断

共济失调和眼皮肤毛细血管扩张并存可促进确诊。常规的血清 AFP 检查、体液和细胞免疫功能检查、核型检查有助于早期诊断 AT。

五、治疗

本病缺乏有效治疗方法,预后不佳,故遗传咨询为主的早期诊断尤为重要。免疫缺陷的患儿应尽早避免紫外线暴露,以延长患儿存活时间。

参考文献

［1］王志强,张志坚.共济失调毛细血管扩张症 1 例报告［J］.中国神经精神疾病杂志,2007,33(5):315-316.

［2］van Os N J H, Haaxma C A, van der Flier M, et al. Ataxia-telangiectasia: Recommendations for multidisciplinary treatment［J］. Developmental Medicine & Child Neurology, 2017, 59(7):680-689.

［3］Amirifar P, Ranjouri M R, Yazdani R, et al. Ataxia-telangiectasia: A review of clinical features and molecular pathology［J］. Pediatric Allergy and Immunology, 2019, 30(3):277-288.

［4］Shiloh Y, Lederman H M. Ataxia-telangiectasia (A-T): An emerging dimension of premature ageing［J］. Ageing Research Reviews, 2017, 33:76-88.

［5］Rothblum-Oviatt C, Wright J, Lefton-Greif M A, et al. Ataxia telangiectasia: A review［J］. Orphanet Journal of Rare Diseases, 2016, 11(1):159.

（王　翔　王文梅）

第二十六节　肢端-皮肤-指-泪管-牙综合征

一、疾病简介

肢端-皮肤-指-泪管-牙综合征（acro - dermato - ungual - lacrimal - tooth syndrome, ADULT）（OMIM♯103285）。ADULT 综合征由 Propping 等在 1993 年首次报告并命名。是一种典型的外胚层发育异常综合征。

二、病因及发病机制

p63 基因的突变与 ADULT 综合征的发病相关,是常染色体显性遗传。中国发现的首例 ADULT 综合征患者的 p63 基因第 8 外显子发生了 R298Q 突变。该病例的发生与其父系家族有更多的遗传学相关性。

三、临床表现

(一)头面部表现

面中部发育不全,宽鼻梁、雀斑多;泪小管闭塞;内眦不全没有眼睑粘连及唇腭裂,乳、恒牙缺失。

(二)其他相关临床表现

1. 四肢发育畸形,指/趾畸形和指甲发育不良。

2. 乳房和乳头发育不全或缺失。

3. 神经性皮炎改变,包括指/趾剥脱性皮炎、皮肤干燥、少汗。

四、诊断

1. 全球已报道的 ADULT 综合征家系少,发病率低,临床表现及基因具体突变位点也存在多样性,增加了诊断的难度。

2. 根据临床表现和致病基因 P63 基因检测。

五、治疗

(一)一般治疗

发病机制尚不明确,治疗困难,无特效治疗方法。

(二)口腔颌面部异常相关的治疗建议

乳恒牙的缺失可进行相应的义齿修复治疗。

参考文献

[1] Propping P, Zerres K. ADULT-syndrome:An autosomal-dominant disorder with pigment anomalies, ectrodactyly, nail dysplasia, and hypodontia[J]. American Journal of Medical Genetics,1993,45(5):642-648.

[2] 朱姝,盛巍,陈旭.与先天缺牙相关的全身综合征[J].中国实用口腔科杂志,2016,9(9):551-556.

[3] Wang X, Yang J, Tao A L, et al. Mutation analysis of p63 gene in the first Chinese family with ADULT syndrome[J]. Chinese Medical Journal,2009,122(16):1867-1871.

[4] Reisler T T, Patton M A, Meagher P P J. Further phenotypic and genetic variation in ADULT syndrome [J]. American Journal of Medical Genetics Part A,2006,140A(22):2495-2500.

[5] 王霞,杨健,杨文林,等.dlx 基因在中国首例 ADULT 综合征患者发病中的作用[J].山东医药,2015,55(21):32-34.

[6] 王霞.中国首例 ADULT 综合征家系的 p63 基因突变研究[D].广州:广州医学院,2010.

(李 妲 邢向辉)

第十八章

其他综合征

第一节　重叠综合征

一、疾病简介

重叠综合征指的是患有两种或两种以上结缔组织病的重叠(connective tissue diseases，CTD)，又名重叠结缔组织病。重叠综合征(OLs)是指系统性红斑狼疮(SLE)、进行性系统性硬化症(PSS)、类风湿性关节炎(RA)、肌炎(DM)、结节性多动脉炎(PN)、干燥综合征(SS)等传统结缔组织病并存两种或两种以上的一种少见疾病。结缔组织病的重叠发生通常以传统的几个结缔组织病最常见，如 SLE、硬皮病、皮肌炎和多发性肌炎、类风湿性关节炎、结节性多动脉炎等。也有以其中的一种或二种与其他结缔组织病或自身免疫性疾病发生重叠。如干燥综合征、白塞病、韦格纳肉芽肿、桥本甲状腺炎、免疫性血小板减少性紫癜、免疫性溶血性贫血、原发性胆汁性肝硬化等发生重叠。

二、病因及发病机制

重叠综合征的病因尚不清楚，主要与免疫功能异常、环境因素和遗传背景等相关。发病机制还不清楚，可能是一种结缔组织病向另一种结缔组织病转化的过程。

三、临床表现

(一) 头面部表现

各种结缔组织病出现的相应口腔颌面部表现。

1. 硬皮病在颌面部及口腔内的表现主要为皮肤黏膜干燥、组织弹性下降，以及由于面颊部组织萎缩导致面部表情固定呈假面具状。

2. 盘状红斑狼疮初起表现为红斑、丘疹或斑块，常发生于头部及颈部，境界清楚，表面覆有粘着性鳞屑。

3. 系统性红斑狼疮，最典型的皮损为面部蝶形红斑，蝶形红斑为 SLE 最具特征性的表现之一。典型表现为日晒后出现的分布于双侧颊部、鼻部的呈蝴蝶形分布的红斑，严重时可呈明显水肿，甚至出现水疱、大疱，皮损亦可扩展至额部、下颌、耳前、颈部、躯干及上肢，皮疹消退后不留瘢痕。有的病人活动期可出现黏膜损害、多见于腭部和鼻中隔的溃疡20%～

30%的病人对日光过敏,表现为暴晒日光后,皮肤暴露部位(面部和前臂伸侧)可发生皮疹。

(二)其他相关临床表现

关于 OLs 的分型,目前意见尚不一致,多采用铃木分型。Ⅰ型:同一患者在同一时间内患两种以上的 CTD,最多见的同时合并的 CTD 是 RA 和 SS;Ⅱ型:两种以上的结缔组织病具有时间上的差异而并发的病例,即具有时空现象;Ⅲ型:即具有某些 CTD 的一些不典型症状,但不能确诊为某一种,如混合性结缔组织病(MCTD)。

重叠综合征虽可在所有结缔组织病及其边缘病间重叠组合,实际上所见到的病例以系统性红斑狼疮、多发性肌炎/皮肌炎和系统性硬皮病间的重叠为主。

1. 系统性红斑狼疮与系统性硬皮病重叠

病初常表现为系统性红斑狼疮,以后出现皮肤硬化、吞咽困难及肺纤维化等表现。一般面部红斑发生率较单纯系统性红斑狼疮低,雷诺现象发生率高。抗 dsDNA 效价较低,狼疮细胞阳性率低。ANA 呈高效价、高阳性率,成分为抗 ENA 抗体,荧光核型呈斑点型。

2. 系统性红斑狼疮与多发性肌炎重叠

除系统性红斑狼疮表现外,还有近端肌无力、肌痛及压痛、萎缩及皮下硬结。血清 ANA 阳性率高,狼疮细胞检出率低。低补体血症、高 γ 球蛋白血症。血清肌浆酶如 CPK、LDH 及醛缩酶等增高,24 小时尿肌酸排出量增加。

3. 系统性红斑狼疮与类风湿关节炎(RA)重叠

除系统性红斑狼疮症状外,还有关节炎、关节畸形等 RA 的表现。血清类风湿因子(RF)及 RA 特异性抗体(抗 CCP、AKA、APF 等)可阳性。

4. 系统性红斑狼疮与结节性多动脉炎(PAN)重叠

系统性红斑狼疮与 PAN 重叠时,除系统性红斑狼疮表现外,有沿血管分布之皮下结节及腹痛,肾损害较单一系统性红斑狼疮时更重,肺部及中枢神经系统受累多见。常见嗜酸性细胞增高,γ 球蛋白高,但狼疮细胞阳性率低。

5. 系统性硬皮病与多发性肌炎/皮肌炎重叠

病人有近端肌无力、肌痛、关节痛、食管运动减慢及肺纤维化等改变。硬皮病改变常局限于四肢,毛细血管扩张及肢端溃疡少见。血清 Ku、PM-Scl-70 和 U1RNP 抗体阳性为其特征。

6. 其他

各种形式重叠均可变化,通常结缔组织病与其近缘病重叠最常见者为干燥综合征,其他为贝赫切特综合征、脂膜炎等。

四、诊断

重叠综合征的诊断必须是符合两种或两种以上的结缔组织病的诊断标准。重叠可发生在同一时间内,亦可以在不同时期内发生,即患者先有某一结缔组织病如 SLE,以后转变成另一种结缔组织病如结缔组织病如硬皮病等,这种转变可呈连续性或间隔一段时间后进行。无论何种情况,只要患者具有两种以结缔组织病间的重叠,均应诊断为重叠综合征。

五、治疗

（一）一般治疗

SLE 和 PSS 为主的 OCTD,由于症状明显,显著的免疫学异常,一般采用大剂量皮质激素,也可并用免疫抑制剂（如 CTX）治疗。对 MCTD 治疗,一般用中小剂量皮质激素,疗效较好。其他 OCTD 患者,可按照各种结缔组织病的治疗原则处理。

（二）口腔颌面部异常相关的治疗建议

由于重叠综合征的本质尚不清楚,其治疗方法也有待研究。以系统性红斑狼疮、类风湿性关节炎或系统性硬皮病为中心病的重叠综合征,其免疫异常显著,临床症状明显,常呈现坏死性血管炎的病理特点。一般均采用大剂量激素治疗,也有合并应用免疫抑制剂者。对于类风湿性关节炎相关重叠综合征出现严重的关节畸形,可行适当的手术矫形,以助病变关节恢复功能。对与结缔组织病近缘性疾病重叠的患者,则应遵循相重叠的两个原发病的治疗原则,既针对疾病本质进行免疫抑制治疗,也应注意对病变器官的对症处理。

参考文献

[1] 常建民,吴亚桐.结缔组织病的面部表现[J].皮肤病与性病,2012,34(5):261-262.

[2] 王洪武,刘又宁,朴哲龙,等.结缔组织病重叠综合征 37 例临床分析[J].临床内科杂志,2001(5):369-371.

[3] Espiritu J R D. Overlap syndrome[J]. Current Pulmonology Reports, 2017, 6(2):102-112.

[4] Floreani A, Rizzotto E R, Ferrara F, et al. Clinical course and outcome of autoimmune hepatitis/primary sclerosing cholangitis overlap syndrome[J]. The American Journal of Gastroenterology, 2005, 100(7):1516-1522.

[5] Kijima T, Kanekiyo S, Nakasuga C, et al. A case report of a patient with overlap syndrome systemic lupus erythematosus(SLE) and polymyositis(PM) whose condition improved following treatment for coexisting descending colon cancer[J]. Gan to Kagaku Ryoho. Cancer & Chemotherapy, 2013, 40(12):1936-1938.

[6] Yoon B, Lee C, Han S, et al. A Case of SLE-systemic Sclerosis Overlap Syndrome Complicated with Nephrotic Syndrome[J]. 2004, 11(2):174-178.

[7] Park B H, Park W, Lee Y H, et al. A case of overlap syndrome of systemic sclerosis/ systemic lupus erythematosus/Sjogren's syndrome[J]. 2002, 9(2):151-156.

[8] 禹红莲,竺红,周艳,等.系统性红斑狼疮与扁平苔藓重叠综合征 2 例[J].宁夏医科大学学报,2018,40(7):866-868.

[9] 毕学杰,薛春梅,薛平,等.结缔组织病重叠综合征 1 例[J].诊断病理学杂志,2007,14(5):396.

[10] 刘赟.结缔组织病重叠综合征 22 例临床探讨[J].中国医药指南,2015,13(15):81-82.

（黎景景　段　宁）

第二节　白内障-蜘蛛样指-小颌综合征

一、疾病简介

1965 年 Stickler 等首先报道一种常染色体显性遗传性胶原结缔组织病又名 Stickler 综合征，主要以眼部、口面部、关节及听觉损伤为特征性病变，发病率约为 1∶1000。在这些特异性改变中，眼部病变尤为突出，亦最严重，它是儿童孔源性视网膜脱离最常见的遗传诱因。

二、病因及发病机制

Stickler 综合征是一种比较常见的遗传性进行性全身胶原结缔组织病变，这种结缔组织病变主要是由胶原蛋白的基因突变引起，导致全身广泛的胶原蛋白功能紊乱，引起诸如眼玻璃体、晶体、巩膜及骨骼、关节、血管等一系列改变。

常见分型：

Ⅰ型：也被称作遗传性进行性骨关节眼病，简称 AOM，是由于 12 号染色体上的 COL2A 1基因突变引起。典型的改变是 t（5；1 7）（q15；q23）的移位。临床表现有眼、关节和听功能不同程度的障碍。

Ⅱ型：是由于第 6 号染色体上的 COL11A2 基因突变引起。1999 年 Milkin 等表明：在Ⅱ型原胶原基因三倍体螺旋线的小缺损，可导致骨发育异常的表现。临床上与Ⅰ型不同的是通常没有眼部的异常。

Ⅲ型：是由于第 6 号染色体上的 COL11A1 基因突变引起。

Stickler 综合征通常是常染色体显性遗传性疾病，由父母遗传给子女，但在文献记载中有 50% 的患儿是首发者。由于有许多不同的表现类型，临床表现的症状和严重程度各个病人也不尽相同，甚至在同一个家庭内也可能不同，这常给诊断带来困难。

三、临床表现

（一）头面部表现

典型的特征表现为面中部扁平，低鼻梁、短鼻、鼻孔前倾和小颌，这些特征随年龄增长而逐渐消失。1992 年 Bonavcrture 等认为绝大多数病人有特征性面部改变，主要为小颌畸形，腭裂，引起上下牙齿间咬合接触不良，此症状与 Rierre Robin 综合征相似。由于鼻子太小或过于扁平，而致扁平脸，甚至于盘子形脸。但随着年龄的增加，鼻梁亦会加高。1/4 的患者有腭正中裂，病变程度可由悬雍垂裂，软、硬腭裂，到 Rere-Robin 序列征，包括腭裂，小舌。

（二）其他相关临床表现

1. 近视

几乎所有研究中近视的发生率都大于 75%。Stickler 综合征的近视通常是先天性高度近视，多于 6 岁前出现，近视度数稳定不进展。

2. 玻璃体变性

玻璃体形成异常及其凝胶结构异常是 Stickler 综合征的特异体征比，是诊断 Stickler 综合征的必要条件之一。据此可将其分为两种玻璃体表型。约 75% 的患者玻璃体的先天性异常表现为Ⅰ型，即玻璃体凝胶残迹位于紧贴晶状体后面的空间，且有一层皱褶的膜为后界，故也称为"膜型"，与Ⅱ型前胶原的缺陷有关。小部分患者玻璃体的先天性异常表现为玻璃体液化，不规则增殖的纤维索条，被称为Ⅱ型玻璃体表型，亦称"念珠型"。

3. 视网膜变性

在 Stickler 综合征患者中观察到的视网膜变性主要包括放射状血管旁视网膜变性（radial perivascular retinal degeneration，RPRD），后极部脉络膜视网膜萎缩（posterior choriorentinal atrophy，PCRA）和周边部视网膜格子样变性等。

Parma 等因将 RPRD 作为诊断 Stickler 综合征的关键（在他们观察的家族中 RPRD 的发生率是 100%）。RPRD 并非先天的，而是后天逐渐发展而成的。

最初表现为血管周围的视网膜色素上皮层片状萎缩，萎缩程度可轻可重，范围可大可小，距离黄斑可近可远。随后在萎缩区较大血管周围的视网膜出现黑色素沉着，但此时很少再出现新的萎缩斑片，原有的萎缩区则表现为骨刺样色素沉着，并随时间而逐渐增加。

这些色素颗粒为乌黑色，较视网膜色素变性时的色素颗粒粗糙。它们完全包绕血管而不影响血管的管径，眼底荧光血管造影已证实它们对视网膜血流无影响。

PCRA 以往常把伴有 PCRA 而无全身表现的玻璃体视网膜变性归为 Wagner 综合征，但 Vn 等认为：在典型的 Stickler 综合征Ⅰ型患者中也可出现 PCRA。

格子样变性在部分患者中也可有周边视网膜格子样变性的表现。

4. 视网膜裂孔和孔源性视网膜脱离（rhegmatogenous retinal detachment，RRD）

RRD 是最严重的眼部并发症，通常是由后极部、多发的大裂孔引发，有时可表明巨大裂孔。

在 Stickler 综合征最初的报道中，这些巨大的视网膜裂孔被认为是不可治愈的，失明接踵而来。尽管现代眼科手术技术已能成功地将视网膜复位，但突发的双眼失明仍然威胁着各型患者。

5. 青光眼

部分患者可有青光眼表现，由于前房角的发育异常使得 Stickler 综合征患者更容易发生青光眼。

6. 白内障

通常是先天的，非进展性的。

7. 葡萄膜炎

有学者认为部分患者可伴有慢性葡萄膜炎。

8. 听觉障碍

引起 Stickler 综合征患者听觉障碍的原因可能为：①由于腭裂及高弓状腭导致浆液性中耳炎患病率增加，引起传导性听力障碍，这种情况是可治愈的；②40% 的患者表现为感觉神经性听力丧失,特别是针对高音。感觉神经性听力丧失的发病机制还不很清楚。

9. 骨骼关节异常

许多患者的关节活动度过大。随年龄的增长关节活动度过大会减小或消失,但 30 岁以后,往往出现不同程度的退行性关节病,X 线检查显示:关节轮廓不规则和关节腔消失。

10. 其他特征

可有轻微的脊椎骨骼发育不良,身材细长,手指细长等特征,但身高及体型多正常。

四、诊断

由于 Stickler 综合征的可突变基因位点较多,且要求的分子遗传学技术较专业,临床上对 Stickler 综合征行基因诊断还较困难。其临床诊断目前尚无统一标准,基于玻璃体的表型较为稳定,较为统一的观点是,在玻璃体特征性病变的基础上,结合眼部其他症状及口面部、听觉和关节的一些特征性改变而进行诊断。

Stickler 综合征的临床表现主要是先天性玻璃体异常,另外还可有:①6 岁前出现近视;②RRD 或 RPRD;③伴有 Beighton 分值异常的关节活动度过大,可有或无关节变性的放射学证据;④感觉神经性听力丧失;⑤腭裂等口面部特征。

Snead 和 Yates 推荐的诊断标准为在先天性玻璃体异常的基础上,出现上述表现中的三项即可诊断。

由于近几年生物检测技术的发展,人们对该病的认识才比较详尽,但因为临床表现类型不同及发病程度不同,诊断仍较为困难。当儿童或青少年由于高瘦伴眼病等原因怀疑马凡氏综合征又伴有进行性近视,白内障,玻璃体退行性变,反复难治性视网膜脱离,或/和有听力缺失,关节炎性退化病变,关节炎等时应高度怀疑本病。通过 X 线及磁共振可以了解骨骼,关节,脊柱的改变情况。国外目前通过染色体方面的检测可确诊该病。

五、治疗

(一) 一般治疗

教育让患者了解疾病的发生、发展及可能的并发症,以配合医生检查治疗。

(二) 口腔颌面部异常相关的治疗建议

1. 尽早和经常性地由眼科医生做有关近视、白内障、青光眼、视网膜脱离可能性的检查和处理。白内障可行摘除并置入人工晶体,发现单纯型孔源性视网膜脱离,可试行玻璃体切割及眼底激光治疗。

2. 保护关节,尤其是膝关节,应避免关节损伤,减轻体重,出现关节松弛,炎症时,可考虑物理治疗及专业医生指导下的专门锻炼,必要时手术。

3. 可考虑做骨骼、听力、心脏的定期检测。

参考文献

[1] Sirko-Osadsa D A, Murray M A, Scott J A, et al. Stickler syndrome without eye involvement is caused

by mutations in COL11A2, the gene encoding the α2(XI) chain of type XI collagen[J]. The Journal of Pediatrics，1998，132(2)：368-371.

［2］Ahmad NN, Dimascio J, Knowlton RG, Tasman WS. Stickler syndrome：A mutation in the nonhelical 3' end of type Ⅱ procollagen gene[J]. Arch Ophthalmol. 1995, 13(11)：1454-1457.

［3］Watanabe Y, Ueda M, Adachi-Usami E. Retinal detachment in identical twins with Stickler syndrome type 1[J]. Br J Ophthalmol. 1996, 80(11)：976-981.

［4］Bonaventure J, Philippe C, Plessis G, et al. Linkage study in a large pedigree with Stickler syndrome：Exclusion of COL2A1 as the mutant gene[J]. Human Genetics，1992，90(1/2)：164-168.

［5］Yaguchi H, Ikeda T, Osada H, et al. Identification of the COL2A1Mutation in patients with type Ⅰ stickler syndrome using RNA from freshly isolated peripheral white blood cells[J]. Genetic Testing and Molecular Biomarkers, 2011, 15(4)：231-237.

［6］Richards A J, Baguley D M, Yates J R W, et al. Variation in the vitreous phenotype of stickler syndrome can be caused by different amino acid substitutions in the X position of the type Ⅱ collagen gly-X-Y triple helix[J]. The American Journal of Human Genetics, 2000, 67(5)：1083-1094.

［7］Snead M P, Yates J R W, Williams R, et al. Stickler syndrome type 2 and linkage to the COL11A1 genea [J]. Annals of the New York Academy of Sciences, 1996, 785(1)：331-332.

［8］郭立斌,叶俊杰.Stickler综合征[J].国外医学(眼科学分册),2004(2):73-76.

［9］杨洋,肖骏.Ⅰ型 Stickler综合征一例[J].眼科,2019,28(1):78-79.

［10］陈跃,皮敏石.Stickler综合征的研究新进展[J].齐齐哈尔医学院学报,2000,21(3):331-332.

［11］夏欣一,杨滨,崔英霞,等.COL 2A1 基因突变与Ⅱ型胶原病[J].中国优生与遗传杂志,2008,16(7):3-4,8.

（黎景景　王文梅）

第三节　蜘蛛指(趾)综合征

一、疾病简介

蜘蛛指（趾）综合征又名 Marfan syndrome，先天性中胚层发育不良（congenital mesodermal dysplasia），Marfan 型先天性中胚叶营养不良（Marfan type congenital mesodermal dystrophy），Achard syndrome(合并下颌、颜面、眉发育不全者)，细长指（趾）症(dolichostenomelia)，指趾延长综合征,肢体细长症,长肢症,长瘦忧郁症,先天性晶状体脱位-蜘蛛指综合征,软骨过度增生（cartilage proliferation），软骨发育(achondroplasia)不全，Marchesa syndrome,Marchesani syndrome。蜘蛛指（趾）综合征是最常见的一种先天性结缔组织病。该征的临床病理特征是周围结缔组织营养不良、骨骼异常、内眼异常和心血管系统异常,是一种以结缔组织发育不良为特征的遗传性疾病。1896 年,Marfan 最早报道 1 例纤细而长的手指为显著特征的五岁女孩病例。1902 年,Achard 将该手指细长体征称为蜘蛛指。1921 年,Salle 对 1 例该征婴儿患者进行尸检研究,发现该患者存在卵圆孔未闭情况。

1931 年，Weve 确认该征为显性遗传性疾病，并认为与中胚层发育不良有关。1943 年，Baer 指出，该征常为婴儿、儿童伴有各种先天性心血管畸形，并认为成人也可发生本征。

二、病因及发病机制

本病为常染色体显性遗传，呈典型的基因多效应特点。1991 年，Dietz 等通过家族性连锁分析，将本病基因定位于 15q15～q21.3。本病为弹力纤维缺损，病人尿中羟脯氨酸排泄量增多，即胶原代谢异常。结缔组织发育异常会明显影响中胚层组织器官，尤以骨骼和心血管系统受累显著。

三、临床表现

（一）头面部表现

1. 头颅畸形　长头畸形，尖颅顶，也可有短头或小头畸形等。额部圆突，眼眶凹陷。

2. 眼部异常　最为多见，常有眼球下陷，斜视，眼球震颤，大眼球，大角膜或小角膜，虹膜纹理不清或无虹膜，角膜巩膜薄弱，晶状体脱位或半脱位，白内障。也可出现屈光不正，视网膜脱离，青光眼及虹膜炎等。

3. 颌面部改变　面中部及下颌骨发育不全，腭高拱。有些伴唇裂、腭裂或悬雍垂裂。瘦长面型，呈忧郁面容，而面部皱纹较多，又呈苍老面容。下颌突出或上颌前突，颞下颌关节变形，颞下颌关节习惯性脱位。耳郭畸形，耳轮菲薄，耳垂过大，或听觉不良。

4. 牙齿异常　乳牙萌出时间异常，乳恒牙交替时间不正常。牙齿形态异常，牙釉质发育不良或暗淡无光泽，易患龋，乳牙尤甚。牙齿排列不齐，形状狭长或双行齿。常有反𬌗、开𬌗或对刃𬌗等错𬌗畸形。部分患者上下颌骨有多发性牙源性囊肿。

（二）其他相关临床表现

1. 骨骼系统　患者管状骨发育过长，体型瘦长，手指、足趾和四肢细长特别明显，如蜘蛛足。双手下垂过膝，上半身长度超过下半身。肩胛成翼状，常见鸡胸（pectus carinatum）或漏斗胸（funnel chest）。韧带、关节囊松弛，关节过度伸展，常见髋膝、锁骨习惯性脱位。皮下脂肪少，肌肉不发达，常见肌张力过低，呈无力体型。由于韧带松弛脊柱可后弯或侧弯。

2. 心血管系统　常有先天性心血管系统异常，梭形或分叶状主动脉瘤（aortic aneurysm），主动脉供血不足。多为主动脉闭锁不全。升主动脉弥漫性扩张或壁间动脉瘤，是导致患者早死的原因。

3. 皮肤　肩部三角肌区、胸部和股部皮肤常表现为萎缩性皮纹和皮纹增宽。

4. 神经系统　该征的神经系统症状是因脑血管畸形所致，呈蛛网膜下腔出血、颈内动脉瘤压迫所致症状，以及动脉瘤引起的癫痫大发作。此外，蜘蛛指（趾）综合征患者还可伴发脊柱裂、脊髓膨出、脊髓空洞症。肌张力下降伴肌萎缩是该征最常出现的神经肌肉症状。少数病人可有智力落后或痴呆。

四、诊断

本病症状典型，容易诊断。测定上下身比例可能有所帮助。但镰形细胞贫血，

Klinefelter 综合征,同型胱氨酸尿患者皆有身体上下部不成比例。1979 年,Pyerita 等提出的临床诊断标准为:在家族史、眼部、心血管和骨骼异常 4 项中,至少有 2 项阳性才能诊断为蜘蛛指(趾)综合征。另有口腔科学者提出,口腔畸形、骨和体态畸形、心血管等脏器畸形、眼部异常和家族史 5 项中,至少 3 项阳性才能诊断为本征。

五、治疗

(一) 一般治疗

避免剧烈运动及过劳,以免发生心血管意外。

(二) 口腔颌面部异常相关的治疗建议

1. 手术治疗腭裂和颌骨囊肿。

2. 眼科治疗眼部症状。

3. 在口腔治疗时,可给予抗生素预防亚急性细菌性心内膜炎。

参考文献

[1] 罗明尧,杨航,陈前龙,等.FBN-1 基因突变检测对临床疑似马方综合征患者的诊断价值:附 7 例报告[J].中华胸心血管外科杂志,2015,31(8):453-456.

[2] 公兵,杨秀滨.马方综合征血管病变的治疗进展[J].中国胸心血管外科临床杂志,2012,19(6):668-670.

[3] Bitterman A D, Sponseller P D. Marfan syndrome[J]. Journal of the American Academy of Orthopaedic Surgeons, 2017, 25(9):603-609.

[4] Taub C C, Stoler J M, Perez-Sanz T, et al. Mitral valve prolapse in Marfan syndrome:An old topic revisited[J]. Echocardiography, 2009, 26(4):357-364.

[5] Keane M G, Pyeritz R E. Medical management of Marfan syndrome[J]. Circulation, 2008, 117(21):2802-2813.

(王　翔　王文梅)

第四节　虹膜角膜发育不全综合征

一、疾病简介

虹膜角膜发育不全综合征又名虹膜角膜征(iridocorneal endothelial syndrome,ICE 综合征)。多单眼发病,表现为角膜内皮异常、进行性虹膜基质萎缩、广泛的周边虹膜前粘连、房角关闭及继发性青光眼的一组疾病。原发性进行性虹膜萎缩(primary progressive iris atrophy)、Chandler syndrome、虹膜色素痣综合征(Cogen-Reese syndrome)以往分别作为独立临床现象来考虑其所发生的虹膜萎缩,1979 年 Yanoff 将此三种临床现象统称为虹膜角膜内皮综合征(irido corneal endothelial syndrome),简称 ICE 综合征。常见于中年人,且多为女性,男女之比为 1:2~1:5,无遗传倾向,罕有家族史,无全身合并症或合并其他眼病,虽多为白人，但我国亦屡见报道。

二、病因及发病机制

虹膜角膜内皮综合征的确切病因至今尚未明了。ICE综合征患者缺乏阳性家族史、青年或中年期发病以及组织学狄氏膜层充分发育等，提示本综合征是获得性疾病。早期提出过下列一些原因包括：虹膜基质炎症、血管异常和缺血、角膜内皮增殖性变性、进行性角膜内皮瘤病、神经嵴细胞分化异常等。在ICE综合征患者角膜标本内皮细胞层中表明淋巴细胞后，曾提出慢性炎症及病毒病原学的假设，然而淋巴细胞亦曾在角膜后部多形性营养不良或遗传性角膜疾病的内皮细胞层中被表明。前房角内皮化和虹膜周边前粘连是眼压增高、继发性青光眼的原因。

由于很少有家族史以及角膜组织学的明显改变，而又出现在出生后，故认为系后天获得性眼病而不是遗传性或先天性眼病。根据临床及组织病理学目前的研究，有以下几种学说：

（一）Campbell膜学说

Rochat与Mulder观察到虹膜根部与角膜周边部粘连在一起，瞳孔向粘连侧移位，与其相对的虹膜侧受到牵拉伸展变薄，与此同时又有一单层由内皮细胞组成的玻璃膜，覆盖着病变区的虹膜角膜角及虹膜。Campbell基于对82例原发性虹膜萎缩的临床观察及10例眼球摘除标本的组织学研究，提出了膜学说。指出其基本病变始于角膜内皮异常，表现为角膜水肿，并有一单层内皮细胞及类后弹力层组织组成的膜，越过开放的虹膜角膜角，向虹膜延伸，覆盖于虹膜前表面。随着此膜的收缩，导致虹膜周边前粘连、小梁网被膜遮盖、房角关闭、瞳孔变形且向周边虹膜前粘连显著的象限移位，与其相对应象限的虹膜被牵拉而变薄，重者形成虹膜裂孔，与此同时发生继发性青光眼。

（二）缺血学说

虹膜供血不足可能为原发性进行性虹膜萎缩的发病机制。有人认为虹膜血管硬化而缺血，也有人提出系局部炎症的毒素引起虹膜缺血。还有人认为虹膜开大肌的节段性缺血引起某象限开大肌萎缩，瞳孔向其相对应象限方向移位，最后虹膜周边前粘连及膜形成而导致青光眼。

（三）神经嵴细胞（neuralcrestcells）学说

神经嵴细胞系间叶组织，分化成角膜内皮及实质层。在角膜内皮显微镜下，早期的ICE综合征内皮细胞明显缩小，与婴儿时期的相似。因而推测由于原始的神经嵴细胞异常增生，导致各型的ICE综合征。

（四）病毒感染学说

由于在角膜内皮细胞层观察到了淋巴细胞的存在，推测可能为病毒引起的慢性炎症。虽然对ICE综合征患者的血清学检查未证实Epstein-Barr病毒感染，但对ICE患者的角膜标本经PCR检测，表明在角膜内皮细胞层内有单纯疱疹性病毒的DNA，而正常人的角膜及其他慢性角膜病患者的标本中无此表明。

除以上学说外，尚有炎症学说和原发性虹膜缺陷学说。即认为本病由眼内的低度炎症引起,但大多数临床病例,不仅无活动性炎症反应,且组织学检查也不支持炎症;原发性虹膜缺陷学说认为与局部营养障碍、开大肌缺失等虹膜缺陷有关。

当今在以上众多学说中,以 Campbell 膜学说最受重视。

三、临床表现

(一) 头面部表现

ICE 综合征基本为单眼受累,原发性进行性虹膜萎缩、Chandler syndrome 及 Cogan-Reese syndrome,虽为 3 个不同的病,实际上代表一个疾病的不同变异,由于病变的轻重程度不一,而表现出不同类型。三者中以 Chandler 综合征较多见,均共同以角膜内皮细胞退行性变为基本,三者间的区别主要是虹膜改变。

(二) 其他相关临床表现

ICE 综合征具有慢性、进行性的病程,由早期进入晚期需 10 多年。早期可出现视力模糊及间歇性虹视,在晨起时多见。开始多为角膜异常及虹膜萎缩,后因角膜水肿,虹膜周边前粘连加重而导致眼压升高。因此,在不同的病程阶段视力有不同程度受累,从轻度的雾视到显著减退,到病程晚期因角膜水肿加剧及青光眼性视神经损伤,往往有严重视功能损害,以清晨起床时视力更差些,因为经过夜间闭眼睡眠后角膜水肿加剧,而在白天角膜暴露于空气后方可脱水。与此同时常伴有眼痛、头痛等继发性青光眼症状。早期多在偶然的机会下作眼科检查时被发现,第 1 个体征多为虹膜异常,表现为瞳孔变形、多瞳症或虹膜出现暗斑样小点状结节。

1. 三型共有的临床表现

以角膜、虹膜角膜角及虹膜异常为典型 ICE 综合征的改变。

角膜内皮改变是 ICE 综合征的主要特征,以 Chandler 综合征更为常见,多伴有角膜水肿,而青光眼的严重性比其他两型较低。裂隙灯检查见中央区角膜后部有细小银屑样特征性改变,类似 Fuchs 角膜营养不良,但颗粒较细些。在高倍率显微的角膜内皮照相或分光显微镜检查下,可见到角膜内皮细胞的特征性改变,内皮细胞弥漫性异常,表现为不同大小、形状、密度的细胞以及细胞内的暗区存在,细胞丧失清晰的六角型外观,故称这些细胞为"ICE 细胞"。这些细胞可慢慢地弥散并遮盖于全角膜。

广泛的虹膜周边前粘连是 ICE 综合征的另一特征。周边前粘连可达到或超越 Schwalbe 线。可由初起细小锥状周边前粘连逐渐加剧,发展到具有宽基底的或桥状的前粘连,最终达到整个房角,引起眼压升高。大约有一半的 ICE 综合征患者出现青光眼,出现在进行性虹膜萎缩及 Cogan-Reese 综合征,比 Chandler 综合征严重。虽然青光眼的发生与前粘连引起的房角关闭程度相关,但亦有报道全房角均开放的病例。虹膜角膜角的组织病理学研究揭示有由一单层内皮细胞及类似后弹力层的基底膜,覆盖在开放的房角区及已形成周边前粘连的房角区。

三种类型的 ICE 综合征的不同表现,基于虹膜异常状态的不一。进行性虹膜萎缩以显著的虹膜萎缩合并不同程度的瞳孔移位及色素膜外翻为特征。后者出现在周边前粘连最显著的对侧象限区,虹膜进行性萎缩以虹膜伸张及溶解形成的虹膜孔洞为特征。因为孔洞的拉伸使其相反方向的瞳孔变形,同时伸拉区的虹膜变薄可形成孔洞。

2. 三型不同的临床表现

虹膜病变是区别3种类型的ICE综合征的基本点,但3型均有以下的各自特征。

病程的初期虹膜角膜角宽、眼压正常,以后中周边部虹膜基质呈斑块状萎缩,并逐渐累及色素上皮层,最终形成虹膜孔洞。瞳孔向虹膜周边前粘连方向移位而变形;同时虹膜周边前粘连的牵拉常合并瞳孔缘区色素上皮层外翻。当虹膜基质萎缩溶解变薄时,在裂隙灯检查下难查见虹膜血管。临床上可见到两种形式的虹膜裂孔:

(1)牵引性裂孔:由于膜的收缩,被牵引的虹膜伸展处变薄,基质萎缩撕裂,色素上皮溶解而形成裂孔。

(2)溶解性裂孔:裂孔处无明显色素层外翻或虹膜变薄,作荧光虹膜血管造影证实此种裂孔由缺血所致。临床上,溶解性裂孔比牵引性裂孔少见。

继发于角膜内皮营养不良的角膜水肿,伴轻微的虹膜萎缩、瞳孔移位,有些病例尚检查不出虹膜改变。病程中期改变出现一定程度的虹膜基质萎缩及瞳孔移位,但无虹膜基质萎缩而引起的虹膜孔洞。因虹膜色素上皮层保持相对的完整性,虹膜色素层不显外翻或仅轻度外翻。眼压可正常或仅中等升高。经长期追踪观察,周边前粘连多不进展,病程进展非常缓慢。因角膜水肿可造成虹膜角膜角镜检查困难,偶误诊为原发性开角型青光眼。

临床上亦可见到介于原发性虹膜萎缩与Chandler综合征间的变异型,其虹膜病变较明显,但无虹膜裂孔形成。

虹膜虽可有不同程度萎缩,但本病以虹膜表面呈现弥散的色素性小结节及痣为主要特征。因弥漫性角膜内皮细胞增生,并累及房角与虹膜,形成周边前粘连,导致继发性闭角型青光眼。瞳孔向周边前粘连处移位,可伴有瞳孔缘色素层外翻,但虹膜裂孔少见。裂隙灯检查:初期虹膜面有细小稀疏浅黄色结节,以后转变成深棕色,围绕着结节的虹膜基质很平坦,但失去其正常虹膜的结构。有些ICE综合征病例患病多年后在虹膜表面才出现结节。虹膜病变有两种类型:其一为虹膜面的结节如小岛状隆起,由高密度含色素性实质组织组成,结节的周围被覆盖在虹膜面及越过虹膜角膜角的内皮层与类似后弹力层结构的基底膜样组织包绕;另一类型表现为虹膜表面如天鹅绒样的漩涡状,虹膜隐窝消失。以上两种类型的虹膜病变,出现在同一眼上是罕见的。

四、诊断

根据单侧进行性典型虹膜破坏外观、特有的虹膜角膜角周边前粘连形态、继发青光眼及角膜功能衰竭,虹膜角膜内皮综合征不难诊断。角膜内皮镜面反射显微镜检查有助于早期诊断及鉴别诊断。

五、治疗

(一)一般治疗
ICE综合征时应针对角膜水肿与继发性青光眼进行治疗。

（二）口腔颌面部异常相关的治疗建议

早期用药物治疗,宜采用减少房水生成的药物治疗,比改善房水流畅度的药物有效。常用的有β受体阻滞药,如噻吗洛尔,α受体激动剂,如阿法根,房水生成抑制剂,如派立明眼水,杜唑酰胺眼水等。为减轻角膜水肿,可加辅助治疗,如眼部滴高渗盐水,配戴软性接触眼镜。此外,多瞳症患者亦可配戴中心区有孔的不透明接触眼镜,以提高视力。

对角膜水肿而眼压正常或仅轻度增高,且无视盘及视野改变的青光眼,可行角膜移植术,其成功率约70%,但术后多需加用抗青光眼药物。

若视盘已损害,最终多需手术治疗,以控制眼压。可选用的手术有滤过性手术、房水引流物植入术,晚期病例可试行睫状体冷冻或激光光凝术。在做滤过性手术时可联合应用抗代谢药物如5-氟尿苷,或丝裂霉素C(mitomycin C),可能对较长期控制眼压有益,但尚无有关的临床研究报道。

1. 角膜水肿的治疗

早期角膜水肿可以用高渗剂点眼使角膜上皮脱水,必要时可配戴角膜接触镜。当角膜混浊严重大疱形成后,可试行穿通性角膜移植术。

2. 继发青光眼的治疗

ICE综合征主要是由于角膜内皮细胞层的增生膜覆盖小梁网、虹膜周边前粘连而引起的继发性青光眼。ICE综合征中继发青光眼的发生率是45%～80%。药物治疗对大多数患者几乎无效。虽然各种术式会出现一些不可避免的并发症,但仍为ICE综合征继发青光眼的有效治疗方法。

参考文献

［1］Azari A A, Rezaei Kanavi M, Thompson M J, et al. Iridocorneal endothelial syndrome［J］. JAMA Ophthalmology, 2014, 132(1): 56.

［2］石龙华,洪卫.用胎儿全角膜行穿透性移植治疗ICE综合征［J］.中国实用眼科杂志,2000(5):313.

［3］Bahar I, KaisermanI, Buys Y, et al. Descemet's stripping with endothelial keratoplasty in iridocorneal endothelial syndrome［J］. Ophthalmic Surgery, Lasers & Imaging, 2008, 39(1): 54-56.

［4］Alvarado J A, Underwood J L, Green W R, et al. Detection of herpes simplex viral DNA in the iridocorneal endothelial syndrome［J］. Archives of Ophthalmology (Chicago, Ill., 1994, 112(12): 1601-1609.

［5］刘祖国,张梅,陈家祺,等.单眼虹膜角膜内皮综合征患者对侧眼的临床表现［J］.中华眼科杂志,2002,38(1):16-20.

［6］Huang T. Deep lamellar endothelial keratoplasty for iridocorneal endothelial syndrome in phakic eyes［J］. Archives of Ophthalmology, 2009, 127(1): 33-36.

［7］Mogil R S, Lee J M, Tirsi A, et al. Iridocorneal endothelial syndrome presenting with large diurnal intraocular pressure fluctuation［J］. Journal of Glaucoma, 2017, 26(2): e99-e100.

［8］Grupcheva C N, McGhee C N, DeanS, et al. In vivo confocal microscopic characteristics of iridocorneal endothelial syndrome［J］. Clinical & Experimental Ophthalmology, 2004, 32(3): 275-283.

［9］周柳红,叶天才.ICE综合征继发青光眼手术治疗8例报告［J］.眼外伤职业眼病杂志,2000,22(4):456.

（黎景景　段　宁）

第五节　自身免疫性多腺体综合征

一、疾病简介

自身免疫性多腺体综合征(autoimmune polyglandular syndrome,APS)是指患者同时或先后出现 2 种及 2 种以上的自身免疫性疾病,且其中至少有一种是由于自身免疫性功能缺陷而导致的内分泌腺腺体功能亢进或减退,亦可累及其他非内分泌系统。根据其并发疾病的特点临床分为 4 型。

二、病因及发病机制

目前的研究表明,APS-Ⅰ型疾病是由于 AIRE 单基因突变引起,遵循孟德尔遗传定律,属于常染色体隐性遗传病,缺陷基因位于 21q22.3。该基因缺陷可使多种特异性组织抗原的转录下调,自身反应性 T 细胞的克隆减少,介导胸腺髓质上皮细胞表达组织特异性自身抗原,抑制正常免疫耐受的形成,导致出现针对自身特定组织抗原的抗体,使各种内分泌腺体发生相应的炎性反应。

APS-Ⅱ型的病因多与环境和遗传因素相关,其遗传与人类白细胞抗原(HLA)复合体等位基因、HLA-DR3 或 DR4 单倍体相关,受多基因位点影响,属多基因遗传病,为不完全外显常染色体显性遗传模式。

APS-Ⅲ型发病原因多由于人体内分泌和非内分泌器官特异性自身免疫失衡,免疫性 T 细胞浸润导致的靶细胞功能缺陷。该疾病常表现出家族聚集性,证明其遗传特性为不完全外显的常染色体显性遗传,也可由环境因素诱发。

APS-Ⅳ型发病原因与Ⅱ型相同,主要为临床表现存在差异。

三、临床表现

(一)头面部临床表现

APS 在口腔颌面部主要表现为干燥综合征。

干燥综合征(pSS)临床特征:眼部症状及体征:泪腺是 pSS 最常受累的部位之一,泪腺分泌功能受损可致眼睛干涩、泪液减少、异物摩擦感、黏性分泌物增多等症状。严重者可出现角膜溃疡、穿孔甚至失明。在眼科检查中角膜染色、泪膜破裂时间(break-up time,BUT)检查及 Schirmer test 呈阳性。SS 特征性眼科表现是干燥性角膜结膜炎。如果检查仅显示干燥性角膜结膜炎的轻微变化,则应与其他疾病进行鉴别,例如睑缘炎、疱疹性角膜炎(herpetic keratitis)、结膜炎等。同时焦虑、抑郁或药物等因素会加重眼睛干涩症状。唾液腺是 pSS 另一个常见受累部位,唾液腺分泌减少可导致口干、吞咽食物困难。在 pSS 的慢性病程中,龋齿的发病率增加,可能伴有口腔念珠菌病,严重者可致舌头萎缩、裂开甚至溃烂。口腔科唾液流率测定可见唾液流率下降,核医学科放射性核素唾液腺动态显像可见唾液腺摄取及排泌功能受损。

（二）其他相关临床表现

APS-Ⅰ型被称为 Blizzard 病、自身免疫性多内分泌病合并外胚层营养不良和念珠菌病，临床中明确诊断需至少出现以下三联征中的 2 种疾病：甲状旁腺功能减退、慢性皮肤黏膜念珠菌感染（持续 3 个月以上）、原发性肾上腺皮质功能减退症（Addison 病）。其他合并疾病还包括吸收不良综合征、无脾畸形、原发性闭经、青少年型类风湿性关节炎、角膜结膜炎、干燥综合征、血管功能不全、性腺发育不全和弥漫性异位钙化等。APS-Ⅰ型发病年龄多见于 5 岁以下幼童，早期表现为念珠菌感染，常发生于口肛周和口周黏膜。随后患儿体内可出现抗甲状腺抗体，表现为癫痫样全身发作、手足痉挛以及钙磷代谢障碍。如达到 30 岁左右患者可逐渐出现低血糖、抑郁、疲劳、腹泻、肌肉无力、恶心、呕吐、厌食、高钾血症、全身色素沉着，疾病晚期可有低血压、脱水、体重下降等并发症，严重的低钙血症、肾上腺危象、脓毒症可导致死亡。

APS-Ⅱ型又称 Schmidt syndrome，患者除出现原发性肾上腺皮质功能减退症（Addison病）和自身免疫性甲状腺疾病（antoimmune thyroid disease，AITD）外，还可能伴有乳糜泻、性腺功能衰竭、Ⅰ型糖尿病（TIDM）、重症肌无力、恶性贫血（pernicious anemia）及卵巢功能衰竭（ovarian failure），可发生于任何年龄段，发病高峰期集中在 20～30 岁，发病率女性高于男性。Addison 病导致的糖皮质激素分泌不足，有时会使 TIDM 的临床症状好转，出现原因不明的血糖恢复正常或低血糖。

APS-Ⅲ型最常见，临床表现为以自身甲状腺疾病（AITD）为主且至少伴有 1 种其他自身免疫性疾病，如白癜风或秃发症（Bald disease）、TIDM、恶性贫血，但不会出现甲状旁腺及肾上腺功能减退或念珠菌病。该疾病表现为内分泌和非内分泌器官特异性自身免疫失调，T细胞浸润导致的靶细胞功能障碍。

APS-Ⅳ型最少见，为 Addison 病合并其他自身免疫性疾病，如秃头症、性腺功能低下、类风湿性关节炎、乳糜泻、原发性性腺功能衰竭、自身免疫性肝病等，同时不伴有念珠菌感染、AITD 或 T1DM。

四、诊断

依据 2016 年 ACR/EULAR 分类（诊断）标准，患者具有口干眼干症状、评分不小于 4 分且不存在排除标准的情况下，可诊断为 pSS。

2016 年 ACR/EULAR 分类（诊断）标准

项　　目	分值
唇腺灶性淋巴细胞性涎腺炎，灶性评分≥1	3
抗 Ro 抗体阳性	3
角膜染色评分>5（至少一例）	1
Schirmer 实验<5 mm/5 min（至少一例）	1
非刺激性全唾液流率<0.1 mL/min	1

排除标准包括先前诊断下列任何一种情况：①头颈部放射治疗史；②活动性丙型肝炎感染（通过 PCR 证实）；③AIDS；④结节病；⑤淀粉样变性；⑥移植物抗宿主病；⑦IgG4 相关性疾病。

五、治疗

目前尚无根治的方法,常用对症治疗和替代治疗以缓解患者症状、预防疾病发展、提高生活质量。治疗原则是综合统筹,主次兼顾,根据病情变化及时调整治疗方案。

1. 一般治疗 戒烟酒,避免过度劳累,适当休息,保证睡眠充足,室内保持一定湿度,预防呼吸道感染。

2. 局部替代治疗 根据病情,口干者经常喝水或柠檬汁解渴或应用药物刺激腺体的分泌;眼干者给予人工泪液(artificial tears)以减轻眼干症状。

3. 全身或系统性治疗 对出现关节以及肌肉疼痛者进行对症治疗,使用非甾体类抗炎药物;病情严重时可考虑使用激素及免疫抑制剂等。

4. 中医药治疗 包括中成药、单验方、饮食治疗,中药辩证治疗。

5. 其他治疗 如干细胞移植或骨髓移植疗法、血浆置换疗法、生物制剂等,可用于难治性或危重病例,但这些疗法目前还在探索当中,不是很成熟。另外还可根据病情选择物理疗法、运动疗法、心理疗法、中药外治、针灸推拿等。

参考文献

[1] 吴桐,明冰霞,董凌莉.干燥综合征的诊治现状[J].内科急危重症杂志,2019,25(2):95-97,102.

[2] 李欢,王磊.自身免疫性多腺体综合征的诊治进展[J].天津医药,2013,41(11):1134-1136.

[3] Sajjadi-Jazi S M, Soltani A, Enayati S, et al. Autoimmune Polyglandular Syndrome Type 1: A case report[J]. BMC Medical Genetics, 2019, 20:143.

[4] Cutolo M. Autoimmune polyendocrine syndromes[J].Vnitrní Lékarství, 2014, 13(2):85-89.

[5] Komminoth P. Polyglandular autoimmune syndromes: An overview[J]. Der Pathologe, 2016, 37(3): 253-257.

[6] Dittmar M, Kahaly G J. Polyglandular autoimmune syndromes: Immunogenetics and long-term follow-up[J]. The Journal of Clinical Endocrinology and Metabolism, 2003, 88(7):2983-2992.

[7] Guo C J, Leung P S C, Zhang W C, et al. The immunobiology and clinical features of type 1 autoimmune polyglandular syndrome (APS-1)[J]. Autoimmunity Reviews, 2018, 17(1):78-85.

[8] Nwosu I, Oladiran O, Ogbonna-Nwosu C, et al. Autoimmune polyglandular syndrome type 1: A case report and brief review[J]. Journal of Community Hospital Internal Medicine Perspectives, 2019, 9(3): 252-254.

(王利军 邢向辉 杨卫东)

第六节 颞下颌关节紊乱综合征

一、疾病简介

颞下颌关节紊乱综合征又名颞颌关节紊乱病(temporomandibular joints disorders,

TMD)是颞下颌关节疾病中最常见的一类疾病,也是口腔颌面部疼痛的最主要原因。该病影响了全球 10%以上的人口,好发于青壮年,其中以女性患病率较高。TMD 主要特点为关节区酸胀疼痛、关节运动时弹响、张口运动障碍等,通常与抑郁症和其他心理疾患有关。

二、病因及发病机制

颞下颌关节紊乱综合征的发病机理尚未完全明了。常见致病因素如下:

(一)创伤因素

很多患者有局部创伤史。如外伤、突咬硬物、张口过大等急性创伤;还有经常咬硬食、磨牙以及单侧咀嚼等不良习惯等。

(二)全身及其他因素

精神心理因素与本病可有较大关系。

(三)咬合因素

不少患者有明显的咬合关系紊乱,如磨牙缺失等。但目前普遍认为咬合因素占 TMD 的发病因素比例极小。

三、临床表现

1. 疼痛　有局部酸胀或疼痛,疼痛部位可在关节区或关节周围,甚至引起头痛不适;一般在开口时加重,并可伴有轻重不等的压痛。

2. 关节弹响　关节酸胀或疼痛,以咀嚼及张口时最明显。弹响在张口活动时出现,可发生在下颌运动的任何阶段,可为清脆的单响声或碎裂的连响声。

3. 张口受限　可为单侧或双侧不同程度的张口受限。

4. 下颌运动异常　下颌运动轨迹异常或偏斜/歪斜。

5. 可伴有颞部疼痛、头晕、耳鸣等症状,往往与精神心理因素有关。

四、诊断

根据病史,存在上述主要症状可基本诊断。辅助诊断常用的方法有:CT 检查,MRI 检查,关节内窥镜等。

五、治疗

最常见的颞下颌关节内紊乱病的治疗原则及方法如下:

1. 纠正不良习惯(如单侧咀嚼),并防止张口过大等。去除局部刺激因素:如明显的咬合干扰等。

2. 保守治疗　包括药物治疗(非甾体类抗炎药、硫酸氨基葡萄糖类、阿片类镇痛药、皮质类固醇激素等)、热敷、理疗(超短波、离子导入、电兴奋及磁疗等局部理疗)、局部按摩和针刺疗法等。

3. 局部疼痛明显可考虑封闭疗法　可用局部麻醉药物结合皮质类固醇激素进行封闭。

4.局部补充疗法　关节内注射透明质酸钠或其他的如人富血小板血浆等生物补充剂。

5.晚期的骨关节炎或保守治疗无效的颞下颌关节内紊乱最终需要手术治疗。

6.由于该病往往与精神心理因素有关,治疗整个过程中要考虑精神心理相关治疗。

参考文献

［1］Armijo-Olivo S，Pitance L，Singh V，et al. Effectiveness of manual therapy and therapeutic exercise for temporomandibular disorders：Systematic review and meta-analysis［J］. Physical Therapy，2016，96(1)：9-25.

［2］Butts R，Dunning J，Pavkovich R，et al. Conservative management of temporomandibular dysfunction：A literature review with implications for clinical practice guidelines (Narrative review part 2)［J］. Journal of Bodywork and Movement Therapies，2017，21(3)：541-548.

［3］Costa Y M，Conti P C R，de Faria F A C，et al. Temporomandibular disorders and painful comorbidities：Clinical association and underlying mechanisms［J］. Oral Surgery，Oral Medicine，Oral Pathology and Oral Radiology，2017，123(3)：288-297.

［4］Fernández-De-las-penas C，Svensson P. Myofascial temporomandibular disorder［J］. Current Rheumatology Reviews，2016，12(1)：40-54.

［5］Gauer R. L，Semidey M. J. Diagnosis and treatment of temporomandibular disorders［J］. Am Fam Physician，2015，91(6)：378-386.

［6］李春洁,张一帆,贾源源,等.透明质酸钠治疗颞下颌关节结构紊乱临床随机对照试验的系统评价[J].华西口腔医学杂志,2011,5(10),488-493.

（贺智凤　王志勇）

第十九章

综合征的诊断和防治

第一节 综合征的诊治难点

医学是探索人类疾病的发生和发展规律、研究其预防和治疗对策的科学。医学的目的是及时正确诊断疾病,并给予有效的治疗。

人是既有社会属性又有自然属性的复杂的有机体。就其结构和功能而论,人是一个开放的复杂的巨系统。加上人与人之间又存在着显著的个体差异。至今人们对疾病的认识还很肤浅,至今许多综合征病因不明,机理不清,临床病损表现多样,涉及多个学科,诊断治疗比较困难,突出表现在以下几个方面:

1. 综合征病因不明,发病机理不清

综合征大多病因不明。如白塞病具体病因至今尚未确定,发病机制比较复杂。目前有病毒感染、细菌感染、遗传因素学说外,还有纤维蛋白溶解系统缺陷学说等假说。灼口综合征(BMS)的病因亦不明确,分析 BMS 可能诱发因素与心理因素、精神神经因素;性激素生理性改变;全身性器质性病变以及局部因素有关。又如 Kawasaki 综合征(川崎病)目前认为发病因素之一为细菌、病毒、立克次体感染,但到目前为止,尚未分离出特定病毒。

2. 综合征诊断及鉴别诊断困难

大多数综合征病因、病理不甚明确,一些综合征为少见病,甚至为罕见病,其命名又比较混乱,使人望名而不知其义,不易记住;综合征大多呈多系统损害,临床表现多样,错综复杂,常常需以临床症状综合分析,而在临床上症状常常不全都出现,即使出现,间隔时间可长达数十年,在一段时间内可能有现象掩盖本质的表现,易造成误诊。如白塞病患者几乎全身各系统均可受累,除主要临床特征口腔、眼、生殖器、皮肤病损外,还可发生心血管、神经系统病损,如动脉瘤、肾性高血压、吐血、步行及言语障碍,虽发生概率较小,但后果严重,可危及生命。初始病损口腔溃疡与动脉瘤发生的间隔时间可长达 20 余年。又如有的干燥综合征患者,临床可能突出表现的是低钾性瘫痪、慢性胰腺炎,而掩盖了口、眼局部症状,易误诊为低钾血症,慢性胰腺炎。总之,当综合征临床表现不全,症状不典型,病史隐匿,诊断比较困难。

3. 综合征病因不明,多系统受累,慢性病程,治疗困难

疾病治疗包括去除病因,控制和消除症状,改善功能,恢复正常生理、心理状态等。多数综合征病因不明,发病机制复杂,去除病因的治疗比较困难,缺乏有效的治疗方法,综合征治疗主要目标是控制和消除症状,改善功能。皮质激素对一些综合征有一定疗效,但长期应用

会有一定的毒副作用,应慎用。中医辨证治疗是治疗综合征的可选择的方法,提倡中西医相结合进行诊疗,临床医务人员系统进行中医药学学习、培训和实践。对于影响面容美观,且无法保守治疗的畸形和色素斑可以手术、激光或冷冻治疗。

随着社会及医学的发展,人们工作的分工越来越细,医学专科亦越来越专,若临床医师基本理论、基本知识及基本技能不扎实,对于一些综合征临床表现不熟悉,缺乏全身观念,只重局部表现,易造成漏诊、误诊和误治。因此首先必须具备扎实的基本理论、基本知识及基本技能,熟悉综合征临床表现,进行详细的病史、症状询问,及仔细体格检查,实验学检查,才能作出正确诊断和治疗。

(王文梅)

第二节　综合征的诊断

一、综合征的诊断原则

一般情况下,临床医生在询问病史和体格检查的基础上,必要时作辅助检查后,提出初步诊断或经验诊断,这种诊断是在基础理论与临床经验结合的基础上提出来的。初步诊断确立后,即可进行治疗,并同时作进一步检查,以证实或修正初步诊断,直至建立明确的最后诊断。

如前所述,综合征是指特定的相互关联的一组临床表现的症候群,诊断比较困难。综合征诊断正确率,与人们认识水平密切相关。口腔专科医生接触到综合征的机会相对较少,若不仔细采集病史,全面体格检查,认真综合分析,误诊和漏诊的情况就会发生。因此我们必须遵循以下诊断原则:

1. 要有整体观念

首先应明确患者所患疾病是口腔固有疾病,还是合并有其他系统病变的综合征。综合征往往是多系统多器官的病变,需要与其他临床科室协作,根据患者实际情况制定诊治计划。

2. 认识患者及其疾病的复杂性

人体的许多奥秘尚不为人所知。临床上疾病,尤其是综合征的表现五花八门、千变万化。医生需要细致的临床观察、检查分析和科学思维,不被假象所迷惑,导致误诊。

3. 综合资料,认真分析,努力寻找主要诊断根据

实验室指标与病理象必须紧密结合临床症状及体征来分析,要注意"同病异症"、"异病同症"的情况。有时可采用逐一排除的诊断方法。

4. 临床观察、验证诊断

初步诊断后,工作并未结束,更重要的是通过初步治疗效果来验证初次诊断的正确性,并在治疗中反复临床观察,可部分或全部修改原有的诊断,对一些罕见病、疑难病更需做动

态观察,有可能是一种新的病种或综合征。

二、综合征的诊断方法

综合征的诊断步骤和其他疾病的步骤一样,具体分四个步骤:搜索临床资料;分析、评价、整理资料;对疾病提出初步诊断;确立及修正诊断。

1. 搜索临床资料

(1) 采集病史

综合征多累及多个系统,症状多样,病史采集要全面系统、真实可靠,病史要反映出疾病的动态变化及个体特征。症状是病史的主体,询问症状的特点及其发生发展与演变情况,对于形成诊断起重要作用。

(2) 体格检查

在病史采集的基础上,应对病人进行全面、有序、重点、规范和正确的体格检查,在体格检查过程中要注意核实和补充病史资料,发现的阳性体征和阴性表现,都可以成为诊断疾病的重要依据。

(3) 实验室及其他检查

应该明确检查的意义、时机、检查的敏感性和特异性、安全性,成本与效果分析亦不可忽视。

2. 分析、评价、整理资料

必须注意假阴性和假阳性问题;误差大小;有无影响检查结果的因素;以及结果与其他临床资料是否相符,如何解释。

3. 提出初步诊断,然后修正并确立诊断

初步诊断为疾病进一步检查、必要的治疗提供依据,为确立和修正诊断奠定基础。疾病诊断,尤其综合征不是一次就能完成的。初步诊断是否正确,需要在临床实践中验证。提出初步诊断之后给予必要的治疗;客观细致的病情观察;某些检查项目的复查以及选择一些必要的特殊检查等,都将为验证判断、确立诊断和修正诊断提供可靠依据。

临床医学科技发展迅猛,除常规的诊断检测技术外,诊断检测技术水平大大提高。从而大大提高临床综合征诊断质量和水平。必须强调,正确诊断除必要的应用检测仪器外,主要取决于临床医生的医学的理论知识、实践经验和科学思维方法,以及高度责任心和良好医德。临床综合征病例不可能像教科书上讲得典型,甚至为复杂少见罕见病。为此,在临床诊断中,力求掌握完整而真实的资料,对临床资料进行全面综合分析,尤其对检测结果,即便是最先进仪器的特异性检查结果,也一定要密切结合临床实践才能作评估结论,切忌片面依赖仪器而忽视临床,临床诊断检测手段的应用选择时,应尽力用适宜技术,必要时选用高新技术,但不应轻视常规检测,B超可解决就不作 CT,CT 可明确则不作 MRI,查血清癌指标,应选择特异性敏感度强的一项或几项,而不应盲目地全面检测,盲目过多依赖昂贵检测手段,无谓加重患者经济负担。

这里强调,当患者心理出现问题时,会干扰医生的诊断,医生有时会被假象所迷惑,导致误诊。近年来重视心理诊断,采用心理学方法及技术评估人的心理状态和行为表现,以判断人的心身健康水平,有无心理障碍等。心理诊断常用谈话、观察、智力测试、人格评定、临床量表及临床神经心理检测等,为治疗提高客观依据。

中国医药学是一个伟大的宝库,应当努力发掘,加以提高。中医在诊断学方面有许多方面的贡献,许多征候和方法还没有被充分认识,如脉诊、舌诊、指纹、辨证等方面都要用现代医学的知识与方法去加以研究与提高,为创立我国的新医学、新药学打下基础。

(王文梅)

第三节　综合征的防治

一、综合征的治疗原则

治疗是为解除患者病痛而实施的医疗行为。综合征临床治疗应遵循一般治疗原则,保证临床治疗有效实施。

1. 高度责任感

临床工作者应有强烈的事业心和高度责任感,面对病人应富有同情心,解除病患疾苦,尤其综合征,临床表现多样,多系统损害,错综复杂,应该仔细采集病史,认真检查,明确诊断,积极治疗。

2. 最优化选择

临床治疗应选择对人体损伤最少、风险最小、毒副作用或并发症最低而疗效又最好的治疗方法。根据综合征的可能病因、起病诱因、发病过程、主要症状、实验室检查结果选择治疗方法。如疗效相似,尽量以非药物治疗代替药物、以非手术治疗代替外科手术,药物治疗宜选最有效、副作用最小的药物,同时,以付最低代价而获最佳疗效的"价廉物美"药物为理想选择。因人而异,个体治疗。人有个体差异,相同疾病于不同个体可表现各异,且不同患者对同样治疗的反应与效果又可不一。个体化治疗使患者治疗效果最佳,而不良反应最微。

3. 综合性治疗

治病求本,标本兼治。急则治标,缓则治本。临床治疗切忌"头痛医头,脚痛医脚"。在急性危重病情控制后或同时,应尽力追根寻源,去除病因才能使治疗获得根本、持久的效果。疾病的发生、发展因素并非单一,常需采取多种治疗手段或方法综合治疗。临床常用中西医药、全身与局部、手术与非手术、药物与非药物、化疗与放疗、饮食治疗与体育治疗的结合或联合等。心理和社会因素与人的健康和疾病关系密切,临床治疗也应是躯体治疗、心理调适和社会处方等多层次立体性综合治疗。

4. 循证医学治疗

循证医学是遵循证据的医学,又称为有据医学。循证医学最终目的是使患者获得最佳临床治疗。临床循证治疗在掌握基本临床技能、良好专业知识和丰富经验的基础上,正确认识并提出临床问题,收集解决问题所需信息,利用先进技术高效检索,遵循有据原则判断信息有效性、可靠性及安全性,从而选用最新、最佳成果于临床治疗。

二、综合征的治疗方法

综合征的治疗特别要强调整体观念,根据患者实际情况进行合理、个体化治疗。治疗方法可根据以下标准进行分类:

1. 按治疗目的分类

(1) 对因治疗:以去除原发病因为目标的治疗,如艾滋病,抗病毒治疗等。

(2) 对症治疗:以缓解病情、改善症状为目标的治疗,如白塞综合征患者,口腔溃疡止痛消炎防腐促进愈合治疗,艾滋病念珠菌口炎的抗真菌治疗等。

(3) 支持治疗:从生理和心理上支持机体恢复的治疗,如营养、输血、补充液体和电解质等。

(4) 姑息治疗:以减轻痛苦、改善生活质量、延长生命为目标的治疗,如晚期肿瘤的对症治疗。

(5) 预防性治疗:以防止发病或慢性病复发为目标的治疗,如对易感人群和易复发性疾病以预防性治疗。

(6) 诊断性治疗:对诊断未明而可能性最大的病,进行试验性治疗观察疗效。

2. 按治疗手段分类

(1) 药物治疗:最常用的治疗方法。综合征常用的内用治疗药物有:抗阻胺药、糖皮质激素、免疫抑制剂、抗生素、抗病毒药物、抗真菌药物、维A酸类药物、维生素类药物及其他(氯喹和羟氯喹、雷公藤多苷、沙利度胺等);外用药物制剂:伴口腔表现的综合征常常有皮肤、眼睛、外生殖器等部位的病损,这些部位为人体外在器官,外用药物治疗是重要手段,局部用药时局部药物浓度高、系统吸收少,因而具有疗效高和不良反应少的优点。外用药物的种类及剂型:溶液(solution)、酊剂和醑剂(tincture and spiritus)、粉剂(power)洗剂(lotion)油剂(oil)乳剂(emulsion)软膏(ointment)糊剂(paste)硬膏(plaster)涂膜剂(film)凝胶(gel)气雾剂(aerosol)及其他。外用药物的治疗原则:正确选用外用药物的种类;正确选用外用药物的剂型;详细向患者说明用法和注意事项。

(2) 手术治疗:也是临床较常用的治疗方法,尤对肿块、畸形(特别是影响美观的畸形),手术为有效治疗手段。

(3) 物理疗法:电疗法、光疗法(红外线(infrared ray)、紫外线(ultraviolet ray)、光化学疗法(photochemotherapy)、光动力疗法(photodynamic therapy,PDT)及激光(laser))、微波疗法(microwave)、冷冻疗法(cryotherapy)、水疗法(hydrotherapy)、放射疗法(radiotherapy)。

(4) 其他:包括血液净化治疗(blood purification treatment)、免疫治疗(immunotherapy)、干细胞移植治疗(stem cell transplantation)、基因治疗与基因疗法(gene therapy)、饮食治疗、作业治疗及心理治疗(精神治疗)等。

3. 按医学体系可分为传统医学治疗和现代医学治疗

现代医学治疗分为药物治疗、手术治疗、物理治疗、心理治疗等等。传统医学有中(汉)医中药、藏医藏药和蒙医蒙药等。临床常把中国传统医学治疗称为中医治疗,现代医学治疗称为西医治疗,两者结合成为中西医结合治疗。

三、综合征的预防

多数综合征病因不清,大多呈多系统损害,有些损害后果严重,可危及生命,而其缺乏有效的治疗方法,危害患者身心健康,影响生存质量和生活质量。"预防为主"是我国卫生工作的重点之一,开展良好的预防工作可以减少综合征的发生和发展。我国古代医家曰:"与其救疗于有疾之后,不若摄养于无疾之先","圣人不治已病治未病",临床着手治病时,应着眼于预防,防病于未然,防患于细微。现代预防新观念分为四级,原级预防为防止疾病发生发展;一级预防也叫病因预防,是在疾病没有发生之前我们要防患于未然,控制疾病危险因素发生、发展;二级预防也叫临床前预防,在疾病没有发生前定期体检、早期发现、及时治疗;三级预防也叫临床治疗,积极治疗,防治并发症、防复发、防转移、防残疾,康复指导,促进其康复。

综合征的预防要有整体观念,防止重治轻防、重局部轻整体的倾向。根据疾病发病因素、临床表现、损害系统及预后,积极采取四级预防。加强医学科普宣教,控制综合征发生、发展的危险因素;综合征患者(包括可疑型患者)要定期体检、早期发现、及时治疗,防治并发症、防复发、防转移、防残疾,进行积极康复指导等。具体预防主要从以下几个方面着手:

1. 重视综合征与遗传因素的关系

这是防止综合征发生、发展的重要环节。重视卫生宣教工作,加强遗传病知识的普及,认真产前检查,减低遗传病的发生率。

2. 与免疫有关综合征的预防

积极寻找病因,在减少或去除各种可疑因素的同时,仔细寻找变应原,避免再次接触或摄入,要养成良好的生活习惯和合理的饮食结构,避免辛辣刺激性食物。

3. 与感染有关的综合征预防应格外强调预防为主

与感染有关的综合征,强调预防为主。如梅毒、艾滋病等最重要的是控制好传染源,切断传播途径。

4. 重视综合征与环境、精神因素的关系

现代社会的高压力、快节奏生活导致人们精神紧张,这是许多综合征发病或加重的原因之一;另外,生活、工作环境中的某些有毒、有害物质可导致一些疾病的反复迁延,应帮助患者尽量寻找并避免接触。

(王文梅)

第二十章
综合征的经典研究及研究热点

第一节 口腔相关综合征的经典研究

一、干燥综合征的唾液分泌障碍与生活质量的研究

Stewart CM, Berg KM, Cha S, et al

（一）研究背景

干燥综合征（Sjögren syndrome，SS）是最常见的自身免疫性疾病之一。Barendregt 等估计 SS 发病率为 0.5%~3%。SS 患者早期可出现多种口腔问题，如猛性龋、牙齿过早脱落、口腔溃疡、念珠菌性口炎、味觉障碍等，影响日常佩戴义齿。患者常有咀嚼和吞咽困难，因口腔症状而影响社交，并感到自卑。

和其他慢性疾病一样，医师应该把 SS 治疗重点放在降低疾病对患者生活质量（quality of life，QOL）的影响上来。Sutcliffe、Strombeck 通过调查，发现 SS 与风湿性关节炎或系统性红斑狼疮患者相比，前者对患者的生活影响更大。

Reisine 提出口腔病对患者社交和心理有很大的影响。Allen、Slade 设计了一些口腔病对患者生活影响程度的调查表。口腔健康相关的生活质量指标比一般生活质量指标更敏感。Coral 对 SS 患者的 QOL 进行了研究。本研究目的是观察口腔健康对人群健康及生活质量的影响，探讨 SS 患者 QOL 与一般人群的联系与差异。

（二）材料方法

1. 研究对象　39 位 SS 患者（37 个女性，2 个男性）。签署知情同意书，完成口腔健康影响程度量表（oral health impact profile，OHIP-14）和自觉健康状况-36 项-简表（medical outcomes study 36 item short-form health survey，SF-36）的问卷调查。

2. 病史及临床检查

（1）测量无刺激的全唾液流速：按照 Navazesh、Mulligan 文献中所述，两位临床医生完成。患者在测试前禁食 2 小时，收集患者在 2:30 到 4:30 间以流动唾液的方法产生无刺激的全部唾液，置于已称重的容器中，持续 15 分钟。然后称重被密封的容器，获得唾液重量。

（2）其他局部及系统损害指数测定：指数由和 SS 有关的 15 个特殊项目组成，分为六类（口腔/涎腺损害，视力损害，神经损害，胸膜肺炎损害，肾损害，淋巴/类风湿性疾病），依严重性分为 1 到 5 级。

（3）自身免疫疾病症状的数目：自身免疫疾病有 40 种常见症状。通过调查表让患者指出过去十日内的症状，包括疲劳，沮丧及皮肤、头发、肌肉、关节、肾、心血管、肺、肠道系统等问题。

3. QOL 测定和 OHIP-14 测定

（1）QOL 测定。SF-36 的可靠性和有效性已被证实并被广泛应用，依健康状态为标准分为 8 个领域（躯体功能、躯体角色、肌肉疼痛、总的健康状况、活力、社会功能、情绪角色和心理卫生）。根据规则，较高的数值可显示出较高的健康水平、较高的功能性或较低的疼痛不适性。

（2）OHIP-14 测定。Slade 和 Spencer 设计了 49 个与口腔相关的问题，即 OHIP-49，OHIP-14 是 OHIP-49 简本，即 14 个代表性问题，反应口腔健康的七个方面，包括功能受限、疼痛、躯体功能障碍、心理不适、社会功能障碍、心理和身体残障 7 个领域，设五点，对应分值 0~4 分，分值越高表明健康状况越差。

4. 数据经统计学分析评估口腔健康对人群健康及生活质量的影响，探讨 SS 患者 QOL 与普通 QOL 的联系与差异。

（三）结果

平均年龄是 59.9 岁（范围 23~81 岁，标准差 12.4）；病史平均 9.8 年（范围 1~42 年，标准差 8.6），89% 为白人。根据 2002 年的美 - 欧联合会 SS 标准（American-European Consensus Criteria, AECC），31 位 SS 患者为原发型，8 位为继发型，8 位中 3 位为系统性红斑狼疮，3 位为类风湿关节炎，2 位为局限性硬皮病，见表 1 和表 2。

表 1 39 位患者人口社会学和临床资料

Table 1 Demographic and clinical data for 39 patients.

CHARACTERISTIC	DATUM
Age (Years)	
Mean	59.9
SD *	12.4
Sex (No.)	
Male	2
Female	37
Duration of Symptoms (Years)	
Mean	9.8
SD	8.6
Race (No.)	
White	34
Other	5
Diagnosis (No.)	
Primary Sjögren syndrome	31
Secondary Sjögren syndrome	8

（续表）

CHARACTERISTIC	DATUM
Presence of Autoantibodies Anti-Ro/SS-A Anti-La/SS-B	 27 18
Salivary Flow Rate（Milliliters/Minutes） Mean SD	 0.073 0.11
Autoimmune Symptom Count Mean SD	 11.0 5.2
Disease Damage Index[+] Rating Mean SD	 3.4 2.2

* SD：Standard deviation.
+ Source：Vitali and colleagues.

表2 研究指标之间的相关性

Table 2 Correlation* among study measures.

MEASURES	AGE	SYMPTOM DURATION	SS[+] DIAGNOSIS	SALIVARYF LOW RATE	DDI[++]	NO.OF AI[§] SYMPTOMS	OHIP-14[¶] SUM
Age（years）	1.00	0.32	0.02	−0.47[#]	0.06	0.08	0.05
Symptom Duration	0.32**	1.00	0.18	−0.10	0.09	0.09	0.02
SS Diagnosis	0.02	0.18	1.00	−0.24	0.22	0.33[#]	0.27
Salivary Flow Rate	−0.47[#]	−0.10	−0.24	1.00	−0.34**	−0.03	−0.46
DDI	0.06	0.09	0.22	−0.34**	1.00	0.18	0.19
NO.OF AI[§] SYMPTOMS	0.08	0.09	0.33**	−0.03	0.18	1.00	0.34**
OHIP-14 SUM	0.05	0.02	0.27	−0.46[#]	0.19	0.34**	1.00

* The correlation coefficient ranges from −1.00 for a perfect inverse relationship to 1.00 for a perfect direct relationship between variables

+ SS：Sjögren syndrome (primary or secondary)

++ DDI：Disease Damage Index.Source：Vitali and colleagues.

§ AI：Autoimmune.

¶ OHIP-14：Oral Health Impact Profile. Source：Slade.

\# $P<0.01$

** $P<0.05$

38 位患者(97%)有口干症状,其中 36 位(92%) 同时有眼干症状。自体免疫疾病症状的平均个数为 11～40。无刺激的全唾液流速平均值为 0.073 ml/s,小于 0.1 mL/s,符合 AECC 的 SS 标准。

OHIP 的目的是为了评价口腔状况对生活质量的影响。图 1 显示 OHIP-14 在七个方面的数值,SS 患者 OHIP 总平均数为 23.7。七个方面的分值是比较接近的。

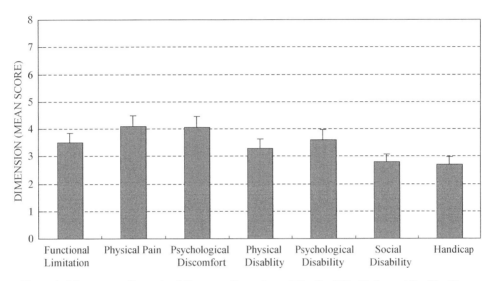

Figure 1. Mean scores for each of the seven dimensions of the Oral Health Impact Profile. Error bars represent one standard error above the mean. Source：Slade.

图 1　OHIP-14 七个方面的平均分。误差条表示平均值以上的标准差。

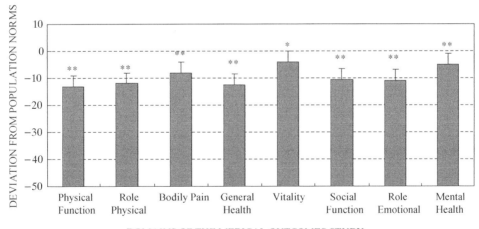

Figure. 2. Mean norm-based scores for eight domains of the Medical Outcomes Study 36-Item Short-Form Health Survey, expressed as deviations from 1998 U.S. population norms for women aged 55 to 64 years. Error bars represent the upper 95 percent confidence limit of the mean. A single asterisk indicates $P < 0.05$; double asterisks indicate $P < 0.01$.

Source：Ware and Sherbourne.

图 2　SF-36 八个领域的平均标准值,该平均值是以 1988 年美国 55 岁至 64 岁女性为标准人群计算。误差条表示平均值的 95% 可信区间,＊表示 $P < 0.05$;＊＊表示 $P < 0.01$。

如图 2 所示,唾液分泌流速与口腔卫生、自身免疫症状表现显著相关。图 2 中 SF-36 以 Ware 1998 年美国 55～64 岁女性为正常标准。当 SF-36 均值在八个健康方面低于人群标准时是有意义的。其中随疾病持续时间与机体和精神痛苦的增加,健康评分低,二者密切相关($P<0.05$),但与疾病的程度不相关。继发型 SS 患者自我评估的身体功能,机体活力和心理健康水平比原发型 SS 的分值降低($P<0.05$)。自身免疫性症状与所有 SF-36 八个健康方面显著相关,而 OHIP-14 则与五个相关,密切相关的是一般健康和社交能力。

表 3 分析,SF-36 八个领域与口腔健康状况相关研究指标,如年龄、唾液流速等方面,均有密切相关关系。进一步进行分层回归分析,评估 SF-36 中的一般健康和社交能力领域对于口腔健康状况反应的贡献,见表 4。结果表明,口腔健康评分对一般健康和社交能力产生的影响,与自身免疫性症状的损害对健康和社交能力的影响有差异,并有统计学意义($P<0.05$)。按客观评估,由口腔健康问题所产生的对一般健康和社会功能的整体影响分别占整体的 12% 和 18%,而患者自评结果口腔健康问题对健康影响占 53%,对社交能力影响占 38%,二者差异有统计学意义($P<0.001$)。(表 3、表 4 见下一页)。

(四)讨论

本文研究目的是探讨 SS 患者的一般健康和与口腔相关的生活质量。研究发现,SS 对患者生活的各个方面都有影响。结果表明,经常有口腔问题的患者唾液流量更低,同时可能出现更多的自身免疫症状。但是,没有一种指标与疾病的严重程度显著相关。SS 患者的 QOL 与自身免疫症状评分以及医生对疾病的评估有显著相关。一般 QOL 与自身免疫症状的数量之间的关联,比 QOL 与疾病损害指数之间的关联更大、更一致。而通过未刺激唾液流量来判断 SS 患者的 QOL 可能相对不敏感。

第二个目标是评估口腔健康水平对一般健康和社会功能的独特贡献。结果表明,口干症状与较差的口腔健康对患者的全身健康和幸福程度影响较大,大于其他症状或损害的影响。口腔健康和生活质量明显相关,值得临床医生,特别是口腔医生的高度关注。口腔医师需要更加积极主动地介入 SS 患者的口腔疾病的处理,制定个体化治疗方案;临床医生应建议 SS 患者定期口腔检查,预防口腔疾病。

本研究强调良好的口腔健康对促进 SS 患者生活质量的重要性。口腔医师、初级保健医师、风湿病医师和眼科医师应协同治疗,对 SS 患者给予关怀,包括心理治疗,以提高 SS 患者的生活质量。

二、干燥综合征:局部和全身药物的疗效和安全性

Pilar Brito-Zerón,Soledad Retamozo,Belchin Kostov,et al

(一)干燥综合征的药物治疗复习

干燥综合征是一种慢性全身性的自身免疫性疾病,口干和眼干是其主要的两大症状,尽管它很早就被确认为是一种疾病,然后近几十年来干燥综合征的治疗方法却没有明显改变,以作用于黏膜表面的局部药物治疗和以糖皮质激素、免疫抑制剂等为主的全身药物治疗依然是干燥综合征的治疗首选,如前所述,干燥综合征对患者生活的各个方面都有影响,药物

表3 研究指标与SF-36 八个领域之间描述性统计和相关性分析

Table 3 Descriptive statistics and correlations* between study measures and SF-36+ domains.

MEASURES	PHYSICAL FUNCTION	PHYSICAL ROLES	BODILY PAIN	GENERAL HEALTH	VITALITY	SOCIAL FUNCTION	EMOTIONAL ROLES	MENTAL HEALTH
Age	-0.27	-0.25	-0.32++	-0.10	-0.22	-0.24	-0.24	-0.28
Duration of Symptoms	-0.29	-0.26	-0.37++	-0.20	-0.21	-0.14	-0.17	-0.34++
Diagnosis of SS§	-0.40++	-0.22	-0.30	-0.27	-0.33+	-0.25	-0.30	-0.35+
Salivary Flow Rate	0.23	0.23	0.22	0.21	0.23	0.21	0.13	0.30
Disease Damage Index¶	-0.30	-0.17	-0.24	-0.56#	-0.26	-0.12	-0.20	-0.24
No. of AI** Symptoms	-0.53#	-0.47#	-0.65#	-0.41++	-0.56#	-0.45#	-0.37++	-0.40++
OHIP-14+++ Sum	-0.24	-0.37++	-0.36++	-0.52#	-0.26	-0.55#	-0.21	-0.36++
Mean Deviation From Norm	-9.6#	-10.7#	-5.6#	-12.8#	-5.4#	-10.9#	-11.8#	-6.6#
SD++++	12.4	11.6	12.5	11.9	10.5	10.8	13.7	10.5

* The correlation coefficient ranges from -1.00 for a perfect inverse relationship to 1.00 for a perfect direct relationship between variables

+ SF-36: Mecical Outcomes Study 36-Item Short-form Survey. Source: Ware and Sherbourne.

++ $P<0.05$

§ SS: SÖjgren syndrome (primary or secondary)

¶ Source: Vital and colleagues.

# $P<0.01$

** AI: Autoimmune.

+++ OHIP-14: Oral Health Impact Profile. Source: Slade.

++++ SD: Standard deviation

表4　SF-36 一般健康和社交能力领域的分层回归分析

Table 4　Summary of hierarchical regression analyses for SF-36* general health and social function domains.

VARIABLE	SF-36 GENERAL HEALTH			SF-36 SOCIAL FUNCTIONING		
	βcoefficient[+]	R^{2++} (%)	$\Delta R^{2\S}$ (%)	βcoefficient	R^2 (%)	ΔR^2 (%)
Step 1						
Disease Damage Index¶	−0.50#	—	—	0.04	—	—
NO. of autoimmune symptoms	−0.32**	0.41	—	0.44#	0.20	—
2. Step 2						
Disease Damage Index	−0.45#	—	—	0.02	—	—
NO.of autoimmune symptoms	−0.21	—	—	−0.30**	—	—
OHI-14[+++] sum	−0.36#	0.53	0.12#	−0.45#	0.38	0.18#

* SF-36：Medical Outcomes Study 36-Item Short-Form Health Survey. Source：Ware and Sherbourne

+ βcoefficient：The standardized regression coefficient for estimating scores on the dependent variable(SF-36 domain scores) from scores on the specified independent variables. The beta weights help assess the unique importance of the independent variables relative to the given model embodied in the regression equation.

++ R^2：The proportion of the variance in the dependent variable (SF-36 domain scores) accounted for the optimally weighted combination of independent variables listed.

βΔR^2：The change in the proportion of variance accounted for when a third independent variable (Oral Health Impact Profile_14 sum) is added to the weighted combination of independent variables in step 2 of the regression analysis.

¶ Source：Vitali and colleagues.

\# P＜0.01.

* * P＜0.05.

+++ OHIP-14：Oral Health Impact Profile. Source：Slade.

治疗作为改善患者生活质量的治疗方案之一,亟需进一步研究和讨论,因此评价其疗效和安全性尤其重要。

Pilar Brito-Zerón 等复习了 1986~2017 年关于干燥综合征局部和全身药物治疗的系统性文献综述。使用"Sjögren's syndrome"为关键词,结合各种治疗干预方案,检索 Medline、EMBASE 和 Cochrane 等数据库,物种为成年原发性干燥综合征患者。检测结果包括的药物种类包括局部和全身药物。最终筛选出符合质量要求的有 9 项随机对照试验(RCT)、18 项前瞻性队列研究、5 项病例对照研究和 5 项 meta 分析(图 3)。以上研究涉及治疗方法包括口腔局部治疗、眼部局部治疗、口服毒蕈碱激动剂(muscarinic receptor agoniist)、羟氯喹、口服糖皮质激素、免疫抑制剂和生物疗法七大种类。

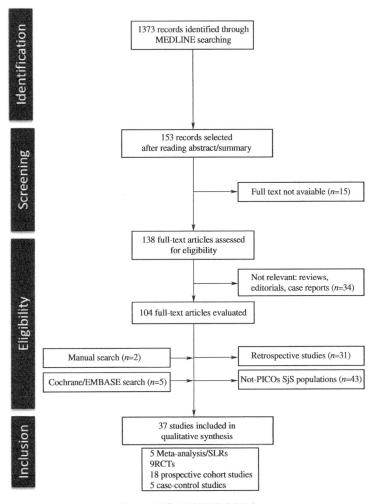

图 3 系统文献综述流程图

文章中口腔局部治疗包括唾液替代品和干扰素 α,结果证明与安慰剂组相比,两者在改善干燥综合征患者口干症状上未见明显差别,其中干扰素 α 仅在无刺激唾液流量方面有显著改善,然而其另一方面又增加了胃肠道不良事件的发生率。

在眼部局部治疗中，人工泪液（artificial tears）在改善眼干症状和提高眼部诊断测试方面有显著提高，并且没有明显的副作用，Cochrane 数据库认为人工泪液（artificial tears）在改善眼干症状上是安全有效的。另有研究将非甾体类抗炎药 0.1%氟美洛酮（flumerodone，FML）和局部用环孢素（CyA）进行比较，两者在眼部主要功效参数上没有明显区别，然而局部用 0.1%氟美洛酮在角膜荧光素染色评分和眼表改善明显（$P<0.001$），但缺乏 Schirmer 检验相关证据，需要增加样本量和实验方法以进一步说明两者治疗效果。作者在本部分还分析了基于环孢素的眼药水、基于他克莫司的滴眼液和血清滴眼液等眼部局部治疗方法，均未有明显证据证明其在眼部症状和检查方法上的优越性。

FDA 在 1998 年和 2000 年批准了两种口服毒蕈碱激动剂－毛果芸香碱（pilocarpine）和西维美林（cevimeline）用于治疗干燥综合征的口腔干燥。多项 RCT 实验表明，与安慰剂组相比，5 mg/6 h 和 7 mg/6 h 毛果芸香碱及 30 mg/8 h 西维美林的剂量可明显改善口腔干燥症状和唾液流速，但相应的如出汗、恶心等不良事件的发生率也在提高，文献表明严重出汗是停止治疗的主要原因。Noaiseh 等对毛果芸香碱和西维美林的疗效进行了比较，发现首次使用西维美林的失败率较低（分别为 27%vs 47%，$P=0.02$）。

多项前瞻性研究和随机对照试验研究了羟氯喹（hydroxychloroquine）对干燥综合征口干和眼干症状的治疗效果，不同试验证明与安慰剂对比，羟氯喹在初期使用时对口干、眼干和视觉模拟评分法（VAS）评分中疼痛、疲劳指数改善较大，随着时间延长，改善效果减弱。另外，文献还指出没有可靠的科学证据支持原发性干燥综合征患者在临床实践中频繁使用口腔糖皮质激素。免疫抑制剂由于不可避免的不良反应，包括胃肠道疾病、血细胞减少症、狼疮样皮肤病变，目前未有明确证据证明其在干燥综合征中的疗效。文献对比了 34 项有关于生物疗法的研究，与羟氯喹和免疫抑制剂相似，结果未表现出明显的治疗效果，这与药物剂量、使用时间、不良反应密切相关。

（二）讨论

表 5～表 7 分别为原发性干燥综合征患者随机对照试验、前瞻性研究和病例对照研究结果汇总，显示各治疗干预措施的有效性和安全性。

对于口腔局部疗法，在没有有效的局部治疗的情况下，建议干燥综合症的治疗应针对改善患者的主诉，而不是增加唾液分泌，包括改善牙齿健康和预防口腔感染。对于眼部局部治疗，鉴于人工泪液（artificial tears）在持续改善眼部症状上的优越性，并且相对安全，最常见的不良事件是视力模糊，眼部不适和异物感，建议在适当情况下可采用人工泪液（artificial tears）治疗。口服毒蕈碱激动剂的应用前景目前还不明确，在没有禁忌症的前提下，为患者提供该类药物的试验似乎是可行的，然而还需要进一步的研究来阐明其在干燥综合征治疗中的作用。免疫抑制剂和生物疗法由于不可避免的不良反应和不明确的治疗效果，目前未被推荐广泛使用。

总之，目前支持主要局部治疗方案治疗原发性干燥综合征的有效性和安全性的研究证据是可靠的，但目前大部分治疗研究总体证据水平较低，这凸显了需要进行较大规模试验的必要性。此外，尚无可用的主要全身性治疗方案的不同功效和安全性的信息，全身药物的选择在临床实践中仍然具有挑战性。

表 5　原发性干燥综合征患者随机对照试验结果汇总

Table 5　Summary-of-findings table generated for RCTs in primary-2002 patients with Sjögren syndrome

Author (year)	No. patients	RoB	Arms (patients)	Primary outcome (drug vs PLA arms, p value)	Secondary outcomes (p value)	SAEs (% of patients in each arm)	Infections	Deaths
Mariette et al (2004)	103	Low	INF ($n=54$) PLA($n=49$)	Improvement 30% joint pain, fatigue, dryness VAS at 22 w (20.4% vs 16.7%, $P=0.62$)	Gammaglobulin (0.05), IgM(0.001) Salivary flow rate, mL/min ($P=0.24$), Schirmer test ($P=0.75$), swollen joint count ($P=0.75$), tender joint count ($P=0.97$), ESR ($P=0.97$), CRP ($P=0.96$), IgA ($P=0.56$). Focus score ($P=0.46$).	INF ($n=6$) vs PLA ($n=1$)	Not detailed	None
Dass et al (2008)	17	Unclear comparative presentation of results	Rituximab ($n=8$), PLA($n=9$)	Improvement >20% VAS fatigue at 6 months (87% vs 56%, $P=0.36$)	SF-36: social functioning (0.01) NS: Immunoglobulin levels, titres or positivity for other antibodies, glandular manifestations of pSS, Schirmer-I test score, uSF rate.	RTX ($n=2$) vs PLA ($n=0$)	Not detailed	None
Meijer et al (2010)	30	Unclear (arms not balanced for baseline SF)	Rituximab ($n=20$), PLA ($n=10$)	Improvement of SWSF rate at 48 weeks ($P>0.05$)	VAS oral dryness ($P<0.05$), VAS ocular dryness ($P<0.05$)	Not classified as SAEs	RTX 12 in 11 patients vs PLA 7 in 4 patients	None

表 5　原发性干燥综合征患者随机对照试验结果汇总

Table 5　Summary-of-findings table generated for RCTs in primary-2002 patients with Sjögren syndrome

(续表)

Author (year)	No. patients	RoB	Arms (patients)	Primary outcome (drug vs PLA arms, p value)	Secondary outcomes (p value)	SAEs (% of patients in each arm)	Infections	Deaths
Norheim et al (2012)	26	Moderate (27% men, required 2 phases separated 2 years)	Anakinra ($n=13$), PLA ($n=13$)	Group-wise comparison of fatigue scores at week 4 ($P=0.19$)	Improvement >50% fatigue VAS (0.03) NS W48: Lacrimal gland function, Schirmer's test, mm/5 min, tear breakup time, seconds 3, 2; SF-36 total score, MFI, general fatigue. W 24Raynaud's phenomenon ($P=0.057$), tendomyalgia ($P=0.074$), arthralgia ($P=0.058$)	AKR ($n=1$) vs PLA ($n=0$)	None	None
Devauchelle-Pensec et al (2014)	122	Low	Rituximab 1 g/15 days ($n=63$), PLA ($n=57$)	30 mm or greater improvement at week 24 on at least 2 of 4 VAS scores— dryness, fatigue, pain, global (23% vs 22%, $P=0.91$)	IgG (0.003), IgA (0.026), IgM (0.004) ESSDAI score ($P=0.60$), systemic signs ($P=0.089$), salivary flow rate, mL/min ($P=0.80$), Schirmer test result, mm ($P=0.054$), ESR, mm/h ($P=0.84$), serum CRP level, mg/L ($P=0.95$), C4 complement level, g/L ($P=0.32$), B2-Microglobulin level, g/L ($P=0.35$), SF-36 score: PCS ($P=0.36$), MCS ($P=0.35$).	RTX 20.6% vs PLA 14%	RTX 52.4% vs PLA 52.6%	None

表 6　原发性干燥综合征患者前瞻性研究结果汇总

Table 6　Summary-of-findings table generated for prospective studies in primary-2002 patients with Sjögren syndrome

Author (year)	Patients	Design (duration)	Intervention, dose (patients)	Comparison (patients)	Efficacy parameters (P<0.05)		Safety profile
					Significant associations (P<0.05)	Non-significant associations (P>0.05)	
Kedor et al (2016)	30	Prospective (16 w)	Oral cyclosporine A, approx 2 mg/kg/day (n = 30)	None	Tender joint count (0.001), swollen joint count (<0.001), DAS28 (<0.001), ESSDAI (<0.001), gammaglobulin (0.009), anti-La (0.048)	Patient's disease activity (P = 0.249), pain (P = 0.094), fatigue (P = 0.350), SF-36 total (P = 0.259), HAQ-DI (P = 0.372), CRP mean (P = 0.780), ESR mean (P = 0.268), IgG mean (P = 0.360), Schirmer's test (P = 0.820), Saxon's test (P = 0.925), anti-Ro (SSA) 60 kDa (P = 0.786), anti-Ro (SSA) 52 kDa (P = 0.400), RF (P = 0.099)	All had experienced at least one adverse event (AE): gastrointestinal (70%), muscle craps (67%), nervous system (53%), skin (53%); infections (30%) of mild or moderate severity occurred 13 times in 10 patients; drop-out 6/28 (21%)
Egrilmez et al (2011)	22	Prospective (12 m)	Plug (n = 22)	None	Schirmer test (0.006), BUT (<0.001)	Visual acuity levels (P = 0.608), lissamine green staining scores (P = 0.958)	Pyogenic granuloma (n = 1)
Aragona et al (2006)	15	Prospective	Pilocarpine	NA	Dry mouth (<0.001)	VARS for systemic symptoms (NS): skin dryness, vagina dryness.	Sweating in 6 (40%), chill in 3 (20%), nausea in 2 (13%), oversalivation in 2 (13%), gastritis in 1 (7%)
		(2 m)	5 mg/6 hours (progress increase of dose)	Ocular burning, of foreign body (<0.02)	VARS for ocular symptoms (NS): itching, mucus secretion, photophobia, hyperaemia, tearing.		

表6 原发性干燥综合征患者前瞻性研究结果汇总

Table 6 Summary-of-findings table generated for prospective studies in primary-2002 patients with Sjögren syndrome （续表）

Author (year)	Patients	Design (duration)	Intervention, dose (patients)	Comparison (patients)	Efficacy parameters ($P<0.05$)		Safety profile
					Significant associations ($P<0.05$)	Non-significant associations ($P>0.05$)	
						Ocular tests results (NS): corneal fluorescein stain, Schirmer's I, test basal secretion test	
Yamada et al (2007)	13	Prospective	Cevimeline 30 mg	No	No information about overall efficacy	Groups according to positive or negative findings of: ▲ sialography: age ($P=0.700$), ▲ labial minor salivary gland biopsy: age ($P=0.623$), pretreatment WSS ($P=0.806$), post-WSS ($P=0.073$) ▲ anti-Ro/SSA antibodies: age ($P=0.446$), pretreatment WSS ($P=0.268$), post-WSS ($P=0.165$), increment rate ($P=0.683$) ▲ anti-La/SSB: age ($P=0.561$), pretreatment WSS ($P=0.914$), post-WSS ($P=0.116$), increment rate ($P=0.018$) ▲ Disease duration (months): age ($P=0.917$), pretreatment WSS ($P=0.934$), post-WSS ($P=0.950$), increment rate ($P=1.000$)	No serious adverse effects

表 7 原发性干燥综合征患者病例对照研究结果汇总

Table 7 Summary-of-findings table generated for case-control studies in primary-2002 patients with Sjögren syndrome

Author (year)	Patients	Design (duration)	Intervention, dose (patients)	Comparison (patients)	Differences between-groups (p value)	Differences within-groups (p value)	Safety profile
Alpöz et al (2008)	29	Case control (2 w)	Xialine	Water	Relief xerostomia complaints (0.06)	p values not detailed	Not detailed
					VAS improvement for Xialine group in mastication (0.06), swallowing (0.027), daily liquid consumption (0.019), mouth burning (0.025), the need to sip liquids to aid swallowing (0.023), difficulty in speaking (0.004)		
					VAS satisfaction better for Xialine (0.011)		
			VAS satisfaction better for Xialine (0.011)		No differences for VAS burning tongue (0.925), diminished taste (0.527), waking up at night to sip water (0.066)		
Qiu et al (2013)	40	Case control (nd)	Plug (n = 21)	Artificial tears (AT) (n = 19)	OSDI score, BUT, Schirmer I, corneal staining score (P>0.05)	Plug group: better OSDI score, BUT, Schirmer I, corneal staining score (P<0.001)	Not detailed
						AT group: better OSDI score, BUT, Schirmer I, corneal staining score (P<0.001)	
Lin et al (2015)	40	Case control	0.1% fluoromethol-one (FML) (n = 20)	Topical cyclosporine A (n = 20)	CFS score (>0.05), OSDI score (>0.05), Schirmer (>0.05), conjunctival goblet cell density (P<0.001)	FML group: better CFS score (<0.001), BUT (<0.001), OSDI score (<0.001), Schirmer (>0.05), conjunctival goblet cell density (ns), conjunctival congestion at week 4 (P = 0.035)	No serious or severe adverse effects occurred

表7 原发性干燥综合征患者病例对照研究结果汇总 (续表)

Table 7 Summary-of-findings table generated for case-control studies in primary-2002 patients with Sjögren syndrome

Author (year)	Patients	Design (duration)	Intervention, dose (patients)	Comparison (patients)	Differences between-groups (p value)	Differences within-groups (p value)	Safety profile
		(8 w)			Mean BUT longer in FML group (0.04)	CyA group: better CFS score (<0.001), BUT (<0.001), OSDI score (<0.001), Schirmer (>0.05), conjunctival goblet cell density(ns)	Moderate/severe transient burning sensation (CsA 31.25%, FML 0%)
							Less severe conjunctival congestion in FML group at week 4 compared with CsA group ($P = 0.035$)
							Mean IOP + 0.4 mm Hg FML vs − 1.15 mm Hg CsA ($P = 0.389$)
Li J et al (2015)	37	Comparative	Autologous serum (AS) ($n = 18$)	Bandage contact lens (BCL) ($n = 19$)	BUT (>0.05), corneal staining (>0.05), Schirmer (>0.05), BCVA (>0.05)	AS group: BUT (0.001), corneal staining (0.001), Schirmer (>0.05), BCVA (>0.05)	No adverse events
		(6 w)			OSDI: 47.1 AS vs 31 BCL (<0.01)	BCL group: BUT (<0.001), corneal staining (<0.001), Schirmer (>0.05), BCVA (0.003)	
Noaisch et al (2014)	118	Case control	Pilocarpine first line ($n = 59$)	Cevimeline first line ($n = 59$)	Failure rates among first-time users: Cevimeline vs pilocarpine 27% vs 47% ($P = 0.02$)	ANA (+) was associated with failure: (59% vs 38%) ($P = 0.03$)	Pilocarpine first line: 28 patients (47%) discontinued treatment due to AE

三、灼口综合征的药物治疗：复习和进展

Mínguez Serra MP, Salort Llorca C, Silvestre Donat FJ, et al

(一) 灼口综合征的药物治疗复习

Mínguez Serra 复习近 10 年来 BMS 的药物治疗，使用 drug、treatment、clinical trial、pain management 和 burning mouth syndrome 作为关键词，检索 Micromedex、Cochrane Database 和 PubMed，语言限定英语或西班牙语，出版时间为近 10 年，物种为人类，有效定义为治愈。检索结果包含的药物种类有抗抑郁药、抗精神病药、抗癫痫剂、镇痛药、黏膜保护剂等。

BMS 发病率 3.7%，女性发病率 5.5%，且以绝经妇女多见，男性发病率 1.6%。BMS 发病机理不明，其中心理因素很重要。抑郁和焦虑通过强化或弱化末梢痛觉受体从而改变神经传导，调节痛觉，因此 Vidal 和 Low 等使用抗抑郁药。压力、焦虑、雌激素、更年期等因素通过外周神经系统这一途径使口腔黏膜的神经受体密度改变或受体的活性改变，氯硝西泮(clonazepam)治疗 BMS 有效验证了这一机理。Woda 认为 BMS 是味觉系统敏感而出现的一种幻痛，还有 Jääskeläinen 认为对热耐受改变或味觉障碍等增加了神经反射导致中枢多巴胺系统的功能障碍。多巴胺释放抑制使神经兴奋，加巴喷丁(gabapentin)、氯硝西泮(clonazepam)可能通过提高多巴胺能系统活性而改善 BMS 症状。

大多数双盲实验中采用曲唑酮(trazodone)、氨磺必利(amisulpiride)、帕罗西丁(paroxetine)、舍曲林(sertraline)。Tammiala-Salonen 在一个双盲试验中用曲唑酮或安慰剂治疗 BMS，每 12 小时 100 mg，两组疗效差异无统计学意义。

Maina 在一项随机单盲试验中将 BMS 患者随机分为 3 组，27 人氨磺必利 50 mg/d，26 人帕罗西丁 20 mg/d，23 人舍曲林 50 mg/d，8 周后总治愈率 70%，氨磺必利最早出现疗效。

抗癫痫剂的作用机理与 γ-氨酪酸类似，提高对中枢神经系统的抑制，使神经的兴奋性降低，疼痛减轻，在文献中治疗 BMS 的抗癫痫剂主要是氯硝安定、加巴喷丁。Heckmann 用加巴喷丁治疗 15 名病例，起始 300 mg/d，每隔 48 小时增加 300 mg，最大到 2 400 mg/d，作者认为该药物无效或微效。Grushka 用氯硝西泮治疗 30 名患者，起始剂量 0.25 mg/d，每周增加 0.25 mg，平均剂量 1.1 mg/d ± 0.65 mg/d，根据效果分三组：13 人症状改善后继续用药；8 人症状改善后由于副作用大立即停药，9 人无改善。Woda 在一项随机双盲平行多中心试验中，两组 BMS 患者每组 24 例，对照组用安慰剂。治疗组患者将 1 mg 氯硝西泮嚼碎，口含不吞咽，3 分钟后吐出，再等 5 分钟后再次进行疼痛分级，3 次/d。治疗组中 9 例非常有效，7 例部分有效，6 例无效。治疗后 6 个月，再次评估 13 名患者，7 例治疗有效，3 例自我感觉好转，并要求继续治疗。

文献中也见用镇痛药来治疗 BMS，主要是辣椒碱(capsaicin)和盐酸苄达明(benzidamine hydrochloride)。Petruzzi 用随机三盲试验，评价 0.25% 辣椒碱的疗效。治疗组，15 名初始 VAS 评分 8～10，治疗后 14 名改善，8 名初始 VAS 评分 4～7，治疗后 5 名改善。安慰剂组，13 名 VAS 评分 8～10，无一例改善；7 名 VAS 评分 4～7，一例改善。治疗组有 8 例出现胃

不适症状,限制了药物的长期使用。Sardella 用随机双盲试验,第一组采用 15 mL 0.15% 盐酸苄达明含漱;第二组采用安慰剂含漱;第三组无治疗。三组疗效差异无统计学意义。

α-硫辛酸(α-lipoic acid,ALA)可以保护消化道黏膜,还能够促进神经修复。Campisi 采用 ALA 分两组治疗 BMS,每组 7 人,一组接受 20%ALA 的悬浮液,另一组接受 1g 的咀嚼片。试验结束后第一组 3 人改善,2 人无改善,2 人加重。第二组 2 人改善,3 人无改善,2 人加重。Femiano 用 ALA 600 mg/d 治疗 BMS。治疗组总有效率 81%,安慰剂组只有 13% 有轻微改善。6 个月后,19 例经 ALA 治疗后改善的 BMS 患者症状复发。

(二) 讨论

表 8 列出了 1996~2006 期间所有关于 BMS 药物治疗的文章,其药物的有效性安全性。

表 8　用于治疗 BMS 药物的有效性和安全性汇总
Table 8　Efficacy and safety of the drugs used to treat the symptoms of burning mouth syndrome (BMS).

AUTHOR	DRUG	HEALIN	IMPROVEMENT
Tammiala~Salonen et al.	Trazodone	0%	73%
Maina et al.	Amisulpiride Paroxetine, Sertraline	0%	70%
Heckmann et al.	Gabapentin	0%	33%
Grushka et al.	Systemic clonazepam	0%	43%
Woda et al.	Topical clonazepam	40%	36%
Gremeau~Richard et al.	Topical clonazepam	41%	32%
Petruzzi et al.	Capsaicin	0%	83%
Sardella et al.	Benzidamine	0%	10%
Campisi et al.	Sucralfate	0%	36%
Femiano et al.	Alpha~lipoic acid	31%	50%

在已有的文献中,口服辣椒碱和氯硝西泮后副作用较大,一般不用于治疗 BMS。加巴喷丁治疗 BMS 无效,而 ALA 治疗后症状很容易复发。曲唑酮和盐酸苄达明治疗 BMS 时,疗效与对照组无显著差异,曲唑酮副作用比较多,同时氨磺必利、帕罗西丁、舍曲林和 ALA,文献报道有效,但试验本身的设计有缺陷。局部使用氯硝西泮目前看起来是最佳选择,有接近 40% 的治愈率,但试验设计大部分是未使用双盲的,同时病例数太少,治疗时间短,只有一半的病例在观察疗效时设计了对照组,见表 9。

表 9　发表文献中研究设计相关的数据
Table 9　Data relating to the design of the studies published in the literature.

DRUG	SAMPLE1	DURATION	PLACEBO	MASKED2
Trazodone	18 patients	8 weeks	Yes	Yes
Amisulpiride, Paroxetine, Sertraline	27, 26, 23 patients	8 weeks	No	No3

（续表）

DRUG	SAMPLE1	DURATION	PLACEBO	MASKED2
Gabapentin	15 patients	3. 3 weeks	No	No
Systemic clonazepam	30 patients	8 weeks	No	No
Topical clonazepam (Woda et al.)	25 patients	4 weeks	No	No
Topical clonazepam (Gremeau～Richard)	24 patients	2 weeks	Yes	Yes
Capsaicin	25 patients	4 weeks	Yes	Yes4
Benzidamine	10 patients	4 weeks	Yes	Yes
Sucralfate	14 patients	3 weeks	No	No
Alpha～lipoic acid	48 patients	8 weeks	Yes	No

1-Sample size in the trials versus placebo refers to the treatment group only.
2-Masking is assumed when the design is at least double blind.
3-Simple blind study.
4-Triple blind study.

Eguia Del Valle 认为 BMS 的患者群常常有精神心理问题，常常要口服几种药物，但在具体试验中通常不包括这部分人群。

大多数 BMS 的治疗模式还有待验证，Silvestre 认为试验疗效应该有一个统一的评判标准，尚需从病理上研究 BMS 的发病机理，完善诊断标准和药物治疗有效标准。

四、HIV 阳性个体的口腔机会性感染：黏膜免疫的复习和作用

Leigh JE，Shetty K，Fidel PL Jr，et al.

1981 年，学者首次报道了 HIV 相关的口腔病损。一群年轻男同性恋者，表现卡氏肺囊虫肺炎，并发口腔黏膜念珠菌病。不久，HIV 相关的其他口腔机会性感染陆续被报道。虽然这些口腔感染均不威胁生命，但是因为口腔疼痛、营养摄取量下降和身体消瘦，所以这些感染与高病死率相关。该综述简述了 HIV 相关的三种最常见口腔机会性感染的免疫学因素，包括口咽部念珠菌病（oropharyngeal candidasis，OPC）、口腔毛状白斑（oral hairy leukoplakia，OHL）和口腔疣。

（一）HIV 感染者的口腔表现的病因学

口腔机会性感染与免疫抑制程度有关。当外周血 CD_4^+ T 细胞数低于 $400/\mu l$ 时，OPC、OHL、KS 和带状疱疹可发生，而当外周血 CD_4^+ T 细胞数低于 $200/\mu l$ 时，重型 RAU 和坏死性黏膜疾病可出现。红斑型念珠菌病，通常发生于 CD_4^+ T 细胞数介于 $200/\mu l$ 和 $500/\mu l$ 之间时。假膜型念珠菌病，通常发生于 CD_4^+ T 细胞数<$200/\mu l$。OHL 于 1983 年首次被报告。OHL 的病原体是 EB 病毒，HIV 感染者的口腔上皮细胞内 EB 病毒 DNA 检出率比 HIV 阴性者更高，相应为 42.1% 和 16.6%。口腔疣是一种出现于 HIV 感染者的 HPV 相关的口腔

黏膜的变异病损。口腔疣可出现于口腔黏膜的任何部位,根据角化程度的高低,表现为粉红或白色的结节状病损。据最近的研究,HIV 感染者的 HPV DNA 的检出率约为 36%,而与之比较,HIV 阴性个体为 6%。

(二) HIV 感染者的口腔感染的宿主免疫应答

1. 口咽部念珠菌病

细胞免疫是宿主对黏膜表面白色念珠菌感染的主要防御机制。CD_4^+ T 细胞介导的获得性 Th1 型免疫应答与防御有关,Th2 型免疫应答与易感性有关。

(1) 全身性免疫

伴有和不伴有 OPC 的 HIV 感染者的念珠菌特异性全身性细胞免疫无明显差异。因此,全身性细胞免疫功能低下不能解释 CD_4^+ T 细胞数下降与 OPC 之间的高度相关性。外周血中 CD_4^+ T 细胞数必须维持一定阈值,才能完全保护口腔黏膜不被念珠菌感染,低于该阈值,只能依靠局部免疫机制。

(2) 局部免疫

口咽部念珠菌病研究表明,HIV 非感染者唾液中有 Th0 型细胞因子,而 HIV 感染者唾液中以 Th2 型细胞因子为主,伴有 OPC 的 HIV 感染者该特点更明显。进一步研究表明,免疫抑制是唾液中 Th 细胞因子类型不同的必要条件。

上皮细胞作为天然免疫效应细胞,在体外可抑制 80%~90% 的白色念珠菌生长,而效靶较低。研究表明,HIV 感染者 OPC 患者的上皮细胞介导的抗念珠菌活性下降,这可能是 OPC 的一个可能易感因素。

OPC 病损组织 IFN-γ(Th1 型细胞因子),IL-2、IL-15、IL-10(CD_8^+ T 细胞相关)和 IL-6(促炎症细胞因子)水平升高,而 TNFα(促炎症细胞因子)水平下降。RANTES、IP-10、MCP-1 或 CD_8^+ T 细胞相关的趋化因子升高。

因此,存在对抗 OPC 的两道防线。首道防线是具有保护效应的 CD_4^+ T 细胞,在血液中保持一定数量,必要时可能被招募到口腔黏膜。第二道防线之一是 CD_8^+ T 细胞,在 CD_4^+ T 细胞数量低于保护阈值时,CD_8^+ T 细胞是更关键的。天然免疫细胞是第二道防线的另一部分,上皮细胞是其中之一。防线的任何一个成员缺乏或功能障碍都能增加 OPC 的易感性。图 4 简述了 CD_8^+ T 细胞和上皮细胞的潜在防御作用。

2. 口腔毛状白斑

OHL 病损黏膜下缺乏朗格汉斯细胞和炎性细胞浸润,HIV 感染者的 OHL 与 CD_4^+ T 细胞数量下降和高病毒载量有关,这说明 EB 病毒与 HIV 的共刺激作用,或者 CD_4^+ T 细胞可明显防止宿主发生 OHL。

关于 EB 病毒的局部细胞免疫应答所知甚少,但是 CTL 被认为是控制 EB 病毒的免疫细胞。EB 病毒(Epstein-Barr virus)感染者的外周血中终生都可检测到特异性 CTL,但数量很低,而且随着 HIV 相关疾病的发展更加降低。

最近的研究评价了 OHL 相关的免疫状态,结果提示,尚没有任何证据表明存在 OHL 病损局部的免疫应答。如果病损中并不是全无免疫应答,那么需要解释免疫为基础的 OHL 易

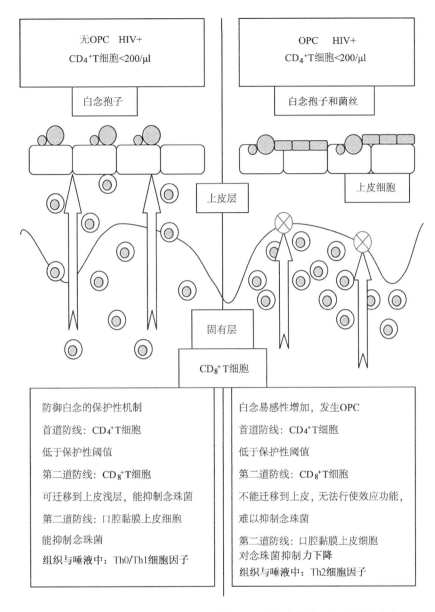

图 4 OPC 阳性和阴性的 HIV 感染者的抗白色念珠菌的局部免疫状态比较

感性。

3. 口腔疣

早期数据表明,HPV 相关疾病 Th1 细胞因子下降,Th2 细胞因子升高。HIV 对 HPV 感染的潜在影响仍未被确定。

1995 年前,口腔疣不是常见的 HIV 相关口腔病损。然而,自从 HAART 出现后,口腔疣的发病惊人地增加,原因不明。也许在 HAART 出现前,患者还未出现口腔或生殖器 HPV 相关病损就已死于 HIV 相关的并发症。

最近学者研究了口腔疣相关的局部免疫状态,结果提示,无证据表明宿主产生针对口腔疣的局部免疫应答。迄今为止,无证据表明 HAART 治疗后口腔疣是免疫重建的结果。也可能 HAART 导致了 HPV 特异性口腔免疫功能的明显紊乱。还可能由于 HAART 激活了病毒复制。

(三) 结论

虽然应用蛋白酶抑制剂后,HIV 感染者生存期延长,口腔病损的发生率下降,但仍有大量新感染者出现。认识这些口腔病损对于患者保健是重要的,而发病机制和宿主防御作用的更好理解有助于我们改良治疗方法。有证据表明 OPC、OHL 和口腔疣都与 T 细胞免疫抑制状态有关,只有一些证据表明 OPC 有病损的广泛黏膜免疫应答,见表 10,而 OHL 和口腔疣都没有。需要进一步研究宿主对 OHL 或口腔疣的防御或易感中,全身性或黏膜免疫所起的作用。HIV 对 OHL 或口腔疣的促进和抑制的影响仍不明确,对于 EB 病毒和 HIV 双感染疾病的发病机制,需要深入研究。

表 10　口腔黏膜病损出现与否的 HIV 阳性个体的局部免疫状态比较

	唾液 细胞因子	感染组织 T 细胞	组织相关 细胞因子 mRNA
OPC	Th2	CD_8^+ T 细胞较多	CD_8^+ T 相关的细胞因子↑ 促炎症细胞因子↑↓ Th1 和 Th2↑,趋化因子↑
OHL	Th0	CD_8^+ T 细胞极少	促炎症细胞因子↑↓ CD_8^+ T 相关的细胞因子↑
口腔疣	Th0	CD_8^+ T 细胞极少	促炎症细胞因子↑
无口腔病损	Th0	CD_8^+ T 细胞极少	配对对照组

五、莱特尔综合征:不仅是三联征

Wu IB, Schwartz RA.

莱特尔综合征(Reiter's syndrome,RS),又名尿道、眼、关节综合征,现多被称为反应性关节炎。RS 的三个典型症状,即"can't see, can't pee, and can't climb a tree"(注:pee,俚语,小便)。

希波格拉底也许是最早提到关节症状与性病感染间关系的人。他写道,"青年人只有在性交后才会得痛风。"在 15 世纪早期,墨西哥的教科书中已提到了这种综合征。Brodie 于 1818 年报道了几例性病感染后发生 RS 的患者,Stoll 于 1869 年报道了一例该综合征的发生。在 1916 年,两名法国医生,Fiessinger 和 Leroy 报道了一例志贺菌感染后发生 RS 的患者。同年,Reiter 报道了一名士兵患有痢疾后的 RS,他将其归因于梅毒螺旋体的感染。1942 年,Bauer 和 Engleman 在英文教科书中普及了 RS 这一名称,他们认为 Reiter 是第一位描述该综合征的人。

（一）病因

RS 相关的微生物包括沙眼衣原体、弗氏志贺菌、肠炎沙门菌、小肠结肠炎耶尔森菌、解脲尿素原体等。微生物引起 RS 的致病机制尚不清楚。交叉反应假说认为机体在一些微生物感染后可产生与 HLA-B27 具有亲合性的抗体。然而,研究发现病原微生物与 HLA-B27 无交叉反应性或者交叉反应不仅局限于 RS 相关的微生物,这表明分子模拟在 RS 发生、发展过程中几乎不起作用或作用有限。另一个假说与细胞因子有关。研究发现沙门菌感染后发生的 HLA-B27 和 HLA-B7 阳性的反应性关节炎患者产生的 IL-2 水平下降,表明针对特定微生物的细胞免疫受损可能与反应性关节炎有关。

HLA-B27 与 RS 高度相关,60%～80%的 RS 患者的 HLA-B27 呈阳性,而一般人群 HLA-B27 阳性率仅为 10%。在志贺菌或沙门菌爆发后,超过 20%的患者发生反应性关节炎。

Winchester 首次报告了 RS 与 AIDS 的关系,HIV 阳性群体 RS 的患病率为 4.6%,比健康群体高 140 倍。然而,Clark 进行 RS 患者的流行病学研究,表明 HIV 阳性与阴性的男性 RS 的患病率无差异。三个群组研究发现 HIV 感染患者的 RS 患病率低于 1%,表明 HIV 不是 RS 的独立相关因素。

（二）临床表现

RS 的发病高峰为 30 多岁。RS 好发于男性,有研究表明 97.1%的报告病例为男性,而另一名学者于 2006 年提出 RS 的男女比例为 5∶1。儿童所患 RS 多为肠病型,而成人所患 RS 多为性病型。RS 的主要临床表现见表 11。

表 11　莱特尔综合征的临床表现

系统、部位	临床表现	症状发生率
泌尿生殖系统	尿道炎、宫颈炎、前列腺炎	尿道炎/宫颈炎 90%
风湿病	多发性关节炎、韧带肌腱炎	背痛 49%,足跟痛 40%,香肠指 17%,
眼	结膜炎、葡萄膜炎、角膜炎	结膜炎 30%～60%,葡萄膜炎 12%～37%,角膜炎 4%
皮肤	溢脓性皮肤角化病、旋涡状龟头炎/外阴炎、指(趾)甲营养不良	溢脓性皮肤角化病 10%,旋涡状龟头炎 50%,甲改变 20%～30%
口腔	红色斑点、丘疹、斑块、浅表溃疡或糜烂	9%～40%
内脏	心脏、肾脏或神经系统表现	罕见

（三）诊断

若出现典型症状,不难诊断。然而,仅有 1/3 的患者表现出完全、典型的三联征。脱离了病史和临床表现,实验室或影像学结果都不能独立确诊 RS。RS 的辅助诊断方法见表 12。RS 需与一些关节病或皮肤病进行鉴别,见表 13。

表 12　莱特尔综合征的临床表现

辅助诊断方法		检查结果
血液学	HLA-B27 检测	没有确诊价值，但阳性有预后价值
	血沉	常升高
	C 反应蛋白水平	常升高
	全血细胞计数	可出现白血病升高和轻度贫血
	类风湿因子	阴性
	抗核抗体	阴性
微生物学	尿检验	脓尿培养阴性
	尿培养	若为衣原体感染，则可出现衣原体培养阳性
	便培养	若早期获得性感染，则可出现沙门菌、志贺菌或耶尔森菌培养阳性；儿童比成人更多出现便培养菌阳性
关节检查	关节液吸引术	多形核白细胞
	滑膜活检标本	炎症改变，血管充血，周围中性粒细胞浸润
病理学	溢脓性皮肤角化病损	表皮上层的海绵状大脓疱、表皮内微脓肿、明显的乳头瘤病、棘皮症；长期病损表现为增厚的角化层和棘皮症
	指(趾)甲	过度角化或角化不全
	口腔黏膜损害	上皮棘层增厚，钉突增长，上皮内微脓疱
影像学	早期	正常或者仅显示受累关节周围软组织肿胀，约 20% 患者出现放射学异常-炎症部位非对称的关节骨化，包括足小关节、跟骨、踝和膝关节等，跟腱、足底肌腱和筋膜处也可见骨膜反应和骨侵袭
	晚期	慢性患者最终约有 70% 出现下肢的骨破坏，如双侧骶髂关节，同时伴有邻近的骨增生

表 13　反应性关节炎(RS)与下列疾病的鉴别

关节病 （包括血清阴性脊柱关节病）	痛风、淋病性关节炎、脓毒性关节炎、类风湿关节炎和银屑病关节炎
皮肤病	脓疱性银屑病、特异性皮炎、白塞病、接触性皮炎和梅毒

（四）治疗

1. 抗生素

目前对于 RS 是否需要抗生素治疗尚未达成一致意见。一项研究指出，早期使用抗生素无法预防沙门菌痢疾后的关节症状，也不能缩短病程。另一项研究表明，抗生素在短期无改善作用，但在长期有改善作用。

2. 其他治疗

研究表明,激素的短期治疗有助于缓解严重或长期的关节炎。依曲替酯可减少非甾体抗炎药的用量。对非甾体类抗炎药耐药的慢性关节炎,柳氮磺胺吡啶可能有效。

皮肤损害初始可用皮质类固醇和水杨酸。甲氨蝶呤可用于治疗耐药的皮肤表现。甲氨蝶呤和依曲替酯也用来治疗溢脓性皮肤角化病。

合并感染 HIV 的反应性关节炎患者更加耐药,一般不推荐免疫抑制药物。阿昔曲丁比依曲替酯半衰期短,似乎是更安全的,可有效改善皮肤和关节症状。

(五)预后

成人病程呈加重与缓解交替。研究发现只有 22% 的患者发作后六年才无症状出现。任何临床症状都可复发,约 15% 至 20% 的患者发展为慢性致残症状。儿童病症轻微,较少复发。研究发现,HLA-B27 阳性患者不仅急性期症状严重,而且更频繁地出现慢性关节症状。

六、特发性中线破坏性疾病:事实还是猜测

Rodrigo JP, Suarez C, Rinaldo A, et al.

"中线致死性肉芽肿综合征"(lethal midline granuloma syndrome, LMGS)是临床术语,该临床综合征曾有各种名称:恶性肉芽肿,进行性致死性肉芽肿溃疡,中线恶性网状细胞增多症,特发性中线破坏性疾病(idiopathic mid-line destructive disease, IMDD)。

过去几年,LMGS 的病理学分类经历了重大修改。现在认为,LMGS 包括:韦格纳肉芽肿(Wegener granulomatosis, WG)、恶性淋巴瘤、Churg-Strauss 综合征、多发性微小血管炎和药物滥用。目前,对 IMDD 的命名仍有争议。有些学者认为,LMGS 曾经的临床描述性术语应由病理学诊断取代,以便准确命名,避免不当的治疗。

在 1896 年的伦敦耳鼻咽喉学会的会议上,McBride 展示了面部和鼻腔的进行性破坏患者的照片。1921 年,Woods 使用"恶性肉芽肿"报道了两名口鼻区进行性溃疡的患者。1929年,Kraus 报道三例鼻腔、口腔和咽部患有肉芽肿和广泛破坏的患者,并建议使用"坏疽性肉芽肿"一词。1933 年,Stewart 广泛复习了该疾病,由此,该病被称为 Stewart 综合征。最著名的名称"致死性中线肉芽肿"是由 Williams 在 1949 年提出的,用来描述未知病因的炎症性破坏性病变。

Friedmann 认为,可以假定 LMGS 存在两种类型:Wegener 型和 Stewart 型中线肉芽肿。前者存在巨细胞炎性肉芽肿浸润,而后者浸润更具多形性。后来,Eichel 等认识到 Stewart型中线肉芽肿病损可能和鼻部原发性非霍奇金淋巴瘤有关,并提出了"多形网状细胞增多症"这一概念用来指淋巴网状细胞的混合浸润。1977 年,Michaels 和 Gregory 复查恶性肉芽肿患者的组织学切片,发现其中有些具有恶性淋巴瘤的特点。由此,他们认为,LMGS 的组织病理学类型包括:WG,多形性网状细胞增多症,以及鼻部一般淋巴瘤。1982 年,Tsokos 等确定了 LMGS 的另外一种类型,病损仅限于上呼吸道,病理学特点是无肉芽肿和恶性细胞的非特异性炎症和坏死。他们把这种类型与以前的那些总称为 IMDD。

在 80 年代,免疫组化表型和分子遗传学的进步最终使我们能够更详细地确定面中部破坏性疾病的细胞来源。现在知道,几乎所有"IMDD"患者组织学上都是鼻部 NK/T 细胞淋

巴瘤。一些作者认为大量有争议的"IMDD"是可卡因诱发的疾病。

（一）病理

由于组织已广泛坏死,诊断前常常需要多次活检。面中部破坏性疾病的诊断通常借助免疫组化和流式细胞术。

WG 是相对容易诊断的,其特征是非干酪性多核巨细胞肉芽肿和坏死性血管炎,以及主要由组织细胞和嗜酸性粒细胞为主的单核炎性细胞浸润。

相比之下,诊断 NK/T 细胞淋巴瘤极为困难。因为可识别的恶性细胞非常稀少,加之明显的反应性浸润和广泛坏死,所以这类病变以前常被诊断为非特异性炎症。病损特征为多形炎性细胞浸润,含若干非典型恶性细胞,这些细胞可浸润和破坏血管壁。相反,B 细胞淋巴瘤没有血管倾向性。高达 65% 的 NK/T 细胞淋巴瘤有 NK 细胞表型,如 CD2、CD3ε 和 CD56,但缺乏 T 细胞表面抗原,如 CD3、CD4 和 CD5。而 T 细胞淋巴瘤具有 T 细胞标志物,如 CD2、CD3、CD5 和 CD45RO,但缺乏 CD34 和 CD1a 分子。在遗传学上,T 细胞和 NK 细胞的一个重要区别是 NK 细胞不具有 T 细胞受体基因的重排。

（二）临床表现

中线破坏性疾病发病年龄范围很宽,高峰为 60 岁左右,好发于男性。在西方,面中部结外淋巴瘤中非霍奇金淋巴瘤最少,所占比例不到 0.5%,而在亚洲和中、南美洲却高得多,这些地区的病例大部分是 T 细胞或 NK 细胞表型。

很多患者在整个病程中全身状况较好。该病初始为非特异性鼻炎或鼻窦炎,继而软组织、软骨和骨受到破坏,鼻中隔穿孔,口鼻腔相通,随后会出现面部畸形。恶病质可导致死亡。

（三）诊断

最典型的表现是鼻中隔穿孔。影像学的主要作用是评价病损范围,监测其进展,并确定疗效。应排除常见的病因,如创伤、滥用可卡因、感染和上皮性肿瘤。表 14 中列出了鼻腔、鼻窦病变的鉴别诊断。主要考虑的是 WG 和恶性淋巴瘤之间的鉴别诊断。确定肺病或肾病,以及血清中出现抗中性粒细胞胞浆抗体(ANCA)有助于 WG 的诊断。分子诊断技术,包括感染病毒的搜索技术,克隆的分子分析和免疫组化研究,在明确诊断鼻窦 NK/T 细胞淋巴瘤方面占首要地位。

表 14　中线致死性肉芽肿综合征的鉴别

		可卡因滥用
		创伤
感染性疾病	细菌	布鲁氏菌病、梅毒、鼻硬结病、麻风病、放线菌病、结核病
	真菌	组织胞浆菌病、念珠菌病、毛霉菌病、酵母菌病、鼻孢子虫病、球霉菌病
	寄生虫	利什曼病、蝇蛆病
炎症性疾病		结节病、韦格纳肉芽肿病、系统性红斑狼疮、结节性多发性动脉炎、变应性血管炎、特发性中线破坏性疾病
肿瘤性疾病		鳞状细胞癌、基底细胞癌、鼻腔神经胶质瘤、腺样囊性癌、鼻窦淋巴瘤

（四）治疗

目前,WG 首选疗法是免疫抑制细胞毒疗法,尤其是使用环磷酰胺。鼻窦 NK/T 细胞淋巴瘤的治疗首选蒽环类抗生素为基础的化疗方案,如 CHOP 方案,同时结合局部放疗。但对于早期肿瘤,单纯放疗已足够。

（五）预后

WG 经治疗可以实现疾病的长期完全缓解。鼻窦 NK/T 细胞淋巴瘤预后极差。有些病例通常发生肺与皮肤的早期转移。有些学者认为免疫表型不是独立预后因素,与总生存率有关的独立预后因素只是疾病的严重程度和患者的年龄,年轻患者预后较好。

七、Laugier-Hunziker 综合征:唇和口腔色素沉着背后的奥秘

Ning Duan,Yang-Heng Zhang,Wen-Mei Wang,Xiang Wang

Langier-hunziker 综合征(LHS)又名获得性良性口唇-颊黏膜色素沉着斑;后天性唇-口腔黏膜-指甲综合征。本征系由 Laugier 和 Hunziker 于 1970 年首先报道而得名。病因不明,皮损一般在 30～50 岁才出现,中年女性最常见。临床特点为:发病隐晦,于唇和口腔黏膜出现 3～5 mm 直径的色素沉着斑,指、趾甲受累者占 60%,指、趾甲的色素条纹可为一条或两条不等,有时半侧指甲色素沉着。病程缓慢,可长达数十年。临床上色素沉着病变较为普遍,但正确识别特征性色素沉着对鉴别诊断是必须的,必要的检查和评估,促进对潜在疾病的早期诊断,指导合理的医疗策略。

（一）临床特征

Langier-hunziker 综合征常见于 50 岁左右的中年女性,男女比例为 1︰1.8,临床常见三大症状:口唇黏膜、结膜色素沉着;纵向黑甲;指(趾)皮肤色素斑。口唇黏膜、结膜色素沉着典型损害表现为浅棕色、褐色或黑色色素斑,表面平伏光滑,境界清晰或不清,直径约为 2～5 mm,单发或多发,可融合,外观呈扁豆状或不规则形,色素部位呈现如下特点:下唇＞颊＞舌背＞上唇＞舌腹＞腭＞牙龈＞口底,口腔以外部分也偶有发生(表 15);纵向黑甲包括单股、双股纵向黑甲、半侧指甲均一的色素沉着、全甲色素沉着,单股约为 1～2 mm 宽,双股约为 2～3 mm 宽;指/趾皮肤色素斑多见于指腹、趾间区等大小不同的色素斑点。

表 15　LHS 色素性病变位置分布

Table 15　Distribution of involved locations of pigmentary lesions in Laugier-Hunziker syndrome

Involved locations		Frequency
Lip		75%(154/206)
Oral cavity		68%(140/206)
Acral area	Nail	47%(96/206)
	Periungual area	8%(17/206)
	Finger	13%(26/206)

表 15　LHS 色素性病变位置分布

Table 15　Distribution of involved locations of pigmentary lesions in Laugier-Hunziker syndrome

（续表）

Involved locations		Frequency
	Paim	4%（8/206）
	Toes	3%（6/206）
	Sole	3%（6/206）
Genitalia	Penis	24%（17/70）
	Vulva or labia majora	10%（13/127）
Anal mucosa and perianal area		15%（3/206）
Conjunctiva and sclera		4%（9/206）
Eyebrow and periorbital area		15%（3/206）
Pharynx		0.5%（1/206）
Esophagus		0.5%（1/206）
Neck，thorax，and abdomen		1%（2/206）
Back		0.5%（1/206）
Elbow		1%（2/206）
Pretibial area		0.5%（1/206）

（二）皮肤特征

作为一种有用且无创的辅助诊断方法，皮肤镜检查已被用于包括 LHS 病变在内的色素性病变的精确诊断。LHS 的唇部病变在皮肤镜下可表现为平行的沟纹和多个棕点；多个棕色或蓝灰色的颗粒状图案；有规则的褐色网状图案，包括弧形条纹，颗粒和网络；具有均匀蓝色区域的规则棕色网络图案；褐色网状线、球形、平行线以及鱼鳞状图案。同样，在皮肤镜检查中，LHS 的颊黏膜色素性病变由黏膜上规则的褐色网状结构和线性或曲线脉管组成，外阴黏膜表现为平行的沟纹和线性及曲线条纹，结膜上则是浅棕色均匀图案。

此外，在皮肤镜下，LHS 皮肤色素性病变表现为手掌和足底区域平行的沟纹、指腹和指尖上平行的脊纹以及棕色至灰色的均质图案。

（三）病理特征

通常，LHS 中色素性病变的病理结果涉及黑色素在上皮或表皮基底层细胞中的积累。黑色素细胞在数量、形态学外观和分布方面是正常的，而黑素细胞活性增加，但 LHS 病理结果中未观察到痣细胞。

（四）鉴别诊断

虽然 LHS 有一定的病理特征，但当弥漫性病变时通常没有特定的组织学特征，有可能是潜在的全身性疾病的首发征兆，因此排除性的鉴别诊断尤其重要。以下是口腔色素沉着相关的疾病介绍(表 16)。

表 16　口腔色素沉着相关疾病

Table 16　Various conditions associated with labial or oral pigmentation

	Focal	Diffuse
Exogenous origin	Amalgam tattoo	Tobacco-associated melanin pigmentation (smoker's melanosis)
	Topical medications	Drugs (*e.g.*, antimalarials, tetracyclines, ketoconazole, zidovudine, phenothiazines, oral contraceptives, and chemotherapeutic agents)
	Graphite tattoo (*e.g.*, carben, lead pencils)	Heavy metals (including bismuth, mercury, silver, lead, gold, arsenic, tin, copper, brass, zinc, cadmium, chrome, and manganese)
Endogenous origin	Melanotic macule	Physiologic (racial) pigmentation
	Melanocytic nevus	Posttraumatic or postinflammatory pigmentation
	Melanoacanthoma	Lichen planus
	Melanoma	Discoid lupus erythematosus
	Hemangioma	LHS
	Lentigo maligna	Peutz-leghers syndrome
	Kaposi sarcoma	Addison's disease
		McCune-Albright syndrome Neurofibromatosis type 1(von Recklinghausen's disease) Carney complex (NAME/LAMB syndrome) LEOPARD syndrome (lentiginosis profusa syndrome) Cronkhite-Canada syndrome Cushing syndrome Incontinentia pigmenti syndrome (Bloch-Sulzberger syndrome) Acanthosis nigricans Dyschromatosis symmetrica hereditaria Tuberous sclerosis Xeroderma pigmentosum Dyskeratosis congenita Hemochromatosis Fanconi anemia

1. Peutz-Jeghers 综合征(Peutz-Jeghers syndrome,PJS)　PJS 是一种多见于青少年的常染色体显性遗传病,是 LHS 最重要的鉴别诊断。典型特征为口唇部、四肢末端皮肤黏膜黑

素斑,而 LHS 的黑素斑除表现在口腔及口周黏膜外,还常伴有指/趾甲色素沉着。且 PJS 患者常伴有胃肠道多发性错构瘤性息肉,结肠及十二指肠息肉有发生恶性肿瘤的高风险,临床上可伴有腹痛、腹泻、呕吐、便血等症状,而 LHS 患者不伴有这些表现。因此有研究建议 PJS 患者接受终身癌症监测,包括结肠镜检查、胃十二指肠镜检查和胶囊内镜(表 17)。

表 17 PJS 和 LHS 的鉴别诊断

Table 17 Differential diagnosis between Peutz-Jeghers syndrome and Laugier-Hunziker syndrome

	PJS	LHS
Inheritance	Autosomal dominant (*STK*11 gene)	Sporadic and acquired
Age of onset	Birth to infancy	Adult onset
Shape of mucocutaneous pigmented macules	Freckle-like	Lenticular
Labial pigmentation	Very common	Very common
Oral pigmentation	Common	Very common
Perioral, perirhinal, or periorbital pigmentation	Common	Uncommon
Nail pigmentation	Uncommon	Very common
Acral skin pigmentation	Common	Common
Systemic involvement	Gastrointestinal polyposis	None
Risk of malignancy	Colon, gastric, small intestinal, pancreatic, breast, ovarian,thyroid, lung, and Sertoli cell (in men) cancers	None

2. 艾迪生病 又称为原发性肾上腺皮质功能减退症,是由肾上腺皮质功能低下引起的一种全身性疾病,表现为血压低,全身乏力,皮肤及黏膜色素沉着等。局部色素沉着多见,呈灰褐或黑褐色,亦可见广泛的弥漫性色素沉着,多见于暴露部位及易受摩擦部位,以四肢屈侧、腋窝、阴部、乳头周围、乳房下部为主。全身症状明显,乏力、低血压、体重减轻、肠胃功能紊乱、食欲减退、恶心呕吐、便秘,偶有腹泻,腹痛。心血管系统也可受累,有体位性低血压、低血糖、眩晕、昏厥,可发生休克。

3. Albright 综合征 是一种少见的皮肤斑片状色素沉着和多发性囊性骨纤维发育不良的先天性内分泌障碍临床综合征,属鸟核苷酸结合蛋白病(G 蛋白病)。其表现为性早熟、甲状腺功能亢进症、库欣综合征、催乳素瘤、生长激素分泌过多、皮质醇增多、抗维生素 D 性低磷血症和甲状旁腺增大,其中以性早熟最常见。女性发病率是男性的 2 倍。其色素表现为皮肤上咖啡因色素沉着,常见病变位置包括后颈、骨和头部,一般为浅至深褐色的斑点和斑块,大小约 0.5~2.0 cm,并且色素沉着一般不发生于指(趾)甲。

4. 黑色素瘤 口腔黑色素瘤并不常见,中年男性发病率高于女性,常见病变部位包括上腭和唇侧牙龈。口腔黑色素瘤一般无症状,生长缓慢,临床上表现为棕黑色斑点,边界不规则,不对称,晚期口腔黑色素瘤,病变部位可迅速增大,并伴有疼痛、溃疡、出血、牙齿松动和骨骼受累。

(五)治疗

由于 LHS 没有严重的并发症,且患者口腔黏膜和指(趾)部位的色素沉着斑无恶性潜能,所以一般不需要进行治疗,若患者出于美观需求而要求治疗时,冷冻手术、Q 开关紫翠宝石激光治疗不失为选择方案。LHS 治疗后可能会复发,防晒对防止再次发生至关重要。

八、口腔过敏综合征

Nuray Bayar Muluk,Cemal Cingi

口腔过敏综合征(oral allergy syndrome,OAS)也被称为"花粉-食物过敏综合征(pollen-food allergy syndrome)",是一种由调味剂,坚果,生果和蔬菜引起的食物过敏。最著名的症状是口腔和咽喉瘙痒。口腔过敏综合征由于其多发性,并且比较常见,因此阐述其流行病学特征、临床表现及治疗方法等尤其重要。

(一)流行病学特征

口腔过敏综合征主要见于青少年人群,尤其常见于鼻炎患者,有研究称花粉过敏患者中口腔过敏综合征发病率约 5%～8%。OAS 的发病具有一定的季节性,花粉季节多发。

(二)临床症状

OAS 的症状主要出现于接触过敏食物或花粉之后,常见表现为嘴唇和口咽瘙痒;感觉异常;口腔黏膜、舌、腭、和口咽血管性水肿;声音嘶哑等一部分 OAS 患者也可出现手部轻微红肿或发红、恶心(10%)、呕吐、腹泻、胸闷或者意识丧失等症状。除了口咽系统之外,其他系统过敏症状也常可发生,如鼻部症状(流鼻涕,鼻塞,打喷嚏,瘙痒),眼部症状(眼睛周围发痒和肿胀),喉咙和耳部症状(喉咙痛,嗓音改变,耳朵刺痛)和睡眠问题。

(三)病因和发病机制

OAS 是由食物或者花粉过敏原引起的,在大多数情况下,它是由于易感患者口腔接触了"未煮熟的水果或者生蔬菜",引发了机体 IgE 介导的过敏反应,包括 T 细胞的凋亡、调节性 T 细胞的缺乏、Th1 和 Th2 细胞之间免疫失调等。通常触发 OAS 的过敏性食物会因胃部的腐蚀作用而失活,而终止过敏反应,也正因如此,OAS 很少会引起严重或危及生命的反应。

(四)诊断方法

(1) 皮肤点刺试验(SPT):OAS 的确诊需要患者病史以及致过敏的新鲜食物提取物皮肤点刺试验阳性联合诊断,SPT 可以迅速产生结果,从而可以直接进行临床评估。然而 SPT 的诊断准确性会因食物的性质而有所差别,一般来说,人工提取物要比原始形式的食物诊断准确性要差。另一方面,由于交叉反应,SPT 也可能会出现假阳性的现象,如对花粉过敏的患者通常对燕麦有 IgE 特异性反应,但没有任何症状。因此目前有研究将 IgE 抗体水平与诊断 IgE 介导过敏反应的金标准-食物与安慰剂对照的双盲试验结果(DBPCFC)进行相关联,将其应用于 OAS 的确诊中。

(2) 食物与安慰剂对照的双盲试验(DBPCFC):这是食物过敏诊断的重要检测方法。被测食物是由不透明的胶囊制成的或者是由无活性成分制成的正常形态。安慰剂组是外观相似的物品,其中包含葡萄糖或其他非活性食物成分。由于该方法技术复杂并且持续时间长,因此仅限于针对是否需要永久避免的健康基础食品,如牛奶、鸡蛋等。

(3)停止可疑食物:停止可疑食物的进食对于出现持续症状的人可能很有价值,通常 21 天可以足够判断可疑食物,如果症状持续改善,则可判定该食物可疑。如果重新进食食物后症状再次出现,则应完成 DBPCFC。

(五)治疗方法

食物过敏的治疗主要是切断过敏原,有研究表明 OAS 在某种程度上被认为是一种与摄入原始蛋白质有关的自限性疾病,当出现不愈的症状时,最常用抗组胺药物、皮质类固醇和肾上腺素。抗 IgE 的单克隆人源性抗体可用于治疗严重的食物过敏现象,尽管 OAS 很少发生严重的过敏反应,但必要的准备和观察还是必须的。

九、高 IgE 综合征:不止三联征

Luca Esposito,Laura Poletti,Cinzia Maspero,et al

高 IgE 综合征(hyper IgE syndrome,HIES)又名 Job 综合征,是一种比较少见的原发性免疫缺陷病,1966 年由 Davis 等首次报道。目前,共发现 3 个基因突变可以导致该疾病的发生,包括编码信号传导与活化转录分子 3(STAT-3)、编码酪氨酸激酶 2(TYK-2)、胞质分裂专一物 8(DOCK-8)三个基因。其中 STAT-3 占 HIES 的绝大部分。HIES 特征性的三联征包括:湿疹、皮肤和肺部反复感染、血清 IgE 水平过高(>2 000 UI/mL)。近年来口腔表现在 HIES 中越来越常见,常见包括乳牙滞留、恒牙迟萌和双牙列,除此之外还包括高腭穹窿和反复的口腔念珠菌病等。此类患者常因牙列畸形、多数乳牙滞留等就诊于口腔正畸科,由于临床表现的复杂性,常不能立即给予正确的诊断和治疗,严重时还可能延误患者的治疗,因此提高口腔医师对该类疾病的认识至关重要。

基于此,作者随访了 6 名 HIES 患者,包括 3 名男性和 3 名女性,6 名患者首次检查的平均年龄是 9.3 岁,诊断为 HIES 的年龄为 2~12 岁,随访时间平均为 15 年,最近检查平均年龄是 23.3 岁。每个患者都经过了彻底和反复的检查,并接受了免疫学和基因检测。检查包括口内检查、影像资料、牙周检查和摄影记录,正畸科为患有 HIES 的患者提供长期医疗服务,以监测其牙颌的生长和发育,提供对其并发症的早期治疗,并建立了以下内容:①口腔卫生和牙龈状况的随访;②口腔的监测和处理;③在正确的换牙时间拔除乳牙;④抗真菌药-抗生素药治疗口腔黏膜双重感染;⑤正畸正颌治疗(如有必要)。

表 19 是 6 例患者的主要临床、免疫学和遗传学特征,大部分患者都表现有嗜酸性细胞增多、典型的粗脸、湿疹、肺部感染、乳牙滞留等。IgE 水平范围 9.3~90.7 IU/mL,另外依据表 18 中 HIES 的国际评分准则,6 名患者中有 5 名患者超出了 40 分。该评分认为,如果患者得分>40 分,可疑 HIES;20~40 分,可疑 HIES,明确诊断需要基因检测或继续随访,观察后续临床症状;<20 分,诊断 HIES 的可能性不大。因此口腔影响在 HIES 表现中占了重要的比值。

表 18 6 名患者的 HIES 评分标准

Table 18 The scoring system by Grimbacher et al.[17] used to screen HIES in our 6 patients

Clinical findings	Points									
	0	1	2	3	4	5	6	7	8	10
Highest serum immunoglobulin E level (IU/mL)	<200	200~500			501~1 000				1 001~2 000	>2 000
Skin abscesses	None		1~2		3~4				>4	
Pneumonia (episodes over lifetime)	None	1			2		3		>3	
Parenchymal lung anomalies	Absent						Bronchinectasis		Pneumatocele	
Retained primary teeth	None	1	2		3					
Scoliosis, maximum curvature	<10°		10°~14°		15°~20°				>20°	
Fractures with minor trauma	None				1~2				>2	
Highest eosinophil count (cells/μL)	<700			>700~800			>800			
Characteristic face	Absent		Mildly present			Present				
Midline anomaly	Absent					Present				
Newborn rash	Absent				Present					
Eczema (worst stage)	Absent	Mild	Moderate		Severe					
Upper respiratory infections per year	1~2	3	4~6		>6					
Candidiasis	None	Oral	Fingernails	Systemic						
Other serious infections	None				Severe					
Fatal infection	Absent				Present					
Hyperextensibility	Absent				Present					
Lymphoma	Absent				Present					
Increased nasal width	<1 SD	1~2 SD		>2 SD						
High palate	Absent		Present							
Young-age correction	>5 y		2~5 y		1~2 y		≤1 y			

表 19　6 名患者的临床特征

Table 19　Main features of the 6 cases

Patients	Case 1	Case 2	Case 3	Case 4	Case 5	Case 6
IgE＞2 000 UI/mL	+	+	+	+	+	+
Eosinophilia	+	+	+	+	+	+
Skin abscesses	+	+	+	+	+	−
Recurrent respiratory infections	+	+	+	+	+	+
Pneumatoceles	+	+	−	+	+	+
Eczema	+	+	+	+	+	+
Mucocutaneous candidiasis	+	+	+	+	+	−
Retained primary teeth	+	+	+	+	+	+
Typical facies	+	+	+	+	+	+
STAT3 mutation	+	+	+	+	+	ND
Age，y	39	12	8	25	16	9
NIH-HIES score	68	58	63	76	65	32

很多作者报告 HIES 的口腔影响主要是乳牙至恒牙的变化异常、面部骨骼生长异常、口腔感染的严重易感性三类。研究发现对于在恒牙应萌出的年龄段,拔除滞留乳牙后,恒牙一般会正常萌出,并且牙齿发育正常。表明 HIES 患者乳牙滞留并不是由于恒牙发育缺陷所致,而是因为乳牙牙根吸收异常,这可能与破骨细胞的活化、炎症因子的释放、上皮根鞘的残余有关。因此在正确的换牙时间及时去除滞留的乳牙非常重要,不仅可以促进恒牙正常萌出,也可减少由于牙列不齐,口腔卫生不足引起的牙周状况,还可减少后续由于高腭穹窿、面部异常引发的正畸正颌治疗需求。HIES 患者口腔感染的严重易感性主要表现为口腔念珠菌病,包括假膜型和红斑型念珠菌病、正中菱形舌炎和口角炎。

作者随访的 6 例病例强调了牙科检查和治疗在该综合征诊断和治疗中的作用,HIES 表现形式的变异性使其不易发现或与其他疾病混淆,从而延误治疗。因此在临床检查中发现多颗滞留乳牙、高度狭窄的腭、典型面像、念珠菌病等,应考虑该综合征,并将其转诊至免疫科和正畸科联合治疗。

第二节　综合征研究热点

一、综合征的发病机制研究

综合征的病因很复杂,随着医学的发展及人们对疾病认识的不断提高,尤其近 30 年来,随着免疫学,免疫病理学,分子生物学,分子生物学技术的发展,为医学研究提供了非常便利的条件,因此综合征的研究有了长足进展。有的已查明,如艾滋病的病原体已明确,为人类免疫缺陷病毒感染所致的传染病范畴的综合征。但迄今仍有许多综合征病因不明确,发病机制不清楚,如白塞病、克罗恩病、莱特尔综合征、斯泼卢综合征、Goltz-Gorlin 综合征、Sjögren's 综合征、灼口综合征及川崎病等综合征具体病因至今尚未确定,发病机制比较复杂。

应用现代科学技术,经过大量基础及临床研究,人们对综合征的发病机制取得了进一步的认识。研究热点集中在精神神经因素、遗传学因素、感染因素以及免疫学等因素。

口腔相关综合征种类繁多,病因复杂,临床表现各异,漫长微效的求医过程延缓了疾病的治疗效果,也给患者带来了巨大的心理压力。综合征带来的心理变化,反过来也导致并加剧了疾病的发展。因此心理状态的分析和治疗越来越成为口腔相关综合征不可或缺的一部分。

灼口综合征是口腔相关综合征中心理因素比重较大的代表性疾病,精神因素在灼口综合征病因中占据越来越重要的位置,有研究表明灼口综合征患者中有 40%~50% 有异常的人格特征,包括内向、孤僻、焦虑、抑郁等,60% 患者发病是以某项重大的精神应激事件及先前存在的心理因素为先导。精神因素主要分为两类,第一是人格因素,即上述提及的焦虑、抑郁等,第二种是恐癌心理,调查显示 75% 的灼口综合征患者有恐癌心理。美国心理生理障碍学会将特发性舌痛症归为 12 类心身疾病之一,认为它也是一种与心理社会因素密切相关,但以躯体症状表现为主的疾病。

对于包括灼口综合征在内的口腔相关综合征的心理评估和治疗非常必要,心理评估是了解患者心理状态和疾病严重程度的必要过程,临床医生首先可以观察患者的衣着,衣着往往可以反映一个人的个性、经济地位、文化修养等,体现来访者来访时的心情,其次通过患者的语言和非语言行为判断其心理状态,如声音的内容、语速、连续性等和表情、姿势、眼神接触、躯体动作等。有的患者就诊时爱打断医生说话、重复问题、愁容满面、皱眉等。仔细地观察之后,获取患者的信任和信心也是至关重要的,和患者面对面互动,获取和了解来访者的信息,用词通俗易懂,注意倾听和适当运用肢体语言。正确的心理评估引导适当的心理治疗,包括认知疗法、心理疏导和相关专科治疗。认知疗法是近年来发展较快的心理治疗,根据认知过程影响情感和行为的理论,着重于改变患者对疾病的认知和错误观念,改变其思考方式,常用于有抑郁焦虑情绪的患者。另一方面,和患者建立良好的沟通方式和医患关系也有助于疾病的治疗,让患者了解疾病并接受和理解它存在的可能性,消除其恐惧心理。对于明显的心理障碍的患者,除了必要的专科治疗外,适当的精神药物也是允许的。

总之口腔相关综合征病因复杂,心理因素在诱发和加剧这些疾病的发生发展中有一定作用,在其综合治疗过程中应重视心理健康的治疗。

另一方面,纵观口腔相关综合征的发生发展历史长河,我们发现基因改变在此类疾病中占据了重要的地位,如 BD 有家族聚集性现象和明显的地区及种族差别。携带 HLA-B51 基因的人群更易患 BD。住在"丝绸之路"沿途的人群 HLA-B51 基因的阳性率高达 80%,而在西方国家白种人中仅为 13%。在转基因小鼠实验中已经证实 HLA-B51 基因与中性粒细胞功能亢进有关。证实遗传因素是 BD 重要的发病因素之一。

另有研究发现 AQP5 基因的缺乏是干燥综合征患者口腔干燥、唾液分泌减少的原因之一，有学者利用这一原理将 AQP5 基因转染到小鼠颌下腺，可以有效提高唾液的分泌，改善口干症状，降低小鼠的饮水量。

如高 IgE 综合征，就是大部分来源于 STAT-3 基因的突变。除此之外，研究发现毛-牙-骨综合征是由于 DLX3 基因的错义突变引发，口-面-指综合征部分患者中也发现了 OFD1 基因的突变。掌跖角化-牙周破坏综合征（PLS）是以早发的快速进展的重度牙周组织破坏和掌跖角化过度为特征的一类常染色体隐性遗传性疾病，已有研究表明组织蛋白酶 C（CTSC）基因的突变是 PLS 的致病基础，迄今为止，已经发现 70 多种 CTSC 基因突变型与 PLS 有关，其中无义突变和错义突变较多，其可作为 PLS 诊断的新措施，特别适用于一些临床症状不典型但疑为 PLS 病例的诊断。

基因诊断和治疗近年来在口腔相关综合征方面发展迅速，在基础研究方面已有初步探索，对于其应用于临床尚需深入研究，但随着分子生物学技术的不断进步和发展，基因诊断和治疗作为一种新型技术将不断完善、更新，逐步实现为口腔相关综合征提供诊疗快速性和准确性的可能。

原发性 SS 的免疫遗传学研究表明，以 HLA-DR$_3$ 表达居多，继发性 SS 则以 HLA-DR$_4$ 表达居多。在原发性 SS，HLA-B$_6$ 和 HLA-DW$_3$ 组织相容性抗原的出现率明显增高，提示基因易感个体，在获得性抗原（如病毒感染或化学药物等）刺激下，使涎腺、泪腺等外分泌腺细胞表面抗原性改变，发生自身免疫反应，出现抗外分泌腺上皮细胞的自身抗体，使腺体组织及功能受破坏。感染因素、遗传背景、内分泌因素都可能参与本病的发生、发展。

又如 Crohn 病 40% 患者中可检到副结核分枝杆菌（mycobacterium avium paratuberculosis)存在，而且 60% 的 CD 患者血清中存在抗酿酒酵母抗体，说明感染因素在 Crohn 病发生中的重要性。随着分子生物学技术飞速发展，蛋白质组学、基因组学及代谢物组学等为综合征研究提供了非常便利的条件。这些科学性研究为客观地揭示综合征的本质，为临床诊治和预防综合征提供了可靠的依据。相信经过基础及临床大量的研究，综合征的面纱会逐渐被揭开。

二、综合征的诊断治疗研究

综合征的临床表现错综复杂，诊断比较困难，但临床某些疾病出现特定的征群，诊断标准相对固定性，如白塞病在临床上以复发性口腔溃疡，伴有复发性生殖器溃疡、眼疾、皮肤损害、皮肤针刺反映阳性为特征，由这些固定的症状组成的综合征，一旦确诊，病名也是固定不变的。从逻辑上讲，综合征是病的下一个层次的属性。但在临床上又保持相对独立性。必须仔细搜索临床资料，综合分析评价资料，病程中深入、细致地反复诊察，以求透过现象看本质，作出诊断。

20 世纪下半叶以来，临床医学科技发展迅猛，除常规的诊断检测技术外，诊断检测技术水平大大提高，影像诊断发展更快，CT、ECT、MRI、多维超声、血管超声、血管造影，尤其

DSA、核素显像、PET、内镜技术以及导管介入技术等应用于临床诊断,使很多疾病的诊断信息,以直观清晰的多维图像替代以往单纯的临床表现和病理学诊断推理,从而大大提高临床综合征诊断质量和水平。

分子生物学技术飞速发展,为生物医学研究提供了非常便利的条件。分子生物学的实验诊断对象主要有外源基因侵入致病,如病毒、细菌、支原体、衣原体、寄生虫,先天遗传性疾患,后天基因突变引起的疾病等,目前 PCR 技术已逐渐应用遗传病的诊断,即基因诊断,其基本原理是运用现代分子生物学和分子遗传学方法检查基因的结构及其表达功能是否正常。从而对疾病作出正确诊断。如掌跖角化－牙周破坏综合征(PLS)是以早发的快速进展的重度牙周组织破坏和掌跖角化过度为特征的一类常染色体隐性遗传性疾病,已有研究表明组织蛋白酶 C(CTSC)基因的突变是 PLS 的致病基础,迄今为止,已经发现 70 多种 CTSC 基因突变型与 PLS 有关,其中无义突变和错义突变较多,其可作为 PLS 诊断的新措施,特别适用于一些临床症状不典型但疑为 PLS 病例的诊断。通过基因诊断实现基因治疗也逐渐成为时下热点,如有研究发现 AQP5 基因的缺乏是干燥综合征患者口腔干燥、唾液分泌减少的原因之一,有学者利用这一原理将 AQP5 基因转染到小鼠颌下腺,可以有效提高唾液的分泌,改善口干症状,降低小鼠的饮水量。基因诊断和治疗近年来在口腔相关综合征方面发展迅速,在基础研究方面已有初步探索,对于其应用于临床尚需深入研究,但随着分子生物学技术的不断进步和发展,基因诊断和治疗作为一种新型技术将不断完善、更新,逐步实现为口腔相关综合征提供诊疗快速性和准确性的可能。

近代医学和现代科技为综合征的诊断、治疗提供了知识和手段。人是既有社会属性又有自然属性的复杂的有机体,社会心理因素在致病和治病的过程中起着重要的制约作用。近年来重视心理诊断采用心理学方法及计算机技术,通过谈话、观察、智力测试、人格评定、临床量表及临床神经心理检测等评估综合征患者的心理状态和行为表现,以判断人的心身健康水平,有无心理障碍等,作出科学正确的诊断,为治疗提高客观依据。

目前许多综合征的治疗,临床缺乏有效疗法,综合征的治疗特别要强调整体观念,根据患者实际情况进行合理的个体化治疗、综合性治疗及最优化选择。

疾病的发生、发展因素并非单一。综合征的治疗也非单一措施所能奏效,常需采取多种治疗手段或方法综合治疗,包括心理调适和社会处方等多层次立体性综合治疗。现代科学的发展及临床医学的进步,治疗方法及手段越来越多,越来越先进,除药物治疗、手术治疗、物理疗法外,血液净化治疗、干细胞移植治疗、免疫治疗、基因治疗与基因疗法等应用及研究方兴未艾。

目前一些综合征西药治疗缺乏特异性,治疗效果不理想,有些只能对症处理,加上西医治疗的思路往往考虑局部,所以用药有局限性和片面性。中国医药学是一个伟大的宝库,临床上努力将中医及中西医结合治疗综合征,并应用现代技术加以分析、总结指导。

未来临床药学发展趋势为:药学服务向更高层次发展,保证病人用药安全、有效、合理、经济;利用和借助药物基因组学,研究个体化用药;生物药物和基因药物体内分析及代谢动力学研究;PK-PD 结合模型研究;药物相互作用机理研究;药物体内分析及药代动力学研究；以及现有化学药物的安全性、有效性评价等，以提高药物临床治疗的疗效和安全性，大大提高临床治疗水平。循证医学治疗时治疗疾病是应遵循的原则之一，其最终目的是使患者获得最佳临床治疗。临床循证治疗在掌握基本临床技能、良好专业知识和丰富经验的基础上，正确认识并提出临床问题，收集解决问题所需信息，利用先进技术高效检索，遵循有据原则判断信息有效性、可靠性及安全性，从而选用最新、最佳成果于临床治疗。使患者治疗效果最佳，而不良反应最微。综合征的临床循证治疗是今后综合征治疗的研究及追求的方向。

三、综合征与中医证的比较

西医的综合征与中医的"证"是两个不同理论体系中两种术语、某种意义上，彼此之间有相似之处和内在的联系，亦有不同之处。董选在概念、病因、病理、诊断、治疗等方面对西医的综合征与中医的"证"进行了较全面客观的比较。

（一）概念比较

"综合征"一词来自古希腊文，概念是指特定的相互关联的一组临床表现的征群而言。综合征着重叙述了临床综合表现的症候，有些为独立疾病，有些为疾病的不完善阶段，待病因，病理，诊治搞清楚后可定为疾病。

证是对机体动态的病理过程和整体的临床表现，通过望、闻、问、切，进行诊察识别，综合分析得出判断性的词语，就叫做"证"，证下又有多种证型。中医的"证"是指特有的具有多种要素组成的复合概念。

（二）病因比较

综合征的病因很复杂，有的已查明，有的原因不明。但随着现代科学的发展，病因的研究发展较快，目前综合征病因以遗传学说、免疫学说、感染学说研究较深入，客观的微生物感染，先天性免疫缺陷等客观指标为临床提供了可靠的依据，从而客观地揭示了疾病的本质。

"证"的病因受历史的局限从古至今仍是外感六淫，内伤七情等，尤以内因为主要因素，但往往缺乏客观指标，有虚拟成分和模糊性，这是中医病因学的一大缺点。不过中医认识疾病的重点不在特异性的病因、病灶方面，而在于致病因子作用机体脏腑气血导致的整体反映特征。

（三）病理比较

综合征的病理有很多不清。至今尚有争论，不过研究方法是着眼于临床和实验研究，如进行组织与细胞学的检查，或以动物模拟试验的方法来探明形态结构、功能、代谢的变化。它偏重局部的微观分析，揭示人体生理、病理，这些局部分析性研究非常仔细、精确。但对机体全身性的整体调控又常常被忽略。

"证"是对疾病在发展过程中某一阶段的病理过程进行整体的宏观概括。因此，证名的确立有病因、病位、病理三方面的条件，然而其中之病理变化又往往概括病因、病位之内容，否则病理就成为无根之本，故此病理变化是确立证名的主要依据。说明病因病机有紧密的联系，这种整体的宏观概括反映了结构、功能、代谢的统一性，但又忽视了现代科技微观化、精确化。

（四）诊断比较

综合征的诊断，错综复杂，但临床有一些固定或特定的症群，诊断标准有相对固定性，一旦确诊，病名也是固定不变的。从逻辑上讲，综合征是病的下一个层次的属性。但在临床上又保持相对独立性。

"证"的诊断，是临床医生在中医理论指导和个人一定的临床经验积累的条件下，动用大脑思维对四诊所获得的临床资料去粗取精，去伪存真的复杂加工改造，从而对疾病的当前状态及其主要矛盾作出的判断结论，并使用一定词语来概括它。简言之，就是诊病的"证据"。特点是灵活多变，但往往缺乏客观指标，有虚拟成分。

（五）治疗比较

综合征的治疗，书中介绍不够详细，临床又无良法，而且西药也缺乏特异性。如灼口综合征，用西药治疗效果不理想，有些只能对症处理，加上西医治疗的思路往往考虑局部，所以用药有局限性和片面性。

"证"的治疗，即"辨证施治"，它以某阶段的临床表现为主体，把反映疾病本质的或主要矛盾的症状组成证型，进而明确治则，选方择药，理、法、方、药落到实处。

以上从五个方面的比较，可以看出，"征"与"证"是两个医学范畴，虽言语不同，但它们之间存在着相互渗透，相互移植的趋势，从比较中可以将一些看来似乎不同的地方逐步接近起来，可以找到共性的或互补性的结合。

两者相似之处：①综合性：两者都是把临床表现的某些症状集合起来，经过系统归纳形成一组症状；②动态观：两者都是疾病发展到一定阶段的产物。前者不完善，后者不规范，它们的概念都会随着医学科学的发展而改变。不同之处："综合征"范围窄，"证"范围宽，外延不尽相同，提倡相互间融合：①同病异治；②异病同治；③综合征或"证"用中西医药治疗可以获得最佳疗效，这证明了中西医结合的必然性。

四、综合征的哲学思维

医学的产生和发展不仅与生产力和科学技术水平密切相关，而且与哲学的思维逻辑更有着密切的关系。正确的哲学思想对医学的发展起着重要的作用。哲学与其他学科的最大不同之处在于，它力求最全面、最根本、最本质地考虑问题。

人体是由一个受精卵发育和分化而成的复杂的有机整体，不像机械那样是由不同的零部件组合而成。因此，人体是元整体，不是合整体。一个子系统功能异常，将会通过神经和内分泌影响其他子系统，进而影响整体的功能。从某种意义上讲，任何疾病，基本上都是整体疾病，而各组织器官的病理变化均是全身疾病的局部表现。人体不但是一个有机的整体，而且是一个身心合一的整体。在人体这一整体内，身心是互相联系，密不可分的。躯体疾病可以引起心理的变化，心理疾病可以在躯体上出现一系列的症状，甚至可以引起躯体的病理变化。古希腊的大哲学家柏拉图曾经说过：不治整体，就不能治疗局部。

从哲学角度讲，世界上的事物应该分成两类：简单事物和复杂事物。复杂事物需要用哲学思维/系统论来研究，由于其呈现混沌和概率性表现，鉴别判断不同的复杂事物常存在"不确定性"。疾病，特别是疑难疾病，如综合征，其诊断不应该用一、二个简单数据（如白细胞数等实验室检查值)或某些症状出现时间的早晚去笼统的推断因果关系,也不能用单一的专业、专科角度,单一的病灶定位、细菌定性来解决问题,而是需要从整体出发,从机体、环境、饮食、生活方式、心理多方面,医患共同协作去努力寻找多种原因和正确的诊断治疗方法。

哲学思维贯穿综合征诊断治疗的全过程。资料收集时注意真实性和完整性;必须将调查所得资料进行归纳、整理、去粗取精、去伪存真、抓住主要矛盾,综合性分析和推论,排除那些证据不足的疾病,作出合理的诊断。其间要注意现象与本质的关系;共性与个性的关系;主要矛盾和次要矛盾的关系;局部与整体的关系。要防止片面的、单独的对待临床症状与体征,提倡全面分析,从心理和生理角度出发来考虑每个病人的疾病。例如:艾滋病的念珠菌口炎,假膜、溃疡只是临床现象,它的本质是由 HIV 感染导致人体严重免疫缺陷,造成机会性感染。要区分症状和体征与疾病的本质关系。诊断是一种假设,诊断主要是为了治疗,重要的是在治疗上把握准方向,掌握简单、有效、连贯的用药原则,以期获得良好的疗效。治疗过程,应遵循最优化选择;个体化治疗及综合性治疗原则。人体为统一整体,治病求本,标本兼治。急则治标,缓则治本。在治疗时应注重个体差异,采用因人而异的个体化用药措施。这些与中医学的辨证论治十分相似。由于中医着眼于证,所以就出现了"同病异治"和"异病同治"两种针对证的治疗方式,这是辨证论治观念的具体实施方法,是"以人为本"治疗思想的体现。应尽力追根寻源,去除病因才能使治疗获得根本、持久的效果。如艾滋病患者念珠菌口炎的治疗,若单纯治疗念珠菌,疾病得不到有效治疗;应针对 HIV 感染进行抗病毒治疗及综合治疗。

随着现代科学的发展,应用哲学思维方法,医学提出了循证医学治疗,即遵循证据的医学,目的是使患者获得最佳临床治疗。在掌握基本临床技能、良好专业知识和丰富经验的基础上,正确认识疾病(综合征),并提出临床问题,收集解决问题所需信息,利用先进技术高效检索,遵循有据原则判断信息有效性、可靠性及安全性,从而选用最新、最佳成果于临床治疗。建立融中西医学思想于一体的 21 世纪新医学,这种医学兼取两长,既高于现在的中医,也高于现在的西医。这一目标的提出,将为未来医学发展带来革命性的变化。

部分研究方向

1. HIV 患者中 HPV、EBV 等病毒易感性在口腔病损(口腔毛状白斑、口腔疣、Kaposi 肉瘤等)发病机制中的作用。治疗 HIV 相关的口腔黏膜病损的药物研究。

2. 精神心理因素在灼口综合征发病机制中的作用。精神治疗药物在治疗灼口综合征的机制。

3. SS 相关的 HLA 异常表达的免疫遗传学研究。SS 免疫相关的差异蛋白组学研究。

4. BD 的非特异血管炎的免疫形成机制及治疗研究。

5. 莱特尔综合征发病机制研究,沙眼衣原体、志贺菌、沙门菌等病原体抗原的免疫学发病机制。

6. 副结核分枝杆菌、抗酿酒酵母等条件致病菌在克罗恩病发病机制中的作用。

7. 梅-罗综合征、Ascher 综合征和克罗恩病等唇部肉芽肿的发病因素及其相互联系的研究。

8. Goltz-Gorlin 综合征的 PORCN 基因突变研究,PORCN 基因靶向 Wnt 信号通路的机制研究,以及 Wnt 信号通路异常导致胚胎畸形的机制。

9. 普杰综合征、色素失禁综合征等遗传性色素沉着综合征的基因突变的遗传学研究。

10. LKB1 基因突变在普杰综合征的黑色素沉着病损形成机制研究。

11. Laugier-Hunziker-Baran 综合征的临床表现与鉴别诊断。

12. Albright 综合征发病机制研究。

13. 干燥综合征的口腔微生物群分析。

14. Wolfram 综合征患者味觉和嗅觉功能的改变。

15. 儿童 prader-willi 综合征的口腔表现。

16. Van der Woude 综合征家族基因分析。

17. 以口腔溃疡起病的 sweet 综合征的临床表现。

18. RAS 信号通路相关综合征的口腔颌面部特征。

19. Behçet's 综合征的研究进展。

参考文献

［1］林丽蓉.医学综合征大全［M］.北京:中国科学技术出版社,1994.

［2］郑际烈.口腔粘膜病诊断学［M］.南京:江苏科学技术出版社,1999.

［3］Stewart C M，Berg K M，Cha S，et al. Salivary dysfunction and quality of life in sjögren syndrome：A critical oral-systemic connection［J］. The Journal of the American Dental Association，2008，139(3)：291-299.

［4］Brito-Zerón P，Retamozo S，Kostov B，et al. Efficacy and safety of topical and systemic medications：A systematic literature review informing the EULAR recommendations for the management of Sjögren's syndrome［J］. RMD Open，2019，5：1-21.

［5］Mínguez Serra M P，Salort Llorca C，Silvestre Donat F J. Pharmacological treatment of burning mouth syndrome：A review and update［J］. Medicina Oral，Patologia Oral y Cirugia Bucal，2007，12(4)：e299-e304.

［6］Leigh J E，Shetty K，Fidel P L. Oral opportunistic infections in HIV-positive individuals：Review and role of mucosal immunity［J］. AIDS Patient Care and STDs，2004，18(8)：443-456.

［7］Wu I B，Schwartz R A. Reiter's syndrome：The classic triad and more［J］. Journal of the American Academy of Dermatology，2008，59(1)：113-121.

［8］Rodrigo J P，Suárez C，Rinaldo A，et al. Idiopathic midline destructive disease：Fact or fiction［J］. Oral Oncology，2005，41(4)：340-348.

［9］Duan N，Zhang Y H，Wang W M，et al. Mystery behind labial and oral melanotic macules：Clinical，dermoscopic and pathological aspects of Laugier-Hunziker syndrome［J］. World Journal of Clinical Cases，2018，6(10)：322-334.

［10］Muluk N B，Cingi C. Oral allergy syndrome［J］. American Journal of Rhinology & Allergy，2018，32(1)：27-30.

［11］Esposito L，Poletti L，Maspero C，et al. Hyper-IgE syndrome：Dental implications［J］. Oral Surgery，

Oral Medicine, Oral Pathology and Oral Radiology, 2012，114(2)：147-153.

[12] Chander R，Mal J，Jain A，et al. Ascher syndrome：A case report[J]. Pediatric Dermatology, 2009，26(5)：631-633.

[13] Ciclitira P J，King A L，Fraser J S，et al. AGA technical review on Celiac Sprue. American Gastroenterological Association[J]. Gastroenterology, 2001，120(6)：1526-1540.

[14] Leão J C，Batista V，Guimarães P B，et al. Cowden's syndrome affecting the mouth, gastrointestinal, and central nervous system：A case report and review of the literature[J]. Oral Surgery, Oral Medicine, Oral Pathology, Oral Radiology,and Endodontology, 2005，99(5)：569-572.

[15] Olbe L. Concept of Crohn's disease being conditioned by four main components, and irritable bowel syndrome being an incomplete Crohn's disease[J].Scandinavian Journal of Gastroenterology, 2008，43(2)：234-241.

[16] Pramick M，Whitmore S E. Cushing's syndrome caused by mucosal corticosteroid therapy[J]. International Journal of Dermatology, 2009，48(1)：100-101.

[17] Baxter A，Shaw M，Warren K. Dental and oral lesions in two patients with focal dermal hypoplasia (Goltz syndrome)[J]. British Dental Journal, 2000，189(10)：550-553.

[18] Tejani Z，Batra P，Mason C，et al. Focal dermal hypoplasia：Oral and dental findings[J]. Journal of Clinical Pediatric Dentistry, 2006，30(1)：67-72.

[19] Cho S Y，Lee C K，Drummond B K. Surviving male with incontinentia pigmenti：A case report[J]. International Journal of Paediatric Dentistry, 2004，14(1)：69-72.

[20] Yago K，Tanaka Y，Asanami S，et al. Laugier-Hunziker-Baran syndrome[J]. Oral Surg Oral Med Oral Pathol Oral Radiol Endod, 2008，106(2)：e20-e25.

[21] Novacek G. Plummer-Vinson syndrome[J].Orphanet Journal of Rare Diseases, 2006，1：36.

[22] Yukselen V，Karaoglu A O，Yasa M H，et al. Plummer-Vinson syndrome：a report of three cases[J].Int J Clin Pract,2003,57(7)：646-648.

[23] Newburger J W，Fulton D R. Kawasaki disease[J]. Current Opinion in Pediatrics, 2004，16(5)：508-514.

[24] Pereira C M，Coletta R D，Jorge J，et al. Peutz-Jeghers syndrome in a 14-year-old boy：Case report and review of the literature[J]. International Journal of Paediatric Dentistry, 2005，15(3)：224-228.

[25] Morelli N，Mancuso M，Cafforio G，et al. Ramsay-Hunt syndrome complicated by unilateral multiple cranial nerve palsies[J]. Neurological Sciences, 2008，29(6)：497-498.

[26] Bolger W E，Ross A T. McCune-Albright syndrome：A case report and review of the literature[J]. International Journal of Pediatric Otorhinolaryngology, 2002，65(1)：69-74.

[27] 陆可望,施荣山,杨保秀.遗传性口腔疾病[M].北京:科学出版社,1990.

[28] 徐治鸿.中西医结合口腔黏膜病学[M].北京:人民卫生出版社,2008.

[29] 李秉琦.实用口腔粘膜病学[M].成都:四川科学技术出版社,1987.

[30] 魏克立.口腔黏膜病学[M].北京:科学出版社,2006.

[31] 吴志华.皮肤性病学[M].广州:广东科技出版社,2003.

[32] 陈谦明.口腔黏膜病学[M].北京:人民卫生出版社,2008.

[33] 周曾同.口腔黏膜病学[M].北京:人民卫生出版社,2010.

（王文梅　黄　帆　段　宁）

口腔相关综合征鉴别表

表 1 具有口腔黏膜浅溃疡表现的口腔相关综合征的鉴别

病名	病因	好发年龄	好发部位口腔易发部位	口腔颌面部表现	其他相关临床表现	复发
先天性水痘综合征	水痘-带状疱疹病毒（人类疱疹病毒3型）	胎儿	腭，牙龈	口腔内散布于腭、龈等处圆形或椭圆形透明水疱，溃疡。其他颌面损害，如口鼻单孔畸形、脉络膜视网膜炎、小头畸形	皮肤"之"字形瘢痕；广泛的全脑发育不全，可有癫痫发作，视神经萎缩；自主神经功能紊乱表现；四肢发育不全、指（趾）畸形；胃肠道及泌尿系统多种畸形等	
Zahorsky综合征，疱疹性咽峡炎	柯萨奇病毒A组（5，6,10,16,22）	6岁以下	软腭、悬雍垂、咽后壁、扁桃体	口腔后部，口咽区散在小溃疡，周围绕以红晕	骤起高热，伴有咳嗽、流涕、头痛、厌食，并常有肌肉疼痛。婴儿常发生呕吐和惊厥	同一型病毒不复发
手足口病	柯萨奇病毒A16，肠道病毒A71等	5岁以下	手,足,口,臀	黏膜初期红斑和水疱，很快破裂形成小溃疡。无牙龈广泛充血。皮疹周围呈红晕，无痛，为首发症状	可伴低热、咳嗽、食欲不振等症状，少数病例病情进展迅速，出现脑膜膜炎、脑炎等症状	同一型病毒不复发
白塞综合征	不明，与遗传、感染、免疫失调有关	青中年	非角化黏膜	典型复发性口腔溃疡，单个或多个	皮肤损害，以结节性红斑、针刺反应阳性最常见。外生殖器溃疡，眼部损害，发生较晚，危害较大。其他可有关节炎及其他各系统损害	反复发作

（续表）

表1 具有口腔黏膜浅溃疡表现的口腔相关综合征的鉴别

病名	病因	好发年龄	好发部位口腔易发部位	口腔颌面部表现	其他相关临床表现	复发
莱特尔综合征	不明,与HLA-B27阳性,感染,免疫有关	年轻男性	腭,悬雍垂,舌,颊	口腔表现为非主要症状,周界清晰的无痛性浅表溃疡。另一表现为非特异性黏膜充血	三联症状,包括关节炎、结膜炎、尿道炎,是本病的主要症状	有自限性,但有复发倾向
克罗恩综合征	不明,遗传,免疫,肠道菌群及其相互作用是主要发病因素	18~35岁,男性略多于女性	口腔任何部位	肠外表现之一,口腔溃疡,唇炎,口角炎,黏膜鹅卵石样斑块,卡他性牙龈炎,颌面部肉芽肿病,增殖性化脓性口腔炎等	常见症状为腹痛、腹泻、腹部包块及体重减轻	反复发作,可随肠道炎症的控制而趋于缓解
斯泼卢综合征	热带口炎性腹泻可能与肠道微生物有关;非热带口炎性腹泻对麸质麦胶蛋白食物敏感,HLA-DQ2是主要的易感基因			肠外表现之一,主要是口疮、舌炎和唇炎。口疮的特点是溃疡面为肉芽性隆起,边缘不如RAU整齐	周期性腹泻、腹痛,病人体重减轻、乏力,易疲劳;皮肤可出现疱疹样皮炎,维生素B12、叶酸及铁质吸收不良而引起贫血。钙和维生素D缺乏症状	反复发作
先天性白细胞颗粒异常综合征	常染色体隐性遗传,致病基因LYST定位于1q42-43			反复口腔念珠菌感染,口腔黏膜糜烂伴细菌感染。乳头萎缩,充血,糜烂,口角裂裂等	眼皮肤白化病表型,皮肤和呼吸道反复化脓性感染,进行性神经系统症状	反复感染

表 2　具有口腔黏膜深溃疡表现的口相关综合征的鉴别

病名	病因	年龄性别	易发部位	口腔颌面部表现	局部症状	其他相关临床表现	预后
中线致死性肉芽肿综合征	不明，与病毒感染、自身免疫反应有关	青壮年，男女比为 2～4:1	鼻中隔、硬腭中线、下前牙龈	进行性坏死性深层溃疡，无痛，不出血，伴口腔恶臭，直至口鼻腔相通，颌面及面部严重破坏，下前牙龈也可发生类似病损	疼痛不明显	病变较韦格纳肉芽肿病局限而严重，早期全身症状较轻	以前预后差，现在经综合治疗，大多数可缓解
韦格纳肉芽肿病	不明，自身免疫病，ANCA（抗中性粒细胞胞浆抗体）阳性	无明显性别年龄差异	软腭及咽部，舌或牙龈	逐渐加重的口腔溃疡，无明显疼痛与特异性口臭。溃疡坏死组织脱落后面暴露、损害继续向鼻腔发展，甚至达到颜面。早期鼻及鼻窦出现持续性鼻炎症状，常为首发表现。眼、耳损害也常见	疼痛不明显	典型全身型患者表现为上呼吸道、肺部、肾脏、关节、神经系统、心脏常累及。病理表现主要为非特异性血管炎和肉芽肿性炎	未经治疗的患者 90% 2 年内死亡，早诊断、早治疗可明显改善预后
获得性免疫缺陷综合征	HIV 病毒感染	任何年龄	磨牙和切牙区	牙周软组织的坏死和溃疡，重度附着丧失，骨组织迅速破坏，多数病例牙槽骨暴露。如不及时治疗，可发展成坏死性口炎。口腔念珠菌病和毛状白斑是更常见口腔表现	疼痛	持续出现发热、腹泻、体重减轻、淋巴结肿大，发生各种机会性感染和特殊肿瘤	
Sutton 综合征，又称复发性坏死性黏膜腺周围炎 II 型综合征	多因素导致，包括遗传、局部感染、食物或化学性物质超敏反应及激素水平失衡等	儿童或年轻人	口腔黏膜非角化区	口腔黏膜弹坑状溃疡，愈合后瘢痕形成	疼痛	阴道亦可受累	病程一至数月，有自限性

表 3　具有大疱性损害的口腔相关综合征的鉴别

病名	病因	年龄性别	口腔颌面部表现	尼氏征	其他相关临床表现	预后
莱氏综合征	大多由药物引起。遗传感染、细胞凋亡、免疫异常等是相关因素	75%＞40岁，女性多见	口颊黏膜急性发炎，先为弥漫性红斑，触痛显著，旋即起大小不等的松弛性水疱，破裂形成糜烂、溃疡。眼结膜可同时受累	阳性	发病急、进展快，表皮松弛性疱广泛，表皮剥脱＞30%体表面积，液体和电解质损失严重，可同时合并多脏器损害	病死率25%～40%
斯-约综合征	药物或感染所致的变态反应，认为是莱氏综合征较轻的变异型	50%＜40岁，女性略多见	口腔黏膜多处红斑和水疱，导致大片糜烂坏死。面部出形成灰白色假膜，唇部弥漫血痂	阴性	发病突然、高热，头痛、关节痛等前驱症状。面部躯干上部、四肢近端皮肤出现斑丘疹、水疱、血疱，表皮剥脱＜10%体表面积，眼、鼻、生殖器、肛门发生严重糜烂	病死率5%～6%
金黄色葡萄球菌烫伤样皮肤综合征	凝固酶阳性噬菌体Ⅱ组71型金黄色葡萄球菌，产生表皮剥脱毒素，特异性地识别Dsg-1的膜外蛋白丝氨酸	＜6岁，多见于1～5周新生儿	最早损害常发生于口周、颏部及颊部皮肤出现小红点，如猩红热样皮损，有细小脱屑，口腔黏膜损害少见，可有口腔溃疡。眼、鼻黏膜也可累及	阳性（皮肤）	起病急、多有发热、萎靡、水电解质紊乱，口周、眼周红斑，迅速蔓延到躯干及四肢，以致全身，在红斑基础上，发生松弛性大疱，表皮即大片剥脱，状似烫伤，皮肤有触痛	体弱、小婴儿，伴发肺炎、败血症等容易导致死亡。随着抗生素的应用，死亡率由30%～70%下降至3%～4%
寻常型天疱疮	自身免疫性疾病桥粒芯蛋白的主要成分Dsg1、Dsg3为自身抗原	好发于中老年人	70%～90%的病例以口腔黏膜为始发或独发部位，常发生于易受摩擦部位，初始通常为小水疱、疱壁薄，易破溃形成不规则糜烂面，边缘可残留疱壁，若撕去疱壁，常连同邻近外观正常的黏膜一并无痛性撕去，并遗留新的鲜红色创面	阳性	皮肤易见完整而松软的水疱，疱破后可见亮红色糜烂、全身皮肤均可波及。天疱疮皮肤病损愈合较慢，一般不留瘢痕，还可累及咽喉、食管、阴道等部位	随着系统性糖皮质激素的应用，死亡率已从75%减少到30%

（续表）

表 3 具有大疱性损害的口腔相关综合征的鉴别

病名	病因	年龄性别	口腔颌面部表现	尼氏征	其他相关临床表现	预后
良性黏膜类天疱疮	自身免疫性疾病	>60 岁，男女比 1 : 2	85%患者有口腔损害，最早最常见的表现是剥脱性龈炎；上腭及颊黏膜可以有水疱、糜烂，愈合可形成瘢痕粘连。50%～85%有眼部损害，形成瘢痕，造成睑内翻、睑裂狭窄，角膜受损失明	阴性	瘢痕可引起食道狭窄，阴道口狭窄，男性包皮龟头粘连。近一半病人有皮肤损害，红斑或正常皮肤上的张力性水疱	对健康影响不大，但影响呼吸甚至导致失明
副肿瘤自身免疫性多器官综合征	共存肿瘤产生针对桥粒粘附蛋白家族多种成分的自身抗体	7～76 岁	严重的持续性和弥漫性口腔黏膜水疱和糜烂，类似天疱疮样，糜烂性扁平苔藓样，移植物抗宿主病样	阴性	皮肤受累较广，表现为炎症性丘疹、斑块、水疱。可侵犯咽部、食管、支气管黏膜和肺泡上皮	病死率高，主要死因包括呼吸衰竭、败血症或恶性肿瘤
多种发育异常常性大疱性表皮松解	常染色体隐性遗传，位于 3p21.31 编码Ⅶ型胶原的基因（COL7A1）突变	出生就发病	口腔黏膜大疱性损害致瘢痕烂溃疡，反复发作形成瘢痕致舌不能完全伸出，或引起狭窄至张口受限，吞咽困难	阴性	肢端反复发生的水（脓）疱及疤痕可使指（趾）间的皮肤粘连，形成假膜，爪形手，指（趾）甲畸形；还可引起秃发，吞咽困难。在慢性糜烂区域可发展为鳞状细胞癌	高于 50% 的患者在 30 岁左右时发展为癌，许多死于癌转移

表 4 斑纹类及丘疹类口腔相关综合征的鉴别

病名	病因	口腔颌面部表现	其他相关临床表现
白色海绵状斑痣	常染色体显性遗传,分别定位于12q13.13、17q21.2 的 KRT4 和 KRT13 基因突变	好发颊黏膜,其次为双唇黏膜和口底黏膜,较少累及腭部或牙龈黏膜。多为对称性发生,表现为质地柔软的白色或乳白色水波样皱褶,亦可呈草丛状或颗粒状。损害严重者可呈灰白色膜,过度增生肥厚者可呈滤泡状。具有正常口腔黏膜的柔软度与弹性,破裂有时可以无痛性刮去或揭去,下方创面光滑,类似正常黏膜上皮表现	口腔以外的部位,如鼻腔、食道、外阴、肛门等处的黏膜也可发生类似病损,多在出生时已存在。至青春期可达到高峰,之后无明显变化,成年后病损逐渐趋于静止状态
淋巴瘤样丘疹病	病因未明	口腔损害少见。唇颊黏膜可出现红色斑块或丘疹,并伴有轻度糜烂	皮疹好发于躯干和四肢的近端,面部很少,偶发于手、足。常呈对称性分布,开始为红褐色的丘疹,很快皮损中心出现紫癜样损害,扩展到整个损害的表面。大部分损害此后开始愈合,周边游离的云母状鳞屑的斑疹或附着薄痂的损害;另一些损害则发生中心坏死,呈现黑色,并形成溃疡,愈合后遗留色素沉着及浅表瘢痕。不侵犯其他系统器官
多中心性网状细胞增多症	病因未明	多在口腔黏膜出现粟粒大小的半球形白色丘疹至条状黄至淡黄色黄色乳头样瘤样损害,见于舌、唇颊黏膜部,食管下端也可发生乳头瘤样损害	畸形性多关节炎;皮损对称地发生于指关节和指掌关节的背侧,唇及鼻孔周围,演变为红斑、丘疹、结节,萎缩斑及纤维化;可引起甲萎缩、纵嵴、脆弱或色素沉着。可合并黄瘤、高血压、淋巴结肿大、癌肿等
光线性类网织细胞增生症	与接触光敏物或敏感性光敏性药物有关	散在多发的暗红色丘疹或斑丘疹、边缘清晰、大小不等,增厚浸润可形成斑丘疹、结节、斑块、经刺激后可呈湿疹样改变。但多数损害表现为肥厚性的丘疹或苔藓样的斑块,偶有紫癜损害。集中于曝光部位,以面、颈、项及紫癜损害,较少累及衣领间的暴露部位和耳后乳突区,而部发缘到衣领间的暴露部位,额下颈及眼及耳后颈壁区	躯干等非暴露部位也可出现湿疹样皮疹或表现不规则网状色素沉着斑。严重病例则皮肤肥厚,并可波及全身大部分皮肤,最终发展成为红皮病

（续表）

表 4　斑纹类及丘疹类口腔相关综合征的鉴别

病名	病因	口腔颌面部表现	其他相关临床表现
表皮原位癌	病因不明。可能有：大量日光照射、病毒感染、遗传或外伤等	口腔内多见于颊、前庭沟、舌缘、舌膜、口底及软腭等黏膜。持续性的鲜红色、天鹅绒样圆形或椭圆形损害，边缘清楚，表面萎缩微凹。其间可出现红色斑片或斑块，表面常有结痂，去掉后可露出暗红色颗粒状或肉芽状增生，微突出于黏膜表面	好发于颜面、躯干及四肢远端，亦可累及鼻、唇、外阴部、龟头和包皮、眼睑皮肤等处。一个或多个淡红色丘疹，表面有增厚的角质层，去痂后红色创面为颗粒状，可逐渐扩展，形成圆形、环形、匐行形或不规则形的暗红色斑片或斑块。病损除去后，边界清楚，大小不等，表面常有结痂，较少出血，少数呈多发性
皮脂腺瘤	病因不明，多表现为常染色体显性遗传	多发的柔软小瘤，为针头至大至绿豆大的结节或丘疹，呈淡黄色、红褐色或灰色，有时可互相融合。通常发生于面部的中央部位，尤以颊部、鼻部及前额多见，多在鼻两侧密集成群	以 10 岁以下儿童为多见。皮损可逐渐增多，到青春期才停止发展，但不能消失。可同时发生毛细血管扩张及其他先天性异常。很多病人有皮脂腺瘤、智力发育不全及癫痫发作，Sherlock 称此三联症为"Epiloia"（结节性硬化症）
表皮痣综合征	病因不明，无家族遗传倾向	上唇、唇黏膜可见有乳头状隆起，舌、颊黏膜、软腭、牙龈也可发病。少数患者可并发基底细胞癌、或鳞状细胞癌。还可见牙齿发育异常、悬雍垂分叉。其他还有眼、耳部症状	皮肤表现为单侧痣、鱼鳞病，线状表皮痣、鱼鳞癣样红皮病；骨骼畸形最多为脊柱侧凸、前凸和后凸，足内（外）翻、髋关节外翻及骨不全脱位、下肢缩短、高腭弓、鼻梁凹陷和骨囊肿等。还有中枢神经系统症状。
干性粟粒疹综合征	病因尚不清楚	多见于青年及中年女性，颜面部多发生于唇的毛囊性丘疹，有剧烈的瘙痒感	发生在有大汗腺部位的皮肤，主要为腋窝、也可累及肛门、生殖器等，大小不等的滤泡中心丘疹，孤立或成群存在，质地均匀坚实，表面光滑，呈圆形、正常肤色到微褐色。患部毛发稀疏或缺失，剧烈瘙痒感。
Darier-White 综合征	常染色体显性遗传定位于 12q24.11 的 ATP2A2 基因突变	颌面部皮肤损害为油腻性、棕褐色密集毛囊性小丘疹，覆盖痂皮，可融合成不规则疣状斑块、结节，形成乳头状头皮损，黏膜可见白色小丘疹、结节	掌跖点状角化或弥漫性角化；皮脂腺丰富和褶皱区出现针尖至米粒大小棕色角化性丘疹，可融合成乳头状或疣状斑块；头部毛囊化病者可伴有精神、学习障碍，严重毛囊化病患者可伴有精神、学习障碍；

表 5　伴神经异常相关综合征

病名	病因	口腔颌面部表现	其他相关临床表现
三叉神经旁综合征	与肿瘤、血管性病变、感染、外伤等因素有关	早期为发作性三叉神经痛，呈跳痛或剧痛，持续时间不等，数小时~数周，以后逐渐发生三叉神经麻痹或减轻。合并部分的或完全的Horner综合征症状	无
蝶腭神经痛综合征	病因不明。推测与炎症、血管运动障碍有关	头痛，一般局限于一侧眼及眼眶周围，可扩散至鼻根至上腭，耳后乳突及顶枕部。疼痛剧烈，常为剧烈胀痛或电击、刀割、钻痛，难以忍受。伴有舌前 2/3 味觉异常	常伴有鼻塞、流泪，唾液分泌，咳嗽等
Rollet 综合征	主要由于肿瘤、血管瘤、结核瘤、炎症、外伤等因素引起眶尖部神经、血管和肌肉而引起	三叉神经分布区域疼痛、麻木或感觉过敏。视力剧降、眼肌麻痹、上睑下垂、眼球固定突出。结膜、角膜感觉减退；瞳孔散大，对光反射消失；视乳头水肿，视神经萎缩等眼部表现	可能伴有头痛不适
太阳镜综合征	病因尚不清楚，可能与眼镜压迫三叉神经的眶下支有关	戴眼镜后不久出现下眼眶和额上方皮肤麻木，感觉迟钝，深沉发胀。症状近似似感冒，有些病人可出现上前牙感觉异常、不戴眼镜数日后自觉症状可自行缓解或消失，若再戴又可复现，反复多次发生而后缓解	无
葱皮样感觉消失综合征	延髓病变影响三叉神经脊束核而引起	感觉丧失从口、鼻开始，以此为中心向外层层扩展，犹如洋葱皮样分布。当三叉神经核受损时，出现分离性感觉障碍，当该核不完全性损伤时，出现节段性痛、温觉障碍	无

（续表）

表 5　伴神经异常相关综合征

病名	病因	口腔颌面部表现	其他相关临床表现
翼钩综合征	腭帆张肌长期过度收缩刺激三叉神经和舌咽神经末梢感受器	腭部有酸胀感牵或异物感。咽部有疼痛或牵拉感，常在空咽时加重；耳鸣，闭气和重听，常在疲劳后加重	无
茎突过长综合征	茎突舌骨韧带部分骨化造成茎突过长	咽部疼痛和异物感，唾液增多。有些有咽下困难，颈侧疼痛，耳疼，耳鸣等症状。如压迫颈内动脉，有眼动脉分布区的疼痛；如压迫颈外动脉，其疼痛限于眼部以下	无
先天性无痛症	常染色体隐性遗传，定位于2q24.3的 SCN9A 基因突变	由于痛觉缺失，出牙期往往出现咬舌、唇和手指等自残行为	痛觉缺失导致患者缺乏自我保护意识，身体经常受到外伤，发生反复多发无痛性骨折
家族性自主神经功能不全	常染色体隐性遗传，定位于9q31.3 的 ELP1 基因突变	舌菌状乳头缺失，异常流涎，味觉缺乏，口腔黏膜红斑	出生时患儿低体重，肌张力低，吸吮吞咽功能差，易患吸入性肺炎。先天型样斜舌形眼，哭闹时不流泪，多汗，流涎，生长发育迟缓，经常出现呕吐，出汗。3 岁后出现自主神经危象。突出的症状是周期性呕吐。青春期共济运动失准。直立性低血压，排尿或排尿性晕厥常见，情感不稳

543

表6 伴牙体发育异常的相关综合征

病名	病因	口腔颌面部表现	其他相关临床表现
视杆-视杆细胞营养不良伴釉质发育不良	CNNM4基因突变导致常染色体隐性遗传	牙齿发育不良,呈黄、棕色,釉质几乎完全缺失	通常在青春期和成年初期开始出现视力下降,可伴畏光、色觉异常,部分有眼球震颤。在患病后10年左右可出现亮光下无法看清(昼盲症)
眼-牙-骨发育不良	常染色体显性或隐性遗传,6q22.31上连接蛋白43基因(又名缝隙连接蛋白α-1基因)突变	釉质发育不全和釉质矿化不全;牙髓钙化;下颌牙槽骨增生。还可出现小口或巨口,下颌骨偏小,牙槽嵴宽等,部分患者可能伴有唇裂、腭裂、高拱腭等。发育不良的鼻翼以及瘦削前倾的鼻孔;虹膜异常、小眼畸形、斜视,眼外眦皱襞增生等	第3、4指的远端指骨缺如,第4、5指(趾)并指(趾)和躯干合并指弯曲以及第5指(趾)的中节骨异常。有的患者可伴有外侧四个趾的中节骨及手指狭窄。女性外生殖器男性化,肛门狭窄,小阴茎,尿道下裂。男性隐睾,患者常合并其他非典型的表型
釉质发育不全伴肾脏疾病釉质-肾脏综合征	常染色体隐性遗传,染色体17q24上FAM20A基因突变	发育不全型的薄釉质或釉质缺如,易磨耗,伴颜色改变;髓腔内钙化;牙萌出延迟;牙龈纤维增生;牙齿形态异常	终身性的夜间遗尿症,渐进性的点状肾钙化
范可尼综合征		主要伴发牛牙症,可伴有乳牙早失,延迟和恒牙萌出延迟,牙本质矿化度异常等	小儿维生素D缺乏病和成人的骨软化症,肾小管糖尿、高钙尿、多种氨基酸尿、低磷和低钾血症,低尿酸血症
毛发-牙-骨综合征(Trichodento-osseous syndrome)	17q21.3-q22染色体的DLX3 gene基因突变	釉质薄而均匀,表面呈小坑凹,有时伴有釉质不形成釉质,严重的甚至不形成釉质,髓腔扩大,呈黄褐色;根短且根尖孔开放,恒牙冠牙本质矿化度还出现长牙或牛牙症,乳牙和恒牙均可累及,部分患者表现为下颌支短,下颌体长,下颌角较宽,颅底较长	80%的病例出生时出现皱缩、粗糙和(或)卷曲的毛发或头发,其中一半的患者这些症状可以持续至婴儿期。90%的患者还表现长骨、颅顶、颅底、额骨及乳突的骨密度增高,而窦的气腔形成减少。II型患者有时伴有巨头畸形
Kohlschütter-Tönz综合征	常染色体隐性遗传16p13.3上ROGDI基因突变	釉质发育不良,釉质钙化不良,牙齿呈黄色	表现变异较多,包括:近视,心室扩大,小脑蚓部发育不良,皮肤干燥,宽大拇指或踇趾

（续表）

表 6 伴牙体发育异常的相关综合征

病名	病因	口腔颌面部表现	其他相关临床表现
Goldblatt 综合征	COL2A 基因被单碱基所代替，导致 I 型胶原的合成减少	乳牙呈乳光牙的特征，I 或 II 型牙本质发育不良，而恒牙多无明显异常	脊柱干骺发育不良，关节松弛。X 射线上，患者呈现出短的管状骨，在四肢中段水平更明显，伴有不规则的干骺端
I 型牙本质发育不全	常染色体显性遗传，我国在 3p26.1 确定致病基因 ssuh2 的一个错义突变	牙冠颜色形态基本正常，全口乳、恒牙均可受累；冠部牙本质正常，根部牙本质发育缺陷；X 线片显示冠部髓腔多闭塞或呈"细线形"，根部髓腔完全闭塞，牙根短小或无牙根，部分患牙牙根尖有发育异常或低密度透射影	患者多罹患成骨发育不全症，患者除牙发育异常外，主要表现是骨骼发育不全，骨质疏松，骨脆性增加，易反复骨折，由于骨骼不能有效支撑体重，致使骨骼变形
II 型牙本质发育不全	常染色体显性遗传，4q22.1 上编码牙本质涎磷蛋白的基因 DSPP 突变	乳牙与恒牙皆可受累，但乳牙列病损更严重。全口牙呈半透明的琥珀的灰蓝色或红色，牙磨损明显，导致牙冠变短，呈钝圆球形。X 线检查：明显缩小的髓腔，细线状的根管，严重时可完全不通；牙根细短	目前其他相关临床表现报导较少
III 型牙本质发育不全	常染色体显性遗传	钟形冠部，牙本质菲薄，髓腔根管宽大，常有多处牙髓暴露。X 线片表现为乳牙的髓腔和根管粗大，恒牙的髓腔变小、消失或增大，呈典型"壳牙"表现。与 II 型牙本质发育不全在于冠牙有多处牙髓暴露，可存在正常的牙髓腔，但冠牙冠和根管缺陷	其他全身症状未见报道
Schimke 免疫-骨发育不良	常染色体隐性遗传，2q35 上 SMARCAL1 基因突变	特殊性的面部畸形，鼻梁平面回陷，面部呈三角形，上唇稍长、球鼻头；牙齿呈黄、灰色改变，乳恒牙颈部明显缩窄，髓腔变小或狭窄，釉质或牙本质的硬度均较正常低	多在 4 岁前出现肾病综合征，所有患者均有脊柱骨骺发育不良的表现，可出现骨髓增生不良和骨髓衰竭表现，肺、脑血管栓塞，20%～30%的患者甲状腺功能低下表现

（续表）

表 6　伴牙体发育异常的相关综合征

病名	病因	口腔颌面部表现	其他相关临床表现
Nance-Horan 综合征又称白内障-耳-牙综合征	X-连锁隐性遗传,致病基因 NHS 位于 Xp22.2-p22.1	螺丝刀样或锯齿样的切牙;前磨牙发育不全;牙间隙过大;少牙畸形;上中切牙间锥形多生牙;牙齿发育不全;男性患者均有严重的双眼先天性核性白内障,女性携带者中度晶状体病变;耳郭前倾(招风耳);鼻梁及鼻翼凸出,长而狭窄的脸型	少部分患者有智力发育障碍等精神神经系统异常,手指骨短,并指/趾现象
Witkop 牙-甲综合征	基因 MSX1 突变致牙胚间充质发育不全	恒牙先天缺失或成为锥形牙,但其乳牙的髓腔、根管系统均正常。较少见的有头发稀疏,眉毛缺失,腭裂	指/趾甲发育不良,呈勺形,生长缓慢,薄且质脆,其他较少见的有双侧多囊卵巢,皮肤干燥,苍白,透明。汗腺正常
Axenfeld-Rieger 综合征 (Axenfeld-Rieger syndrome, ARS)	候选致病基因包括 PITX2 (paired-like homeodomain transcription factor2) 和 FOXC1 (forkhead box); PITX2 的显性失活和显性激活决定 ARS 的不同表型	上颌发育不足,鼻根宽大平坦,下唇突出等,牙发育异常包括先天缺牙、过小牙、畸形牙、釉质发育不全等	不同形式的眼前房异常,55%的患者有进行性的青光眼。脐周皮肤冗余
上颌正中孤立中切牙综合征	常染色体显性遗传,候选致病基因 SHH 基因(7q36.3)	上颌牙弓中仅发育并萌出一颗中切牙,且位于牙弓正中,大小与正常中切牙相似,在乳恒牙列中均可见。可伴发融合牙、阻生牙、先天缺牙。软组织异常如:无唇系带,无切牙乳头、腭裂、悬雍垂裂、V 形腭并伴腭中脊、巨舌、人中模糊、唇裂、面裂	身材矮小,脊柱侧凸,头、眼、耳畸形,鼻道狭窄或闭锁,脱发,皮肤性并指,先天性心脏病,独肾等

表 7 伴牙周异常的相关综合征

病名	病因	口腔颌面部表现	其他相关临床表现
遗传性牙龈纤维瘤病	常染色体显性遗传为主，少数隐性遗传，发病机制尚不明确，可能与 SOS1 或 REST 基因突变有关	通常 20 岁之前发病，表现为单纯性牙龈增生，可波及上下颌及颊舌侧，会导致颊牙槽留，影响恒牙正常萌出（萌出不全或异位萌出），还可影响咀嚼、发音，牙龈增生严重者影响口唇闭合，伴或不伴有轻度牙龈出血	一般无全身表现
牙龈纤维瘤病伴多发性透明纤维瘤	常染色体隐性遗传，位于 4q21 的 ANTXR2 基因突变	多在 2 岁前发病，男女发病率相同，无种族差异。主要的临床表现为牙龈增生，患儿最早 6 个月时即出现结节状或弥漫性慢性牙龈增生	患者一般智力正常，身材矮小，性成熟延迟。2 岁以后可能出现耳、鼻的结节样增生，多发、质初，无触压痛，蜡状正疹样结节逐渐增大变形，随着病情发展，波及背部，腿部，甚至生殖器，导致关节屈曲经挛。过度的皮肤牵拉可能会导致皮肤溃疡感染或坏死、变形。
Ehlers-Danlos 综合征	多为常染色体显性遗传，多种基因缺陷导致 I、III 和 V 型胶原合成成障碍，出现胶原纤维量的缺陷及形态异常。	牙龈出血，儿童期发病的进展性牙周炎，多见于Ⅷ型 EDS，牙本质结构异常和牙根发育不良导致牙齿过早脱落	56% 有关节活动过度；大多数Ⅷ EDS 患者胫前区出现伴或不伴色素沉着的斑块病变、皮肤易发生瘀伤，腭裂以及轻度伸展过度；胸白质改变；复发性感染
白细胞粘附缺陷综合征	常染色体隐性遗传，编码 CD18 基因突变或缺陷导致白细胞粘附和迁移障碍。	乳牙列期即可表现严重的牙周感染，影像学表现可无或有牙槽骨吸收。可伴有复发性口腔溃疡，口腔念珠菌病	患儿出现脐带分离并发症（包括脐炎和脐带脱落）、呼吸道、中耳炎、皮肤的感染，感染部位缺乏脓液并且易复发；创伤性伤口经久不愈
过氧化氢酶缺乏症	常染色体隐性遗传，病因尚不明确，研究表明 CAT 基因突变是导致该病的主要原因。	多发性感染，口腔溃疡及坏疽性口炎出现较早，可出现进展性坏死性口炎，牙龈和牙槽骨进行性坏死，牙齿过早脱落，但并非所有患者都伴牙周组织破坏	患者一般无不适，但目前研究发现，CAT 与糖尿病，肿瘤，衰老和心血管疾病有关
掌跖角化 - 牙周破坏综合征	常染色体隐性遗传，位于 11q14.2 的 CTSC 基因突变	最后一个乳磨牙萌出后，临床表现为明显的牙龈炎症伴出血，牙周脓肿溢脓，深牙周袋形成，牙槽骨吸收，牙齿松动移位，口臭明显。导致乳牙过早脱落。恒牙萌出后，则又重新出现牙周组织破坏，14 岁左右大部分牙脱落	最明显的病变是在皮肤，2~4 岁时，掌、跖开始发红并出现鳞屑，手掌皮肤大面积过度角化，肘部、外踝、指/趾关节背部的皮肤也会发红，并出现鳞屑，部分严重患者脚掌处可见黄色脱皮，可见严重的细菌感染伴恶臭

547

表 8 伴颌骨异常的相关综合征

病名	病因	口腔颌面部表现	其他相关临床表现
骨瘤-表皮样囊肿-结肠息肉综合征	常染色体显性遗传。可能由一高外显率多效基因所决定	颅面骨有多个骨瘤,且大小不一,具有自限性,累及上、下颌骨,额骨、蝶骨,尤以下颌骨多见。广泛的牙骨质形成和多个阻生牙齿。拔牙后牙槽骨不易愈合。在进行口腔治疗时,可能发生病理性骨折。X线显示下颌骨有溶骨和成骨改变	最常见的是皮脂腺囊肿(约20%),好发于面部和四肢。易在手术或外伤后伤口瘢痕上出现脂肪瘤。体表的体征出现肠道息肉,为腺瘤,大多局限于结肠和直肠,病变过程发展缓慢,常可发展成癌肿
Conradi 综合征	常染色体显性和常染色体隐性两种遗传方式	II型患者头围基本正常,20%病例有先天性白内障,I型患者有智能发育障碍,头围过小。大部分患者有先天性白内障、视神经发育不良或萎缩,眼球震颤、斜视,少数病例腭高拱和腭裂	II型患者身材矮小,上身长,下身短。出生1年后出现脊柱侧弯,25%病例有大关节挛缩,20%病例有仰趾外翻足。I型患者有肱骨和股骨严重缩短,60%病例关节挛缩,10%有畸形足。两型患者约25%有皮肤干燥,鱼鳞状角化症。X线表现最为典型:常为骨骺点状或棉絮状钙化
Hadju-Cheney 综合征	病因尚不明,有文献报道其发病机制与 NOTCH 基因突变有关	特殊面容,颅骨多发性缝间骨,颅缝分开,颅缝持续不闭合,囟门处凹陷,额缝缺如。颅骨扁平或凹陷致蝶鞍变浅延长,进行性扁颅底。枕隆凸增大,头发粗硬,浓眉。过早的牙齿缺失,人中细长、眼距增宽。耳大而低位。发音低沉。视听神经系统不正常,下颌小,下颌角增大。颞下颌关节变形及疼痛,影响咀嚼	肢端溶骨见于末节指,趾骨,并可延及中节指,趾骨。关节松弛,骨质疏松易发生骨折,长骨塑形差。生长速度不等致弯曲畸形
智能缺陷骨软骨异常综合征	X连锁显性遗传,致病基因定位于 Xp22.2 是定位于的 RPS6KA3	上颌骨及颧骨发育不全,上唇薄而外翻、下颌骨前突,巨口,高拱腭。部分患者伴有牙列拥挤、错𬌗畸形,少牙畸形(下切牙缺额较常见)、牙齿形态异常。过宽的牙齿缺失,眼距增宽。前额突出,眶距增大。脸裂外眦向下,内眦赘皮,眶上嵴厚而前突,耳大低位、塌鼻梁	严重智力运动迟缓,进行性骨骼畸形,包括脊柱后凸/侧凸,锥形/锥形手指,约15%男性患儿心脏受累
颅骨锁骨发育不全综合征	常染色体显性遗传,致病基因是定位于 6p21 上的 RUNX2	前囟门闭合不全,颅缝增宽,头颅面比例失调,额部及顶部膨隆,头大面小。上下颌骨均发育不足,面中、下部凹陷,鼻梁塌陷,呈月牙状侧貌。牙齿发育不良,排列不齐、全牙列咬合错乱,影像学检查可显示多个乳生牙,恒牙阻生,乳牙滞留	锁骨多表现为发育不全、部分或完全缺失,缺失的部分还可形成假关节,双肩陡峭下垂,肩关节活动度大,双肩可向胸骨前合拢,可见鸡胸,脊柱系统畸形,骨盆骨化不全。患者身体发育障碍,身材矮小,多智力正常。听力异常多为传导性耳聋

（续表）

表8 伴颌骨异常的相关综合征

病名	病因	口腔颌面部表现	其他相关临床表现
多发性骨纤维异常增殖综合征	可能致病基因是位于20q13.32的GNAS	口唇色素沉着，为深褐色色素斑片。颅面结构的影响占25%～30%，骨纤维发育异常，通常累及额骨，其次是蝶骨和筛骨。造成视力障碍、眼球突出；鼻塞、鼻窦炎；颜面不对称；听力异常	皮肤表现色素沉着，主要为按神经节呈节段性分布，棕褐色斑块或"牛奶咖啡斑"，外形不规则，常见于背、臀、大腿。骨病损，可产生病理性骨折，主要是大量纤维组织代替了正常骨结构，骨质破坏，X线检查呈毛玻璃状。甲状腺、甲状旁腺异常最常见的内分泌异常表现有甲状腺肿大或腺瘤；性早熟为最常见在股骨近端，最常发生在股骨近端。累及腺瘤；男性乳房发育
耳-上颌骨发育不全综合征（Francois-Haustrade综合征）	病因不明，是第一鳃弓发育不全的类型之一，与遗传关系尚无定论	单侧上颌骨、颧弓发育不全，偶有双侧。颞下颌关节畸形和外耳畸形。可有唇裂、腭裂、面部横裂，牙齿发育不全，排列不整齐等。眼球回陷、斜视，虹膜缺损，小眼球，先天性白内障、脉络膜、视网膜等缺损	首要特征是身材矮小
面骨下颌骨发育不全症（Weyer-Thier综合征）	病因不明，有学者认为妊娠时缺氧是主要发病因素，亦有人认为系单基因显性遗传。	单侧无眼，小眼等畸形，眼外肌下垂、眼窝壁缺损、面部不对称，颌骨单侧发育不全或下颌小，嘴大、上颌覆盖周的软组织畸形	可合并肺发育异常。半脊畸形。副肋、脊柱后突等畸型
朗格汉斯细胞组织细胞增生症	病因尚不明确	常表现为为嗜酸性细胞肉芽肿，好发于下颌磨牙区与下颌角部位。病变主要为溶骨性破坏。早期可表现为局部无牙无膨隆和慢性炎症，病变区牙槽黏膜可出现糜烂、溃疡，牙龈充血，形成深牙周袋，进一步出现牙齿松动加重，拔除患牙后可见骨内圆形或椭圆形低密度影，影像学检查可见病损伸至牙槽嵴，形成牙齿悬浮特征性影像	可出现溶骨性改变，亦可有成骨性改变，好发于颅骨、肋骨、骨盆等扁骨。皮肤可表现为肛周皮肤反复发作的红斑或外阴溃疡痕，也可出现淋巴结肿大和斑块，可出现肝脏肿大及性质难以明确的肝内多发结节，累及肺早期出现干咳、胸痛、憋喘、气胸等，晚期可出现肺动脉高压，肺广泛纤维化。还可累及中枢神经系统，引起垂体功能不足及下丘脑功能障碍

（续表）

表 8　伴颌骨异常的相关综合征

病名	病因	口腔颌面部表现	其他相关临床表现
半侧颜面短小畸形综合征	病因和发病机制尚不明确	1. 眼部疾病：眼眶移位、睑裂变窄、单侧眼球发育不全或缺失。 2. 单侧下颌骨发育不全、小下颌畸形、舌相对巨大。 3. 耳畸形：小耳畸形、低位耳、外耳道闭锁、耳前瘘管、耳聋。 4. 面神经发育不良。 5. 软组织受累：腮腺发育不良、咀嚼肌发育异常、10%伴腭裂	颅外异常：表现为肋骨和跖骨过小及枕骨顶骨平坦、胸廓、脊柱畸形、全颈椎发育障碍；同侧先天性肺发育不全。智力一般发育正常
面部偏侧肥大综合征	可能与染色体畸变或胚胎发育异常有关	出生后即见病态，部分呈慢性进行性加重，至发育期后可自然停止发展。一侧颜面肥大伴同侧颧骨、颅骨、上下颌骨、耳、颊部、口唇、舌肌均生长肥大，常多见于右侧。伴有患侧皮肤色素沉着，毛发增生和血管异常等。同时有牙齿发育过早，有巨齿和错位咬合等	少数病例可伴有器官畸形、肢端肥大、癫痫发作和智能发育不全、脊柱侧弯、骨盆倾斜、坐骨神经痛等
吹哨面容综合征	病病因不明，目前认为胚胎肌球蛋白重链基因的等位变异与发病有关	颜面骨扁平、鼻小、口小、口唇向前突、面肌发育不良，似吹哨样。睑距过远、眼裂狭小、内眦赘皮、眼窝深陷、高腭弓、长人中、小舌、短颈等畸形	杵状指/趾或挛缩状、指/趾掌背面皮肤及皮下组织肿胀增厚。可合并有疝，脊柱侧弯及隐性脊柱裂等，随年龄增长，畸形可能得以改善
Pfeiffer综合征（尖头并指综合征Ⅴ型）	常染色体显性遗传，大多数Pfeiffer综合征患者是由FGFR2基因突变引起，仅有约5%的Pfeiffer综合征患者出现FGFR 1突变，并且该突变仅存在于Pfeiffer综合征Ⅱ型的患者	面部畸形表现为前额饱满、面中份发育不全、颧骨后退，眼眶裂隙较小、鼻梁低平。Ⅱ型以上的患者可出现失明、眼球过于突出、颅内压增高导致其视神经萎缩。可伴有睡眠呼吸暂停综合征。颅骨畸形表现为短头样头颅，前额突出、枕后三叶草样头颅或三叶草样头颅平坦	拇指或大脚趾短缩宽大，与其他手指有典型的偏离，第二指（趾）和第三指（趾）并指正常。智力正常，也可智力迟缓，常伴脑积水或癫痫。耳畸形致不同程度听力丧失

表 9 伴唇腭裂相关综合征

病名	病因	口腔颌面部表现	其他相关临床表现
Larsen 综合征	细丝蛋白 B（filamin B，FLNB）基因突变而导致显性遗传的 Larsen 综合征；COL3A1，COL1A1，COL1A2，COL5A1，COL5A2 四种基因突变致隐性遗传的 Larsen 综合征	特殊面容：面颊扁平，前额部突出，两眼距宽阔，鼻梁塌陷明显，发生率约 93%。唇腭裂，多为软腭和悬雍垂裂，发生率约 30%	先天性关节脱位，多发生于大关节。手指外形畸形，可表现为短棒状、香肠型、铲形拇指等；足部可有内翻或外翻畸形，95% 患者可患有足部异常。其他畸形：脊柱裂，脊柱畸形，颈椎畸形，心脏畸形，肺脏发育异常等
瓦登伯格综合征	常染色体显性遗传，与 PAX3，MITF，EDN3，EDNRB 及 SOX10 等基因有关	凸额，下唇外凸，高腭弓，唇腭裂，下颌角偏向外侧，舌系带缩短等。内眦距离增加是为面部最常见的特征。患者鼻根变宽，鼻翼软骨发育不良以致鼻孔狭小。约 1/5 患者前额白发。25% 患者虹膜部分或全部异色变蓝。约 20%～25% 病例伴有先天性聋。眉毛内侧浓密。	表型分为 4 型 ①WS1 的临床特点 "先天性感音神经性聋，色素异常，内眦异位"；②WS2 的临床特点 "先天性感音神经性聋，色素异常"；③WS3 的临床特点 "先天性感音神经性聋，色素异常，内眦异位，上肢畸形，其显体肌肉骨骼发育异常，表现肢体肌肉发育不良，肘（指）关节孪缩"；④WS4 的临床特点 "先天性感音神经性聋，色素异常，先天性巨结肠或胃肠道闭锁"
唇腭裂虾爪畸形综合征	常染色体显性遗传，致病基因定位于染色体 3q27 的，原癌基因 TP63	双侧或者单侧唇腭裂；牙釉质发育不全，牙恒牙完全或部分缺失，牙齿形态异常且排列不齐；涎腺发育不全、唾液少	先天性缺指（趾），并指（趾）或手足足裂、外胚叶发育不全表现，其他表现如泪管狭窄、鼻后孔闭锁
唇腭裂先天性唇瘘综合征	IRF6 为唇腭裂先天性唇瘘综合征的致病基因。	下唇中线两旁 2 个圆形对称性下唇凹，双侧唇裂，或者黏膜下腭裂或双腭裂完全性腭裂。25% 患者可伴发牙齿缺失，常见缺失依次为上颌第二磨牙、下颌第二磨牙和上颌侧切牙，可伴有咬合关系错乱	可伴有巨舌结、智力障碍、脸颊粘结、腘后翼状赘皮，并指及外生殖器畸形等，但在同一家系的不同患者中其表型一般很少出现相同的情况

（续表）

表 9　伴唇腭裂相关综合征

病名	病因	口腔颌面部表现	其他相关临床表现
多发性翼皮综合征	常染色体隐性遗传，由 CHRNG 基因的突变导致	典型表现为腭裂；伴有小颌畸形，上腭高拱，下颌后缩；还可伴有牙齿错位，舌系带短。面部特征：冷漠面容，长脸，眼裂下斜，眼睑下垂，人中变长	身材矮小，多发性翼状胬肉；骨骼系统畸形，外生殖器畸形；其他表现如：伴有先天性呼吸窘迫，传导性耳聋等症状
腭心面综合征	常染色体显性遗传，位于染色体 22q11.2 的 TBX1 基因片段微缺失	约占 75%患者伴有腭裂，大多为黏膜下裂或者腭隐裂。17%表现为小颌畸形，腭裂，舌后坠三联征，面型过长。睑裂窄短，内眦赘褶，鼻根宽大	约 75%患者有先天性心脏畸形，常伴细胞免疫缺陷，甲状旁腺发育不良而导致低钙血症，伴有认知与精神异常
耳腭指综合征	X 染色体相关的隐性遗传，致病基因 FLNA 位于 Xq28	男性呈典型的拳击样面容，女性携带者上唇外侧偶较突出。小口畸形，常处于开口状态。除女性杂合子外，全部患者均伴有腭裂。小颌畸形，下颌角大，牙齿缺失	身材矮小，全身骨骼不同程度的畸形。中度传导性听力丧失。轻度智力迟钝，说话较迟
面生殖器翼腘综合征	常染色体隐性遗传，致病基因 RIPK4 位于 21q22.3 区	腭裂（伴或不伴有唇裂）是最常见的症状，还有下唇凹陷或窦道，从上颌牙槽突延伸至口底的纤维束，先天性带状睑缘粘连	翼腘是从足跟延伸至髋关节的皮膜或皮翼，可限制膝关节的活动；生殖器发育异常；身体发育迟缓
脑肋下颌综合征	病因及发病机制不明	腭部缺损，硬腭短小，硬腭中央缺损形成孔洞，软腭缺损，悬雍垂缺失。小下颌，舌后坠，智能发育不全	严重的肋骨脊椎缺损，肋骨后分缺失，片段肋骨，肋骨与脊椎融合，形成栅状胸。少见肋骨异常有骶骨，尾骨缺陷，翼颈及皮肤部分区域缺陷。大脑发育缺损，智力低下
Goldenhar 综合征	病因尚不明确，一般认为无家族性倾向	上颌骨发育不良，牙齿排列不齐，小颌，巨口（颊横裂），单侧面部发育不全或下颌支髁状突发育不良，多种眼部异常及耳畸形	脊柱裂，脊椎融合，楔形椎骨，胸腰椎过多，肋骨发育不良，心血管畸形，足畸形，多指症等

表 10 伴色素沉着异常的口腔相关综合征

病名	病因	口腔颌面部表现	其他相关临床表现
色素沉着息肉综合征	常染色体显性遗传，与 LKB1 基因、STK 11 基因突变有关	90% 的患者早期出现的唯一症状为口腔黏膜色素斑。最常出现在下唇，其次口唇周围、颊黏膜、舌、上腭、牙龈黏膜，大小不一，平均为 1～6 mm，呈圆形、卵圆形或不规则形的黑褐色、深褐色、淡褐色等色素沉着，可见散在或密集分布，可逐渐增大并融合成片	色素斑可发生于鼻唇沟、鼻前庭、手指、足趾间皮肤和眼睑、眼结膜、少数在会阴部、腹壁皮肤、小肠或直肠黏膜。胃肠道良性错构瘤性息肉多见于小肠，多发性，分散或群集分布，大小不等，表面多呈分叶状。可引起胃肠痉挛、疼痛、蠕动过度及腹泻；伴发溃疡可有出血
黑色素瘤综合征	病因不明	头、面、颈多发性痣大小不一、数量不等，甚至可多达数百个以上，呈黑、褐、棕或粉红等，可发展成皮肤黑色素瘤	多发性痣亦可分布在躯干上部和四肢，进而可发展成皮肤黑色素瘤
色素失禁综合征	X 染色体连锁显性遗传	皮肤黏膜黄褐色或灰黑色线条状、螺旋状、网状或片状色素沉着，与神经走行无关	皮损好发于躯干和肢体，初始为红斑，后在红斑基础上继发水疱，水疱消退后形成特征性的旋涡状或条索状或斑点状棕褐色色素沉着。伴有指甲发育不良，脱发与顽发作

（唐巍 段宁 王文梅）

索 引

中文名词索引

H

J

英文名词索引

A

D